CB031289

Pediatria
Instituto da Criança
Hospital das Clínicas

Editores da coleção
Benita G. Soares Schvartsman
Paulo Taufi Maluf Jr.

Endocrinologia na Prática Pediátrica

3ª edição

Durval Damiani

EDITORES DA COLEÇÃO

Benita G. Soares Schvartsman

Doutora em Pediatria pela FMUSP. Médica Assistente da
Unidade de Nefrologia do Instituto da Criança do HC-FMUSP.

Paulo Taufi Maluf Jr.

Professor Livre-docente em Pediatria pela FMUSP. Médico Assistente
da Unidade de Onco-Hematologia do Instituto da Criança do
HC-FMUSP. Responsável pelo Serviço de Pediatria do Hospital Nove
de Julho, São Paulo, SP.

Endocrinologia na Prática Pediátrica

3ª edição

COORDENADOR

Durval Damiani

Professor Livre-docente. Chefe da Unidade de Endocrinologia
Pediátrica do Instituto da Criança do HC-FMUSP. Editor Sênior
do *International Journal of Pediatric Endocrinology*. Membro do
Departamento de Endocrinologia Pediátrica da Sociedade
Brasileira de Pediatria.

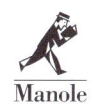

Manole

Este livro contempla as regras do Acordo Ortográfico da Língua Portuguesa de 1990, que entrou em vigor no Brasil.

Capa: Hélio de Almeida
Projeto gráfico: Departamento Editorial da Editora Manole
Editoração eletrônica: TKD
Ilustrações: Mary Yamazaki Yorado

Dados Internacionais de Catalogação na Publicação (CIP)
(Câmara Brasileira do Livro, SP, Brasil)

Endocrinologia na prática pediátrica/ [coordenador] Durval Damiani. – 3.ed. –
    Barueri, SP: Manole, 2016. – (Coleção Pediatria. Instituto da Criança HC-FMUSP
    / editores Benita G. Soares Schvartsman, Paulo Taufi Maluf Jr.)

    Vários autores.
    Bibliografia
    ISBN 978-85-204-4055-1

    1. Endocrinologia pediátrica. I. Damiani, Durval. II. Schvartsman, Benita G.
Soares. III. Maluf Junior, Paulo Taufi. IV. Série.

                        CDD: 618.924
16-03108   NLM-WS 330

Índices para catálogo sistemático:
1. Crianças: Distúrbios endócrinos: Pediatria   618.924
2. Endocrinologia: Pediatria: Medicina   618.924

1ª edição – 2008
2ª edição – 2011
3ª edição – 2016

Direitos adquiridos pela:
Editora Manole Ltda.
Avenida Ceci, 672 – Tamboré
06460-120 – Barueri – SP – Brasil
Tel.: (11) 4196-6000 – Fax: (11) 4196-6021
www.manole.com.br
info@manole.com.br
Impresso no Brasil
Printed in Brazil

A Medicina é uma área do conhecimento em constante evolução. Os protocolos de segurança devem ser seguidos, porém novas pesquisas e testes clínicos podem merecer análises e revisões. Alterações em tratamentos medicamentosos ou decorrentes de procedimentos tornam-se necessárias e adequadas. Os leitores são aconselhados a conferir as informações sobre produtos fornecidas pelo fabricante de cada medicamento a ser administrado, verificando a dose recomendada, o modo e a duração da administração, bem como as contraindicações e os efeitos adversos. É responsabilidade do médico, com base na sua experiência e no conhecimento do paciente, determinar as dosagens e o melhor tratamento aplicável a cada situação. Os autores e os editores eximem-se da responsabilidade por quaisquer erros ou omissões ou por quaisquer consequências decorrentes da aplicação das informações presentes nesta obra.

Durante o processo de edição desta obra, foram empregados todos os esforços para garantir a autorização das imagens aqui reproduzidas. Caso algum autor sinta-se prejudicado, favor entrar em contato com a editora.

Autores

Alexander Augusto de Lima Jorge

Professor Associado da FMUSP.

Alexandre Saadeh

Professor Doutor da Disciplina de Psicopatologia I e II do curso de Psicologia da Faculdade de Ciências Humanas e de Saúde (FACHS) da PUC-SP. Coordenador do AMTIGOS/NUFOR do IPq-HC-FMUSP.

Ana Cláudia Latrônico

Professora Associada da Disciplina de Endocrinologia e Metabologia da FMUSP. Chefe da Unidade de Desenvolvimento do HC-FMUSP.

Ana Cristina Rolim Fraga Moreira

Médica Pediatra e Endocrinologista Infantil do Instituto da Criança do HC-FMUSP.

Andrey dos Santos

Doutor em Clínica Médica pela FCM-UNICAMP. Pesquisador do Laboratório de Investigação Clínica da FCM-UNICAMP.

Camila Garcia Ferrari

Endocrinologista Pediátrica com Título de Especialista em Pediatria e Área de Atuação em Endocrinologia Pediátrica.

Caroline de Gouveia Buff Passone

Pós-graduanda e coordenadora do ambulatório de Prader-Willi na Unidade de Endocrinologia Pediátrica do Instituto da Criança do HC-FMUSP.

Claudilene Battistin

Endocrinologista Pediátrica com Título de Especialista em Pediatria e Área de Atuação em Endocrinologia Pediátrica.

Daniel Augusto Mori Gagliotti

Médico graduado pela FMUSP. Residência em Psiquiatria pelo IPq-HC-FMUSP. Psiquiatra colaborador do AMTIGOS-NUFOR do IPq-HC-FMUSP. Psiquiatra do CAPS AD II Vila Madalena PROSAM e do PAI-ZN (São Paulo).

Daniel Damiani

Biomédico e Médico. Professor da Universidade Anhembi Morumbi.

Dulce Rondina Guedes

Graduada em Medicina pela PUC-Campinas. Residência em Pediatria na Santa Casa de Santos. Título de Especialista em Pediatria e Endocrinologia Pediátrica. Mestre e Doutora em Pediatria.

Durval Damiani

Professor Livre-docente. Chefe da Unidade de Endocrinologia Pediátrica do Instituto da Criança do HC-FMUSP. Editor Sênior do International Journal of Pediatric Endocrinology. Membro do Departamento de Endocrinologia Pediátrica da Sociedade Brasileira de Pediatria.

Glaucimar Martins Michetti Baságlia

Mestre em Ciências pela FMUSP.

Guido de Paula Colares Neto

Endocrinologista Pediátrico com Título de Especialista em Pediatria e Área de Atuação em Endocrinologia Pediátrica. Pós-graduando da Unidade de Endocrinologia Pediátrica do Instituto da Criança do HC-FMUSP.

Hamilton Cabral de Menezes Filho

Mestre em Medicina pela FMUSP. Médico Assistente da Unidade de Endocrinologia Pediátrica do Instituto da Criança do HC-FMUSP.

Hilton Kuperman
Mestre em Medicina e Doutor em Ciências pela FMUSP. Médico Assistente da Unidade de Endocrinologia Pediátrica do Instituto da Criança do HC-FMUSP.

José Gilberto Henriques Vieira
Professor Afiliado da Disciplina de Endocrinologia da Unifesp-EPM. Médico Assessor do Grupo Fleury.

Leandra Steinmetz
Mestre em Ciências pelo Departamento de Pediatria da FMUSP. Assistente da Unidade de Endocrinologia Pediátrica do Instituto da Criança do HC-FMUSP.

Louise Cominato
Médica Assistente da Unidade de Endocrinologia Pediátrica do Instituto da Criança do HC-FMUSP. Médica Pediátrica e Endocrinologista Infantil Colaboradora do Projeto de Atendimento, Ensino e Pesquisa em Transtornos Alimentares da Infância e da Adolescência (PROTAD), do Instituto de Psiquiatria da FMUSP. Responsável pelo Ambulatório de Obesidade do Instituto da Criança do HC-FMUSP.

Luciana Felipe Férrer Aragão
Endocrinologista Pediátrica. Pós-graduanda da Unidade de Endocrinologia Pediátrica do Instituto da Criança do HC-FMUSP.

Luis Eduardo P. Calliari
Mestre em Endocrinologia pela UNIFESP. Título de especialista em Pediatria pela Socidade Brasileira de Pediatria. Professor Assistente de Endocrinologia Pediátrica do Departamento de Pediatria da Faculdade de Ciências Médicas da Santa Casa de São Paulo. Coordenador do Departamento de Diabetes no Jovem da Sociedade Brasileira de Diabetes.

Marcelo Valente
Doutor em Radiologia pela FMUSP. Neurorradiologista do Instituto da Criança do HC-FMUSP.

Marcia N. C. Abel
Mestre e Doutora em Patologia Experimental e Comparada pela FMUSP. Professora Adjunta do Departamento de Ciências Fisiológicas da Faculdade de Ciências Médicas da Santa Casa de São Paulo (FCMSCSP).

Márcia Regina Bedin

Médica Estagiária de Endocrinologia Pediátrica do Instituto da Criança do HC-FMUSP. Pós-graduanda da Unidade de Endocrinologia Pediátrica do Instituto da Criança do HC-FMUSP.

Mariana da Costa Rose Paulino

Mestre em Ciências pela FMUSP.

Marina Ybarra

Pós-graduanda da Unidade de Endocrinologia Pediátrica do Instituto da Criança do HC-FMUSP.

Mario José Abdalla Saad

Professor e pesquisador de Endocrinologia e Metabologia da UNICAMP. Professor titular de Clínica Médica da FCM-UNICAMP.

Michele Gatti Carballo

Endocrinologista Pediátrica com Título de Especialista em Pediatria e Área de Atuação em Endocrinologia Pediátrica. Pós-graduanda da Unidade de Endocrinologia Pediátrica do Instituto da Criança do HC-FMUSP.

Nuvarte Setian

Professora Associada de Pediatria da FMUSP. Médica da Unidade de Endocrinologia Pediátrica do Instituto da Criança do HC-FMUSP.

Renata Maria de Noronha

Médica Assistente do Ambulatório de Diabetes Infantil, do Depto de Pediatria da Irmandade Santa Casa de São Paulo. Mestre em Ciências da Saúde pela Irmandade Santa Casa de São Paulo.

Roberta Diaz Savoldelli

Médica Pós-graduanda da Unidade de Endocrinologia Pediátrica do Instituto da Criança do HC-FMUSP.

Ruth Rocha Franco

Médica da Unidade de Endocrinologia Pediátrica do Instituto da Criança do HC-FMUSP.

Thais Della Manna

Mestre e Doutora em Ciências pela FMUSP. Médica Assistente da Unidade de Endocrinologia Pediátrica do Instituto da Criança do HC-FMUSP.

Vaê Dichtchekenian

Mestre e Doutor em Pediatria pela FMUSP. Médico Assistente da Unidade de Endocrinologia Pediátrica do Instituto da Criança do HC-FMUSP.

Valesca Mansur Kuba

Doutora em Pediatria pela FMUSP e professora de Endocrinologia da Faculdade de Medicina de Campos dos Goytacazes.

Vinicius Nahime Brito

Assistente-doutor e Médico Pesquisador da Unidade de Endocrinologia do Desenvolvimento da Disciplina de Endocrinologia do HC-FMUSP.

Sumário

Prefácio à 3ª edição XV
Prefácio da 1ª edição XVII
Introdução. XIX

Seção I – Aspectos fisiológicos em endocrinologia pediátrica

1 Fisiologia e regulação do sistema endócrino. 3
Durval Damiani
Nuvarte Setian

2 Fisiologia do crescimento normal. 14
Alexander Augusto de Lima Jorge

Seção II – Distúrbios do crescimento

3 Fisiologia da puberdade 33
Durval Damiani

4 Fisiologia da homeostase glicêmica 40
Luis Eduardo P. Calliari
Márcia N. C. Abel

5 Crescimento: abordagem da criança com baixa estatura 49
Nuvarte Setian

6 Indicações ampliadas do uso de hormônio de crescimento. 58
Hamilton Cabral de Menezes Filho

Seção III – Obesidade e síndrome metabólica

7   Obesidade: conceitos fisiopatológicos e abordagem terapêutica 81
    Louise Cominato
    Marina Ybarra

8   Controle do apetite – o cérebro metabólico e o cérebro cognitivo 98
    Durval Damiani
    Daniel Damiani
    Hamilton Cabral de Menezes Filho

9   Síndrome metabólica: prevenindo complicações em longo prazo 115
    Ruth Rocha Franco
    Valesca Mansur Kuba
    Durval Damiani

10 Microbioma, obesidade e síndrome metabólica. 133
    Andrey dos Santos
    Mario José Abdalla Saad

Seção IV – Anomalias da diferenciação sexual e distúrbios adrenais

11 Anomalias da diferenciação sexual: da fisiologia à conduta prática 143
    Leandra Steinmetz
    Dulce Rondina Guedes
    Durval Damiani

12 Doenças do córtex suprarrenal 165
    Vaê Dichtchekenian
    Hamilton Cabral de Menezes Filho

13 Transtornos de identidade de gênero na infância e na adolescência 197
    Alexandre Saadeh
    Daniel Augusto Mori Gagliotti
    Leandra Steinmetz

Seção V – Distúrbios puberais

14 Puberdade precoce 215
    Leandra Steinmetz
    Luciana Felipe Férrer Aragão
    Vinicius Nahime Brito
    Ana Cláudia Latrônico

15   Puberdade atrasada...227
Leandra Steinmetz
Caroline de Gouveia Buff Passone
Mariana da Costa Rose Paulino
Thais Della Manna

Seção VI – Diabete melito e distúrbios tireoidianos

16   Diabete melito: fisiopatologia, diagnóstico e tratamento 245
Luis Eduardo P. Calliari
Renata Maria de Noronha

17   Hipo e hipertireoidismo.. 267
Hamilton Cabral de Menezes Filho
Márcia Regina Bedin
Thais Della Manna

Seção VII – Tópicos especiais

18   Tumores do sistema nervoso central com repercussão endócrina 299
Hilton Kuperman
Glaucimar Martins Michetti Baságlia
Claudilene Battistin
Ana Cristina Rolim Fraga Moreira

19   Metabolismo de cálcio e raquitismos.............................317
Hamilton Cabral de Menezes Filho
Ana Cristina Rolim Fraga Moreira

20   Ações não calcêmicas da vitamina D............................ 345
Hamilton Cabral de Menezes Filho
Durval Damiani

Seção VIII – Recursos diagnósticos em endocrinologia pediátrica

21   O laboratório em endocrinologia 353
José Gilberto Henriques Vieira

22   Armadilhas laboratoriais em endocrinologia pediátrica................362
Durval Damiani
Hamilton Cabral de Menezes Filho
Guido de Paula Colares Neto

23   Considerações sobre a semiologia diagnóstica por imagens em
     endocrinologia pediátrica 370
     Marcelo Valente

Seção IX – Emergências em endocrinologia pediátrica

24   Emergências em endocrinologia pediátrica 383
     Durval Damiani
     Vaê Dichtchekenian
     Hamilton Cabral de Menezes Filho
     Roberta Diaz Savoldelli

25   Corticoterapia em pediatria..................................... 428
     Hilton Kuperman
     Marina Ybarra
     Camila Garcia Ferrari
     Michele Gatti Carballo

Índice remissivo 445

Prefácio à 3ª edição

Já uma terceira edição? As duas primeiras se esgotaram num tempo quase recorde.

Cá entre nós, o pediatra geral tem certo receio não confessado a respeito da Endocrinologia. Sua ansiedade tem duas vertentes.

A primeira é que ele sabe que a Endocrinologia não é só uma especialidade, mas ela vigia o crescimento e o desenvolvimento da criança e isso é exatamente a base da Pediatria. Apesar disso, não é fácil entender e introjetar as noções que englobam as glândulas endócrinas. Por isso, a segunda vertente é que o pediatra não tem fontes seguras que reúnam num mesmo compêndio os fundamentos atualizados e compreensíveis dos fenômenos endocrinológicos.

Agora o problema do pediatra geral está resolvido e suas três necessidades básicas foram atendidas: o próprio pediatra orientar a família nos casos corriqueiros, saber quando encaminhar o paciente ao especialista e, muito importante, como fazer o acompanhamento nos intervalos entre as consultas especializadas.

Não conheço nenhum livro como este.

E a terceira edição não é uma mera reimpressão. Ela representa uma continuidade com renovação, que dá ao pediatra geral aquela sensação agradável de segurança de ter à mão um amigo experiente e confiável que vai lhe permitir subir um patamar no nível de sua atividade na prática do dia a dia.

Jayme Murahovschi
Professor livre-docente em Pediatria Clínica
Titular da Academia Brasileira de Pediatria

Prefácio da 1ª edição

Pediatria não é uma especialidade, ao contrário, é o exemplo típico de antiespecialidade. A especialidade se ocupa de um único órgão ou sistema, enquanto a Pediatria se preocupa com o indivíduo como um todo, um ser indivisível do ponto de vista físico e psíquico, inserido na família e na comunidade. Pode parecer paradoxal, mas, por não ser uma especialidade, a Pediatria é a somatória de todas as especialidades. E cabe ao pediatra somá-las e integrá-las.

É óbvio que todas as especialidades têm importância significativa. Mas, no dia a dia pediátrico, algumas predominam. E não são sempre as mesmas, elas vão mudando com o tempo e com as transformações que este acarreta.

Assim, nas décadas de 1960-1970, a natalidade e a mortalidade infantil eram altas e a longevidade, baixa. E de que morriam nossas crianças?

De uma associação perversa entre desnutrição grave e doenças infecciosas, com destaque para as respiratórias, a diarreia e o sarampo. Nessa época, a Pediatria era um grande departamento de moléstias infecciosas e a gastroenterologia se resumia à gastroenterite bacteriana.

Os tempos mudaram, e para melhor. A natalidade e a mortalidade infantil diminuíram e a expectativa de vida ao nascer aumentou. A gastroenterologia se ampliou (os antigos já diziam que a criança é basicamente um tubo digestivo). E agora que chegamos ao século XXI, a Pediatria dá uma guinada.

Antes o objetivo era diminuir a alta mortalidade precoce; e a meta, identificar e afastar, dentro do possível, os fatores de risco para essa mortalidade. Atualmente, com a sobrevida "garantida" (com exceção da deplorável violência), o objetivo é melhorar a qualidade de vida e a meta é identificar e evitar os fatores de risco para uma vida saudável. Por isso, uma saudação tradicional dos meus patrícios: "que você viva até os 120" (como teria vivido Moisés, da Bíblia) foi modernizada para "que você viva até os 100... como aos 20!".

A Pediatria sempre foi considerada um compartimento da Medicina, porque ela cuida do ser humano em uma fase específica de sua vida, caracterizada pelo crescimento e pelo desenvolvimento. E agora a situação se sofisticou! É preciso vigiar, identificar e corrigir os problemas. Até indivíduos normais, mas muito afastados do padrão que a sociedade aprecia, podem sofrer dificuldades que prejudicam sua qualidade de vida.

E assim a Pediatria de hoje tem como base a Endocrinologia que, aliada a recursos de imunologia e genética, lida com órgãos, tecidos e células que emitem os reguladores do funcionamento do organismo. Quando adequados, os hormônios garantem crescimento e desenvolvimento (no sentido abrangente) satisfatórios. O contrário acontece quando há excesso, deficiência ou disfunção dos hormônios. E esse problema pode ser congênito ou adquirido. Em decorrência, o pediatra atual precisa de conhecimentos básicos e práticos de Endocrinologia.

Mas como consegui-los? Os livros clássicos de Endocrinologia assustam por sua complexidade; procurar na internet nem pensar. Assim, o clássico bom livro é a melhor solução – desde que seja escrito por quem entenda do assunto; e entenda tão bem que tenha a capacidade de transmiti-lo em linguagem simples sem perder a precisão científica.

Cabe ao pediatra geral, o primeiro a receber a criança e as queixas da família, reconhecer o que parece estar errado, orientando a investigação inicial para depois encaminhar, com segurança, ao especialista – no caso, o endocrinologista pediátrico. Depois disso é preciso manter a parceria – o endocrinologista ditando a orientação e as revisões periódicas e o pediatra geral, como aliado do especialista e protetor da criança, lidando com as dificuldades do dia a dia, mesmo porque a Medicina e, em particular, a Pediatria obedecem a "lei do caos" em que a sequência dos eventos nunca segue a mesma linha bem definida.

Pois bem, agora temos um livro no qual nos apoiar, elaborado por um grupo do Instituto da Criança do HC-FMUSP. Eduardo Marcondes deve estar feliz! Os pediatras gerais e suas crianças, mais ainda.

Jayme Murahovschi
Livre-docente em Pediatria Clínica
Titular da Academia Brasileira de Pediatria

Introdução

Quando fomos convidados a organizar a primeira edição de um livro que se propunha a ser de utilidade tanto para o Pediatra quanto para o Endocrinologista Pediátrico, estávamos frente a um desafio: falar uma linguagem que dissesse respeito diretamente ao pediatra geral, permitindo-lhe reconhecer casos em que uma endocrinopatia estava subjacente, e falar ao Endocrinologista e, especialmente ao Endocrinologista Pediátrico, tornando a leitura agradável e informativa para um especialista da área de Endocrinologia.

Procuramos iniciar o livro com uma base de fisiologia, o instrumento fundamental para todo Endocrinologista e nos capítulos seguintes ir discorrendo sobre as condições endócrinas que com tanta frequência chegam aos ambulatórios e consultórios de pediatria.

Muitas vezes, não perceber um diagnóstico endócrino significa uma grande e irreversível perda de oportunidade de resolver um problema que, em idade futura, não terá mais solução. Uma criança com um distúrbio de crescimento que não seja identificado e tratado a tempo levará a perda irreversível de altura final.

Nesta nova edição fizemos alguns acréscimos que nos pareciam relevantes. Desta forma, acrescentamos um capítulo inicial de fisiologia da homeostase glicêmica e um de fisiologia da puberdade.

Os capítulos foram atualizados e um novo capítulo sobre "crianças com disforia de gênero" foi acrescentado, já que nosso grupo tem se dedicado a este assunto que é uma novidade na área da Endocrinologia Pediátrica. Temos trabalhado em conjunto com a equipe da Psiquiatria do Hospital das Clínicas da Faculdade de Medicina da Universidade de São Paulo e a experiência tem sido extremamente rica para ambos os grupos e, acreditamos, para os pacientes, que passam a ter um diagnóstico e uma conduta mais bem definidos.

Não nos esquecemos do enorme problema da obesidade e suas consequências para a vida atual e futura de nossas crianças e adolescentes. O mundo está engordando! Vários capítulos foram dedicados ao tema e acrescentamos um sobre o papel da microbiota tanto na obesidade quanto no diabete melito.

Até como um sinal de superstição, voltei a solicitar o prefácio ao Prof. Jaime Murahovschi que tão gentilmente escreveu todos os nossos prefácios (das três edições!). O Jaime consegue falar em poucas palavras tudo o que gostaríamos de dizer. Nossos agradecimentos a este grande professor de Pediatria!

Agradeço a todos os nossos colaboradores, que são os verdadeiros responsáveis por estarmos nesta terceira edição. Este grupo de especialistas reúne uma experiência ímpar no campo da Endocrinologia Pediátrica e se constitui numa elite da especialidade em nosso país. Foi um enorme prazer ter trabalhado com este seleto grupo.

Espero que você, leitor, concorde com o que propusemos para este livro e tire dele o maior proveito para a sua prática clínica, pois, afinal, é para nossos pacientes que trabalhamos diariamente, e a cada diagnóstico correto, a cada tratamento bem-sucedido sentimos que nossa existência não tem sido em vão.

Quando foi lançada a primeira edição, foi com enorme surpresa que, em curto espaço de tempo, fomos convidados a preparar uma segunda edição, tamanho havia sido o interesse pelo livro. Naquele momento, entendemos que o objetivo primário havia sido alcançado. A segunda edição foi ampliada e atualizada e, hoje, escrevo a apresentação de nossa terceira edição! Um momento muito especial e muito feliz, pois acreditamos que atingimos novamente um objetivo ousado que havíamos proposto na primeira edição. Há um dito chinês, atribuído a Confúcio, que diz: "quando um cavalo ganha uma vez, sorte! Quando o cavalo ganha duas vezes, coincidência! Quando o cavalo ganha a terceira vez... aposte no cavalo!". Bem, nosso cavalo está ganhando a terceira edição.

Desejo a todos uma boa leitura! Saibam todos que é um enorme prazer coordenar uma obra como esta.

Durval Damiani

Seção I

Aspectos fisiológicos em
endocrinologia pediátrica

Fisiologia e regulação do sistema endócrino

Durval Damiani
Nuvarte Setian

Após ler este capítulo, você estará apto a:

1. Descrever a regulação geral do sistema endócrino.
2. Descrever os mecanismos de ação dos principais grupos de hormônios.
3. Descrever como funcionam os receptores acoplados à membrana celular.
4. Descrever como funcionam os receptores nucleares.
5. Adquirir uma visão geral dos principais distúrbios endócrinos, com base na fisiopatologia da atuação hormonal.

INTRODUÇÃO

O sistema endócrino envolve uma ampla rede de comunicação inter e intracelular, que permite a regulação da homeostase do organismo. Sinais são transmitidos de um local a outro por meio de hormônios, de fatores de transcrição e de sinalizadores das mais variadas espécies, que permitem que as células de diferentes tecidos "conversem" entre si e exerçam suas funções em um conjunto harmônico que mantém a vida.

É evidente que essa regulação não é simples e a cada dia são descobertas, por meio de ferramentas de estudo extremamente poderosas, novas vias metabólicas e novos sistemas de regulação. Não é fácil acompanhar tal evolução, especialmente para quem não está envolvido de forma direta na área. No entanto, é o pediatra geral quem realmente faz os diagnósticos e é ele que deve suspeitar quando percebe que algo não vai bem com seu paciente e iniciar uma investigação. Portanto, noções básicas sobre a regulação endócrina são extremamente úteis ao pediatra geral e podem lhe permitir um raciocínio mais objetivo e voltado à solução dos problemas de seus pacientes[1].

Todo o sistema endócrino funciona com concentrações muito baixas, da ordem de microgramas, nanogramas ou fentogramas (ou de 10^{-7} a 10^{-12} molar), e deve ser mantido com pequeníssimas variações para que as mensagens sejam captadas e executadas adequadamente. Isso já cria um primeiro grande problema, que é o do desenvolvimento de métodos especiais de dosagem. Enquanto a dosagem de glicose é feita na ordem de miligramas por decilitro, a de hormônios se dá na ordem de 1.000 a 1.000.000 de vezes menor.

Basicamente, o sistema endócrino funciona com a produção de uma substância (hormônio) que atua em uma ou várias células-alvo, que sinaliza de volta para regular o nível de liberação daquele hormônio. Assim, uma substância produzida em um local viaja pela circulação e atua a distância. Essa foi a noção inicial do que seria uma ação endócrina. Esse processo ocorre na maioria dos casos; todavia, em certas situações, o sinalizador não precisa "viajar" pela circulação, mas pode atuar na célula ao lado (ação parácrina) ou mesmo atuar na própria célula (ação intrácrina). Os fatores de crescimento epidérmico (EGF-*epidermal growth factor*), por exemplo, funcionam com uma forma precursora ancorada a um receptor em uma célula e são clivados para uma forma madura que interage com um receptor de membrana de uma célula adjacente (ação juxtácrina).

A hipófise já levou a fama de ser "a glândula-mestra do sistema endócrino", já que produz, na sua porção anterior (adeno-hipófise), vários hormônios tróficos importantes (hormônio de crescimento – GH, hormônio adrenocorticotrófico – ACTH, gonadotrofinas – hormônio luteinizante [LH] e hormônio foliculoestimulante [FSH], hormônio tireotrófico – TSH e prolactina, além de betaendorfina e betalipotrofina); na sua porção posterior (neuro-hipófise) – uma continuação do tecido neural hipotalâmico – armazenam-se ocitocina e vasopressina (hormônio antidiurético – ADH); e na sua *pars intermedia*, o hormônio melanotrófico – MSH. Seu *status* de "glândula-mestra" foi abalado no momento em que se descobriu que quem controla as produções hormonais da hipófise são os fatores liberadores hipotalâmicos (GHRH [*growth hormone releasing factor*] libera GH, CRH [*corticotrophin releasing factor*] libera ACTH, GnRH [*gonadotrophin releasing factor*] libera LH e FSH, e TRH [*thyrotrophin releasing factor*] libera TSH); nesse momento, surge o sistema neuroendócrino.

Passa-se a entender uma relação de dependência entre os sistemas endócrino e nervoso, de modo a se compreender que este último não atua somente com impulsos elétricos, mas sintetiza substâncias que agem a distância: todos os fatores liberadores hipotalâmicos, por exemplo, viajam pelo sistema portal-hipofisário para atuar na hipófise. De certa forma, o sistema nervoso funciona como o sistema endócrino[1]. Mas, seguindo um pouco adiante, passou-se a notar as inter-relações entre o sistema imune e o endócrino, de modo que se passa a falar do sistema neuroimuno-endócrino[1]. Um exemplo que mostra bem a dimensão dessa interação é o das citocinas (produtos do sistema imune), especialmente a interleucina-1, produzida pelos macrófagos e que atua no hipotálamo para liberar CRH, o qual agirá na hipófise para liberar ACTH, que atuará na suprarrenal para liberar cortisol. O cortisol estimula a produção de neutrófilos na medula óssea, reduz a formação de monócitos, macrófagos e linfócitos e inibe tanto a produção de citocina quanto a de anticorpos.

HORMÔNIOS – CONCEITOS BÁSICOS

Os hormônios pertencem a três categorias químicas básicas:

- Aminas: hormônios derivados de um aminoácido, como é o caso da epinefrina, norepinefrina e dopamina, que derivam da tirosina, e os hormônios tireoidianos (T3 [tri-iodo-tironina] e T4 [tetra-iodo-tironina ou tiroxina]), que derivam da combinação de dois resíduos de tirosina iodados.
- Peptídios e proteínas: podem variar de pequenos peptídios, de apenas três aminoácidos (TRH ou fator hipotalâmico liberador de TSH), a grandes moléculas, como o GH ou o FSH.
- Esteroides: derivam do colesterol e possuem, em sua fórmula química, o núcleo ciclopentano-per-hidro-fenantreno. Protótipos desse grupo são o cortisol e os hormônios sexuais (testosterona, estradiol)[2].

A vida média desses hormônios varia conforme a categoria química a que pertencem, como pode ser observado na Tabela 1.1. As aminas possuem vidas médias muito curtas, ao passo que os hormônios tireoidianos, especialmente a tiroxina, mostram vidas médias mais prolongadas.

Tabela 1.1 – Vida média dos hormônios conforme sua categoria química[2]

Hormônio	Vida média
Aminas	2 a 3 minutos
Hormônios tireoidianos	
– T4	6 a 7 dias
– T3	18 horas
– Polipeptídios	4 a 40 minutos
– Proteínas	15 a 170 minutos
– Esteroides	4 a 120 minutos

MECANISMOS DE REGULAÇÃO HORMONAL

Basicamente, todo o sistema endócrino funciona com alças de retroalimentação negativas ou positivas (*feedback* negativo ou positivo). A concentração de um hormônio sinaliza para o seu liberador, propiciando o bloqueio ou a estimulação de sua produção (Figura 1.1). Na maioria dos casos, o sistema sinaliza negativamente e isso permite que as concentrações séricas sejam mantidas dentro de pequeníssimas variações e sigam seus ritmos de secreção. Alguns hormônios, como o cortisol e a leptina, seguem ritmos de secreção em que, dependendo do horário do dia, a interpretação dos resultados pode ser diferente. Em relação ao cortisol, pela manhã, as concentrações são mais elevadas; por volta das 16 horas, elas caem a 50%; e, à meia-noite, chegam à sua concentração mais baixa. Esse ritmo tem a ver com o ritmo de sono, de modo que, se o paciente tem uma rotina de sono diferente (fica acordado à noite e dorme durante o dia), inverte-se o ritmo circadiano.

Da mesma forma que se têm mecanismos retrógrados de regulação, também há mecanismos anterógrados (*feedforward*) (Figura 1.2). Quando a glicemia aumenta, por exemplo, aumenta também a produção de insulina pelas células das ilhotas de Langerhans do pâncreas; esta vai atuar no fígado, intensificando a captação de glicose (transformando-a em glicogênio). Isso permite às células musculares e adiposas expressar seus transportadores de glicose (GLUT 4), com os quais a glicose faz seu caminho para o interior da célula, onde servirá como substrato energético.

Há variados graus de complexidade nesses sistemas, e as alças de regulação ocorrem em diferentes níveis: entre uma célula produtora de fator liberador (p. ex., um núcleo hipotalâmico), sua atuação em adeno-hipófise, com a liberação de hormônios tróficos que agirão nas células-alvo liberando um sinal, que, em uma alça de retroalimentação negativa, volta a regular a produção de fator de liberação e de hormônio trófico, mantendo os níveis séricos dentro dos padrões de secreção para aquela determinada célula ou tecido (Figura 1.3).

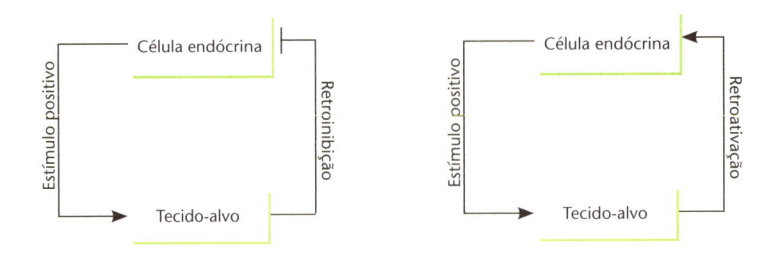

Figura 1.1 Esquema básico de regulação por *feedback* negativo e positivo.

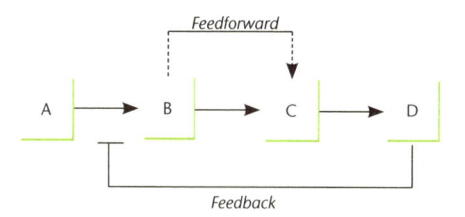

Figura 1.2 Esquema de regulação envolvendo *feedforward*, em que um estímulo atua ativando um passo adiante, e o controle final por *feedback*, em que o estímulo final volta e inibe o início do processo.

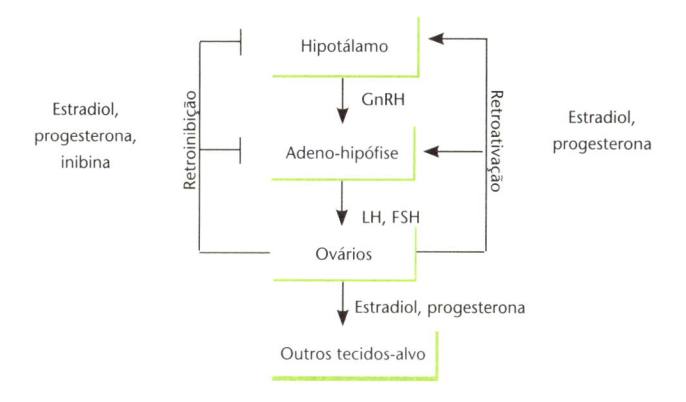

Figura 1.3 Exemplo de regulação hipotálamo-hipófise-ovários. Ocorre retroativação positiva com as concentrações ascendentes de estrógenos que desencadeiam uma grande elevação de LH (*feedback* positivo). Por sua vez, o próprio estrógeno, a progesterona e a inibina fazem *feedback* negativo, tanto no hipotálamo quanto na hipófise[2].

FSH: hormônio foliculoestimulante; GnRH: hormônio liberador das gonadotrofinas; LH: hormônio luteinizante.

MECANISMOS DE AÇÃO HORMONAL

Receptores Nucleares

Conforme mencionado anteriormente, há diferentes categorias químicas dos diversos hormônios, com algumas características especiais de cada uma:

1. Hormônios derivados de aminoácidos (norepinefrina, epinefrina e dopamina).
2. Hormônios formados por peptídios e proteínas e que contêm cerca de 200 resíduos de aminoácidos, com peso molecular de aproximadamente 30.000 (TRH, GH, FSH).

3. Grupo de hormônios esteroides derivados do colesterol, com dois subgrupos: aqueles que têm o núcleo esteroide intacto (hormônios gonadais e das suprarrenais) e os que têm apenas parte do núcleo do colesterol (vitamina D).

Uma vez na circulação, esses hormônios devem ser reconhecidos com alta especificidade pela célula-alvo para que possam exercer suas funções. Portanto, devem ser reconhecidos e ligados a receptores celulares, também com alta especificidade. Os hormônios dos grupos 1 e 2, citados, são reconhecidos pelos chamados receptores localizados nas membranas das células, enquanto os hormônios do grupo 3, ou seja, os hormônios esteroides, têm seus receptores localizados no núcleo das células. É preciso, no entanto, ressaltar que essa divisão tem um caráter mais didático do que real, pois sabe-se que alguns hormônios (como o cortisol e a testosterona, que, tipicamente, atuam no núcleo) também podem atuar em receptores de membrana.

Os hormônios esteroides circulam ligados aos seus transportadores: estrógenos e andrógenos são transportados por globulinas carregadoras dos hormônios sexuais (*sex-hormone binding globulin* – SHBG); glicocorticosteroides e progesterona ligam-se às globulinas ligadoras dos corticosteroides (*corticosteroid binding globulin* – CBG), também conhecidas como transcortina.

Receptores nucleares são proteínas multifuncionais que transferem os sinais de seus ligantes cognatos. A função do receptor é, primeiro, reconhecer um hormônio em particular, entre muitos outros que estão no ambiente naquele momento; depois, ligar-se ao hormônio; e só assim transmitir o sinal que permite a resposta biológica desejada. Portanto, a principal função do receptor nuclear é regular seletivamente a transcrição do gene-alvo e, para isso, precisa reconhecer e ligar-se aos elementos promotores em genes-alvo apropriados.

Os receptores nucleares são considerados fatores de transcrição induzidos pelos ligantes. Os ligantes são moléculas orgânicas que se unem a outras moléculas ou metais. Portanto, hormônios são considerados ligantes.

Os hormônios esteroides, os tireoidianos e a vitamina D estarão aptos para executar suas funções sobre suas células-alvo somente se houver a presença de receptores nucleares específicos para cada um deles. Apenas sob a forma livre esses hormônios podem entrar no interior da célula e, como são lipofílicos, difundir-se livremente por meio da membrana plasmática, podendo, assim, interagir com os receptores que primariamente estão no interior do núcleo[3].

Os hormônios esteroides somente poderão exercer sua função na célula-alvo após se ligarem ao seu receptor nuclear específico, formando assim o complexo esteroide-receptor. Segue-se o processo fundamental de dimerização do receptor, com uma segunda cópia dele próprio ou com outro receptor nuclear. Após ligar-se ao receptor, esse complexo transcreve a informação genética do DNA, ocorrendo a transcrição de genes específicos que vão formar o RNA mensageiro (mRNA). Portanto, esses fatores de transcrição são estimuladores da síntese do RNA. O mRNA migra para o citoplasma e, em nível de organelas citoplasmáticas (ribossomos), traduzirá essa informação, desencadeando o processo de síntese da proteína desejada (Figura 1.4).

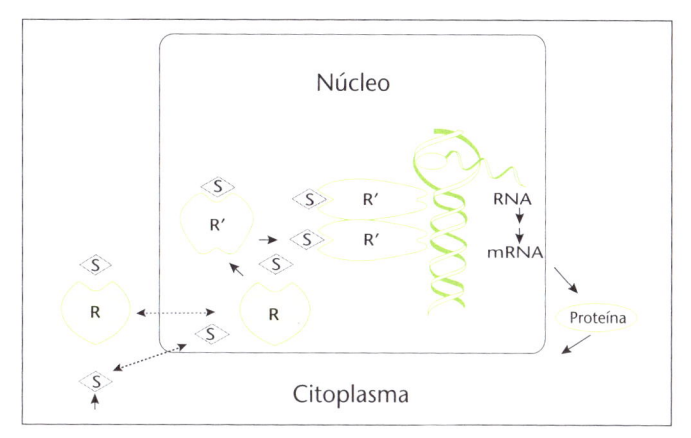

Figura 1.4 Esquema da atuação do complexo esteroide-receptor nuclear[2].

S: esteroide; R: receptor nuclear; mRNA: RNA mensageiro.

Estrutura dos receptores nucleares

Os receptores nucleares compõem uma superfamília de 48 fatores de transcrição. São proteínas com PM entre 50 e 100 KDa. Todos possuem a mesma estrutura geral e um alto grau de homologia em seus locais de ligação com o ligante (hormônio) e o DNA. Esses receptores estão dispostos em uma série comum de domínios classificados pelas letras de A a F. A Figura 1.5 dispõe esses domínios de forma linear para facilitar sua apresentação, mas esses receptores têm, na realidade, uma disposição em figuras em espirais, dobradas, conferindo-lhes formas espaciais bastante complexas.

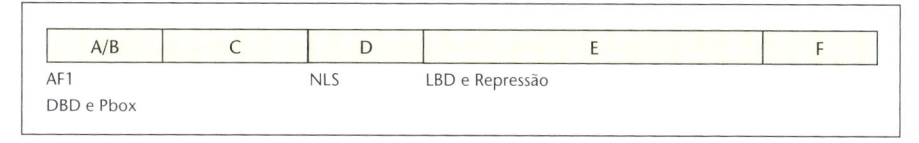

Figura 1.5 Esquema dos domínios dos receptores nucleares[2].

AF1: função ativadora; DBD: ligação DNA; NLS: sinal de localização nuclear; LBD: ligação-ligante.

A região DBD (*DNA-binding domain*) contém de 66 a 68 aminoácidos e duas unidades repetidas dobradas em forma de dedos, com um íon zinco (dedos de Zn). Essa alça é reconhecida pelo DNA e exerce papel importante na transcrição.

A região LBD (*ligand-binding domain*) regula o processo de dimerização e transcrição.

A região NLS (*nuclear localization signal*) está localizada na borda dos domínios C e D. Os receptores nucleares, como todas as proteínas celulares, são sintetizados nos ribossomos que residem fora do núcleo. A entrada dos receptores no núcleo requer a atuação dos NLS[4].

A região AF1 é essencial para a ativação da transcrição do ligante pelo receptor nuclear.

Receptores de Membrana

Os receptores para hormônios peptídicos, polipeptídicos, catecolaminas, neurotransmissores e prostaglandinas localizam-se na membrana celular, no interior da camada fosfolipídica e, diferentemente dos que atuam em receptores nucleares, os hormônios que atuam na membrana não adentram a célula. Funcionam, na verdade, como um "interruptor" que ativa o receptor. A partir daí, os processos de transdução de sinal (a passagem do sinal de fora da célula para dentro dela) fazem com que a maquinaria do interior da célula seja ativada, mesmo que o ligante (hormônio) já tenha deixado o receptor. Portanto, o sinal que o hormônio traz à célula desencadeia uma série de processos intracelulares que, dependendo do receptor ativado, culmina com modificações específicas no ambiente intracelular, traduzindo o efeito daquele hormônio em particular[2].

É por essa razão que alguns anticorpos dirigidos contra receptores hormonais podem ativá-los e ocasionar um quadro de hiperfunção glandular, sem que o hormônio que ativa esse receptor esteja elevado (na verdade, por mecanismo de retroinibição negativa, ele estará suprimido). Para exemplificar, na doença de Graves (hipertireoidismo com bócio e exoftalmo) forma-se um anticorpo contra o receptor de TSH, o TRAB (*thyroid receptor antibody*), que ativa a tireoide e provoca hipertireoidismo. Quando se dosa o TSH, que é o ativador natural da tireoide, ele está suprimido[5]. De forma análoga, vários "interferentes endócrinos", substâncias do ambiente que podem causar efeitos endócrinos, sem ser hormônios, ativam receptores hormonais e desencadeiam certos efeitos, como indução de puberdade ou ações estrogênicas.

Há várias "famílias" de receptores de membrana[3]:

1. Receptores acoplados à proteína G, também conhecidos como receptores com 7 domínios: essa é uma enorme superfamília, que apresenta como característica sete domínios transmembrana. Incluem receptores alfa e beta-adrenérgicos, receptores

colinérgicos muscarínicos, receptor para vasopressina (hormônio antidiurético), angiotensina II, serotonina, substância P, dopamina, LH, FSH, TSH, fator ativador plaquetário, prostaglandinas e até receptores que captam a luz (rodopsina), os odores e os sabores amargo e doce. O próprio íon cálcio pode atuar em um receptor acoplado à proteína G – receptor sensível ao cálcio. A interação desses receptores com a proteína G desencadeia ações estimulantes, inibitórias e induzem canais iônicos, dependendo da subunidade alfa presente. As proteínas G são compostas por heterotrímeros (alfa, beta e gama). Enquanto as subunidades beta e gama são comuns, a subunidade alfa diferencia a função da proteína G. As proteínas Gs contêm a subunidade alfa-s (que estimula a adenil ciclase, produzindo AMP cíclico), Gi contém a subunidade alfa-i (inibitória da adenil ciclase), Gq contém a subunidade alfa-q (que medeia a ativação da fosfolipase C), Gt contém a subunidade alfa-t ou transducina (que medeia a percepção luminosa por meio do fechamento de canais de sódio no segmento externo dos bastonetes)[6,7].

2. Receptores de acetilcolina, nicotínicos: se os receptores muscarínicos atuam por meio da proteína G, os nicotínicos atuam em canais iônicos importantes para a condução de impulsos nervosos. Essa família também inclui receptores para GABA (ácido gama-aminobutírico), glutamato e glicina.

3. Receptores com atividade intrínseca de tirosinocinase: esses receptores, uma vez unidos ao ligante (fator de crescimento epidérmico – EGF, fator de crescimento derivado de plaquetas – PDGF, fator de crescimento fibroblástico – FGF, insulina e fator de crescimento insulino-símile – IGF-1), autofosforilam-se nas tirosinas e desencadeiam seus efeitos intracelulares.

4. Receptor guanilil-ciclase: são receptores transmembrana, com um domínio de ligação extracelular (o fator natriurético atua por meio desse tipo de receptor), uma alça transmembrana alfa-hélice e um domínio citosólico catalítico, que consiste em uma região com homologia por tirosinocinase e outra com homologia à guanilil-ciclase. Quando esse receptor é ativado, promove a produção de guanina monofosfato (GMP).

5. Receptores citocina: por esse tipo de receptor atuam o hormônio de crescimento (GH), prolactina, leptina, interleucinas, eritropoietina, entre outros. Ao contrário dos receptores que apresentam atividade intrínseca de tirosinocinase, esse tipo de receptor ativa uma outra cinase (JAK-cinase), que não está diretamente ligada ao receptor. O maior alvo da JAK-cinase é um grupo de substâncias ativadoras da transcrição, o STAT (*signal transduction and activators of transcription*) que acaba por se ligar a elementos de resposta específicos dentro de regiões regulatórias de genes[8].

Quando um hormônio atua via receptor de membrana, há um "segundo mensageiro" que carrega a mensagem hormonal para dentro da célula. Há vários "segundos mensageiros", como o AMP cíclico, o cálcio, o fosfoinositol, entre outros[4].

COMPREENDENDO O SISTEMA DO PONTO DE VISTA CLÍNICO

As doenças endócrinas podem resultar de deficiência, de excesso ou de resistência hormonal.

As deficiências hormonais podem ser decorrentes da lesão da glândula em que o hormônio é produzido (infecção, alteração do suprimento sanguíneo, agressão autoimune) ou de deficiências genéticas da produção hormonal (deleção gênica, mutação, falha em clivar um precursor de hormônio peptídico ao hormônio ativo, alteração em enzimas envolvidas na síntese hormonal). Uma mutação no receptor, que passa a não reconhecer o estímulo para a produção hormonal, também leva à falta da ação do hormônio em questão (resistência à ação desse hormônio).

O excesso de produção hormonal geralmente envolve alguma neoplasia. Mutações ativadoras de receptores, ou seja, quando o receptor passa a ficar "ligado" o tempo todo, levam à produção de quantidades aumentadas e autônomas de certos hormônios. Por exemplo, na testotoxicose, a mutação ativadora do receptor de LH faz com que os testículos produzam testosterona de forma descontrolada, excessiva e incompatível com a idade do paciente, levando-o a puberdade precoce, avanço de idade óssea e prejuízo tanto emocional quanto de sua altura final. Outras vezes, um tumor em órgãos não endócrinos (p. ex., pulmão) causa desdiferenciação celular, com a produção de certos hormônios peptídicos. Em outras ocasiões, um anticorpo dirigido ao receptor pode ativá-lo, como ocorre na doença de Graves, em que as tireoglobulinas estimulantes se ligam ao receptor de TSH e fazem a tireoide produzir um excesso de hormônio tireoidiano.

As resistências hormonais têm sido cada vez mais descritas: o hormônio está presente em concentrações normais ou aumentadas, mas as ações esperadas desse hormônio não se realizam porque o receptor não reconhece o sinal de estimulação. As resistências podem ocorrer por mutação do receptor ou por interferência de um anticorpo, como ocorre com o receptor de insulina[9,10], ou da subunidade beta do receptor de hormônio tireoidiano[11].

CONCLUSÕES

Quando uma alteração endócrina está presente, existe uma série de possibilidades, e apenas com a avaliação criteriosa dos hormônios e dos seus estimuladores pode-se inferir o que está errado com o sistema. Claro que nem sempre as coisas são fáceis, e é comum que se fique sem saber o que realmente está ocorrendo. Entretanto, o raciocínio sempre deve seguir os conhecimentos fisiológicos de cada regulação hormonal.

REFERÊNCIAS BIBLIOGRÁFICAS

1. Damiani D, Sousa UCF, Damiani D. Neuroendócrino-imunomodulação: a complexa expressão das respostas integradas ao estresse. Pediatr Mod. 2006;42(3):105-14.
2. Ojeda SR, Griffin JE. Textbook of endocrine physiology. 5th ed. New York: Oxford University Press; 2004. p.1-16: Organization of the endocrine system.
3. Mendelson CR. Mechanisms of hormone action. In: Ojeda SR, Griffin JE. Textbook of endocrine physiology. 5th ed. New York: Oxford University Press; 2004. p.49-88.
4. Lasar MA. Mechanism of action of hormones that act on nuclear receptors. In: Larsen PR, Kronenberg HM, Melmed S, Polonsky KS, Wilson JD, Foster DW. Williams textbook of endocrinology 10th ed. Philadelphia: Saunders Company; 2002. p.35-61.
5. Léger J. Grave's disease in children. Endocr Dev 2014;26:171-82.
6. Prazeres DM, Martins SA. G protein-coupled receptors: an overview of signaling mechanisms and screening assays. Metods Mol Biol. 1272:3-19;2015.
7. Dohlman HG. Thematic minireview series: cell biology of G protein signaling. J Biol Chem 2015 (epub ahead of print).
8. Chia DJ. Minireview: mechanisms of growth hormone-mediated gene regulation. Mol Endocrinol 28(7):1012-25;2014.
9. Tachibana K, Sakurai K, Yokoh H, Ishibashi T, Ishikawa K, Shirasawa T, Yokote K. Mutation in insulin receptor attenuates oxidative stress and apoptosis in pancreatic beta-cells induced by nutrition excess: reduced insulin signaling and ROS. Horm Met Res 2014; (epub ahead of print).
10. Hojlund K. Metabolism and insulin signaling in common metabolic disorders and inherited insulin resistence. Dan Med J. 61(7):B4890;2014.
11. Lee JH, Kim EY. Resistance to thyroid hormone due to a novel mutation of thyroid hormone receptor beta gene. Ann Pediatr Endocrinol Metab. 19(4):229-31;2014.

2 Fisiologia do crescimento normal

Alexander Augusto de Lima Jorge

Após ler este capítulo, você estará apto a:

1. Descrever os mecanismos pelos quais a cartilagem de crescimento promove o crescimento ósseo.
2. Descrever os mecanismos de ação hormonal sobre a cartilagem de crescimento.
3. Descrever os mecanismos de ação de fatores de crescimento e do hormônio de crescimento.

INTRODUÇÃO

O crescimento é um processo comum a todos os organismos multicelulares e essencial para a formação de um indivíduo adulto saudável. Compreende a replicação e a diferenciação de células dos diferentes tecidos em um processo dinâmico, não homogêneo e complexo, que envolve a interação de múltiplos fatores genéticos e ambientais. Nos organismos vertebrados, como os seres humanos, o crescimento longitudinal é principalmente determinado pelo processo de ossificação endocondral (do grego *endos*, dentro, e *chondros*, cartilagem). Nesse processo, o esqueleto cartilaginoso, formado durante a vida embrionária, é quase totalmente substituído por um esqueleto ósseo. É na cartilagem de crescimento que o tecido cartilaginoso sofre expansão, diferenciação e subsequente substituição pelo tecido ósseo, resultando na formação e no crescimento dos ossos longos. Esse processo é limitado pela senescência e subsequente fusão da cartilagem de crescimento, que resulta no término do crescimento.

O crescimento é um marcador sensível do estado de saúde da criança. Por isso, desvios em relação ao padrão de normalidade podem ser a primeira manifestação de uma grande variedade de doenças. Como o crescimento linear está diretamente relacionado com a formação de osso endocondral, a compreensão da regulação local e sistêmica desse processo é fundamental para o melhor entendimento dos distúrbios do crescimento.

A CARTILAGEM DE CRESCIMENTO

A formação do osso inicia-se quando as células do mesênquima se agregam. Em poucas áreas, como nos ossos chatos do crânio, essas células condensadas se diferenciam diretamente em osteoblastos e consequentemente em osso; esse processo é conhecido como formação óssea intramembranosa. Mas, na maioria dos ossos, a condensação das células do mesênquima diferencia-se em condrócitos, células primárias do tecido cartilaginoso, iniciando um processo de proliferação e diferenciação do tecido cartilaginoso e subsequente formação óssea. Esse processo é conhecido como ossificação endocondral[1]. Esta é responsável pelo crescimento de um indivíduo, e a cartilagem de crescimento é o órgão-alvo desse fenômeno.

Na cartilagem epifisária, os condrócitos encontram-se em diferentes estágios de diferenciação, organizados em três regiões principais: zona de repouso, zona proliferativa e zona hipertrófica[2] (Figura 2.1). A zona de repouso localiza-se adjacente à epífise óssea e contém condrócitos que apresentam baixa taxa de replicação e agem como células totipotentes, constituindo um reservatório de condrócitos que dão origem às células da zona proliferativa. A zona proliferativa contém condrócitos em multiplicação, dispostos em colunas paralelas ao eixo longitudinal do osso. Os condrócitos da zona proliferativa, ao se distanciarem da zona de repouso, param de se replicar e aumentam de tamanho (6 a 10 vezes), tornando-se condrócitos hipertróficos. O processo de proliferação e hipertrofia dos condrócitos, com a secreção de matriz extracelular de cartilagem, resulta em condrogênese. O processo de hipertrofia dos condrócitos, seguido pela síntese de matriz extracelular, são os principais contribuidores para o crescimento linear do osso. Simultaneamente ao processo de diferenciação dos condrócitos, na borda metafisária da cartilagem de crescimento, a zona hipertrófica é invadida por vasos sanguíneos e células precursoras dos osteoblastos que remodelam a cartilagem recém-formada em osso[1,3].

A taxa de proliferação dos condrócitos e, assim a taxa de crescimento ósseo, diminui progressivamente com a idade. Tal processo não é regulado por sistemas

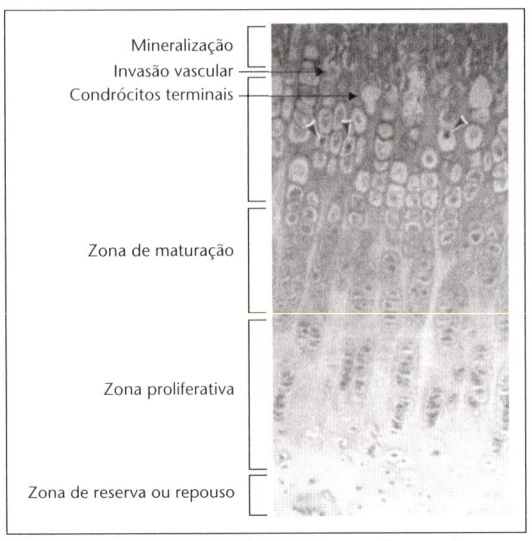

Figura 2.1 Organização da cartilagem de crescimento. (Veja imagem colorida no encarte.)

hormonais e trata-se de um mecanismo intrínseco da cartilagem de crescimento conhecido como senescência[4]. Em alguns mamíferos, incluindo os seres humanos, a cartilagem de crescimento é completamente substituída por osso quando se atinge a maturidade sexual, marcando o fim do crescimento linear. A fusão da cartilagem de crescimento é desencadeada pela ação do estrógeno sobre condrócitos senescentes que apresentam sua capacidade proliferativa exaurida[2].

A sincronização do processo de condrogênese e ossificação da cartilagem é responsável pelo crescimento dos ossos. Diversos hormônios agem de forma endócrina, parácrina e autócrina nesse processo. A seguir, são abordados os fatores principais da regulação sistêmica e local do crescimento endocondral.

Regulação sistêmica da cartilagem de crescimento

Entre os fatores sistêmicos que regulam a cartilagem de crescimento (Quadro 2.1), o hormônio de crescimento (GH) e os fatores de crescimento semelhante à insulina (IGF-1 e IGF-2) podem ser considerados os principais fatores endocrinológicos diretamente relacionados com a regulação do processo de crescimento.

Regulação do crescimento durante o período pré-natal

O crescimento pré-natal difere consideravelmente do pós-natal. No período pré--natal ocorre uma complexa interação de três sistemas distintos que se encontram

Quadro 2.1 – Efeitos sobre a cartilagem de crescimento dos principais hormônios que regulam o crescimento

Hormônio	Efeito
GH	Proliferação das células da zona de repouso Estimula a síntese de IGF-1
IGF-1	Aumenta a proliferação dos condrócitos da zona proliferativa e aumenta o tamanho das células em zona hipertrófica
Glicocorticoide	Inibe a proliferação dos condrócitos, retarda a senescência da placa de crescimento e induz a apoptose dos condrócitos
Hormônio tireoidiano	Fator permissivo para a proliferação e a diferenciação dos condrócitos
Estrógeno	Inibe a proliferação na zona proliferativa e acelera a senescência da placa de crescimento. Estimula a invasão vascular e a fusão da cartilagem de crescimento
Andrógeno	Estimula a proliferação e a síntese de matriz e aumenta a expressão de IGF-1
Vitamina D	Efeito permissivo para a diferenciação normal e apoptose dos condrócitos. Mantém níveis de cálcio e fósforo adequados. Níveis de fósforo adequados são essenciais para a diferenciação dos condrócitos

GH: hormônio do crescimento; IGF-1: fator de crescimento semelhante à insulina tipo 1.

em íntima interação: mãe, placenta e feto[5]. O crescimento e a diferenciação observados no concepto pré-implantação e no período embrionário inicial são relativamente independentes dos fatores ambientais (ou seja, da mãe e da placenta), dependendo principalmente de fatores genéticos inerentes ao próprio embrião[6].

Em contraste, no último trimestre de gestação, quando a maior parte da organogênese já se completou e o feto experimenta um crescimento mais acelerado, o ambiente intrauterino passa a ser de fundamental importância para o crescimento e desenvolvimento normal[7]. A habilidade da unidade uteroplacentária em fornecer adequada quantidade de substratos (principalmente glicose, aminoácidos, lactatos/ corpos cetônicos e oxigênio) é determinante para que o feto expresse seu potencial genético de crescimento.

Durante todas as fases de crescimento fetal, o GH apresenta pequena influência sobre o crescimento. O fator endócrino determinante para o crescimento fetal é o sistema IGFs. Modelos animais demonstraram que tanto o nocaute para o gene IGF-1 como para o IGF-2 determinaram importante grau de retardo de crescimento intrauterino (RCIU), comprovando a importância desses dois hormônios no crescimento fetal. O nocaute duplo de IGF-1 e IGF-2 ou o nocaute de seu receptor (IGF-1R) ocasionou déficit de crescimento mais grave. Nocautes de outros hormônios e receptores (como insulina e GH) influenciam de forma menos expressiva o desenvolvimento pré-natal[8].

O IGF-2 é produzido de forma constitutiva no início da gestação e age no receptor tipo 1 de IGF, sendo importante para o crescimento intrauterino na fase embrionária. Durante esse período, o IGF-2 produzido é originado principalmente do alelo paterno do gene IGF-2, sendo o alelo materno silenciado. O fenômeno da diferença na expressão de genes autossômicos, dependendo de sua origem parental, é conhecido como *imprinting*. Quando a gestação está mais avançada e a função placentária passa a ser determinante para o crescimento fetal, o IGF-1 assume o papel de principal regulador do crescimento[9]. Os níveis de IGF-1 fetais são diretamente influenciados pelo estado nutricional do feto[10]. Assim, durante a vida fetal, a regulação da secreção de IGF-1 e a consequente regulação do crescimento são realizados pelo eixo glicose-insulina-IGF-1, de modo que a placenta transfere glicose para o feto, o qual estimula a secreção de insulina fetal, que, por sua vez, determina a secreção de IGF-1.

Regulação do crescimento durante o período pós-natal

O crescimento pós-natal constitui um processo multifatorial que envolve diversos fatores genéticos e ambientais. O sistema GH/IGF-1 é o principal determinante e regulador do crescimento linear pós-natal.

EIXO GH-IGF-1

Hormônio de crescimento e seu receptor

O GH é produzido na adenoipófise pelos somatótrofos sob a regulação de dois principais peptídios hipotalâmicos: o hormônio liberador de GH (GHRH) e a somatostatina (SST)[11] (Figura 2.2). O GHRH estimula a produção de GH, enquanto a somatostatina bloqueia sua secreção. O GHRH age por meio de um receptor acoplado à proteína G estimulatória (Gs), que ativa a adenilciclase e eleva os níveis de adenosina monofosfato cíclico (AMPc) intracelular.

O aumento do AMPc intracelular eleva a concentração do fator de transcrição específico da hipófise, o POU1F1 (ou PIT-1), que estimula a síntese de GH por ligar-se a regiões reguladoras do gene GH1[12]. O GH produzido é estocado em grânulos secretores nos somatotrofos, e sua secreção é inibida pela SST. Essa inibição é feita pela ação da somatostatina em seus receptores (STT$_{1-5}$), que são receptores acoplados à proteína G inibitória (Gi), que diminui a atividade adenilciclase e o influxo de Ca^{++} intracelular[13]. A SST é secretada de forma episódica, e a diminuição do tônus somatostatinérgico coincide com a liberação em *bolus* do GH pela hipófise determinando a natureza pulsátil da secreção de GH[13].

Uma terceira via de regulação da secreção de GH é realizada pela ghrelina, um peptídio produzido no sistema nervoso central e na mucosa gástrica, capaz de es-

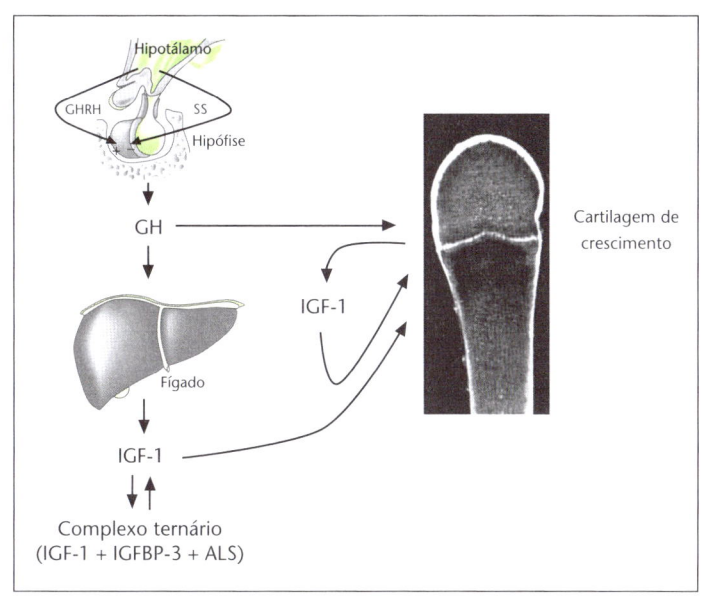

Figura 2.2 Representação esquemática do eixo GH/IGF-1.

GH: hormônio de crescimento; GHRH: hormônio liberador de GH; SS: somatostatina; IGF-1: fator de crescimento semelhante à insulina tipo 1; IGFBP-3: proteína ligadora dos IGFs tipo 3; ALS: subunidade ácido lábil.

timular a secreção do GH ao agir em receptores específicos pituitários e hipotalâmicos conhecidos como receptores de secretagogos do GH (GHSR)[14]. O papel da ghrelina na fisiologia e na fisiopatologia da secreção de GH não está completamente esclarecido.

A secreção de GH pela hipófise consiste em uma variedade de monômeros como os de 27, 22, 20, 17 e 5 kDa e oligômeros como o *big* e o *big big* GH (> 45 kDa)[15]. O GH 22 kDa é a isoforma mais abundante no plasma. Aproximadamente 50% do GH circulante encontra-se ligado a uma proteína ligadora de alta afinidade (GHBP)[16]. A GHBP representa o domínio extracelular do receptor de GH (GHR) produzido em seres humanos pela proteólise do GHR[16].

O GH realiza suas ações por meio de um receptor de membrana pertencente à superfamília dos receptores de citocinas, o GHR[17]. Este possui um único domínio transmembrânico e não apresenta atividade enzimática intrínseca, necessitando estar associado na sua porção intracitoplasmática a uma proteína com atividade de tirosina quinase, conhecida como Janus quinase 2 (JAK2), para que ocorra a transdução do sinal intracelular.

O primeiro e crucial passo da transdução do sinal do hormônio de crescimento consiste na ligação do GH a dois GHR que se encontram pré-dimerizados na superfície celular[17] (Figura 2.3). Sem a ligação do GH ao seu receptor, cada uma das JAK2 inibe a atividade tirosina quinase da outra. A ligação do GH promove uma alteração na conformação espacial da porção intracitoplasmática do GHR, afastando as JAK2 e, consequentemente, permitindo sua ativação[17].

Uma vez ativada, a JAK2 passa a fosforilar múltiplos resíduos de tirosina presentes no GHR gerando sítios de acoplamento para outras moléculas sinalizadoras. O GHR e a JAK2 ativam diversas vias de sinalização comuns a vários receptores com atividade quinase cujas moléculas mensageiras se ligam a esses sítios de tirosina fosforilada.

Das vias assim ativadas pelo GHR e pela JAK2, pode-se citar a via das quinases proteicas ativadas por mitógenos (MAPK), dos substratos do receptor insulínico (IRS-1 e 2), do fosfatidilinositol-3-quinase (IP-3K) e da quinase proteica C (PKC),

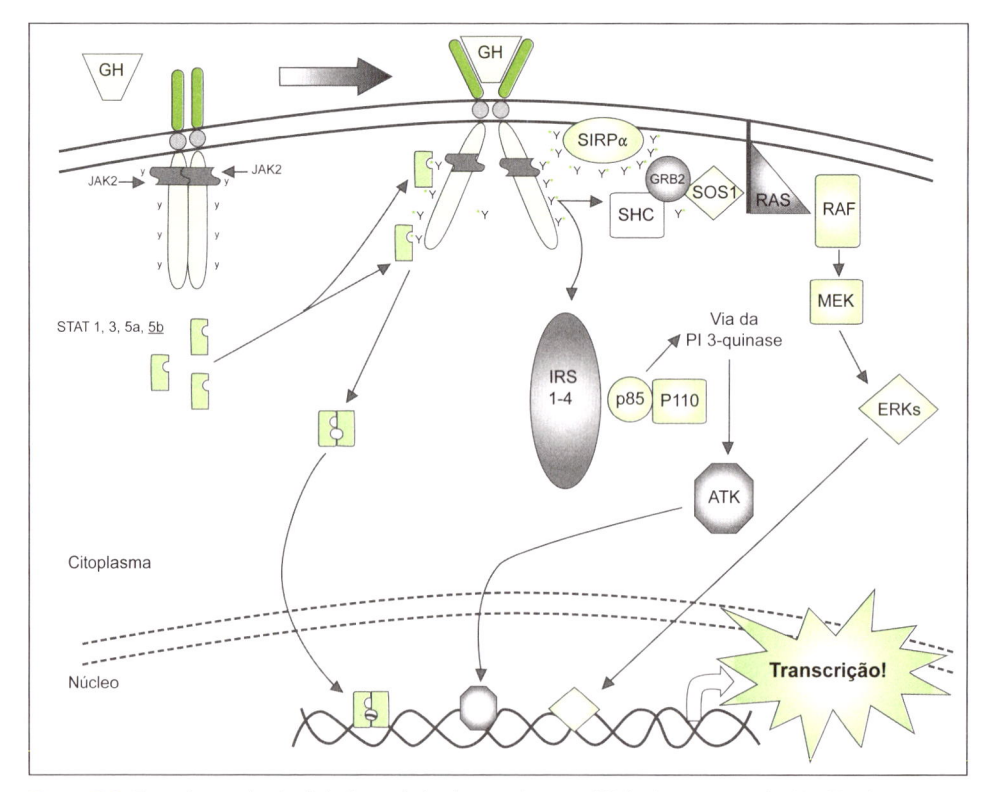

Figura 2.3 Transdução do sinal do hormônio de crescimento (GH) via receptor de GH (GHR).

ERK: quinase extracelular sinalizadora (*mitogen-activated kinase*); JAK2: Janus quinase 2; STAT: *signal transducer and ativators of transcription*; IRS: substrato do receptor insulínico; SIRPα: *signal regulatory protein alfa*; SHC: *signaling and transforming protein containing Src homology 2 and 3 (SH2 and SH3) domains*; GRB2: *growth factor receptor-bound protein 2*; SOS 1: *son of sevenless 1*; RAS: *rat sarcoma viral oncogene homolog*; RAF: *murine sarcoma viral oncogene homolog*; MEK: *mitogen-activated kinase kinase*; ERK: *mitogen-activated kinase*; ATK: *V-akt murine thymoma viral oncogene homolog*; P85 e p110: subunidade 85 e 110 da *phosphatidylinositol-3-kinase*.

todas importantes para os efeitos metabólicos e para alguns efeitos proliferativos do GH. Além dessas vias compartilhadas por vários receptores com atividade quinase, os receptores de citocinas possuem uma via de sinalização única que utiliza proteínas citoplasmáticas conhecidas como STAT (*Signal Transducer and Activators of Transcription*)[17].

Várias STAT são ativadas após a dimerização do GHR, mas as STATs 5a e 5b são as que exercem papel principal na transdução do sinal do GHR[11]. Por meio dessas múltiplas vias de sinalização intracelular, o GH promove a proliferação celular diretamente e efeitos metabólicos antagônicos aos efeitos da insulina e também induz a síntese de IGF-1, da sua proteína ligadora (IGFBP-3) e da subunidade ácido lábil (ALS).

Fator de crescimento semelhante à insulina tipo 1 e seu receptor

Muitas das ações do GH sobre o crescimento são mediadas pela ação do IGF-1. O fígado é o principal órgão responsável pela síntese do IGF-1 encontrado na circulação sanguínea. A produção local de IGF-1 ocorre em praticamente todos os tecidos, mediando suas ações autócrina e parácrina (Figura 2.2).

O IGF-1 presente na circulação e no fluido extracelular encontra-se ligado a uma família de proteínas transportadoras de alta afinidade, as IGFBPs (*IGF-binding proteins*). As IGFPBs regulam a disponibilidade das IGFs para seus sítios de ação no receptor de IGF-1, além de terem funções independentes modulando as diferentes ações dos IGFs nos níveis autócrino, parácrino e endócrino[18].

No soro, 70 a 80% do IGF-1 encontra-se na forma de um complexo ternário com a IGFBP-3 e a ALS, aproximadamente 20% encontra-se ligado a outras IGFBPs e menos de 5% é encontrado na forma livre[19]. O IGF-1 presente no complexo ternário (IGF-1/IGFBP-3/ALS) é incapaz de passar para o compartimento extravascular e, dessa forma, exercer sua ação nos tecidos-alvo. O complexo ternário prolonga a meia-vida do IGF-1 circulante livre de 6 horas para 20 horas e modula sua atividade biológica[19].

Os IGFs exercem suas ações pela interação com dois tipos diferentes de receptores, denominados IGFR tipos 1 e 2 (IGF-1R e IGF-2R). A grande maioria das ações conhecidas do IGF-1 e 2 é mediada via receptor tipo 1 (IGF-1R)[20]. O receptor de IGF tipo 1 apresenta estrutura semelhante ao receptor da insulina (IR), sendo membro da família dos receptores de membrana com atividade tirosina quinase[20]. Esse receptor existe na superfície celular como homodímero composto por dois monômeros idênticos de IGF-1R, cada um contendo uma subunidade alfa e beta. As subunidades alfa são extracelulares e contêm o domínio de ligação ao hormônio; as subunidades beta são transmembrânicas e intracelulares e contêm os domínios tirosina quinases responsáveis pela ativação de diversas vias de sinalização que caracterizam sua ação[20].

A ligação do IGF-1 ao seu receptor promove a ativação da sua atividade tirosina quinase intrínseca, resultando na autofosforilação em sítios de tirosina. Por sua vez, as tirosinas fosforiladas (pY) servem como sítios acopladores de proteínas intracitoplasmáticas que contêm domínios de reconhecimentos dessas pY, conhecidos como domínios SH2 (Figura 2.4).

A principal proteína ativada pelo IGF-1R é a IRS-1 (substrato 1 do receptor de insulina), uma fosfoproteína hidrofílica que pode recrutar e regular a atividade de outras proteínas intracelulares. A IRS-1 funciona como uma molécula adaptadora ativando a cascata de sinalização do complexo GRB2-SOS via RAS[20]. A GRB2

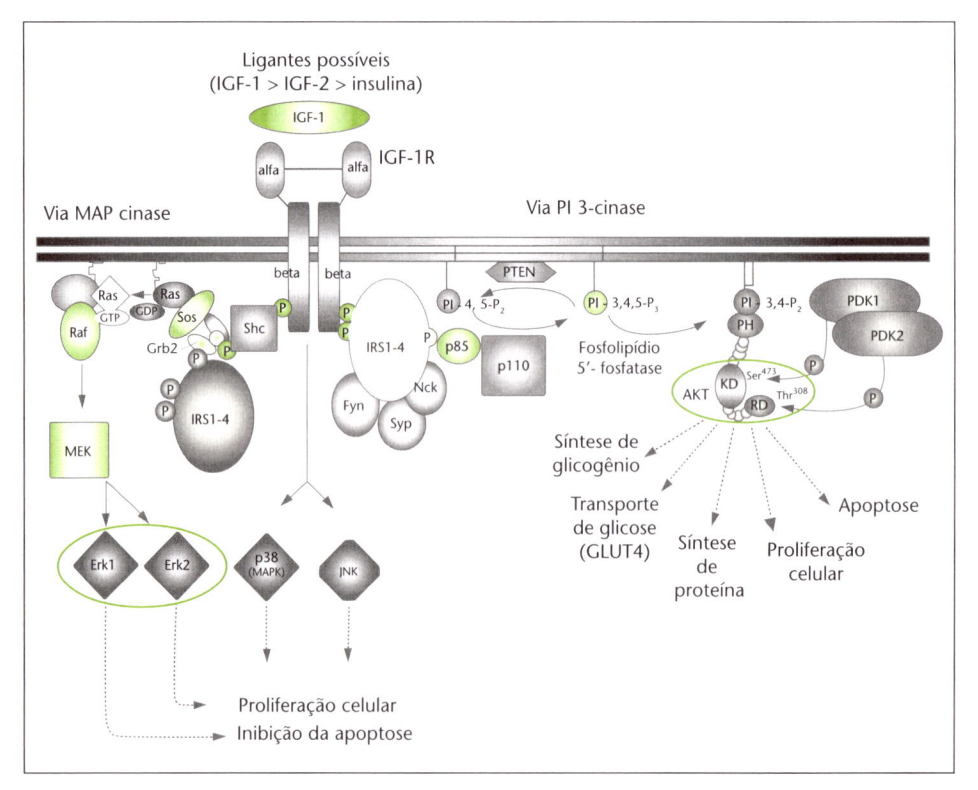

Figura 2.4 Transdução do sinal do fator de crescimento semelhante à insulina (IGF-1) via receptor de IGF-1.

IRS1-4: substrato do receptor insulínico 1-4; Shc: *signaling and transforming protein containing Src homology 2 and 3 (SH2 and SH3) domains*; Grb2: *growth factor receptor-bound protein 2*; SOS: *son of sevenless 1*; RAS: *rat sarcoma viral oncogene homolog*; GTP: guanosina trifosfato; GDP: guanosina difosfato; RAF: *murine sarcoma viral oncogene homolog*; MEK: *mitogen-activated kinase kinase*; ERK: mitogen-activated kinase; p85 e p110: subunidades 85 e 110 da *phosphatidylinositol-3-kinase*; AKT: V-akt *murine thymoma viral oncogene homolog*; MAPK: cinases proteicas ativadas por mitógenos; JNK: *mitogen-activated protein kinase 8-interacting protein*.

(*Growth Factor Receptor-Bound Protein 2*) está associada à SOS, proteína que ativa RAS estimulando a cascata de sinalização dos mitógenos ativados por proteínas quinases (*mitogen-activated protein kinase* – MAPK) e promovendo atividade mitótica dessas proteínas via quinases extracelulares sinalizadoras (ERK1/2)[20].

Outra via de sinalização do IGF-1R ocorre por ativação da PI-3K (*Phosphatidylinositol-3-kinase*), que é composta por duas subunidades: a p110, considerada a subunidade catalítica, e a p85, que contém dois domínios SH2. A ligação entre a IRS-1 com a subunidade p85 ativa a p110, gerando uma cascata de eventos que resulta na ativação da AKT (serina/treonina quinase). A AKT, por sua vez, promove síntese de glicogênio e captação de glicose via GLUT4[20], efeito idêntico ao promovido pela insulina ao se ligar em seu receptor.

O receptor do tipo 2 (IGF-2R) não apresenta homologia com os IGF-1R ou IR. Trata-se de proteína monomérica com um grande domínio extracelular, sem atividade tirosina quinase que contém sítios de ligação para IGF-2 e para manose-6-fosfato. Os mecanismos de sinalização desse receptor ainda não foram elucidados[20].

Ação do GH, IGF-1 e 2 na cartilagem de crescimento

A expressão dos diversos componentes do sistema GH/IGFs na cartilagem de crescimento tem sido motivo de diversos estudos[21]. A expressão do IGF-1 é mínima na cartilagem em comparação com sua expressão no osso, no músculo e no fígado. Em contraste, o IGF-2 é expresso principalmente nas zonas de repouso e é proliferativo da cartilagem de crescimento. Essa informação sugere que o IGF-1 que atua na cartilagem de crescimento deve principalmente se originar do IGF-1 circulante (ação endócrina) ou ser produzido por tecidos vizinhos (ação parácrina), como músculo, periósteo e osso.

O receptor de GH e os receptores tipos 1 e 2 de IGFs são expressos em praticamente toda a cartilagem de crescimento[21]. Por muitos anos acreditou-se que o GH regulava o crescimento somente por estimular a síntese de IGF-1 hepático e este, por sua vez, atuando na placa epifisária, promovia o crescimento linear, em um típico sistema endócrino.

Em 1999, um estudo modificou esse paradigma ao demonstrar que camundongos com expressão do IGF-1 silenciada apenas no fígado (*knockout* tecido específico) apresentavam crescimento normal a despeito de uma redução de 75% dos valores séricos de IGF-1. O crescimento praticamente normal desses animais era garantido apenas pelo IGF-1 produzido localmente estimulado pela secreção aumentada de GH[22].

Esse primeiro estudo colocou em dúvida a importância do IGF-1 produzido no fígado e demonstrou que o IGF-1 produzido localmente e agindo de maneira parácrina e autócrina era suficiente para garantir o crescimento normal[23]. Pesquisas subsequentes mostraram que animais com *knockout* combinado do IGF-1 e da subunidade de ácido lábil (ALS) hepáticos, ocasionando uma redução de 90% nos níveis séricos de IGF-1, apresentavam um prejuízo significativo no crescimento pós-natal[19]. Esse dado sugere que uma redução nos níveis circulantes de IGF-1 abaixo de certo limite tem um impacto sobre o crescimento.

Recentemente, um estudo analisou o impacto do *knockout* tecido-específico das *Stat5a* e *Stat5b* em camundongos. Esses animais apresentam a principal via de sinalização do GH bloqueada seletivamente. Os animais sem a Stat5 hepática apresentavam IGF-1 sérico diminuído, mas o crescimento era indistinguível dos animais controles. Por outro lado, os animais sem a Stat5 no tecido muscular apresentavam um crescimento significativamente menor ao de animais controles apesar de níveis de IGF-1 apenas modestamente reduzidos[24].

Esses resultados não reduzem a importância do IGF-1 circulante que apresenta ações metabólicas e na regulação da secreção de GH (*feedback* negativo) bem definidos. Mas fortalecem muito a ideia de que o IGF-1 produzido localmente sob estímulo do GH, provavelmente em tecido muscular, seja o fator principal para determinar o crescimento linear pós-natal[23]. A comunicação entre o tecido muscular e a cartilagem de crescimento ainda necessita de esclarecimento.

Na cartilagem de crescimento, o GH apresenta ações diretas, principalmente recrutando condrócitos da zona de repouso para ingressarem na zona proliferativa. Já o IGF-1 e o IGF-2 apresentam o papel de estimular a multiplicação dos condrócitos em fase proliferativa e de aumentar o tamanho das células na fase hipertrófica, contribuindo diretamente para o crescimento linear do osso em formação. Além do sistema GH/IGF-1, diversos outros hormônios participam da regulação endócrina da placa epifisária, tendo um papel permissivo na proliferação e na diferenciação dos condrócitos. Os hormônios tireoidianos, glicocorticoides e esteroides sexuais apresentam ações modulatórias na síntese e na ação do GH e do IGF-1, além de influenciar diretamente os fatores locais que agem na cartilagem de crescimento[25,26].

GLICOCORTICOIDES

De forma geral os glicocorticoides apresentam um efeito negativo no crescimento ósseo, em parte por agirem em receptores nucleares específicos que causam uma inibição direta da proliferação dos condrócitos[25,26]. Mas uma importante parte dos efeitos negativos dos glicocorticoides sobre o processo de formação endocondral acontece por um efeito supressor da ação local e sistêmica do GH, diminuindo a síntese e as ações endócrinas e parácrinas do IGF-1.

HORMÔNIOS TIREOIDIANOS

Os hormônios tireoidianos são necessários para o desenvolvimento e maturação normais do esqueleto[25,26]. Os condrócitos da placa de crescimento expressam as isoformas alfa (TRHa) e beta (TRHb) dos receptores tireoidianos, além da deiodinase tipo 2, que promove a conversão do T4 em T3 e age diretamente na cartilagem de crescimento, estimulando a diferenciação dos condrócitos. Estudos mais recentes indicam que as principais ações diretas dos hormônios tireoidianos sobre o crescimento e a maturação esquelética são mediados pelo TRHa[27]. Além das ações locais dos hormônios tireoidianos na placa epifisária, o T3 também afeta indiretamente o crescimento por mediar de forma positiva a síntese de GH e IGF-1.

ESTEROIDES SEXUAIS

A ação do estrógeno sobre seu receptor (ERa) é essencial para a maturação e a fusão da cartilagem de crescimento[25,26]. Evidências sugerem que o estrógeno atua acelerando a senescência dos condrócitos, causando uma precoce exaustão de sua capacidade proliferativa e subsequente fusão da cartilagem epifisária.

Adicionalmente, durante a puberdade, são os estrógenos que medeiam o estirão de crescimento. Em parte por modular de forma positiva a ação local do GH, mas principalmente por estimular a secreção de GH hipofisário e, como consequência, aumentar o IGF-1, que atua de forma endócrina e parácrina, acelerando o crescimento nessa fase da vida.

A grande maioria das ações dos andrógenos ocorre pela sua conversão para estrógenos por ação da aromatase[25,26]. Porém a di-hidrotestosterona, um andrógeno não aromatizável, estimula diretamente a proliferação de condrócitos, demonstrando ações diretas dos andrógenos sobre o crescimento linear.

VITAMINA D

A vitamina D, em especial a 1,25-di-hidroxivitamina D, estimula a absorção de cálcio intestinal, suprime a expressão do gene do PTH, regula a expressão de proteínas da matriz óssea e promove diferenciação dos osteoclastos. A maioria das ações da vitamina D sobre a cartilagem de crescimento ocorre de maneira indireta ao regular os níveis de cálcio, PTH e, por fim, do fósforo.

A diminuição da absorção de cálcio, observada na deficiência de vitamina D, ocasiona um hiperparatireoidismo secundário que reduz os níveis de fósforo. A diferenciação terminal dos condrócitos hipertróficos e suas subsequentes apoptose e mineralização da matriz extracelular dependem de níveis adequados de fósforo[28].

Assim sendo, a ação principal da vitamina D no processo de formação do osso endocondral é garantir adequada absorção intestinal de cálcio, provendo um ambiente adequado para a mineralização óssea em relação aos níveis de cálcio e fósforo[28].

REGULAÇÃO LOCAL DA CARTILAGEM DE CRESCIMENTO

Apesar de sua grande importância, ainda pouco se conhece dos fatores locais que regulam a cartilagem de crescimento. Serão destacados a seguir os quatro principais sistemas hormonais com ações parácrinas (Figura 2.5).

Ihh/PTHrp: o *Indian hedgehog* (Ihh) é um hormônio com ação parácrina secretado pelos condrócitos que estão deixando a zona proliferativa (condrócitos pré-hipertróficos) e em condrócitos que iniciaram recentemente o processo de hipertrofia[29,30]. O Ihh liga-se ao seu receptor (Ptc-1, Patched-1), estimulando diretamente a proliferação dos condrócitos em zona proliferativa. O Ihh também estimula a síntese da proteína relacionada ao hormônio da paratireoide (PTHrp) que atua por se ligar ao receptor de PTH/PTHrp[29,30]. O PTHrp é secretado princi-

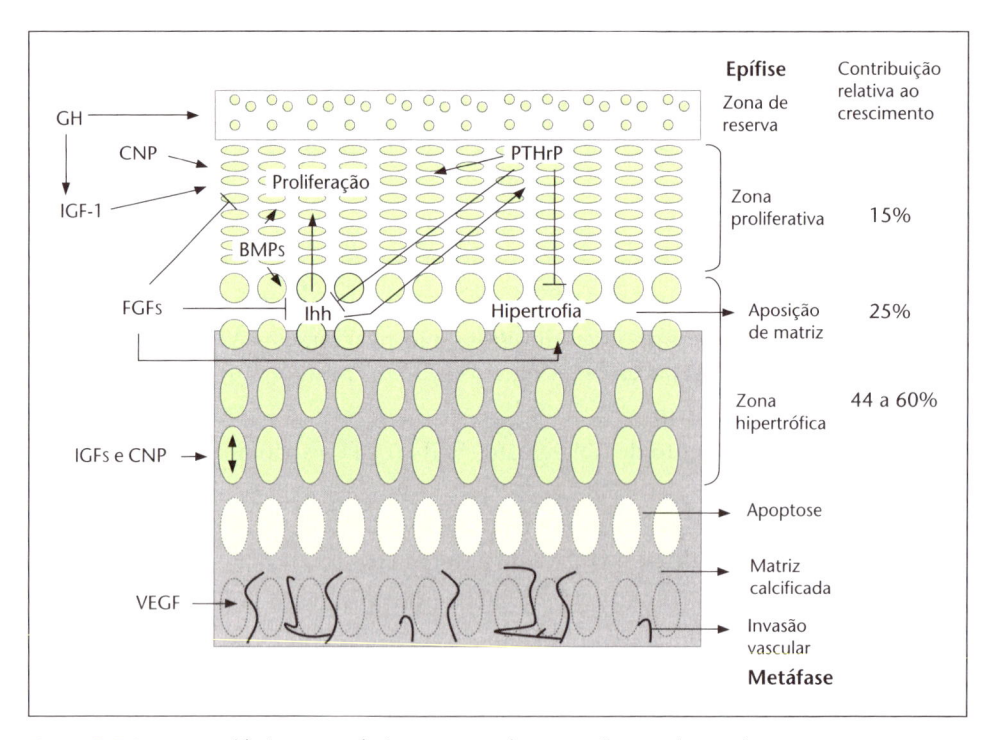

Figura 2.5 Fatores endócrinos e parácrinos que regulam a cartilagem de crescimento.

GH: hormônio de crescimento; CNP: peptídio natriurético tipo C; IGF: fator de crescimento semelhante à insulina; BMP: proteínas ósseas morfogenéticas; FGF: fator de crescimento de fibroblasto; PTHrP: hormônio da paratireoide; Ihh: *Indian hedgehog*; VEGF: fator de crescimento endotelial vascular.

palmente por condrócitos que recém entraram na zona proliferativa, enquanto seu receptor é mais expresso em condrócitos na zona pré-hipertrófica. O PTHrp inibe a diferenciação dos condrócitos, mantendo-os proliferando e consequentemente retardando a formação da zona hipertrófica e subsequente mineralização da matriz cartilaginosa. Conforme os condrócitos em proliferação se distanciam dos condrócitos produtores de PTHrp, esses passam a expressar Ihh e entram no processo de diferenciação para células hipertróficas. O PTHrp e o Ihh formam um sistema de retroalimentação negativo (*feedback*), pois o Ihh estimula a síntese de PTHrp e esse, por sua vez, inibe a síntese de Ihh, garantindo uma coordenação entre proliferação e diferenciação dos condrócitos[29,30]. O Ihh também participa na conversão das células paricondrais em osteoblastos, constituindo um fator importante para a formação do tecido ósseo.

Peptídeo natriurético tipo C (CNP): o CNP pertence à família dos peptídeos natriuréticos, a qual apresenta uma expressão difusa nos tecidos em comparação com o ANP e o BNP, que é expresso quase exclusivamente no coração[31]. Como os outros peptídeos da família, o CNP atua em receptores de membrana específicos (NPRs), tendo afinidade decrescente pelos receptores NPR-2, NPR-3 e NPR-1. Os receptores NPR-1 e NPR-2 são receptores do tipo guanilil ciclase, enquanto o NPR-3 não apresenta atividade guanilil ciclase e participa da internalização e da degradação dos ligantes. As ações natriuréticas desses peptídeos são conferidas pela ação do ANP e do BNP no receptor tipo 1. O CNP tem pouca ação natriurética, mas sua ligação no NPR-2 tem importantes efeitos sobre o desenvolvimento da cartilagem de crescimento. O CNP está presente principalmente na zona hipertrófica, enquanto seu receptor encontra-se em condrócitos das zonas de reserva e proliferativa. O CNP estimula discretamente a proliferação dos condrócitos em zona proliferativa. Seus efeitos principais sobre o crescimento estão relacionados com o aumento da síntese de matriz cartilaginosa, além do aumento no número e na altura dos condrócitos em zona hipertrófica[31].

Fatores de crescimento de fibroblasto (FGF): os FGFs são uma família de proteínas com 23 membros que atua em receptores tirosina quinase conhecidos como FGFR. Em todos os estágios do desenvolvimento da cartilagem de crescimento é observada a síntese de FGFs, principalmente do FGF 18, pelo tecido pericondrocitário[29,30]. A ação dos FGFs atuando principalmente sobre o FGFR3, expresso em condrócitos da zona proliferativa, é responsável por uma inibição da proliferação e da aceleração do processo de hipertrofia dessas células. Uma parte desses efeitos é indireta pela inibição do Ihh pelo sistema FGF/FGFR3[29,30].

Proteínas ósseas morfogenéticas (BMP – *bone morphogenetic protein*): as BMPs são citoquinas pertencentes à família dos TGFb, que se ligam a receptores serina-treonina quinase específicos. A ação da BMP é crucial para a formação da condensação do mesênquima nos estágios iniciais do desenvolvimento endocondral[29,30]. Na placa de crescimento, os BMPs são expressos principalmente no tecido pericondrocitário e atuam modulando de modo positivo a proliferação e de modo negativo a diferenciação terminal dos condrócitos, em parte por aumentar a expressão do Ihh nessas células, uma ação oposta à dos FGFs. É do equilíbrio da ação desses diversos fatores parácrinos que ocorre a regulação do crescimento endocondral[29,30].

CONCLUSÕES

Como foi visto, a regulação local e hormonal do crescimento é muito complexa e ainda não totalmente conhecida. Deve-se ter em mente que a secreção do hormônio de crescimento (GH) que estimula a síntese de IGF-1 é apenas uma das peças do quebra-cabeça dos fatores que regulam o crescimento linear. Estudos que permitam maior domínio desse processo com certeza contribuirão para a compreensão da causa da baixa estatura e revolucionarão o tratamento de crianças com desordens do crescimento.

REFERÊNCIAS BIBLIOGRÁFICAS

1. Long F, Ornitz DM. Development of the endochondral skeleton. Cold Spring Harb Perspect Biol. 2013;5(1):a008334.
2. Emons J, Chagin AS, Savendahl L, Karperien M, Wit JM. Mechanisms of growth plate maturation and epiphyseal fusion. Horm Res Paediatr. 2011;75(6):383-91.
3. Mackie EJ, Tatarczuch L, Mirams M. The skeleton: a multi-functional complex organ: the growth plate chondrocyte and endochondral ossification. J Endocrinol. 2011;211(2):109-21.
4. Lui JC, Nilsson O, Baron J. Growth plate senescence and catch-up growth. Endocr Dev. 2011;21:23-9.
5. Fowden AL, Forhead AJ. Endocrine regulation of feto-placental growth. Horm Res. 2009;72(5):257-65.
6. Gluckman PD. Endocrine and nutritional regulation of prenatal growth. Acta Paediatr Suppl. 1997;423:153-7; discussion 8.
7. Gluckman PD, Harding JE. Fetal growth retardation: underlying endocrine mechanisms and postnatal consequences. Acta Paediatr Suppl. 1997;422:69-72.
8. Leal AC, Canton AP, Montenegro LR, Coutinho DC, Arnhold IJ, Jorge AA. Mutations in insulin-like growth factor receptor 1 gene (IGF1R) resulting in intrauterine and postnatal growth retardation. Arq Bras Endocrinol Metabol. 2011;55(8):541-9.
9. Baker J, Liu JP, Robertson EJ, Efstratiadis A. Role of insulin-like growth factors in embryonic and postnatal growth. Cell. 1993;75(1):73-82.
10. Gluckman PD. Clinical review 68: The endocrine regulation of fetal growth in late gestation: the role of insulin-like growth factors. J Clin Endocrinol Metab. 1995;80(4):1047-50.
11. Kopchick JJ, Andry JM. Growth hormone (GH), GH receptor, and signal transduction. Mol Genet Metab. 2000;71(1-2):293-314.
12. Tannenbaum GS. Neuroendocrine control of growth hormone secretion. Acta Paediatr Scand Suppl. 1991;372:5-16.
13. Cuttler L. The regulation of growth hormone secretion. Endocrinol Metab Clin North Am. 1996;25(3):541-71.

14. Laron Z. Growth hormone secretagogues. Clinical experience and therapeutic potential. Drugs. 1995;50(4):595-601.

15. Arosio M, Nissim M, Ballabio M, Orefice R, Bazzoni N, Faglia G. Size heterogeneity of circulating growth hormone in acromegaly. "Big- big" GH forms are associated with inappropriately low IGF-I levels. Acta Endocrinol (Copenh). 1991;125(2):150-9.

16. Baumann G. Growth hormone binding protein 2001. J Pediatr Endocrinol Metab. 2001;14(4):355-75.

17. Brooks AJ, Waters MJ. The growth hormone receptor: mechanism of activation and clinical implications. Nat Rev Endocrinol. 2010;6(9):515-25.

18. Rosenzweig SA. What's new in the IGF-binding proteins? Growth Horm IGF Res. 2004;14(5):329-36.

19. Yakar S, Rosen CJ, Beamer WG, Ackert-Bicknell CL, Wu Y, Liu JL, et al. Circulating levels of IGF-1 directly regulate bone growth and density. J Clin Invest. 2002;110(6):771-81.

20. Jain S, Golde DW, Bailey R, Geffner ME. Insulin-like growth factor-I resistance. Endocr Rev. 1998;19(5):625-46.

21. Parker EA, Hegde A, Buckley M, Barnes KM, Baron J, Nilsson O. Spatial and temporal regulation of GH-IGF-related gene expression in growth plate cartilage. J Endocrinol. 2007;194(1):31-40.

22. Sjogren K, Liu JL, Blad K, Skrtic S, Vidal O, Wallenius V, et al. Liver-derived insulin-like growth factor I (IGF-I) is the principal source of IGF-I in blood but is not required for postnatal body growth in mice. Proc Natl Acad Sci USA. 1999;96(12):7088-92.

23. Frank SJ. Growth hormone, insulin-like growth factor I, and growth: local knowledge. Endocrinology. 2007;148(4):1486-8.

24. Klover P, Hennighausen L. Postnatal body growth is dependent on the transcription factors signal transducers and activators of transcription 5a/b in muscle: a role for autocrine/paracrine insulin-like growth factor I. Endocrinology. 2007;148(4):1489-97.

25. van der Eerden BC, Karperien M, Wit JM. Systemic and local regulation of the growth plate. Endocr Rev. 2003;24(6):782-801.

26. Nilsson O, Marino R, De Luca F, Phillip M, Baron J. Endocrine regulation of the growth plate. Horm Res. 2005;64(4):157-65.

27. van Mullem A, van Heerebeek R, Chrysis D, Visser E, Medici M, Andrikoula M, et al. Clinical phenotype and mutant TRalpha1. N Engl J Med. 2012;366(15):1451-3.

28. Demay MB, Sabbagh Y, Carpenter TO. Calcium and vitamin D: what is known about the effects on growing bone. Pediatrics. 2007;119 Suppl 2:S141-4.

29. Provot S, Schipani E. Molecular mechanisms of endochondral bone development. Biochem Biophys Res Commun. 2005;328(3):658-65.

30. Kronenberg HM. Developmental regulation of the growth plate. Nature. 2003;423(6937):332-6.

31. Olney RC. C-type natriuretic peptide in growth: a new paradigm. Growth Horm IGF Res. 2006;16 Suppl A:S6-14.

Seção II

Distúrbios do crescimento

Fisiologia da puberdade 3

Durval Damiani

Após ler este capítulo, você estará apto a:

1. Compreender os mecanismos de regulação da puberdade.
2. Descrever diferenças fisiológicas entre puberdade masculina e feminina.
3. Ter as bases para a compreensão dos distúrbios puberais em ambos os sexos.

INTRODUÇÃO

Entre todos os fenômenos evolutivos do ser humano, a puberdade é, sem dúvida, um dos mais intrigantes e se reveste de uma importância ímpar, já que propicia a preservação da espécie. A puberdade permite que uma criança se transforme em adulto, com plena capacidade reprodutiva. Esse processo não é abrupto: ocorre no decurso dos anos pré-puberais e envolve um número muito grande de reguladores que, se alterados, antecipam a puberdade (puberdade antecipada ou precoce) ou a retardam (puberdade atrasada).

Quando a criança nasce, pode-se dizer que ela está em puberdade. Mecanismos de freio são acionados para inibir o processo, e isso explica a ocorrência da "minipuberdade", que vai do nascimento até por volta do segundo ano de vida. Nessa condição, os meninos atingem um pico de secreção de testosterona entre o 2º e o 4º mês de vida comparável ao de um homem adulto. Nas meninas, essa produção gonadotrófica pode persistir até o segundo ano de vida e, caso não se atente para esse dado da fisiologia da puberdade, conclusões errôneas poderiam ser tiradas ao analisar, por exemplo, uma menina com telarca aos 9 meses de idade e, pior, um tratamento absolutamente desnecessário poderia ser instituído e mantido por uma década.

Os mecanismos de regulação da puberdade são "sintonizados" para fazer com que as meninas antecipem-se no início puberal ao menos um ano com relação aos meninos, e se considera precoce uma puberdade iniciada, na menina, antes dos 8 anos de idade. Já nos meninos, considera-se que, a partir dos 9 anos, a puberdade já pode se iniciar e será considerada precoce se ocorrer antes dessa idade. Com métodos ultrassensíveis de dosagem de estradiol, observa-se que as concentrações plasmáticas deste hormônio são mais elevadas nas meninas que nos meninos na fase pré-puberal.

Dessa forma, compreende-se um dado epidemiológico nas puberdades precoces: para cada 10 ou 20 meninas com puberdade precoce, encontra-se um menino com puberdade atrasada. Como a puberdade é programada para se iniciar mais cedo na menina, qualquer pequeno desvio nesse "plano" leva a menina a uma precocidade sexual. Já nos meninos, o sistema inicia os eventos puberais mais tarde e, para antecipar, precisa ocorrer um distúrbio mais sério para disparar esses eventos mais cedo. O oposto se verifica com a puberdade atrasada, na qual, na menina, que é programada para iniciar o processo mais cedo, dificilmente o atrasa a ponto de ser "classificada" como puberdade atrasada, diferentemente dos meninos. Para cada 10 ou 20 meninos com puberdade atrasada, encontra-se uma menina com tal distúrbio. Dessa forma, quando se fala em puberdade precoce, praticamente são referidas as crianças do sexo feminino, enquanto o oposto ocorre com a puberdade atrasada.

MODIFICAÇÕES HORMONAIS NA PUBERDADE FEMININA

A primeira manifestação endócrina que denota o início da puberdade é a amplificação dos pulsos de hormônio luteinizante (LH) durante o sono. Antes do início da puberdade, já ocorre uma secreção pulsátil de LH, mas em concentrações muito baixas. A amplificação desses pulsos é uma marca do início da puberdade. Com o progredir da puberdade, ocorre uma faixa ampla de concentrações tanto de LH como do hormônio foliculestimulante (FSH). Picos de LH podem ser detectados vários meses antes da primeira menstruação. Seguindo esses picos de LH, ocorre uma elevação de progesterona, mostrando que um corpo lúteo é formado mas essa fase lútea ainda é muito curta.

A elevação das concentrações de LH induz o ovário a produzir na teca quantidades crescentes de precursores androgênicos e, a partir do estímulo de FSH, ao ativar a aromatase (enzima que converte andrógenos em estrógenos), ocorre a produção estrogênica, especialmente estradiol.

A ação do estradiol se dá sobre o útero, com o aumento progressivo de seu tamanho, e provoca uma redistribuição de gordura em quadris e mamas. O estrógeno é o principal responsável, tanto na menina como no menino, pela maturação óssea e pelo fechamento das epífises de crescimento, ocasionando a senescência da placa de crescimento e o final do crescimento estatural.

Com a aproximação da puberdade, ocorrem amplas flutuações das concentrações séricas de estradiol, refletindo ondas sucessivas de desenvolvimento folicular até que se atinge um ponto em que a retirada dos estrógenos resulta na menstruação (menarca). As concentrações de testosterona também aumentam nesse período, mas em proporção menor que em meninos. No início, as concentrações de progesterona estão baixas, denotando ciclos anovulatórios. Após 6 a 9 meses da menarca, os ciclos já podem tornar-se ovulatórios e as concentrações de progesterona se elevam. A ovulação ocorre quando o mecanismo de *feedback* positivo para LH se desenvolve, isto é, com a elevação do estradiol, estimula-se o pico ovulatório de LH.

MODIFICAÇÕES HORMONAIS NA PUBERDADE MASCULINA

Na fase pré-puberal em meninos, tanto as gonadotrofinas (LH e FSH) como a testosterona (T) estão baixas. Apesar de as concentrações de T serem baixas (da ordem de 5 a 20 ng/dL), elas controlam a produção gonadotrófica, já que em pacientes castrados ocorre elevação de LH, ou seja, há uma extrema sensibilidade ao *feedback* negativo exercido pela T nessa faixa etária.

Também no menino, o início da puberdade é marcado pelo aumento da amplitude de pulsos noturnos de LH, relacionados ao ciclo do sono. Conforme a puberdade avança, os picos de LH passam a ocorrer durante todo o dia, ocasionando um progressivo aumento de T. O aumento da secreção gonadotrófica é ocasionado pela produção aumentada do hormônio liberador de gonadotrofinas hipotalâmico (GnRH) e pelo aumento da sensibilidade dos gonadotrofos da adenoipófise à ação do liberador hipotalâmico. As concentrações de inibina B também se elevam na puberdade. Antes da puberdade, há uma correlação positiva entre inibina B e FSH, mas, com sua progressão, parece que a secreção de inibina B passa das células de Sertoli para as células germinativas, e a correlação entre ambas passa a ser negativa (o aumento de inibina B suprime a produção de FSH)[1].

O primeiro sinal clínico do início da puberdade masculina é o aumento do volume testicular, que reflete, basicamente, o desenvolvimento dos túbulos seminíferos. A proliferação das células de Leydig, produtoras de T, não colabora muito com o aumento do volume testicular e, em situações de mutação ativadora do receptor de LH (como na testotoxicose), há grande produção de T sem aumento ou com aumento pequeno do volume testicular. Cerca de um ano após o aumento testicular, o pênis aumenta de tamanho. Próstata, vesículas seminais e epidídimo aumentam por vários anos. Progressivamente vão ocorrendo alterações corporais, como pelos pubianos e axilares, barba, bigode, aumento da laringe (com mudança de voz) e estirão de crescimento. Importante notar que, enquanto na menina o estirão de crescimento antecede ou é concomitante ao desenvolvimento mamário, no menino o estirão ocorre mais tarde, quando o volume testicular atinge 10 mL. Todo esse processo puberal, desde o início do aumento do volume testicular até o final da puberdade, leva de 4 a 5 anos.

O QUE DESENCADEIA O INÍCIO DA PUBERDADE?

A puberdade se inicia na passagem da primeira para a segunda década de vida, e a menarca tem ocorrido por volta dos 12 anos de idade. A questão que não tem resposta é: por que nessas idades e não em outras? O que desencadeia esse processo após muitos anos de aparente quiescência? No período Neolítico, a puberdade ocorria mais cedo. Durante a Revolução Industrial passou a ocorrer mais tarde e, nos últimos dois séculos, foi progressivamente se antecipando para atingir os períodos vistos atualmente[2].

Há fatores genéticos envolvidos, e vários genes têm sido descritos com influência nesse início de puberdade, mas por que eles iniciam suas funções numa determinada idade ainda é uma incógnita. Fatores externos, como interferentes endócrinos, ciclos dia/noite e estímulos visuais, assim como fatores internos, denotando o estado metabólico do indivíduo, como a concentração de leptina (indicando os estoques de gordura) e insulina, são desencadeantes da puberdade[3]. Sabe-se mais sobre fatores que atrasam a puberdade (problemas nutricionais, doenças crônicas, defeitos na produção hormonal que levam à falha de produção gonadotrófica ou distúrbios gonadais) que os antecipatórios.

A primeira evidência bioquímica da puberdade é o aumento da frequência e intensidade dos pulsos noturnos de hormônio luteinizante (LH). Isso decorre da estimulação gonadotrófica provocada pelo GnRH, um decapeptídeo liberado de forma pulsátil, sintetizado no hipotálamo medial basal (neurônios GnRH). Na verdade, trata-se de uma "reativação" ou de uma "desinibição" desse gerador de pulsos, já que, como mencionado anteriormente, as crianças "já nascem em puberdade" e o processo é inibido até sua eclosão definitiva[4]. Por outro lado, a liberação do GnRH está sob o comando da kisspeptina, atuando nos receptores GPR54 (KISS1R), e neurocinina B, atuando em receptores NK3R localizados em neurônios KNDy (kisspeptina, neurocinina, dinorfina). Até o momento, a kisspeptina é o mais potente ativador dos neurônios GnRH[5].

Um novo gene descrito no controle da puberdade é o MKRN-3 (*Makorin ring 3*), que tem um papel de supressão do processo puberal. Sua inativação, quando ocorre antes do tempo, desencadeia a puberdade precoce. O MKRN-3 é um gene que sofre *imprinting* e o alelo materno não se expressa (é "imprintado"), enquanto o alelo paterno induz a formação da proteína MKRN-33 (Figura 3.1)[6].

Os neurônios GABAérgicos (gama-aminobutíricos) são essencialmente inibitórios e competem com hormônios que produzem aminoácidos estimulantes (AAE) num fenômeno inibitório recíproco. Uma vez vencida a "batalha" a favor dos AAE, esses estimulam diretamente os neurônios GnRH (aqueles que vão liberar as gonadotrofinas LH e FSH para atuarem nas gônadas, no processo de gonadarca). Por outro lado, os neurônios AAE também ativam as células da glia (astróglia) que, por meio de prostaglandina E_2 (PGE_2), ativam os neurônios GnRH. A kisspeptina, ao atuar por meio do receptor GPR54 e ao ser produzida nos neurônios KNDy (kisspeptina, neurocinina e dinorfina), é um potente estimulador de neurônios GnRH numa ação transináptica. Neurônios norepinefrina (NE) e neuropeptídeo Y (NPY) são ativados por leptina e ativam os neurônios GnRH. Por outro lado, o hormônio liberador de ACTH (CRH) inibe os hormônios GnRH, enquanto o IGF-1 os ativam. Um novo personagem nesse complexo mecanismo foi identificado e é um fator inibidor tanto da ação da kisspeptina como dos neurônios GnRH, trata-se do gene MKRN3.

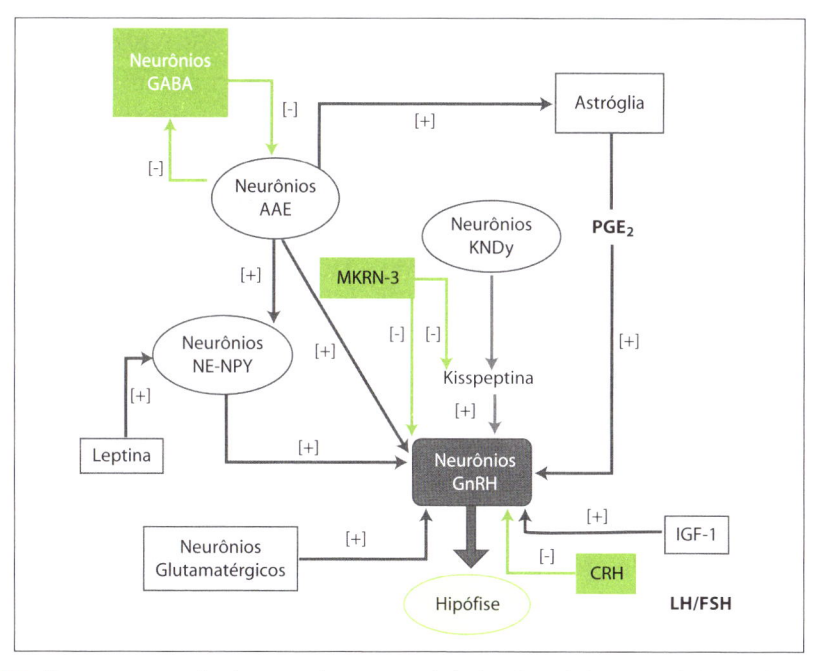

Figura 3.1 Uma extensa rede de comunicação transináptica (neurônio a neurônio) e glia-neurônio regulam a pulsatilidade do GnRH e, em última análise, fazem eclodir a puberdade. As setas marcadas com (+) representam a estimulação. As setas marcadas com (-) significam inibição[2,7]. AAE: aminoácidos estimulantes; CRH: hormônio liberador de corticotrofina; FSH: hormônio foliculoestimulante; GABA: ácido gama-aminobutírico; GnRH: hormônio liberador de gonadotrofina; IGF-1: fator de crescimento semelhante à insulina tipo 1; LH: hormônio luteinizante; MKRN-3: *Makorin ring 3*; NE: neurônios norepinefrina; NKDy: kisspeptina, neurocinina, dinorfina; NPY: neuropeptídeo Y; PGE_2: prostaglandina E_2.

A partir do momento em que o sistema se ativa, a liberação das gonadotrofinas (LH e FSH) atuará nas gônadas, iniciando a "gonadarca". O testículo, que aumenta de tamanho, constituindo o primeiro sinal clínico da puberdade masculina, eleva sua produção de testosterona, que, por redução da enzima 5-alfarredutase, será convertida em di-hidrotestosterona, o mais potente andrógeno do ser humano. A sensibilidade do sistema de retroinibição negativa da testosterona (T) para as gonadotrofinas vai se reduzindo, de modo que uma concentração cada vez maior de T passa a ser necessária para a inibição do eixo. Numa fase inicial, ocorre elevação de inibina B. Antes da puberdade, há uma correlação positiva entre inibina B e FSH. No entanto, no início da puberdade, passa a haver uma correlação negativa entre os dois hormônios, o que parece depender de uma modificação na célula produtora de inibina B, passando da célula de Sertoli para a célula germinativa. A virilização que se segue a essas elevadas concentrações de esteroides sexuais vai transformando gradualmente o menino em homem, com todos os aspectos da puberdade masculina.

Por outro lado, os ovários, sob estímulo gonadotrófico, passam a produzir precursores androgênicos (ação do LH nas células da teca ovariana), que serão aromatizados para estrógenos, por intermédio da enzima aromatase, induzida pelo FSH. Os principais hormônios esteroides produzidos pelos ovários são o estradiol e a progesterona. O estradiol é produzido principalmente pelas células da granulosa dos folículos antrais. Já a progesterona é secretada por todas as células esteroidogênicas do ovário, independentemente de sua localização.

Os ovários também produzem hormônios peptídicos. Um dos primeiros a serem reconhecidos foi a relaxina, produzida pelo corpo lúteo durante a gravidez. A secreção da relaxina é estimulada pela gonadotrofina coriônica (hCG). As principais ações da relaxina são o relaxamento dos ossos e dos ligamentos pélvicos, a inibição da motilidade miometrial e o amolecimento do colo uterino. A inibina, que inibe a liberação de FSH, é formada por uma cadeia alfa e uma beta (conforme a cadeia beta seja A ou B, a inibina A ou B será formada). Quando duas cadeias betas se unem, forma-se a ativina, que é uma proteína liberadora de FSH.

Além da ativina e da inibina, as células foliculares também produzem folistatina, que se liga com alta afinidade às ativinas e acaba inibindo o FSH.

Curiosamente, o ovário também produz peptídios da família da pró-opiomelanocortina (POMC), incluindo betaendorfina, ACTH e alfa-MSH. Vasopressina e oxitocina também são secretadas nos ovários, nas células lúteas.

A elevação progressiva do estradiol passa a estimular o desenvolvimento mamário, o crescimento estatural, a maturação óssea, a redistribuição de gordura e as demais características sexuais secundárias. O endométrio vai sofrendo uma proliferação progressiva, até que se atinge o ponto em que a baixa das concentrações estrogênicas leva à menarca. A progesterona permanece em concentrações baixas, e sua elevação após a menarca indica, em geral, a ocorrência de ovulação.

A produção hormonal cíclica com os períodos menstruais passa a ocorrer cerca de dois anos após o primeiro sinal de puberdade na menina, que é o desenvolvimento das mamas.

Com relação ao crescimento, há um aspecto diferencial muito importante nos meninos em relação às meninas: o estirão de crescimento nos meninos é tardio, e o pico de velocidade de crescimento ocorre cerca de dois anos após o início da puberdade (aumento do volume testicular). Já nas meninas, o estirão acompanha, ou até pode preceder, o desenvolvimento mamário, de modo que a menina em puberdade está sofrendo o estirão de crescimento. No momento em que ocorre desaceleração nesse estirão, acontecerá a menarca.

CONCLUSÕES

Apesar de se ter cada vez mais personagens nessa complexa interação que resulta na eclosão puberal, ainda não se sabe como se estabelece o *timing* do início puberal e desvios tanto para a precocidade como para o atraso puberal, que têm, basicamente, uma definição estatística. Em determinada população estabelecem-se os limites estatísticos da normalidade e se classifica como precoce ou atrasada uma puberdade que fuja dessa "faixa de normalidade".

É preciso ter em mente que o critério "idade" não deve ser o único a pautar uma intervenção terapêutica, como será discutido nos Capítulos 14 e 15 – "Puberdade precoce" e "Puberdade atrasada".

Há claro controle genético tanto no *timing* (momento em que se inicia a puberdade) como no "tempo" (a maneira como a puberdade se desenvolve) de progressão puberal. Fatores ambientais, sazonais, estresse físico e emocional e interferentes endócrinos, entre outros, podem interferir nesses complexos processos de regulação.

REFERÊNCIAS BIBLIOGRÁFICAS

1. Griffin JE. Male reproductive function. In: Griffin JE, Ojeda SR. Textbook of endocrine physiology. 5th ed. New York: Oxford University; 2004. p.226-48.
2. Hughes IA. Releasing the brake on puberty. N Engl J Med. 2013;368(26):2513-5.
3. Kumar D, Boehm U. Genetic dissection of puberty in mice. Exp Physiol. 2013;98(11):1528-34.
4. Sisk CL, Foster DL. The neural basis of puberty and adolescence. Nat Neurosci. 2004;7:1040-7.
5. Han SK, Gottsch ML, Lee KJ, Popa SM, Smith JT, Jakawich SK, et al. Activation of gonadotropin-releasing hormone neurons by kisspeptin as a neuroendocrine switch for the onset of puberty. J Neurosci. 2005;25:11349-56.
6. Abreu AP, Dauber A, Macedo DB, Noel SD, Brito VN, Gill JC, et al. Central precocious puberty caused by mutations in the imprinted gene MKRN3. N Engl J Med. 2013;368(26):2467-75.
7. Ojeda SR. Female reproductive function. In: Griffin JE, Ojeda SR. Textbook of endocrine physiology. 5th ed. New York: Oxford University; 2004. p.186-225.

Fisiologia da homeostase glicêmica

4

Luis Eduardo P. Calliari
Márcia N. C. Abel

Após ler este capítulo, você estará apto a:

1. Descrever a regulação geral do sistema endócrino.
2. Descrever os mecanismos de ação dos principais grupos de hormônios.
3. Descrever como funcionam os receptores acoplados à membrana celular.
4. Descrever como funcionam os receptores nucleares.
5. Adquirir uma visão geral dos principais distúrbios endócrinos, baseada na fisiopatologia da atuação hormonal.

INTRODUÇÃO

Glicemia é um parâmetro que reflete a concentração de glicose sanguínea em diferentes condições ou momentos do dia, devendo oscilar dentro de valores de normalidade, a despeito dos desafios fisiológicos e das demandas orgânicas. Essa estabilidade resulta de interações neuroendócrinas sobre tecidos comprometidos com o fluxo de substratos e com o metabolismo energético.

Os substratos utilizados na produção de energia são glicose e ácidos graxos livres não esterificados. Embora a concentração dos ácidos graxos circulantes seja normalmente baixa, a quantidade de calorias derivadas da oxidação desse agente é elevada, tanto no período de jejum como no período pós-prandial. Contudo, mesmo se apresentando como um poderoso suporte energético, há uma enorme limitação ao seu emprego pelo tecido nervoso, que utiliza a glicose como principal fonte metabólica, energética e orgânica. Vale lembrar que apenas sob determinadas circunstâncias, como jejum prolongado ou aumento da disponibilidade dos corpos cetônicos, o sistema nervoso se mantém através da energia advinda da oxidação desse substrato[1].

HOMEOSTASE GLICÊMICA

A dinâmica da regulação glicêmica está centrada no balanço entre a oferta e o consumo dos substratos circulantes para atender às demandas energéticas. No período pós-prandial, a oferta é influenciada pela natureza dos substratos ingeridos e pelo processo absortivo na mucosa intestinal que, no conjunto, visam a refazer as reservas funcionais[2].

Nos períodos de jejum e interdigestivos, quando a oferta de glicose, ácidos graxos e aminoácidos é restrita, o fluxo é comandado pela mobilização das reservas estocadas no fígado, no músculo esquelético e no tecido adiposo. Nessa situação, o fígado é o primeiro órgão acionado[3], inicialmente por meio da glicogenólise hepática, quando a glicose, proveniente do glicogênio, é liberada e direcionada para o uso do tecido nervoso e das hemácias. Porém, a reserva de glicogênio é pequena e limitada, fazendo-se necessário ativar outras vias metabólicas. Assim, a manutenção da homeostase glicêmica é garantida pela ativação do processo da gliconeogênese, em que a síntese de uma nova glicose ocorre a partir do lactato, da arginina, do glutamato e do glicerol. Para tanto, processos como a lipólise e o catabolismo proteico são ativados e, concomitantemente, há redução da captação da glicose nos tecidos periféricos, particularmente naqueles cujo metabolismo energético faculta a utilização da glicose[2].

As interações neuroendócrinas que atuam e organizam o fluxo descrito são autorreguladas e conduzidas pelos hormônios de natureza hiperglicemiante, conhecidos como contrarreguladores (glucagon, epinefrina, cortisol e somatotrofina), e pela não elevação da insulina. As ações dos hormônios hiperglicemiantes são sinérgicas em várias frentes metabólicas, porém cada um deles tem ações mais determinantes sobre algumas vias. Glucagon e epinefrina atuam principalmente sobre a glicogenólise hepática e muscular, a lipólise e a betaoxidação; cortisol e somatotrofina agem preferencialmente nas vias da gliconeogênese, na lipólise e na cetogênese, aumentando a resistência insulínica transitória, grande responsável por restringir a captação de glicose nos tecidos periféricos[2].

Já no período absortivo, pós-prandial, a farta concentração de nutrientes determina que o fluxo de substratos seja voltado para o fornecimento de energia e para o armazenamento, sempre na forma de substratos complexos como glicogênio, triglicérides e proteínas. Nesse momento há redução da concentração dos hormônios contrarreguladores e elevação da concentração plasmática de insulina, ativando as vias glicolíticas, a glicogênese, a lipogênese e o anabolismo proteico. A Figura 4.1 exemplifica, resumidamente, esses processos.

Assim, a glicemia flutuará dentro de valores estritos antes e após a ingestão alimentar. Os valores considerados normais são de 70 a 99 mg/dL no período de jejum até 140 mg/dL, duas horas após a ingestão de glicose em teste de sobrecarga oral[4].

O exposto anteriormente estrutura as bases gerais da manutenção glicêmica e explicita a importância da glicose na manutenção da vida, ao longo de seu ciclo. Já os mecanismos que operam sobre o controle absortivo na mucosa intestinal e sobre a capacidade de adaptação tecidual diante das alterações glicêmicas são multimediados e discutidos em detalhe.

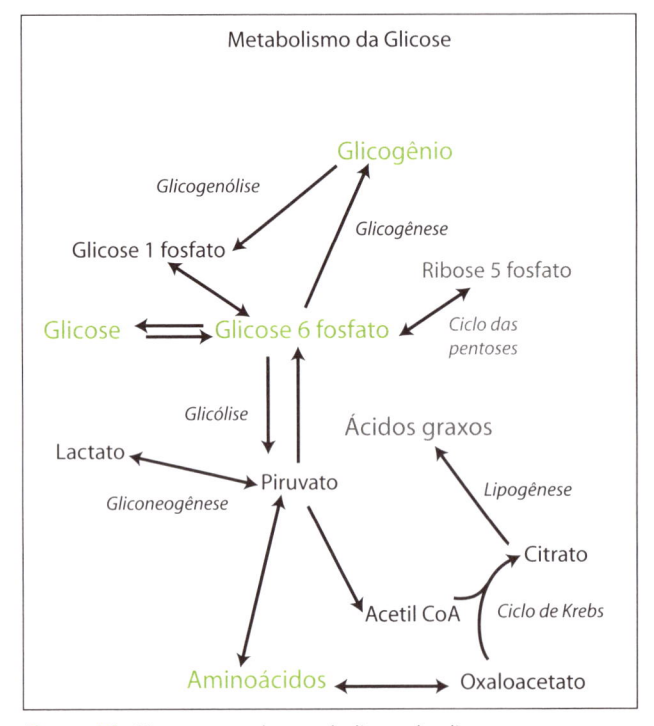

Figura 4.1. Homeostase do metabolismo da glicose.

INGESTÃO E DIGESTÃO DOS CARBOIDRATOS

A Organização Mundial de Saúde e o Comitê Americano de Nutrição recomendam que 58% da dieta humana seja composta por carboidratos. Nos países ocidentais, a ingestão desse componente apresenta variações de 300 a 500 g/dia, correspondendo a aproximadamente 50% do total de nutrientes ingeridos. Considerando que a degradação completa de 1 g de glicose fornece 4 kcal, o total recomendado representa um aporte de 1.200 a 1.300 kcal/dia.

Carboidratos como o amido, a sacarose e a lactose são hidrolisados pela ação enzimática e disponibilizam como produtos finais os monossacarídeos, na proporção aproximada de 80% de glicose, 5% de galactose e 15% de frutose.

Diferentes sensores de glicose estão distribuídos pelo organismo, como na língua, na células beta do pâncreas e, especialmente, no duodeno. A sinalização dada por esses sensores interfere na natureza da ingestão alimentar e na expressão dos transportadores de glicose, portanto, na homeostase glicêmica. Particularmente, o aumento da concentração de glicose no duodeno inibe o esvaziamento gástrico, aumenta a motilidade gastrointestinal e estimula a liberação de agentes insulinagogos, como as incretinas, e da serotonina, que medeia parte da sinalização dos reflexos entéricos[2].

Embora a hidrólise ocorra em diferentes compartimentos do tubo digestório, da cavidade oral, do estômago e do intestino, é neste último que ocorre a finalização do processo de digestão dos carboidratos, especialmente na membrana da borda em escova dos enterócitos duodenais e do jejuno proximal; enzimas conhecidas como oligossacaridases finalizam a hidrólise dos dissacarídeos, trissacarídeos e das alfa--dextrinas, liberando os monossacarídeos para o lúmen do intestino[2].

No homem e em outros mamíferos, os produtos finais da digestão de carboidratos são absorvidos em duas etapas, do lúmen intestinal para o interior do enterócito e deste para o sangue. Esse processo é mediado por carreadores presentes na membrana luminal (ML) e na membrana basolateral (MBL) das células intestinais.

O transporte transmembrana de glicose e da galactose na membrana luminal é feito por meio do mecanismo de transporte ativo secundário, acoplado ao influxo de sódio. Os monossacarídeos são ativamente transportados pelo carreador eletrogênico *SGLT-1* (*sodium-glicose transporter*), que promove o simporte (cotransporte) de 1 mol de glicose/galactose para cada 2 moles de Na^+, através da ML, para o interior do enterócito[2].

Uma vez no enterócito, uma pequena parcela da glicose é utilizada como combustível energético pela célula intestinal, porém a maior parte dessa e da galactose atravessam a membrana basolateral nas células do duodeno, do jejuno e do íleo e alcançam posteriormente a circulação portal. O mecanismo pelo qual esses compostos atravessam a MBL é o da difusão facilitada, processo que independe do gasto de energia e é mediado pelo carreador de membrana GLUT2[5].

Os transportadores de glicose compõem uma família de proteínas integrais. Os do tipo SGLT transfixam a membrana 14 vezes, enquanto os transportadores do tipo GLUT, 12 vezes. Os domínios amino e carboxiterminal também apresentam variações. No primeiro grupo, localizam-se extracelularmente e nos GLUTs são intracelulares[6] (Figura 4.2). Funcionalmente, os transportadores de glicose (GLUT) não possuem nenhuma semelhança operacional com os carreadores de glicose dependentes de sódio (SGLT).

Os transportadores de glicose estão amplamente distribuídos pelos tecidos orgânicos. O tipo GLUT2, transportador encontrado nas células beta pancreáticas, nos hepatócitos e nos enterócitos, exibe baixa afinidade com a glicose, mas elevada capacidade de transporte dessa substância e de outros monossacarídeos, como a frutose, a galactose e a manose[5].

No período de jejum, quando a concentração luminal de glicose é baixa, o transporte dessa substância pelo SGLT-1 na ML do enterócito é extremamente eficiente, pois esse transportador exibe alta afinidade com a glicose e é capaz de transportá-la

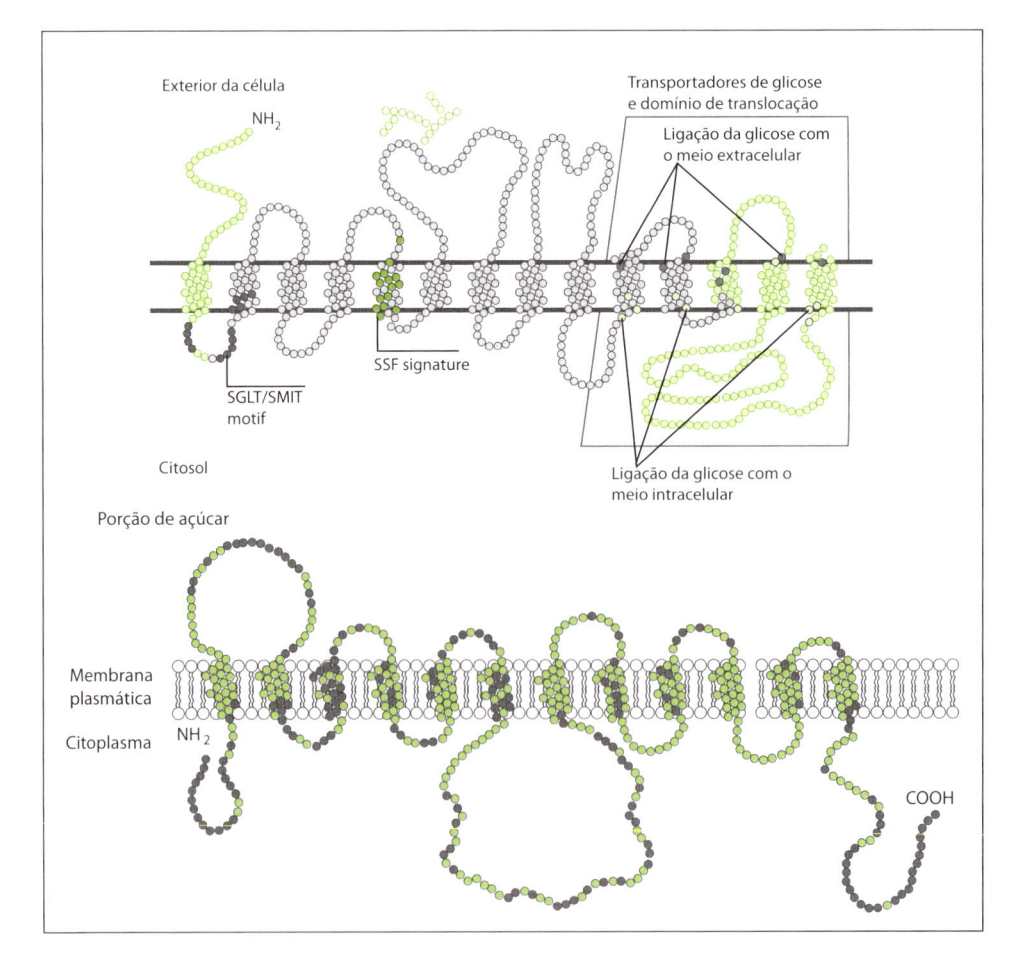

Figura 4.2. Carreadores de glicose. A: Estrutura secundária do SGLT1. B: Estrutura secundária do GLUT[7,8].

contra o gradiente de concentração. Porém, no período absortivo, pós-prandial, quando a concentração de glicose alcança concentrações superiores a 50 mM, a absorção da glicose pelo SGLT1 é limitada pela saturação do carreador[9]. Esse achado suscitou a hipótese de que no período pós-prandial, além do transporte da glicose pelo SGTL1, exista um segundo mecanismo transportador na membrana luminal da célula intestinal[5,10].

Em 2005, foi identificada a presença do GLUT2 na membrana luminal do enterócito, sugerindo um papel aditivo e possivelmente determinante desse carreador no transporte luminal da glicose. Postula-se que, após a saturação do SGLT1, que atuaria como um sensor da concentração de glicose luminal, ocorra *up regulation* dos transportadores de GLUT2 na membrana luminal, pelo recrutamento e pela inserção dos transportadores vesiculares presentes no enterócito; processo transduzido pelos sinalizadores intracelulares da proteína quinase C e das MAP quinases e pelo aumento da concentração de cálcio intracelular[5,9,11].

Assim, a cooperação funcional entre o SGLT1 e o GLUT2 permite aumentar a absorção de glicose até cinco vezes quando comparada à proporcionada apenas pela atividade do SGLT1. Já nos períodos interdigestivos, o número de GLUT2 expresso na ML é desprezível, e os presentes na membrana basolateral favorecem o influxo de glicose do sangue para a célula epitelial intestinal, atuando como combustível energético[5].

É importante refletir que a ação sinérgica dos carreadores sobre a absorção da glicose presente na luz intestinal poderia elevar drasticamente a glicemia a curto e médio prazos, porém uma terceira função do carreador eletrogênico é estimular a secreção de hormônios insulinotrópicos como o GIP e o GLP-2, mediando a normoglicêmica quando a absorção intestinal de glicose se eleva. Além disso, vários estímulos fisiológicos influenciam a expressão do GLUT2 luminal, como os listados no Quadro 4.1.

Quadro 4.1. Condições que influenciam a *up regulation* de GLUT2 na membrana luminal do enterócito e a taxa de absorção de glicose no período pós-prandial[5,7,12,13]

Fatores que aumentam a expressão do GLUT2 na membrana luminal	Fatores que reduzem a expressão do GLUT2 na membrana luminal
<ul><li>Dietas com elevada concentração de carboidratos</li><li>Ingestão de carboidratos simples</li><li>Insulina</li><li>GLP-2</li><li>Absorção intestinal de cálcio</li><li>Ativação dos sensores intestinais de glicose, monossacarídeos e edulcorantes</li><li>Estresses psicológico, traumático, metabólico e de restrição hídrica</li><li>Diabetes</li></ul>	<ul><li>Dietas ricas em carboidratos complexos</li><li>GIP</li><li>Jejum</li></ul>

A compreensão dos fatores que interferem na absorção de glicose intestinal e seu papel na homeostase glicêmica é fundamental, particularmente em indivíduos obesos, diabéticos ou com síndrome metabólica, nos quais parte do desafio terapêutico pode ser abordado limitando o processo absortivo. Porém, a velocidade com que a glicose é consumida é o outro lado da balança que gera a homeostase glicêmica.

Utilização da glicose: ação da insulina

A glicose que chega aos tecidos, após a absorção, será utilizada como fonte de energia ou estocada para uso futuro. Com a alimentação, as concentrações de insulina podem se elevar de 3 a 10 mcU/mL até 20 a 60 mcU/mL. A insulina se liga a seu receptor transmembrana e estimula a atividade quinase, levando à autofosforilação intracelular. Esta autofosforilação desencadeia um estímulo para as vias de sinalização insulínica, que atuam por meio de vários substratos, como os IRS (substratos do receptor de insulina). Existem vários tipos de IRS que determinam as vias de sinalização intracelulares, por intermédio de outros substratos, como PI3-quinase, MAP e AKT. Estes fazem a mediação de vários processos, como entrada de glicose para a célula, expressão gênica, síntese proteica, crescimento celular e outras (Figura 4.3).

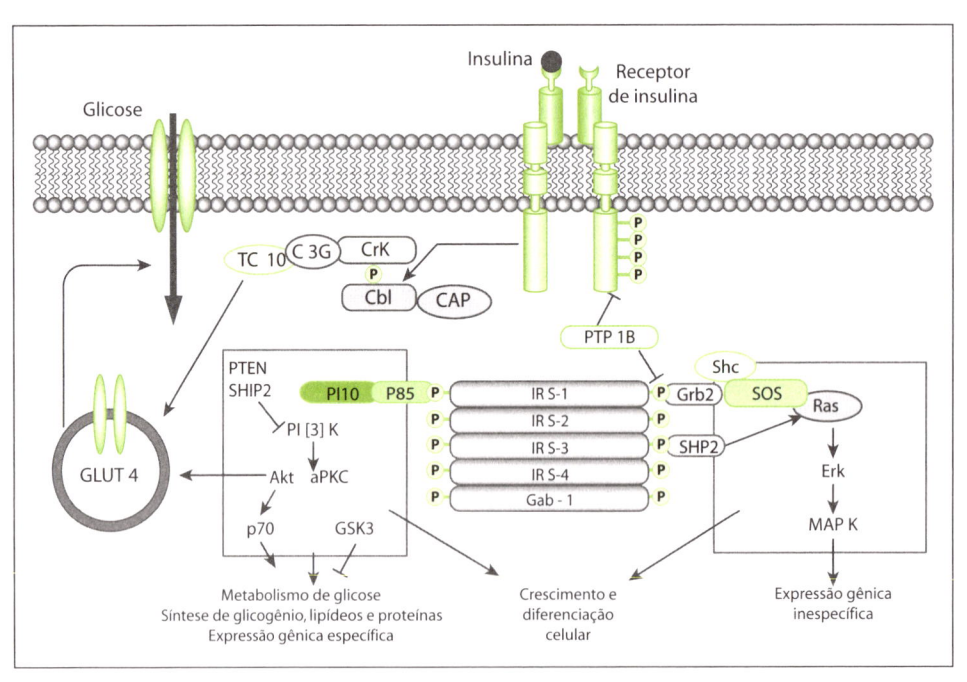

Figura 4.3. Desenho esquemático representando a ligação da insulina no receptor, a ativação das vias de sinalização intracelulares e a translocação do GLUT4 até a membrana celular, onde ocorre a captação de glicose[14].

Na maioria dos tecidos, a captação da glicose pelas células ocorre por meio dos transportadores de glicose. O tecido que mais utiliza glicose no organismo é o tecido muscular, que expressa o GLUT4. Dependendo do tecido, haverá um tipo de GLUT e concomitante ação específica da insulina. Para que o músculo consiga captar glicose, portanto, deve haver a ligação da insulina com o receptor, levando à translocação do GLUT4 para a membrana e à passagem da glicose do meio extra para o intracelular.

Após a entrada da glicose na célula, a via metabólica a ser seguida depende do tecido e da necessidade do organismo naquele momento. No músculo, por exemplo, pode haver glicólise, se houver demanda energética, ou estímulo para a glicogênese e inibição da gliconeogênese, se houver necessidade de reposição de estoques de glicogênio muscular. No estado pós-absortivo, há tendência de queda dos níveis glicêmicos, com concomitante redução da secreção insulínica até a próxima refeição.

Eliminação da glicose pelo rim

Em condições normais, não deve haver excreção de glicose por via renal, já que toda a glicose filtrada acaba sendo reabsorvida nos túbulos renais, principalmente no túbulo proximal, voltando à circulação. Essa reabsorção de glicose ocorre principalmente nas células dos túbulos proximais, em cotransporte com o sódio, por intermédio do transportador de glicose – SGLT2. Esses transportadores apresentam uma capacidade máxima de transporte, geralmente suportando a glicose filtrada de glicemias até 180 a 200 mg/dL, acima da qual já há glicosúria. O conhecimento desse me-

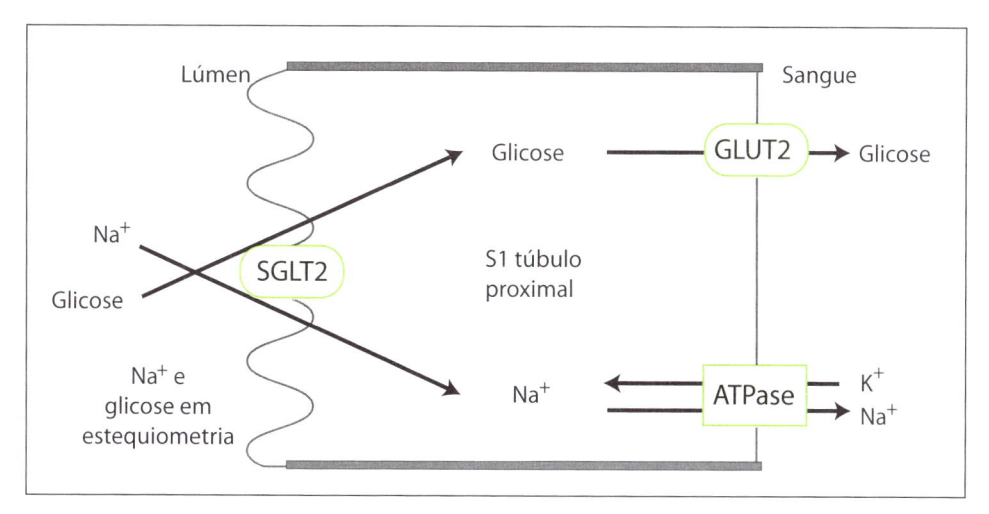

Figura 4.4. Mecanismo de reabsorção de glicose no túbulo proximal pelo transportador de sódio e glicose 2 (SGLT2)[15].

canismo possibilitou o desenvolvimento de medicamentos para diabetes tipo 2, que inibem a reabsorção tubular de glicose, aumentam a glicosúria e reduzem a glicemia.

A reabsorção da glicose no rim permite que ela continue circulando até ser utilizada em momento de necessidade. Com isso, se encerra o ciclo da glicose no organismo, de fundamental importância para a compreensão dos estados patológicos discutidos neste livro.

REFERÊNCIAS BIBLIOGRÁFICAS

1. Prins ML. Cerebral metabolic adaptation and ketone metabolism after brain injury. J Cereb Blood Flow Metab. 2008;28:1-16.
2. Aires MM. Fisiologia. 4.ed. Rio de Janeiro: Guanabara Koogan; 2012.
3. Martins-Santos ME, Chaves VE, Frassom D, Boschini RP, Garófalo MA R, Kettelhut IC. Glycero-neogenesis and the supply of glycerol-3-phosphate for glyceride-glycerol synthesis in liver slices of fasted and diabetic rats. Am J Physiol Endocrinol Metab. 2007;293:E1352-7.
4. Diretrizes da SociedadeBrasileira de Diabetes, 2007. Disponível em: www.anad.org.br/profissio-nais/images/diretrizes_SBD_2007.pdf. Acesso em 07.08.2014.
5. Araújo JR, Martel F. Regulação da absorção intestinal de glicose. Arq Med. 2009;23(2).
6. Wright EM, Loo DDF, Hirayama BA. Biology of human sodium glucose transporters. Physiol Rev. 2011;91:733-94.
7. Shepherd EJ, Helliwell PA, Lister N, Mace OJ, Morgan EL, Patel N, et al. Stress and glucocorticoid inhibit apical GLUT2-trafficking and intestinal glucose absorption in rat small intestine. J Physiol. 2004;560:281-90.
8. Bryant NJ, Govers R, James DE. Regulated transport of the glucose transporter GLUT4. Nat Rev Mol Cell Biol. 2002;3(4):267-77.
9. Cura AJ. Carruthers A. The role of monosaccharide transport proteins in carbohydrate assimila-tion, distribution, metabolism and homeostasis. Compr Physiol. 2003;2:863-914.
10. Boudry G, Cheeseman CI, Perdue MH. Psychological stress impairs Na^+-dependent glucose ab-sorption and increases GLUT2 expression in the rat jejunal brush-bor-der membrane. Am J Physi-ol Regul Integr Comp Physiol. 2007;292:R862-7.
11. Santer R, Hillebrand G, Steinmann B, Schaub J. Intestinal glucose transport: evidence for a mem-brane traffic-based pathway in humans. Gastroenterol. 2003;124:34-9.
12. Gorboulev V, Schürmann A, Vallon V, Kipp H, Jaschke A, Klessen D, et al. $Na^{(+)}$-D-glucose cotrans-porter SGLT1 is pivotal for intestinal glucose absorption and glucose-dependent incretin secretion. Diabetes. 2012;61:187-96.
13. Kellett GL, Brot-Laroche E, Mace OJ, Leturque A. Sugar absorption in the intestine: the role of GLUT2. Annu Rev Nutr. 2008;28:35-54.
14. Zecchin H, Carvalheira JBC, Saad JA. Mecanismos moleculares de resistência à insulina na síndro-me metabólica. RSCESP. 2004;4:574-89.
15. Poudel RR. Renal glucose handling in diabetes and sodium glucose cotransporte 2 inhibition. In-dian J Endocr Metab. 2013;17:588-93.

Crescimento: abordagem da criança com baixa estatura

5

Nuvarte Setian

Após ler este capítulo, você estará apto a:

1. Estabelecer critérios para abordar o problema da baixa estatura.
2. Aplicar métodos clínicos e laboratoriais que ajudem no diagnóstico diferencial.
3. Fazer análise crítica quanto à necessidade de condutas terapêuticas.
4. Discutir as principais condutas e tratamentos.

INTRODUÇÃO

O crescimento é um fenômeno característico da criança e do adolescente. Apresenta-se por meio de mudanças tão rápidas quanto menor for a idade da criança. Deve ser considerado uma característica particular, por ser único e próprio de cada indivíduo. Embora o crescimento seja dependente dos fatores genéticos, pode-se afirmar que esse é apenas um entre os vários aspectos que o envolvem[1]. O sistema nervoso central (SNC), o sistema endócrino (atualmente citado como sistema neuroendócrino ou mesmo neuroimunoendócrino), os órgãos terminais (cartilagem de crescimento) e os fatores genéticos estão fortemente envolvidos nesse processo, e todos são, ainda, dependentes de fatores ambientais (ecossistema) e de fatores nutricionais[2].

Praticamente todas as glândulas endócrinas têm um papel no crescimento da criança; porém fatores não endócrinos também podem afetá-lo. A desnutrição, por exemplo, causa prejuízos ao crescimento e desenvolvimento da criança, tendo origem em uma alimentação insuficiente, em síndromes de má absorção intestinal ou mesmo em doenças crônicas que levam à perda de nutrientes (vitaminas, sais minerais, oxigênio, aminoácidos e proteínas). Do mesmo modo, nefropatias e doenças cardiopulmonares diminuem o ritmo de crescimento da criança enferma, podendo afetar sua altura final[3].

O enfoque principal deste capítulo será o sistema neuroendócrino. Vários são os hormônios tidos como fundamentais para um crescimento harmônico e normal, como o hormônio de crescimento (GH), os fatores de crescimento insulinossímiles (IGF), os hormônios tireoidianos (HT), os hormônios sexuais (andrógenos, estrógenos), os hormônios das suprarrenais (glicocorticoides) e a insulina.

FATORES NEUROENDÓCRINOS

A avaliação clínica dos distúrbios do crescimento deve levar em consideração o papel que cada hormônio desempenha, com maior ou menor intensidade, nas diferentes fases do crescimento, desde a vida intrauterina, passando pela infância e a adolescência, até atingir a vida adulta. Alguns integrantes do SNC, como o hipotálamo, a hipófise e a pineal, são peças importantes dentro do sistema neuroendócrino com estruturas nervosas e endócrinas, cujas anomalias repercutem sobre o sistema hormonal. Tumores, malformações congênitas e infecções congênitas ou adquiridas do SNC podem causar anomalias do crescimento, da puberdade e levar a quadros de diabete insípido[4].

Hipotálamo

No interior das células neurossecretoras hipotalâmicas são produzidos fatores ou hormônios estimuladores ou inibidores dos hormônios tróficos hipofisários que, por sua vez, controlam as secreções hormonais de todo o organismo. Como o hipotálamo praticamente inicia o processo de integração de funções, qualquer lesão nessa região pode levar a prejuízos nas secreções hormonais, com repercussão no crescimento e desenvolvimento da criança e do adolescente[5]. Todos os hormônios hipotalâmicos reguladores da secreção dos hormônios hipofisários são peptídicos, com exceção da dopamina, que é uma amina biogênica e constitui o principal fator inibidor da prolactina.

Os principais hormônios peptídicos hipotalâmicos são:

- Hormônio liberador do hormônio de crescimento (GHRH).
- Hormônio liberador da tireotrofina (TRH).

- Hormônio liberador das gonadotrofinas (GnRH).
- Hormônio liberador da corticotrofina (CRH).

Além desses, outros peptídios estão envolvidos na produção de hormônios hi-pofisários, como a vasopressina, a oxitocina, a somatostatina e o peptídio intestinal vasoativo. A dopamina e a somatostatina são substâncias inibidoras: a somatostati-na inibe a secreção do GH, enquanto a dopamina é a principal inibidora da secreção da prolactina (PRL) e ainda inibe a secreção do hormônio tireotrófico (TSH), das gonadotrofinas (LH e FSH) e, às vezes, a do próprio GH[2].

Hipófise

A hipófise está localizada no interior da sela túrcica, pesa 0,5 g e mede $10 \times 13 \times 6$ mm e, embora com dimensões tão pequenas, é capaz de exercer grande influ-ência no sistema neuroendócrino. Faz conexão com a região hipotalâmica pelo eixo hipotálamo-hipofisário. Compreende três lobos importantes: anterior ou adeno--hipófise, posterior ou neuro-hipófise e o intermediário, que possui um pequeno número de células sintetizadoras de pró-opiomelanocortina (POMC), precursora do hormônio melanotrófico (MSH)[6].

A hipófise anterior é regulada por, pelo menos, três funções: a dos hormônios liberadores e inibidores hipotalâmicos, a de retroação dos hormônios circulantes e a da secreção parácrina e autócrina da própria hipófise. Células independentes da hipófise anterior secretam diferentes hormônios, como GH, TSH, LH e FSH, PRL e hormônio adrenocorticotrófico (ACTH).

A hipófise anterior e a intermediária são derivadas da bolsa de Rathke, que, por sua vez, é originária da evaginação do ectoderma da cavidade oral primitiva ou estomódio, da qual se desliga migrando para se aproximar do neuroectoderma formador da hipófise posterior[7]. Os chamados fatores de transcrição têm importân-cia fundamental no desenvolvimento da hipófise e suas mutações geram alterações anatômicas e funcionais com repercussão no desenvolvimento normal das crianças (Figura 5.1). Esses fatores são[6,7]:

- Rpx (*Rathke pouch homeobox*), atualmente citado como HESX 1 (*Homeobox gene expression in embrionic stem*): o HESX 1 atua precocemente no desenvolvimento hipofisário e sua mutação provoca displasia hipofisária, como a displasia septo--óptica, que se apresenta com combinações variadas de anomalias (hipoplasia do nervo óptico, hipoplasia hipofisária, anomalias da linha média cerebral, ausência do corpo caloso e septo pelúcido).
- Ptx 1 e 2, também citadas como POTX 1 e 2 (P de pituitária): suas mutações dão origem a fenótipos complexos como hipoplasia hipofisária, pan-hipopitui-

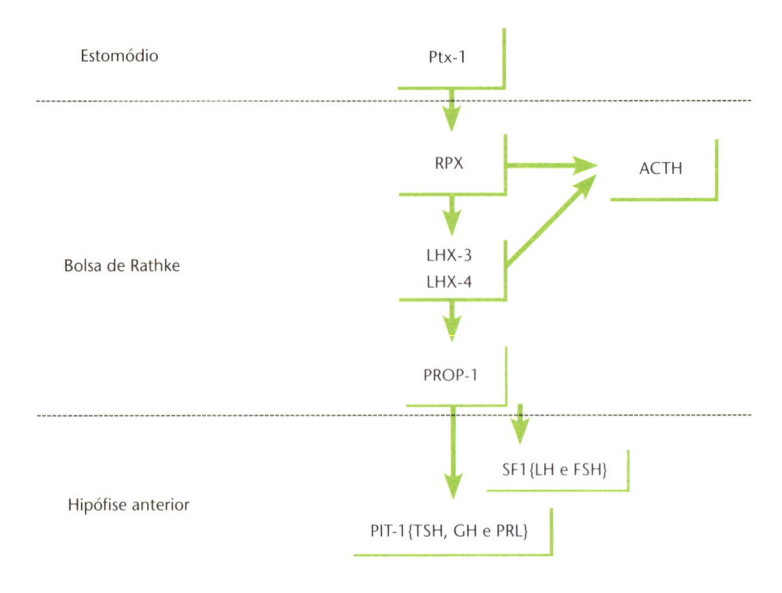

Figura 5.1 Representação esquemática da atuação dos fatores de transcrição no desenvolvimento da hipófise anterior.

LH e FSH: gonadotrofinas; TSH: hormônio tireotrófico; GH: hormônio de crescimento; PRL: prolactina; ACTH: hormônio adrenocorticotrófico; Ptx-1, RPX, LHX-3 e 4, PROP-1, SF1 e PIT-1: fatores de transcrição.

tarismo, alterações do epitélio oral, da língua, da mandíbula, da glândula salivar, do duodeno e da região posterior dos membros, além de hipoplasia dentária e retardo mental.

- LHX-3, também designada por LIM: sua mutação pode gerar hipoplasia da hipófise anterior e intermediária, podendo alterar as células secretoras do ACTH.
- PROP-1: a sigla provém de *prophet do PIT-1*, uma vez que o PROP-1 "anuncia" o aparecimento da expressão do PIT-1, que não é capaz de se expressar sem a ajuda do primeiro. Várias mutações do PROP-1 já foram descritas e associadas a deficiências variadas de hormônios hipofisários com diferentes fenótipos, como grave atraso de crescimento, dificuldade para ganhar peso e deficiências de TSH e GH. O tamanho da glândula hipofisária é variável, mas geralmente hipoplásica.
- PIT-1, hoje designado POU1F1: deficiências combinadas de GH, PRL e TSH já foram descritas como associadas às mutações desse fator de transcrição.

Hormônio de Crescimento

É um dos mais importantes hormônios envolvidos no fenômeno do crescimento. A glândula hipofisária contém de 5 a 15 mg de GH. Esse hormônio é uma proteína já sintetizada, com peso molecular de 22 kd e composto por 191 aminoácidos. O homem adulto secreta de 0,25 a 0,5 mg/m^2 de GH por dia, mas um menino púbere secreta muito mais do que essa quantidade. O hormônio hipotalâmico GHRH estimula a secreção do GH hipofisário, enquanto a somatostatina inibe essa secreção[8]. O GH circula ligado a uma proteína carregadora (GHBP), formando um complexo GH-GHBP que é reconhecido pelo receptor de membrana da célula-alvo. Ativa o sistema *Janus Kinase – Signal Transducer Activator of Transcription* (JAK-STAT) no interior da célula. O STAT atua como um fator de transcrição, estimulando a síntese do RNA. O mRNA sai do núcleo e vai para organelas citoplasmáticas (ribossomos), onde traduz a informação genética e passa a induzir a formação de proteínas afins. Nesse caso em particular, induz a produção do fator de crescimento IGF-1, que sai da célula na qual foi produzido e circula ligado a uma proteína carregadora (especialmente a IGFBP-3) e, logo após, à unidade acidolábil (ALS), formando um complexo trimérico que se dissocia deixando o IGF-1 livre para ser reconhecido pelo receptor de membrana da célula-alvo. O fator de crescimento IGF-1 age sobre a cartilagem de crescimento e sobre outros tecidos induzindo o crescimento[8]. A interrupção de qualquer uma das etapas citadas (p.ex., por mutações genéticas) provocará deficiências de crescimento. Essas deficiências de crescimento podem também ocorrer pela presença de tumores na região hipotálamo-hipofisária, como no caso do craniofaringioma. Esses tumores podem levar a deficiências hormonais múltiplas, propiciando o quadro de pan-hipopituitarismo e obrigando a reposição de uma série de hormônios além do GH[9].

ANOMALIAS DO CRESCIMENTO

A baixa estatura (BE) é uma das queixas mais frequentes nos consultórios pediátricos. Na maioria das vezes, porém, essa queixa não procede, seja porque a criança não está abaixo do percentil 3 na curva estatural, seja porque não vem apresentando queda na velocidade de crescimento ou mesmo por estar absolutamente dentro dos padrões familiares de altura[2]. Cabe ao pediatra ou ao endocrinologista pediátrico orientar os pais sobre o que significa um crescimento normal. Um diagnóstico indevido pode levar à conduta inadequada de ignorar uma verdadeira anomalia do crescimento, que acabaria por ficar sem tratamento, ou até a um diagnóstico de uma anomalia não existente, levando a um tratamento totalmente desnecessário que não trará benefício algum para a criança. Essas avaliações, portanto, devem ficar a cargo de pessoal experiente na área[10].

A BE ou altura abaixo do percentil 3 geralmente não é normal, em especial se vier acrescida de uma desaceleração na velocidade de crescimento. O pequeno para a idade cronológica (p.ex., percentis 10 ou 25) não tem BE; em geral, é uma criança normal, principalmente se estiver sempre no mesmo percentil de crescimento. A BE pode ser proporcionada ou não. Pode acontecer desde a vida intrauterina, como na restrição ao crescimento intrauterino (RCIU), que pode ter causas variadas como anomalias placentárias, infecções ou alterações cromossômicas, como ocorre na síndrome de Turner. O Quadro 5.1 pode ajudar nesse diagnóstico[11].

Quadro 5.1 – Principais causas de baixa estatura, diferenciando as formas proporcionadas das desproporcionadas[11]

Proporcionadas		Desproporcionadas
▪ Intrauterina	▪ Adquirida	▪ Raquitismo
– Crescimento	– Doenças crônicas	▪ Displasias ósseas intrauterinas
– Placentária	– Renais	
– Infecções	– Gastrintestinais	
– Genéticas	– Pulmonares	
– Cromossômicas	– Cardíacas	
– Desnutrição	– Desnutrição	
– Sindrômicas	– Neuroendócrinas	
	– Privação psicossocial	

DIAGNÓSTICO DA BAIXA ESTATURA

As investigações laboratoriais para avaliar a etiologia da BE são apenas instrumentos auxiliares dos dados clínicos. Os procedimentos devem seguir um roteiro diagnóstico em que se destaca a seguinte ordem:

1. História clínica.
2. Exame físico.
3. Exames laboratoriais essenciais.
4. Exames laboratoriais específicos – testes laboratoriais.

História Clínica

- Antecedentes gestacionais: idade, doenças e medicamentos.
- Tipo de parto, posição fetal, Apgar.
- Peso, comprimento e perímetros do bebê ao nascimento.
- Desenvolvimento neuropsicomotor.
- Pesos e alturas desde o nascimento, curva de velocidade anual de crescimento.
- Desenvolvimento dentário.

- Desenvolvimento puberal.
- Antecedentes infecciosos, neurológicos e cirúrgicos.
- Altura dos pais e irmãos.
- Puberdade dos pais e irmãos.
- Presença de consanguinidade entre os pais.

Exame Físico

- Antropometria: altura, peso, perímetros cefálico, torácico e abdominal, segmento inferior, relação segmento superior/inferior e envergadura.
- Exame clínico pediátrico geral.
- Exame da genitália, do estádio puberal, do volume testicular e do tamanho peniano.

Exames Laboratoriais Essenciais

- Radiografia das mãos e dos punhos: idade óssea.
- Imagem da sela túrcica e estruturas hipotálamo-hipofisárias (radiografia, ressonância nuclear magnética).
- Urina tipo I e sedimento quantitativo.
- Gasometria.
- Provas de absorção intestinal.
- Cálcio, fósforo e fosfatase alcalina.
- Cariótipo (especialmente nas meninas).
- T4 e TSH.
- IGF-1 e IGFBP-3[3].

Exames Laboratoriais Específicos

- Ressonância magnética.
- Ultrassonografia (genitais internos e glândulas suprarrenais).
- Testes de estimulação para o GH.
- Cortisol sérico de 8 e 16 h.
- Testes para avaliação gonadal.
- Teste combinado para avaliação do eixo hipotálamo-hipófise-glândula-alvo (estímulo com GnRH + TRH + insulina)[3].

Esse roteiro diagnóstico chama a atenção para um detalhado estudo pediátrico geral, com enfoque em doenças que acometem as crianças prejudicando seu crescimento, como infecções, síndromes de má absorção intestinal, problemas renais e hematológicos, entre outros acometimentos na esfera pediátrica. Afastados esses diagnósticos é que se deve pedir testes neuroendócrinos, buscando uma etiologia para o processo.

TRATAMENTO

O tratamento da BE está vinculado ao diagnóstico etiológico. Portanto, se for constatada uma doença renal, cardiopulmonar ou uma má absorção intestinal, a criança deverá ser encaminhada ao especialista da área, do mesmo modo que o tratamento de crianças e adolescentes portadores de doenças endócrinas deve ficar sob os cuidados do endocrinologista pediátrico. Deve-se tomar todo o cuidado para que não seja iniciada uma terapêutica hormonal tendo por objetivo um ganho estatural em um paciente portador de BE de etiologia não endócrina[12].

Na deficiência isolada do GH, a reposição deve ser feita com o próprio hormônio de crescimento, já sintetizado desde a década de 1980. Antes de iniciar o tratamento, deve-se tomar o cuidado de avaliar a velocidade de crescimento anterior à reposição hormonal, para que se possa avaliar corretamente o ganho em cm/ano e se está ocorrendo o resultado esperado com a terapia. As doses de GH preconizadas são de 0,175 a 0,35 mg/kg/semana, aplicadas no tecido subcutâneo, à noite, rodiziando os locais de aplicação[12]. Tem-se preconizado que em um dia da semana não se aplique a medicação, já que do ponto de vista de crescimento não faz diferença (pois a dose semanal é mantida); foi constatado que essa pausa proporciona uma melhor adesão do paciente, já que há o "dia de descanso" da medicação[4].

O tratamento da BE com o GH foi aprovado pela *Food and Drug Administration* (FDA) nas seguintes situações: na deficiência de GH, na síndrome de Turner[11], na insuficiência renal crônica, na síndrome de Prader-Willi, para os pequenos para a idade gestacional e para os casos de BE idiopática[13].

Para o tratamento da BE ocasionada por doenças hormonais isoladas, como hipotireoidismo e doença de Cushing, o leitor deve consultar os capítulos correspondentes.

Na BE decorrente de deficiências hormonais múltiplas, o tratamento deve ser orientado para a reposição dos hormônios deficientes: hormônio tireoidiano, das suprarrenais e gonadais.

Nas situações de BE pela presença de tumores cerebrais, o neurocirurgião deve orientar a conduta cirúrgica. O craniofaringioma é o tumor cerebral mais frequentemente aliado à BE[5]. Nessas situações, a evolução pós-cirurgia leva, em geral, a um quadro de pan-hipopituitarismo em que a reposição hormonal dos hormônios deficientes deve ser feita.

CONCLUSÕES

A BE é uma das queixas mais frequentes nos consultórios de pediatria e de endocrinologia pediátrica. Compete ao pediatra avaliar a curva de crescimento da criança e observar se houve ou não queda na velocidade de crescimento. Nem toda BE tem como etiologia uma deficiência hormonal e, nesse caso, o diagnóstico diferencial deve ser feito com todo cuidado. Não são raras as vezes em que a queixa de BE não procede, cabendo ao pediatra explicar à família o que significa um crescimento normal, valendo-se dos dados familiares e até de exames hormonais complementares, se necessário.

REFERÊNCIAS BIBLIOGRÁFICAS

1. Garganta MD, Brener AA. Clinical dilemmas in evaluating the short child. Pediatr Ann. 43(8):321-7;2014.
2. Marcondes M. Padrões de crescimento: curvas de crescimento. In: Setian N. Endocrinologia pediátrica: aspectos físicos e metabólicos do recém-nascido ao adolescente. 2ª ed. São Paulo: Sarvier; 2002. p.23-6.
3. Marcondes E. Anomalias não-endócrinas do crescimento em geral. In: Setian N. Endocrinologia pediátrica: aspectos físicos e metabólicos do recém-nascido ao adolescente. 2ª ed. São Paulo: Sarvier; 2002. p.108-23.
4. Van der Lely AJ. Novel medical approaches to the treatment of pituitary tumors. Horm Res. 2007;67(Suppl1):143-8.
5. Savage MO, Storr HL, Davies JH, Grossman AB. Paediatric functioning pituitary tumours. Proceedings of the 36th International Symposium on Growth Hormone and Growth Factors in Endocrinology and Metabolism. 2004; Geneva, Switzerland. p.89-92.
6. Ojeda SR. The anterior pituitary and hypothalamus. In: Griffin JE, Ojeda SR. Textbook of endocrine physiology. 5th ed. New York: Oxford University Press; 2004. p.120-46.
7. Bona G, Parachini R, Giordano M, Momigliano-Richiardi P. Genetic defects in GH synthesis and secretion. European J Endocrinol. 2004;151:(Suppl1):3-9.
8. Pombo M, Pombo CM, Garcia A, Caminos E, Gualillo O, Alvarez CV, et al. Hormonal control of growth hormone secretion. Horm Res. 2001;55(suppl1):11-6.
9. Rosenfeld RG, Hwa V. New molecular mechanisms of GH resistance. Eur J Endocrinol. 2004;151:(Suppl1):11-5.
10. Yadav S, Dabas A. Approach to short stature. Indian J Pediatr. 2014 (epub ahead of print).
11. Dunger DB, Ong KK. Babies born small for gestational age: insulin sensitivity and growth hormone treatment. Horm Res. 2005;64:(suppl 3):58-65.
12. Clayton P, Gleeson H, Monson J, Popovic V, Shalet SM, Christiansen JS. Growth hormone replacement throughout life: insights into age-related responses to treatment. Growth Horm IGF Res. 2007;17:369-82.
13. Bondy CA, for the Turner Syndrome Study Group. Care of girls and women with Turner syndrome: a guideline of the Turner syndrome study group. J Clin Endocrinol Metab. 2007;92(1):10-25.

6

Indicações ampliadas do uso de hormônio de crescimento

Hamilton Cabral de Menezes Filho

Após ler este capítulo, você estará apto a:

1. Fazer indicacões de tratamento com hormônio de crescimento que não implicam deficiência hormonal.

2. Compreender que a resposta terapêutica ao hormônio de crescimento humano recombinante em situações de não deficiência é, em geral, menos acentuada do que quando há deficiência hormonal.

3. Entender que as doses de hormônio de crescimento humano recombinante nas indicações em que não há deficiência são, em geral, maiores que as doses de substituição.

4. Compreender que algumas indicações de hormônio de crescimento, como os recém-nascidos pequenos para idade gestacional e a síndrome de Prader Willi, não exigem a comprovação laboratorial de nenhum grau de deficiência de hormônio de crescimento.

INTRODUÇÃO

A baixa estatura pode ser definida como a estatura inferior ao percentil 2,5% (ou mais que 2 desvios-padrão inferiores à média para idade e sexo)[1]. A baixa estatura constitui a razão mais importante para o encaminhamento de crianças e adolescentes ao ambulatório de endocrinologia pediátrica. A etiologia da baixa estatura envolve extensa lista de diagnósticos.

O hormônio de crescimento tem sido utilizado no tratamento de crianças e adolescentes com distúrbios do crescimento há mais de cinco décadas.[2] Desde 1985, tem sido utilizado o hormônio de crescimento humano recombinante (rhGH), proteína fabricada nos laboratórios e com estrutura idêntica à do hormônio de crescimento humano[2].

Inicialmente, o tratamento com rhGH foi indicado para os pacientes com deficiência do hormônio de crescimento, diagnosticada a partir de critérios clínicos e laboratoriais estritos. Posteriormente, a indicação para o tratamento com rhGH incluiu os pacientes com insuficiência renal crônica e com síndrome de Turner. A abrangência dos critérios para tratamento com rhGH tem aumentado ao longo das últimas décadas, passando a ser considerados candidatos para o tratamento com rhGH também os pacientes com os seguintes diagnósticos ou condições clínicas: síndrome de Prader-Willi; restrição do crescimento intrauterino; baixa estatura idiopática; mutações inativadoras do gene *SHOX* (*short stature homeobox-containing gene*); e síndrome de Noonan. Embora o principal objetivo do tratamento com rhGH seja o incremento do crescimento e da altura final, em algumas doenças ou condições clínicas o tratamento com rhGH tem como meta o aumento do anabolismo proteico, especialmente na insuficiência renal crônica e na síndrome de Prader-Willi. Atualmente, o órgão regulador norte-americano Food and Drug Administration (FDA) aprova o tratamento com rhGH nas doenças e condições clínicas citadas acima[3].

INDICAÇÕES PARA O TRATAMENTO COM HORMÔNIO DO CRESCIMENTO HUMANO RECOMBINANTE

As evidências a respeito do benefício do tratamento com rhGH, bem como as características individuais do tratamento em cada uma das situações clínicas citadas anteriormente, são discutidas a seguir.

Tratamento com hormônio do crescimento humano recombinante na deficiência do hormônio do crescimento

Deve-se suspeitar de deficiência do hormônio do crescimento (GH) em crianças com ritmo de crescimento persistentemente subnormal na ausência de outras causas que justifiquem a redução do crescimento (como hipotireoidismo, doença crônica, desnutrição e síndromes genéticas).[4] Nenhum exame é considerado padrão-ouro para o diagnóstico da deficiência do GH.[4] A deficiência de GH é caracterizada pela baixa estatura, redução da velocidade de crescimento, atraso significativo da idade óssea, resposta inadequada em dois testes de estímulo da secreção do GH e valores de IGF-1 plasmáticos baixos em relação a idade e sexo da criança. Os testes utilizados para se julgar a secreção do GH incluem o teste de tolerância à insulina, o teste com clonidina e o teste com glucagon, entre outros. Os dois últimos têm sido mais utilizados em função da sua maior segurança. A resposta normal de secreção de GH aos diferentes testes provocativos é definida arbitrariamente a partir de valores superiores a 10 ng/mL.[3] Embora crianças gravemente afetadas pela deficiência do GH apresentem resposta inadequada aos testes de estímulo da secreção do GH, não há dúvida de que em algumas crianças com deficiência do GH a secreção do hormônio situa-se acima dos valores de corte que têm sido estabelecidos[4]. Portanto, o valor dos testes de estímulo para o diagnóstico da deficiência do GH é questionável. De acordo com o consenso da sociedade norte-americana de endo-crinologia pediátrica (Lawson Wilkins Pediatric Endocrinology Society – LWPES) o teste terapêutico com rhGH deveria ser instituído em crianças com baixa estatura inexplicada e que respondem normalmente aos testes de estímulo, mas que preen-chem a maior parte dos seguintes critérios: altura com mais de 2,25 desvios-padrão inferior à média para a idade e sexo ou mais do que 2,0 desvios padrão inferior ao escore de desvio padrão (z-score) da altura-alvo; velocidade de crescimento inferior ao percentil 25 para a idade óssea; idade óssea com mais do que 2,0 desvios padrão inferior à média para a idade cronológica; redução do IGF-1 e/ou do IGFBP-3 plas-máticos; e/ou outras características clínicas sugestivas de deficiência do GH.[4] Em crianças e adolescentes com deficiência do GH, é importante que a presença de lesão intracraniana com efeito de massa tenha sido excluída por meio de ressonân-cia nuclear magnética (RNM) ou de tomografia computadorizada previamente à introdução do tratamento com rhGH[4].

Na faixa etária pediátrica o tratamento com rhGH está menos associado a efei-tos adversos do que na população adulta[4]. Efeitos adversos relacionados ao trata-mento com rhGH ocorrem em 3% das crianças e em 10% dos adultos[4]. Conforme citamos adiante, em algumas situações específicas a adversidade é maior, justifi-cando maior atenção, cuidado e vigilância por parte da equipe médica. Dentre os efeitos adversos atribuídos ao tratamento com rhGH destacam-se:

- Hipertensão intracraniana benigna (ou pseudotumor cerebral), manifestando-se inicialmente por cefaleia; esse efeito adverso normalmente é reversível com a in-terrupção do tratamento; com frequência, após a remissão sintomática, o rhGH pode ser reintroduzido, inicialmente em dose menor à que vinha sendo utilizada e posteriormente na dose utilizada antes da sua interrupção, sem que os sintomas sejam novamente desencadeados.
- Retenção transitória de sódio e edema, especialmente em seguida ao início do tratamento com rhGH.
- Indução de intolerância à glicose, principalmente nos pacientes com comprome-timento da secreção insulínica.
- Escorregamento da cabeça do fêmur e agravamento de escoliose preexistente po-dem ocorrer nas crianças em rápido processo de crescimento, relacionando-se provavelmente mais ao crescimento rápido do que ao próprio rhGH; diante dessas complicações esqueléticas recomenda-se a suspensão do tratamento com rhGH[4].

Em relação à preocupação quanto ao maior risco de leucemia e tumores sóli-dos nos pacientes tratados com rhGH, provavelmente motivada por estudos epidemiológicos que sugerem associação entre níveis plasmáticos de IGF-1 elevados e a ocorrência de alguns tipos de câncer (principalmente mama, próstata e colo), dados recentes indicam que qualquer aumento do risco de leucemia limita-se a crianças que apresentam condições clínicas de base que já as tornam predispostas para o desenvolvimento de doenças malignas[4]. O rhGH não aumenta o risco de recorrência de tumores previamente tratados com sucesso[4]. No entanto, nesse grupo de crianças recomenda-se esperar um ano após o término do tratamento da lesão maligna, introduzindo-se o tratamento com rhGH se não houver evidências de recorrência do tumor[4]. É importante lembrar que todos os indivíduos tratados por doença maligna estão sob risco para uma segunda doença maligna[4]. A esse respeito, crianças com histórico prévio de leucemia e tratadas com rhGH podem ter risco maior para o desenvolvimento de outra doença maligna[4]. A introdução do tratamento com rhGH deve ser cautelosamente ponderada nas crianças com condições clínicas associadas ao risco maior de malignidade, como as portadoras de neurofibromatose tipo 1, síndrome de Down, síndrome de Bloom e anemia de Fanconi[4]. Caso venham a ser tratadas com rhGH, essas crianças deverão ser cuidadosamente monitoradas quanto ao aparecimento de malignidade[4]. As crianças portadoras de craniofaringioma poderão ser tratadas com rhGH desde que este tenha sido adequadamente controlado ou estabilizado[4]. Embora em adultos não deficientes em GH o uso de doses elevadas de rhGH com o intuito de se reverter o catabolismo associado às doenças agudas graves tenha resultado em significativo aumento da mortalidade, acredita-se atualmente que, nas crianças com deficiência de GH em tratamento de manutenção com rhGH, este não deve ser interrompido quando da sua internação hospitalar, mesmo que em unidade de terapia intensiva[4].

A dose do rhGH utilizada no tratamento de pacientes pediátricos deficientes em GH varia individualmente. Em crianças pré-púberes a dose varia entre 0,075 e 0,15 UI/kg/dia[3,4]. Durante a puberdade são necessárias doses maiores. O FDA aprova doses de rhGH de até 0,3 UI/kg/dia para o tratamento de pacientes deficientes em GH durante a puberdade[3,4]. Nas crianças e adolescentes deficientes em GH, a dose adequada de rhGH é capaz de restituir ao paciente a sua trajetória de crescimento geneticamente determinada (percentil de altura correspondente à sua altura-alvo). A avaliação laboratorial do IGF-1 plasmático auxilia na definição da dose apropriada para cada paciente, de forma que o tratamento deve permitir que sejam atingidos valores de IGF-1 próximos à média para sexo e idade[5]. Durante o tratamento com rhGH é importante que outros hormônios hipofisários sejam avaliados, cuja deficiência pode ser descortinada a partir da reposição do rhGH. Desse modo, recomendamos a seguinte avaliação laboratorial, a ser realizada 1 mês após a introdução do rhGH e a partir daí a cada 4 meses: glicemia de jejum, insulinemia, IGF-1, IGFBP-3, T_4 livre e TSH. Serão avaliados anualmente o perfil lipídico (colesterol total e frações, triglicérides), cortisol sérico pela manhã, idade óssea e densitometria óssea (lombar e corpo inteiro).

Tratamento com hormônio do crescimento humano recombinante na insuficiência renal crônica

As alterações do eixo somatotrópico têm importante papel no comprometimento do crescimento e no catabolismo em crianças com insuficiência renal crônica (IRC)[6]. Os seguintes fatores também contribuem para o comprometimento do crescimento em crianças com IRC: início da IRC em idade precoce, alterações renais tubulares, redução da ingestão calórica (por anorexia, perda do paladar e disfunção gastrointestinal), utilização ineficiente das calorias, acidose metabólica, osteodistrofia renal, perda excessiva de água ou sódio e uso crônico de corticosteroides[7]. O comprometimento do crescimento está presente em mais de 90% das crianças com IRC em estágio 5 (definido pela necessidade de diálise ou transplante renal)[8]. Na IRC, a discrepância entre os valores plasmáticos de GH normais ou elevados e de IGF-1 inapropriadamente reduzidos, e a diminuição do crescimento longitudinal, sugerem insensibilidade ao GH[6]. A insensibilidade ao GH parece ser causada pela reduzida síntese hepática de IGF-1 na IRC, decorrente da diminuição tanto da expressão do receptor de GH no fígado quanto da sinalização intracelular do receptor de GH[6]. Na IRC também se observa redução da bioatividade do IGF-1, uma vez que a capacidade de ligação das IGFBP ao IGF-1 é aumentada em 7 a 10 vezes[6]. Nos pacientes com IRC, a elevada concentração plasmática de IGFBP de elevada afinidade é responsável pela inibição da ação dos IGF sobre os condrócitos da placa de crescimento, porque as IGFBP competem com os IGF pela ligação ao receptor tipo 1 do IGF[6]. Na IRC, a redução da atividade do IGF-1 contribui de forma mais intensa para o crescimento insuficiente do que a insensibilidade relativamente leve às ações do GH[6]. Enquanto em crianças com IRC pré-terminal o tratamento com rhGH em doses suprafisiológicas seja capaz de suplantar as alterações no eixo somatotrópico citadas, nas crianças com doença renal terminal o tratamento com rhGH é considerado apenas transitoriamente eficaz[6].

Nesse grupo de pacientes a abordagem terapêutica mais lógica envolve a administração concomitante de rhGH e de IGF-1 recombinante humano (rhIGF-1)[6]. Acredita-se que essa estratégia possa beneficiar não apenas o crescimento longitudinal mas também a função renal[5]. No entanto, o rhIGF-1 não está disponível em nosso meio. Considera-se que o *catch-up* adequado do crescimento de crianças com IRC pelo uso de doses elevadas de rhGH é um dos fatores que pode determinar o sucesso do transplante renal[9]. Outros benefícios associados ao tratamento de crianças com IRC com rhGH incluem a melhora da qualidade de vida e da densidade mineral óssea, bem como benefícios quanto ao desenvolvimento neurológico e ao desempenho cardiovascular[7]. Após o transplante renal, apesar da função renal satisfatória, o uso crônico de glicocorticoide impede que o *catch-up* de crescimento ocorra de modo espontâneo, o que também pode ser parcialmente compensado pelo tratamento com rhGH e/ou rhIGF-1 em doses suprafisiológicas[9]. Quanto à IRC, a população-alvo a ser avaliada em detalhes com vistas à introdução do tratamento com rhGH inclui as crianças com IRC (caracterizada por ritmo de filtração glomerular inferior a 75 mL/min/1,73 m^2) e redução significativa do crescimento (*z-score* de altura < -1,88 ou *z-score* de velocidade de crescimento < -2,0)[7]. Fatores capazes de comprometer o crescimento, como acidose metabólica, desnutrição, perda de sal, osteodistrofia renal e hipotireoidismo, devem ser avaliados adequadamente antes da introdução do tratamento com rhGH[7]. A correção dessas anormalidades provavelmente não resolverá por completo o déficit de crescimento, mas será importante para a otimização dos resultados obtidos com o tratamento com rhGH[7].

Conforme destacado anteriormente, o tratamento com rhGH não deve ser instituído em pacientes com doença maligna ativa, e deverá ser utilizado com cautela naqueles com doenças associadas a um maior risco de malignidade[7]. Previamente à introdução do rhGH, o paciente deverá ser submetido à avaliação clínica (destacando-se a avaliação do *z-score* de altura e de velocidade de crescimento e do estádio puberal), radiológica (idade óssea e raio X de joelhos e quadril) e laboratorial (glicemia de jejum, eletrólitos, gasometria venosa, cálcio, fósforo, PTH e função tireoidiana)[7]. Dados de revisão sistemática da literatura indicam que na IRC o tratamento com rhGH na dose de 28 UI/m^2/semana resulta no aumento médio de altura de 3,8 cm/ano, independentemente do estádio puberal e do estágio da doença renal (pré-diálise, dialíticos e transplantados)[8]. Os dados também mostraram que o tratamento com rhGH leva ao aumento da altura final e que a resposta em crianças pré-púberes e/ou com IRC nos estágios 3 ou 4 (caracterizados por ritmo de filtração glomerular de 30 a 59 e 15 a 29 mL/min/1,73 m^2, respectivamente) é superior à observada em crianças púberes e/ou com IRC no estágio 5[8]. Os efeitos adversos do tratamento com rhGH de crianças com IRC são muito incomuns, não havendo aumento da incidência de malignidade, de escorregamento da cabeça do fêmur, de necrose avascular, de hipertensão intracraniana benigna, de intolerância à glicose ou de retenção hídrica[7,8]. Nessas crianças, o tratamento com rhGH não acelera a progressão para doença renal terminal nem aumenta o risco de rejeição aguda nos receptores de transplante renal[7]. Embora o tratamento com rhGH possa resultar em elevação transitória da insulinemia, não têm sido identificadas alterações da glicemia ou da HbA$_{1C}$ plasmática[7]. Durante o tratamento com rhGH a avaliação clínica deve ser realizada a cada 3 a 4 meses e a dose do medicamento será ajustada de acordo com a evolução ponderal, a resposta terapêutica, a identificação de efeitos adversos e a presença de fatores capazes de levar ao prejuízo do crescimento[7]. Os eletrólitos e o PTH sérico também serão avaliados a cada 3 a 4 meses, enquanto a idade óssea será repetida anualmente (raios X de quadril e joelhos serão realizados novamente apenas se sintomas assim sugerirem)[7]. Pacientes com resposta inadequada ao tratamento devem ser avaliados quanto à necessidade de correção da dose utilizada, quanto à presença de fatores complicadores nutricionais e/ou metabólicos e quanto à adesão ao tratamento[7]. O tratamento com rhGH deve ser interrompido nas seguintes situações: estabelecimento da altura final (idade óssea ≥ 15 anos e ≥ 17 anos em meninas e meninos, respectivamente); identificação de neoplasia ativa; presença de complicações como escorregamento da cabeça do fêmur, hipertensão intracraniana benigna e hiperparatireoidismo grave (valores de PTH plasmático superiores a 800 pg/mL no estágio 5 ou superiores a 400 pg/mL nos estágios 2 a 4 da IRC); falta de aderência ao tratamento; e no momento do transplante renal[7].

Tratamento com hormônio do crescimento humano recombinante na síndrome de Turner

A baixa estatura representa a característica física mais comum da síndrome de Turner (ST) e resulta, ao menos em parte, da haploinsuficiência do gene *SHOX*, localizado na região pseudoautossômica do cromossomo X[3,10]. A altura das meninas com ST não tratadas até a idade de 5 anos se situa inferiormente ao percentil 5, o mesmo sendo observado respectivamente em 50 e 75% das pacientes não tratadas até as idades de 1,5 e 4 anos[3]. Mulheres com ST não tratadas apresentam altura média de 143 cm, aproximadamente 20 cm a menos que a média das mulheres americanas[3]. Embora a deficiência de GH não seja uma característica da ST, a eficácia do tratamento dessas pacientes com rhGH está bem estabelecida[10]. Nessas pacientes, o tratamento com rhGH tem representado o meio para que possam alcançar altura mais próxima possível das meninas não afetadas de mesma idade[3]. No entanto, o resultado do tratamento com rhGH nas meninas com ST é bastante variado, com maior crescimento observado nas seguintes situações: melhor altura no momento da introdução do rhGH; maior altura-alvo; início do tratamento em idade precoce; maior duração do tratamento; e uso de maiores doses de rhGH (doses maiores do que as habitualmente utilizadas no tratamento da deficiência de GH)[3]. O tratamento com rhGH na ST parece ser eficaz a partir dos 9 meses de idade, de forma que também deve ser considerado antes mesmo da evidência de crescimento insuficiente[3]. O FDA aprova o tratamento inicial da ST com rhGH na dose de 0,375 mg/kg/ semana (ou 1,125 UI/kg/semana, equivalente a 0,16 UI/kg/dia)[3]. Nas pacientes com mais de 9 anos, e naquelas mais novas com altura gravemente comprometida, deve ser considerado o tratamento adjuvante com esteroide anabólico não aromatizável (oxandrolona, por exemplo, na dose oral diária de 0,05 mg/kg), desde que a função hepática seja normal e cuidadosamente acompanhada[3]. O tratamento com rhGH deverá ser mantido até que altura satisfatória tenha sido alcançada ou que a paciente tenha atingido altura próxima da definitiva (idade óssea maior ou igual a 14 anos e velocidade de crescimento inferior a 2 cm por ano)[3]. Deve ser salientado que as pacientes com ST apresentam maiores riscos para alguns eventos adversos associados ao tratamento com rhGH, incluindo hipertensão intracraniana, escoliose, pancreatite e escorregamento da cabeça do fêmur, em comparação a outros grupos de pacientes pediátricos tratados com rhGH[10]. Essas pacientes também estão sob risco para eventos associados à própria ST como doenças autoimunes (especialmente a tireoidite de Hashimoto e o diabete melito tipo 1) e a dissecção e ruptura da aorta[10].

Tratamento com hormônio do crescimento humano recombinante na síndrome de Prader-Willi

A síndrome de Prader-Willi (SPW) tem prevalência de um caso para cada 16 mil indivíduos, decorrendo da perda do material genômico do alelo paterno do gene localizado em 15q11.2-13, em virtude de deleções (70% dos casos), dissomia uniparental materna (25% dos casos) ou defeitos na metilação[3]. As características faciais da SPW incluem redução do diâmetro bifrontal, olhos amendoados, estreitamento da ponte nasal e inclinação das extremidades da boca para baixo[3]. Destacam-se também a hipotonia (que permite a suspeição do diagnóstico já nos primeiros dias de vida), atraso do desenvolvimento neuropsicomotor leve a moderado e insuficiente ganho ponderal durante os primeiros meses de vida, que é substituído por polifagia e obesidade mórbida a partir dos 2 anos de idade[3]. Considera-se que na SPW as disfunções hipotalâmicas sejam responsáveis pelas alterações comportamentais e polifagia, pela reduzida velocidade de crescimento (levando à baixa estatura em 90% dos pacientes) e pelo hipogonadismo hipogonadotrófico. A média de altura de homens e mulheres com SPW não tratados é de 155 e 148 cm, respectivamente.[11] O prejuízo do crescimento é atribuído à ausência do estirão puberal (decorrente do hipogonadismo hipogonadotrófico) e à deficiência do GH e do IGF-1[11,12]. Cerca de 70% das crianças com SPW apresentam resposta diminuída aos testes de estímulo da secreção de GH[11]. No entanto, a interpretação desses testes em indivíduos obesos é difícil, uma vez que a hiperinsulinemia reduz os níveis plasmáticos de IGFBP-1, levando ao aumento do IGF-1 livre e, consequentemente, à redução da secreção do GH. Na obesidade exógena, por outro lado, diferentemente do observado na SPW, o aumento do IGF-1 livre resulta também em aumento da velocidade de crescimento, propiciando que o *z-score* da altura geralmente seja superior ao *z-score* da altura-alvo[11]. O uso do rhGH para o tratamento de crianças com a SPW foi aprovado pelo FDA em julho de 2000[11]. Na SPW, a indicação para o tratamento com rhGH não depende da confirmação laboratorial de deficiência de GH[11], e o tratamento com rhGH beneficia tanto o crescimento quanto o aumento da massa magra[11]. Além disso, o rhGH melhora o perfil lipídico dos pacientes com SPW, levando à redução dos níveis plasmáticos do colesterol total, do LDL, dos triglicérides e do VLDL e ao aumento do HDL[12]. Esses efeitos são particularmente importantes na SPW, já que esses pacientes apresentam obesidade grave. Na SPW o tratamento com rhGH aumenta significativamente a velocidade de crescimento, contribui para o estirão puberal e pode resultar em normalização do crescimento[11]. Além disso, pode auxiliar no desenvolvimento motor do lactente com SPW[11]. O tratamento com rhGH deve ser iniciado entre 6 e 12 meses de vida[3,11]. A dose de manutenção do rhGH pode ser baseada na superfície corpórea (1,0 a 1,5 mg/m^2/dia) ou no peso (0,24 mg/kg/ semana ou 0,1 UI/kg/dia, até o máximo de 8 UI/dia)[3,11]. Independentemente do tratamento com rhGH, as crianças com SPW apresentam distúrbios respiratórios com maior frequência e gravidade, de origem multifatorial mas principalmente relacionados à insuficiência da musculatura respiratória e à redução do calibre da faringe[13]. Alguns pacientes podem apresentar distúrbio primário do centro respiratório, com resposta diminuída à elevação da pressão arterial do CO_2 e/ou à redução da pressão arterial do O_2, que podem ser observados desde o nascimento[13]. A apneia do sono está presente em 50 a 100% das crianças com SPW, levando à hipoventilação alveolar[13]. Na SPW, a obstrução das vias aéreas é causada pela hipotonia da musculatura faríngea, pelo dismorfismo facial (retrognatia, por exemplo) e/ou pela hiperplasia do tecido linfoide[13]. A hiperplasia da adenoide, agravada por infecções da adenoide, pode piorar a obstrução das vias aéreas superiores nas crianças com SPW[13]. Além disso, o aumento dos depósitos de gordura também pode reduzir o diâmetro da garganta[13]. A alteração da composição corpórea contribui para a diminuição da função respiratória por resultar em redução da massa dos músculos respiratórios e em hipoventilação alveolar[13]. A hipoventilação, por outro lado, aumenta a suscetibilidade às infecções e favorece a obstrução da vasculatura pulmonar e a evolução para hipertensão pulmonar e *cor pulmonale*[13]. Essas alterações têm importante papel na morbimortalidade dos pacientes com SPW. Os efeitos do tratamento com rhGH sobre a composição corpórea podem se refletir também em melhora da função respiratória desses pacientes, propiciando melhor ventilação alveolar, que pode ser observada a partir de 6 meses de uso do rhGH[13]. Por outro lado, a hiperplasia de adenoide e o aumento de partes moles podem ser agravados pelo rhGH, o que pode piorar a obstrução de vias aéreas superiores e elevar o risco de apneia do sono e de morte súbita nos pacientes com SPW[13,14]. Além disso, o rhGH aumenta a taxa metabólica basal em até 15%, com consequente incremento da demanda por oxigênio e da sobrecarga ventilatória[14]. Atualmente, existe preocupação de que a mortalidade dos pacientes com SPW possa aumentar durante os primeiros meses após a introdução do tratamento com rhGH.[13] Estudo analisando óbito de 64 pacientes pediátricos com SPW identificou que os distúrbios respiratórios (envolvendo desde infecções até insuficiência respiratória) foram responsáveis por 61% das mortes e que foram observados em 68% dos pacientes tratados com rhGH e em 55,5% dos não tratados[15]. Os pacientes tratados e os não tratados com rhGH não diferiram significativamente em relação ao sexo ou à prevalência de obesidade e de apneia do sono[15]. O estudo observou que 75% dos óbitos nos pacientes tratados com rhGH ocorreu nos primeiros 9 meses de tratamento[15]. Com o intuito de se reduzir a mortalidade associada ao tratamento com rhGH, os pacientes com SPW devem ser submetidos à polissonografia e à avaliação otorrinolaringológica previamente à introdução do rhGH[13]. Na SPW a indicação para adeno-amidalectomia deve obedecer critérios menos restritivos em relação aos aplicados na faixa etária pediátrica e o procedimento deve ser realizado antes da introdução da reposição hormonal[13,14]. Ao se avaliar a polissonografia é importante diferenciar as apneias de causa central das de causa obstrutiva. A apneia central constitui mais um elemento dentre as diversas alterações hipotalâmicas que caracterizam a SPW, e suas manifestações podem ser beneficiadas pelo tratamento com rhGH[14]. Por outro lado, o aumento dos episódios de apneia de causa obstrutiva exige avaliação especializada e estabelecimento de plano terapêutico específico antes da consideração da terapia com rhGH. Para se aumentar a segurança nos primeiros meses de tratamento, a dose do rhGH durante os meses iniciais deve ser baixa, e gradativamente ajustada até a dose de manutenção[3]. Recomendamos que o tratamento com rhGH seja iniciado na dose de 0,03 UI/kg/dia, aumentando-se a dose a cada 3 meses, inicialmente para 0,06 UI/kg/dia e então para 0,1 UI/kg/dia. Além disso, recomenda-se a realização de outra polissonografia 3 meses após a introdução do rhGH[14]. Ainda sobre a obstrução de vias aéreas superiores, os pais devem ser orientados a observar mudanças no aspecto do paciente durante o sono (especialmente se ele passar a roncar ou aumentar a intensidade do ronco) após a introdução do rhGH, devendo informar à equipe médica as mudanças que tenham identificado[13]. É importante ressaltar que as orientações alimentares, fundamentais na prevenção da obesidade grave relacionada à SPW, devem estar inseridas no cotidiano da criança e da sua família quando da introdução do rhGH[14]. Embora não haja evidências a respeito do aumento do risco de diabete melito nos pacientes com SPW tratados com rhGH, essa possibilidade ainda representa motivo de preocupação[4].

Tratamento com hormônio do crescimento humano recombinante na restrição do crescimento intrauterino

A restrição do crescimento intrauterino (RCIU) é definida como a redução patológica do padrão de crescimento fetal que resulta em crescimento inferior ao seu potencial genético[16]. Em 1961, a Organização Mundial de Saúde (OMS) estabeleceu o termo baixo peso ao nascer referindo-se aos recém-nascidos (RN) com peso ao nascer inferior a 2.500 g, independentemente da sua idade gestacional[16]. Posteriormente, o peso ao nascer passou a ser interpretado a partir da idade gestacional, o que permitiu a classificação do baixo peso ao nascer em três categorias: RN com peso adequado para a idade gestacional, que nasceram antes da 37ª semana de gestação (RN pré-termo); RN pequenos para a idade gestacional (PIG) que nasceram antes da 37ª semana de gestação (RN pré-termo e com RCIU); e RN PIG que nasceram após a 37ª semana de gestação (RN de termo e com RCIU), que correspondem a 33% de todos os RN com baixo peso ao nascer[16]. A definição mais comumente utilizada de RCIU refere-se aos RN cujo peso ao nascer é inferior a 2.500 g e situa-se abaixo do percentil 10 para a idade gestacional[16]. De acordo com consenso de 2001, o RN PIG é caracterizado a partir do peso ao nascer e/ou comprimento ao nascer inferiores ou iguais a 2 desvios padrão abaixo da média para a idade gestacional[17]. É importante diferenciar os termos RCIU e PIG, já que a RCIU refere-se à condição fisiopatológica de inibição do crescimento fetal, enquanto o termo PIG refere-se a uma condição estatisticamente definida ao nascimento, independentemente da causa, de modo que os RN que sofreram RCIU nascem PIG, mas nem todo RN PIG sofreu RCIU[17]. A maior parte das crianças que nasceram PIG apresenta *catch--up* durante os primeiros anos de vida, o que permite que alcancem peso e altura dentro de ± 2 desvios padrão para idade e sexo[17]. Por outro lado, isso não ocorre em 10 a 15% das crianças nascidas PIG, as quais apresentam elevado risco para baixa estatura durante infância, adolescência e idade adulta[17]. Dos indivíduos que nasceram PIG, 7,9% permanecem com baixa estatura até os 18 anos de idade.[17] A proporção das crianças que não apresentam *catch-up* completo é a mesma entre as nascidas de termo e PIG e as nascidas prematuramente e PIG.[17] A etiologia do comprometimento do crescimento pós-natal nas crianças que nasceram PIG envolve, entre outros fatores, a hipercortisolemia e o aumento da atividade glicocorticoide decorrentes do aumento da concentração de receptores de glicocorticoide no fígado e no tecido adiposo e da redução da sua concentração no hipotálamo (levando à diminuição do *feedback* negativo do cortisol sobre o eixo hipotalâmico-hipofisário)[18]. Essas alterações ocorrem por aumento da exposição fetal ao cortisol materno ou a glicocorticoides exógenos administrados à gestante em decorrência da redução da atividade da enzima 11-beta-hidroxiesteroide-desidrogenase tipo 2 (11β-HSD2) placentária, induzida pelo aumento do estresse intrauterino[19]. Essa enzima é responsável pela inativação do cortisol a cortisona. Além da inativação da 11β-HSD2, o aumento da atividade da 11β-HSD1 (responsável pelo aumento da conversão tecidual de cortisona em cortisol) também contribui para o aumento da atividade glicocorticoide fetal e durante a vida pós-natal[18]. Essas alterações, que envolvem o aumento da secreção de cortisol e o aumento da sua ação tecidual nas crianças que nasceram PIG, levam ao aumento da resistência ao GH, caracterizada pela elevação do GH e redução do IGF-1 plasmáticos e por alterações das diversas proteínas ligantes do IGF-1, com impacto sobre o crescimento e as ações metabólicas do GH. Desse modo, as crianças com baixa estatura e nascidas PIG normalmente apresentam secreção de GH não compatível com o diagnóstico de deficiência de GH.[17] A resistência ao GH pode afetar também as ações metabólicas do GH, de modo que os indivíduos que nasceram PIG apresentam maior prevalência da síndrome metabólica[17]. Curiosamente, as crianças nascidas PIG e que apresentaram *catch-up* do crescimento estarão sob maior risco de síndrome metabólica do que aquelas com recuperação incompleta do crescimento, o que sugere que a resistência ao GH pode afetar diferentemente as suas ações anabólicas e metabólicas[17].

Nas crianças que nasceram PIG e que não apresentaram *catch-up* do crescimento a investigação laboratorial do eixo somatotrófico (IGF-1 sérico e teste de estímulo da secreção do GH) é necessária quando a velocidade de crescimento for reduzida e quando sinais clínicos de deficiência de GH ou hipopituitarismo forem observados.[20] Na ausência dessas condições não há indicação para a avaliação da suficiência da secreção de GH nesses pacientes.

O tratamento com rhGH resulta em melhora da velocidade de crescimento e do *z-score* da altura em crianças com baixa estatura nascidas PIG, de forma a permitir que atinjam altura final mais próxima da sua altura-alvo e melhor do que naquelas não tratadas[17]. O FDA aprova o tratamento com rhGH de crianças nascidas PIG e com baixa estatura (*z-score* de altura inferior a -2,0) na dose de 66 μg/kg/dia (equivalente a 0,2 UI/kg/dia), a partir dos 2 anos de idade[17]. Os europeus aprovam o tratamento com rhGH para crianças nascidas PIG e com *z-score* de altura inferior a -2,5 e com diferença entre o *z-score* de altura e o *z-score* da altura-alvo superior a 1,0, a partir da idade de 4 anos, na dose de 33 μg/kg/dia (equivalente a 0,1 UI/kg/dia), embora reconheçam a maior eficácia da dose de 66 μg/kg/dia durante o primeiro ano de tratamento[17]. Antes da introdução do rhGH é importante completar a avaliação da criança com o intuito de não se incluírem no tratamento aquelas que nasceram PIG em decorrência de displasia esquelética ou determinadas síndromes genéticas[17]. É importante observar que nas crianças nascidas PIG a velocidade de crescimento é mais dose-dependente durante o primeiro ano de tratamento, de forma que após esse período a redução da dose para valores inferiores a 66 μg/kg/dia (ou inferiores a 0,2 UI/kg/dia) não deverá comprometer o desempenho do crescimento[17]. A idade em que o tratamento é iniciado também exerce importante efeito sobre o resultado obtido, uma vez que o déficit de estatura e a distância do alvo genético de crescimento aumentarão com o passar dos anos[17]. Assim, recomenda-se a introdução precoce do rhGH (a partir da idade de 3 ou 4 anos), empregando-se dose elevada (66 μg/kg/dia ou 0,2 UI/kg/dia) durante o primeiro ano de tratamento[17]. Obedecendo-se esses princípios, dentro de 3 anos de tratamento o crescimento deverá atingir o percentil de altura correspondente ao potencial genético[17]. A resposta positiva à introdução do rhGH é caracterizada por *z-score* da velocidade de crescimento superior a 0,5 no primeiro ano de tratamento[20]. Na ausência de resposta favorável, o tratamento deverá ser reavaliado com respeito à adesão, à dose do rhGH, ao diagnóstico e à decisão de se suspender o tratamento[20]. A interrupção transitória do tratamento é acompanhada por desaceleração do crescimento *(catch--down)*, de forma que o rhGH deve ser administrado continuamente[17]. Apesar da recomendação anterior quanto ao uso de dose maior de rhGH durante o primeiro ano, o uso de doses menores pode levar a resultados semelhantes em relação ao *z-score* de altura alcançado, apenas exigindo maior período para que o resultado seja obtido[17]. Esse conceito está de acordo com a noção de que, mais do que a dose empregada, a dose acumulada de rhGH é o principal determinante da resposta terapêutica[17]. Finalmente, o objetivo do tratamento é otimizar o crescimento, permitindo que o *z-score* da altura se aproxime o máximo possível do *z-score* da altura-alvo antes do início da puberdade[18]. Na adolescência, o rhGH deve ser suspenso quando a velocidade de crescimento for inferior a 2 cm/ano[20]. Nas crianças nascidas PIG a idade óssea não é um preditor confiável do potencial de crescimento residual e, portanto, a previsão da altura final a partir da idade óssea está mais sujeita a imprecisão[17]. Do ponto de vista molecular, a deleção (heterozigótica ou homozigótica) do exon 3 do gene do receptor do GH associa-se à melhor resposta ao tratamento com rhGH[21]. O tratamento de crianças nascidas PIG com rhGH é tão seguro quanto nas demais indicações aprovadas pelo FDA[17]. Por outro lado, a maior prevalência da síndrome metabólica na idade adulta associada à RCIU justifica a atenção em relação à homeostase da glicose e à adequação do peso frente à altura nessas crianças tratadas com rhGH, especialmente diante de história familiar positiva para diabete melito e/ou obesidade[17]. Ao se empregarem doses maiores de rhGH, especialmente no início do tratamento, deve-se prestar atenção aos níveis séricos de IGF-1. Os valores do IGF-1 podem ser transformados em *z-score* de IGF-1 de acordo com sexo e idade[5]. No entanto, não há consenso quanto ao limite superior ideal para o *z-score* de IGF-1, considerando-se mais conservadores e igualmente eficazes os valores entre 1,5 e 2,0[17]. O tratamento com rhGH pode ser menos seguro em determinadas síndromes que cursam com RCIU, como a síndrome de Bloom e de Fanconi, nas quais há contraindicação para a terapia com rhGH[20].

Tratamento com hormônio do crescimento humano recombinante na baixa estatura idiopática

A baixa estatura idiopática (BEI) representa entidade clínica ainda com definição controversa. A sua definição envolve as seguintes características: *z-score* de altura inferior a -2,0; ausência de doença subjacente; peso ao nascer normal; proporções corporais normais (baixa estatura simétrica); aporte nutricional adequado; ausência de alterações psiquiátricas; secreção do GH normal em resposta a estímulo farmacológico (pico superior a 10 ng/mL)[3,22,23]. Esses critérios fazem com que a BEI apresente heterogeneidade clínica, envolvendo a baixa estatura relacionada ao retardo constitucional do crescimento e da puberdade e a baixa estatura familiar[22]. No entanto, o consenso de 2008 da LWPES indica que a BEI deve ser subcategorizada em baixa estatura familiar e retardo constitucional do crescimento e da puberdade.[23] De acordo com esse consenso, não há indicação para os testes de estímulo da secreção do GH nos pacientes com baixa estatura mas com velocidade de crescimento normal, ausência de atraso da idade óssea e IGF-1 sérico superior à média para a idade e sexo[23]. Os pacientes diagnosticados com BEI não devem ser submetidos à RNM[23]. Na caracterização da BEI ainda persistem as seguintes indefinições: inclusão do z-score da altura final prevista e/ou da velocidade de crescimento; inclusão ou não das alturas dos familiares (e como incluí-las); inclusão de outros parâmetros relacionados à secreção do GH e à sua sensibilidade (como IGF-1 e IGFBP-3, por exemplo); e quais doenças deveriam ser excluídas antes do diagnóstico de BEI[22]. A dúvida quanto à consideração da BEI como entidade nosológica reside no fato de que a altura é uma característica individual com distribuição normal na população, de modo que alguns indivíduos biologicamente normais podem estar situados inferiormente a um limite estatisticamente definido (por exemplo, 2 desvios padrão abaixo da média)[22].

Por outro lado, crianças com baixa estatura familiar ou com retardo constitucional do crescimento e da puberdade poderão futuramente, a partir dos avanços da biologia molecular e da investigação laboratorial, ser consideradas afetadas por determinadas síndromes genéticas ou outras doenças[22]. Na BEI o z-score de altura pode aumentar de valores situados entre -2,1 e -3,1 durante a infância para valores de z-score de altura final situados entre -0,7 e -2,7, com ganho médio de altura entre 0,5 e 1,9 desvios-padrão.[22] Esse ganho estatural pode ser devido à inclusão de crianças com retardo constitucional do crescimento e da puberdade[22]. O objetivo principal do tratamento da BEI consiste em permitir que o paciente atinja altura-final normal, enquanto o objetivo secundário é permitir que a altura normal seja atingida já durante a infância[23]. A BEI é uma das indicações de tratamento com rhGH aprovadas pelo FDA[4,22]. Na BEI o tratamento com rhGH leva ao aumento da velocidade de crescimento durante os primeiros 2 anos em número significativo de pacientes, não havendo, contudo, dados homogêneos quanto aos efeitos sobre a altura final[22]. Em revisão da literatura a respeito da resposta ao tratamento com rhGH na BEI, os resultados encontrados em dez estudos (incluindo ao todo 741 crianças) mostraram que: o tratamento com rhGH melhora o crescimento e a altura final dos pacientes com BEI; que as crianças tratadas permaneceram relativamente pequenas em comparação aos seus pares com crescimento normal; que as meninas tratadas tiveram altura 7,5 cm maior do que as meninas do grupo controle não tratadas[24]. O tratamento da BEI com rhGH pode resultar em ganho da altura final entre 3,5 e 7,5 cm após período de terapia de 4 a 7 anos[23]. O FDA aprova o uso de rhGH na BEI na dose de 0,30 a 0,37 mg/kg/semana (equivalente a 0,13 a 0,16 UI/kg/dia) quando o z-score de altura for inferior a -2,25 e não houver, com base na atual velocidade de crescimento, possibilidade de se atingir altura final normal (havendo previsão de altura final inferior a 157,6 cm e 148 cm em homens e mulheres, respectivamente), desde que as epífises estejam ainda abertas e não haja outras causas para o comprometimento do crescimento[3,22]. No entanto, os critérios para o tratamento com rhGH variam desde valores de z-score de altura inferiores a -2,0 a valores inferiores a -3,0, dependendo do país[23]. Outros critérios para a indicação do rhGH na BEI incluem z-score de altura inferior a -2,0 e mais do que 2 desvios padrão inferior ao z-score da altura-alvo e/ou o z-score de altura final prevista inferior a -2,0[23]. O sucesso do primeiro ano de tratamento com rhGH na BEI é caracterizado pelo aumento do z-score de altura entre 0,3 e 0,5, aumento da velocidade de crescimento em ao menos 3 cm/ano (em comparação ao ano anterior à introdução do rhGH) ou z-score de velocidade de crescimento superior a 1,0[23]. A dose do rhGH poderá ser aumentada quando a resposta de crescimento for inferior ao esperado em um paciente que adere ao tratamento[23]. Por outro lado, a resposta ainda deficiente durante 1 a 2 anos de tratamento com doses mais altas deve levar à suspensão do hormônio[23]. Durante a infância, espera-se que o tratamento possa levar à normalização da altura do paciente[23]. Apesar do efeito do tratamento ser dose-dependente, há receio de que na BEI doses superiores a 0,37 mg/kg/semana (ou superiores a 0,16 UI/kg/dia) possam levar ao avanço da idade óssea e à antecipação do início da puberdade[23]. Atualmente não há dados definitivos a respeito da segurança a longo prazo do uso de doses de rhGH superiores a 0,16 UI/kg/dia na BEI[23]. A dosagem periódica do IGF-1 sérico durante o tratamento com rhGH é útil na avaliação da eficácia, da segurança e da aderência, auxiliando no ajuste da melhor dose para cada paciente[23]. A presença de valores de z-score de IGF-1 persistentemente elevados (superiores a 2,5) deve levar à redução da dose do rhGH[23].

O tratamento com rhGH na BEI deve ser interrompido quando se considerar que o paciente atingiu altura próxima da altura final, ou seja, quando a velocidade de crescimento for inferior a 2 cm/ano e/ou a idade óssea for superior a 14 anos nas meninas e 16 anos nos meninos[23]. A dose do rhGH pode ser aumentada quando houver resposta inadequada ao tratamento; por outro lado, se após 1 a 2 anos de tratamento com doses maiores de rhGH o crescimento ainda for inadequado, o tratamento deverá ser interrompido[23]. Os efeitos colaterais do tratamento com rhGH na BEI são semelhantes aos observados em crianças tratadas por outros motivos, mas geralmente menos frequentes[23]. Futuramente estudos de biologia molecular poderão indicar quais pacientes com BEI terão melhor potencial para responder ao rhGH, o que será extremamente útil tanto na elegibilidade para o tratamento quanto na definição da dose a ser prescrita[22]. Os poucos estudos a respeito não foram capazes de evidenciar melhora da qualidade de vida das crianças com BEI tratadas com rhGH, ou mostraram que a BEI não está associada a problemas na adaptação psicológica ou na autoimagem dessas crianças[24]. Finalmente, não está claro ainda se o pequeno ganho de estatura esperado com o tratamento de crianças e adolescentes com BEI com rhGH justifica tanto as injeções diárias durante número variado de anos quanto o custo do tratamento[24].

Tratamento com hormônio do crescimento humano recombinante na baixa estatura decorrente de defeitos do gene *SHOX*

Os defeitos do gene *SHOX* representam a principal causa monogenética de baixa estatura[25]. O gene *SHOX* está situado na região pseudoautossômica 1 (PAR1) na porção distal tanto do cromossomo X quanto do Y, respectivemente nas localizações Xp22.3 e Yp11.3[3,25]. Embora a função exata do gene *SHOX* não seja conhecida, acredita-se que seja importante para o controle da diferenciação dos condrócitos e da organização das colunas dos condrócitos da zona proliferativa da placa de crescimento, e, consequentemente, para o controle da fusão epifisária[25]. Os pacientes com mutações de ponto ou deleções do gene *SHOX* ou das regiões que regulam a sua expressão, em heterozigose, apresentam fenótipos que variam desde a discondrosteose de Leri-Weill (DLW) até a BEI[25]. A perda de função dos dois alelos do gene *SHOX* resulta em displasia esquelética grave, conhecida como displasia mesomélica de Langer[25]. A DLW é uma displasia óssea comum (frequência entre 1:2.000 e 1:4.000) de herança autossômica dominante com maior penetrância no sexo feminino e caracterizada por baixa estatura desproporcionada, encurtamento mesomélico dos membros (encurtamento da porção média dos membros: antebraços e pernas), limitação da movimentação das articulações do cotovelo e do punho e deformidade de Madelung nos antebraços (decorrente da subluxação dorsal da porção distal da ulna, evidenciada ao raio X como desvio ulnar do rádio e fusão da borda ulnar do rádio)[3,25]. A deformidade de Madelung geralmente é pouco evidente na infância, acentuando-se na adolescência e tendendo a ser mais grave no sexo feminino[25].

Outras características frequentemente observadas na DLW incluem palato em ogiva, micrognatia, cúbito valgo, geno varo e musculatura dos membros com aspecto hipertrófico[25]. Na DLW a desproporção corpórea nem sempre é evidente ao exame físico, devendo ser investigada por meio da avaliação dos segmentos corporais, a partir das seguintes medidas: altura em pé e sentada, envergadura, distância púbis-chão e púbis-vértice[25]. A relação entre a altura sentada e a altura em pé (AS/AP) é a forma mais precisa de avaliação da proporção corporal, e os valores assim obtidos deverão ser transformados em escore para a idade e sexo (*z-score* de AS/AP) a partir dos dados de Gerver[26]. Valores de *z-score* de AS/AP superiores a 2,0 indicam que a baixa estatura é desproporcionada, por comprometimento do crescimento dos ossos longos[25].

Em crianças com BEI e que não apresentam as características fenotípicas da DLW, as mutações do gene *SHOX* podem ser identificadas em 1,1 a 3,2% dos pacientes[3,25]. No entanto, essas mutações podem estar presentes em 22% das crianças com BEI desproporcionada e que apresentam *z-score* de AS/AP superior a 2,0[25]. Portanto, o estudo molecular do gene *SHOX* está indicado nos pacientes com DLW e com BEI desproporcionada[25]. Em alguns pacientes com DLW podem não ser identificadas mutações do *SHOX*, porque as mutações podem estar presentes em regiões promotoras ou reguladoras do gene, ou porque as mutações são intrônicas ou, ainda, porque as mutações afetam outros genes responsáveis pelo desenvolvimento ósseo, ainda não identificados[25].

Semelhantemente às pacientes com ST, os pacientes com DLW e os com BEI com mutação de ponto ou deleção do gene *SHOX*, beneficiam-se do tratamento com rhGH[25]. Nos pacientes pré-púberes com haploinsuficiência do gene *SHOX* o tratamento com rhGH na dose de 0,15 U/kg/dia é capaz de aumentar a velocidade de crescimento de 4,8 cm/ano para 8,7 cm/ano e para 7,3 cm/ano respectivamente nos primeiro e segundo anos de tratamento, permitindo que após 2 anos de tratamento o *z-score* de altura evolua de -3,3 para -2,1 e que haja o acréscimo de 5,9 cm em relação ao grupo controle[25]. A resposta ao tratamento com rhGH é semelhante nos pacientes com fenótipo de DLW e BEI[25]. O tratamento com rhGH de pacientes com deficiência do *SHOX* é aprovado pelo FDA, na dose de 0,35 mg/kg/semana (equivalente a 0,15 UI/kg/dia)[3]. Nesses pacientes o tratamento com rhGH não requer cuidados especiais quanto à sua segurança[3].

Tratamento com hormônio do crescimento humano recombinante na síndrome de Noonan

A síndrome de Noonan (SN) é uma doença de herança autossômica dominante frequente, com incidência entre 1:1.000 e 1:2.500 nascidos vivos[3,27]. A SN tem apresentação fenotípica variável[27]. A face típica da SN caracteriza-se pelo formato triangular, hipertelorismo ocular, ptose palpebral, fissura palpebral externa desviada para baixo, orelhas com implantação baixa e com espessamento da hélice, micrognatia e pescoço curto ou alado[27]. Durante os primeiros 2 anos de vida destacam-se o achatamento da eminência malar e o estreitamento bitemporal[27]. A baixa estatura proporcionada de início pós-natal representa uma das principais características clínicas da SN, sendo observada em 70 a 83% dos pacientes[3,27]. A média de *z-score* de altura nessas crianças é de -3,0, sendo comum o atraso de idade óssea entre 1 e 2 anos[27]. Quando não tratados com rhGH, o *z-score* de altura final desses pacientes situa-se entre -2,1 e -2,5[27]. A etiologia da baixa estatura na SN ainda não foi esclarecida, e geralmente esses pacientes apresentam resposta normal aos estímulos de secreção de GH e valores de IGF-1 plasmático diminuídos ou situados no limite inferior da normalidade, sugerindo a presença de algum grau de insensibilidade ao GH[27]. Na SN os defeitos cardíacos congênitos são frequentes (presentes entre 30 a 90% dos pacientes), destacando-se a estenose de valva pulmonar (lesão cardíaca mais comum na SN), a miocardiopatia hipertrófica e os defeitos do septo atrial e, menos comumente, os defeitos do septo ventricular, a insuficiência mitral, a coarctação de aorta, a estenose aórtica e a persistência do canal arterial[27]. Além da baixa estatura, as alterações esqueléticas na SN incluem também as deformidades torácicas como *pectus carinatum* e/ou *pectus excavatum*, evidentes a partir dos 3 anos de idade[27]. O tórax é alargado, com formato em escudo, notando-se também hipertelorismo mamário[27]. Na SN podem ser observados cúbito valgo, clinobraquidactilia, escoliose/cifose e má oclusão dentária[27]. As alterações linfáticas também podem ser encontradas, em menos de 20% dos pacientes, caracterizadas por linfedema generalizado ou periférico, linfangiectasia pulmonar ou intestinal, hidropsia fetal e higroma cístico[27]. Outras alterações da SN compreendem o atraso leve a moderado no desenvolvimento neuropsicomotor (em 40 a 70% dos pacientes), a hipotonia muscular, a criptorquidia unilateral ou bilateral (em mais da metade dos meninos afetados)[27]. Em 29 a 60% dos casos de SN são encontradas mutações heterozigóticas no gene *PTPN11 (protein tyrosinephosphatase non-receptor 11)*, localizado em 12q24.1[27]. Essas mutações resultam em ganho de função do gene *PTPN11*[9]. O tratamento com rhGH de crianças com SN é capaz de aumentar a sua velocidade de crescimento anual em 3 a 4 cm, tendo sido utilizadas doses entre 33 a 50 µg/kg/dia (0,10 a 0,15 UI/kg/dia)[27]. Nos pacientes com SN pré-púberes, a velocidade de crescimento no primeiro ano de tratamento com rhGH (7,9 ± 1,6 cm/ano) é inferior à observada em crianças com deficiência de GH (11,4 ± 2,6 cm/ano) e semelhante àquela dos pacientes com síndrome de Turner (7,8 ± 1,8 cm/ano) ou dos que sofreram RCIU (8,7 ± 1,8 cm/ano)[27]. No entanto, a resposta ao rhGH é pior nos pacientes com SN com mutações no gene *PTPN11*, possivelmente porque essas mutações impedem a fosforilação de resíduos tirosina localizados no domínio intracelular do receptor do GH, favorecendo a insensibilidade ao GH[3]. Poucos estudos avaliaram o efeito do rhGH sobre a altura final dos pacientes com SN, sendo descritos incrementos do *z-score* da altura final em relação ao *z-score* de altura no início do tratamento entre 0,8 e 1,7[27]. Na SN, o tratamento com rhGH pode levar ao aumento de 9,9 cm e 9,1 cm na altura dos meninos e meninas, respectivamente.[3] Não têm sido observadas complicações relacionadas ao tratamento com rhGH de pacientes com SN.[27] No entanto, a presença de cardiomiopatia hipertrófica contraindica o tratamento com rhGH[27]. Outra preocupação diz respeito ao desenvolvimento de leucemias, uma vez que as mutações do *PTPN11* podem estar associadas ao maior risco futuro de leucemia nos pacientes com SN[27]. O FDA aprova o uso do rhGH na SN na dose de 0,462 mg/kg/semana (ou 0,2 UI/kg/dia)[3].

REFERÊNCIAS BIBLIOGRÁFICAS

1. Cakan N.; Kamat D. Short stature in children: a practical approach for primary care providers. Clin Pediatr 2007; 46:379-85.
2. Bergadá I. Use of growth hormone in children and adolescents. Medicina 2013; 73:272-6.
3. Franklin SL, Geffner ME. Growth hormone: the expansion of available products and indications. Endocrinol Metab Clin N Am 2009; 38: 587-611.
4. Wilson TA, Rose SR, Cohen P, et al. Update of guidelines for the use of growth hormone in children: the Lawson Wilkins Pediatric Endocrinology Society Drug and Therapeutics Committee. J Pediatr 2003; 143: 415-21.
5. Elminger MW, Kühnel W, Weber MM, et al. Reference ranges for two automated chemiluminescent assays for serum insulin-like growth factor I (IGF-I) and IGF-binding protein 3 (IGFBP-3). Clin Chem Lab Med 2004; 42: 654-64.
6. Tönshoff B, Kiepe D, Ciarmatori S. Growth hormone/insulin-like growth factor system in children with chronic renal failure. Pediatr Nephrol 2005; 20:279-89.
7. Mahan JD. Applying the Growth Failure in CKD Consensus Conference: evaluation and treatment algorithm in children with chronic kidney disease. Growth Horm IGF Res 2006; 16:68-78.
8. Vimalachandra D, Hodson EM, Willis NS. et al. Growth hormone for children with chronic kidney disease. Cochrane Database Syst Rev 2006; issue 3:CD003264.
9. Ulinski T, Cochat P. Longitudinal growth in children following kidney transplantation: from conservative to pharmacological strategies. Pediatr Nephrol 2006; 21: 903-9.
10. Bolar K, Hoffman AR, Maneatis T, et al. Long-term safety of recombinant human growth hormone in Turner Syndrome. J Clin Endocrinol Metab 2008; 93:344-51.
11. Chen C, Visootsak J, Dills S, et al. Prader-Willi syndrome: an update and review for the primary pediatrician. Clin Pediatr 2007; 46:580-91.
12. Kuo JY, Dichtchekenian V, Manna TD, et al. Síndrome de Prader-Willi: aspectos metabólicos associados ao tratamento com hormônio de crescimento. Arq Bras Endocrinol Metab 2007; 51:92-8.
13. Eiholzer, U. Deaths in children with Prader-Willi syndrome. *Horm Res*, v.63, p.33-9, 2005.
14. Stafler P, Wallis C. Prader-Willi syndrome: who can have growth hormone? Arch Dis Child 2008; 93:341-5.
15. Tauber M, Diene G, Molinas C, et al. A review of 64 cases of death in children with Prader-Willi syndrome (PWS). Am J Med Genet 2008; 146:881-7.
16. Brar HS, Rurherford SE. Classification of intrauterine growth retardation. Semin Perinatol 1988; 12: 2-10.
17. Chatelain P, Carrascosa A, Bona G, et al. Growth hormone therapy for short children born small for gestational age. Horm Res 2007; 68:300-9.
18. Achard V, Boullu-Ciocca S, Desbrière R, et al. Perinatal programming of central obesity and the metabolic syndrome: role of glucocorticoids. Metab Syndr Relat Disord 2006; 4:129-37.
19. Murphy VE, Smith R, Giles WB, et al. Endocrine regulation of human fetal growth: the role of the mother, placenta, and fetus. Endocrine Reviews 2006;.27:141-69.
20. Clayton PE, Cianfarani S, Czernichow P, et al. Management of the child born small for gestational age through to adulthood: a consensus statement of the International Societies of Pediatric Endocrinology and the Growth Hormone Research Society. J Clin Endocrinol Metab 2007; 92:804-10.
21. Dos Santos C, Essioux L, Teinturier C, et al. A common polymorphism of the growth hormone receptor is associated with increased responsiveness to growth hormone. Nat Genet 2004; 36:720-4.

22. Gubitosi-Klug RA, Cuttler L. Idiopathic short stature. Endocrinol Metab Clin North Am 2005; 34:565-80.

23. Cohen P, Rogol AD, Deal CL, et al. Consensus statement on the diagnosis and treatment of children with idiopathic short stature: a summary of the Growth Hormone Research Society, the Lawson Wilkins Pediatric Endocrine Society, and the European Society for Paediatric Endocrinology Workshop. J Clin Endocrinol Metab 2008; 93:4210-7.

24. Bryant J, Baxter L, Cave CB, et al. Recombinant growth hormone for idiopathic short stature in children and adolescents (Review). Cochrane Database Syst Rev 2007; issue 3:CD004440.

25. Jorge AAL, Nishi MY, Funari MFA, et al. Baixa estatura por haploinsuficiência do gene *SHOX*: do diagnóstico ao tratamento. Arq Bras Endocrinol Metab 2008; 52:765-73.

26. Gerver WJ, Bruin R. Paediatric morphometrics – a reference manual. 2.ed. Universitaire Pers Maastricht, Maastricht, 2001.

27. Malaquias AC, Ferreira LV, Souza SC, et al. Síndrome de Noonan: do fenótipo à terapêutica com hormônio de crescimento. Arq Bras Endocrinol Metab 2008; 52:800-8.

Seção III

Obesidade e síndrome metabólica

Obesidade: conceitos fisiopatológicos e abordagem terapêutica

7

Louise Cominato
Marina Ybarra

Após ler este capítulo, você estará apto a:
1. Avaliar e diagnosticar precocemente a obesidade infantil.
2. Avaliar o quadro geral do paciente obeso.
3. Propor opções de tratamento para o paciente obeso.

INTRODUÇÃO

A obesidade é considerada um dos maiores problemas de saúde pública na atualidade. Trata-se de uma desordem da composição corpórea caracterizada por um excesso absoluto ou relativo de massa gorda, levando a um aumento do índice de massa corpórea (IMC) acima do percentual 95 para idade e sexo.

Sabe-se que está fortemente relacionada com maior risco cardiovascular: hipertensão arterial sistêmica (HAS), aterosclerose coronariana e doença cerebrovascular, além de síndrome metabólica, diabete melito tipo 2 (DM-2), síndrome do ovário policístico (SOP), colecistopatias, apneia obstrutiva do sono (AOS), doenças degenerativas das articulações, problemas psicológicos e câncer[1-4].

Independentemente de sua etiologia, o evento final é uma ingestão calórica superior ao gasto energético, levando ao acúmulo de tecido adiposo.

O pediatra tem papel fundamental na luta contra a obesidade por meio do incentivo de medidas preventivas e hábitos de vida saudáveis, e da detecção e intervenção precoce em vista do aumento de peso.

EPIDEMIOLOGIA

A prevalência da obesidade aumentou muito ao longo das últimas décadas, especialmente em países desenvolvidos, mas também naqueles em desenvolvimento, tornando-a uma epidemia global e o maior desafio em saúde pública do século XXI[5].

A faixa etária pediátrica ocupa uma fatia importante dessa estatística. Dados da Organização Mundial da Saúde (OMS) de 2010 mostram mais de 42 milhões de crianças menores de 5 anos acima do peso, das quais 35 milhões estão em países em desenvolvimento, e 92 milhões de crianças com risco para sobrepeso e obesidade.

A prevalência mundial de sobrepeso e obesidade infantil aumentou de 4,5% em 1990 para 6,7% em 2010, e está estimada para 12,1% ou 60 milhões em 2020[5].

Nos últimos anos nos Estados Unidos a prevalência de obesidade na infância vem se mantendo estável, em torno de 17%, com queda significativa de 14 para 8% entre crianças de 2 e 5 anos. Isso ocorreu graças a grandes campanhas nacionais de combate e prevenção da obesidade infantil[6].

No Brasil, dados da Pesquisa de Orçamentos Familiares (POF 2008-2009) realizada pelo Instituto Brasileiro de Geografia e Estatística (IBGE) apresentaram um aumento importante no número de crianças acima do peso no país, principalmente na faixa etária entre 5 e 9 anos de idade. O número de meninos acima do peso mais que dobrou entre 1989 e 2009, passando de 15 para 34,8%. Já o número de obesos teve um aumento de mais de 300% nesse mesmo grupo etário, indo de 4,1% em 1989 para 16,6% em 2008 e 2009. Entre as meninas essa variação foi ainda maior: 2,4% em 1989 para 11,8% em 2009[7].

PATOGÊNESE

A obesidade é uma doença de etiologia multifatorial que envolve aspectos genéticos, metabólicos, nutricionais, socioeconômicos, culturais, psicológicos e hábitos de vida. Ocorre um desequilíbrio entre ganho e perda de energia, e o excesso de energia acumula-se no organismo em forma de gordura, depositando-se no tecido adiposo. Pode ocorrer também depósito de gordura em outras partes do corpo, como coração, músculos e fígado, levando a diversas complicações, por exemplo, a esteatose hepática.

Por décadas, achou-se que o tecido adiposo fosse apenas um depósito de gordura, no entanto, nos últimos anos, com a descoberta de substâncias produzidas pelo tecido adiposo branco, denominadas adipocinas, foi se consolidando a ideia deste não ser apenas um fornecedor e armazenador de energia, mas sim, um órgão dinâmico envolvido em uma variedade de processos metabólicos e fisiológicos[8].

Hoje o tecido adiposo pode ser considerado um verdadeiro órgão endócrino, além de ser o principal reservatório energético do organismo, uma vez que os adipócitos são as únicas células especializadas no armazenamento de lipídios na forma de triacilglicerol em seu citoplasma, sem que isso seja nocivo para sua integridade funcional. Essas células possuem todas as enzimas e proteínas reguladoras necessárias para sintetizar ácidos graxos (lipogênese) e estocar triacilglicerol em períodos em que a oferta de energia é abundante, e para mobilizá-los (lipólise) quando há déficit calórico. A regulação desses processos ocorre por meio de nutrientes e sinais aferentes dos tradicionais sistemas neurais e hormonais, e depende das necessidades energéticas do indivíduo.

A estrutura proteica, assim como a função fisiológica das adipocinas identificadas até o momento, é altamente variada e compreende proteínas relacionadas ao sistema imune, como as citocinas clássicas, fator de necrose tumoral-alfa (TNF-alfa) e interleucina-6 (IL-6), fatores de crescimento (fator transformador de crescimento beta – TGF-beta) e proteínas da via complemento alternativa (adipsina). Outras adipocinas estão envolvidas na regulação da pressão sanguínea (angiotensinogênio), homeostase vascular (inibidor do ativador de plasminogênio 1 – PAI-1), homeostase glicêmica (adiponectina) e angiogênese (fator de crescimento endotelial vascular – VEGF)[8].

A leptina foi a primeira adipocina estudada: um hormônio anorexígeno descoberto em 1994, produto do gene ob, identificado no estudo de camundongos obesos *(ob/ob)* que apresentavam deficiência desse hormônio. Atua em um complexo mecanismo de regulação do apetite localizado no hipotálamo ventromedial. Em humanos obesos, a leptina geralmente é alta, sugerindo um estado de resistência, e não de deficiência, como apresentavam os ratos *ob/ob*[8,9].

O fator hereditário é muito importante para o desenvolvimento da obesidade. Um estudo dinamarquês comparou o IMC de crianças com seus pais adotivos e biológicos e encontrou forte correlação entre as crianças e seus pais biológicos, fortalecendo a ideia de que fatores genéticos são importantes para o desenvolvimento da obesidade[10]. Diversos estudos realizados em gemelares estimaram que o fator hereditário tem influência de 40 a 70% no IMC[11].

Vários genes estão envolvidos na gênese da obesidade (herança poligênica). Quando nenhum dos pais é obeso, o risco de obesidade é de 9%. Se um dos pais for obeso, o risco aumenta para 50%; se ambos os pais forem obesos, 80%[12].

Uma pequena parte dos pacientes apresenta causas endócrinas para a obesidade, como o hipercortisolismo, a deficiência de hormônio de crescimento e o hipotireoidismo. Essas alterações hormonais geralmente cursam com déficit de crescimento e atraso da idade óssea, o que os diferencia da obesidade exógena que, em geral, leva a um avanço da estatura para a idade e para a idade óssea.

Síndromes genéticas são causas raras de obesidade. Prader-Willi é a síndrome genética mais frequentemente associada à obesidade, com prevalência de 1:10.000 a 1:15.000 nascidos vivos, caracterizada por obesidade associada a hipotonia neonatal, hipogonadismo, hiperfagia, atraso do desenvolvimento neuropsicomotor e bai-

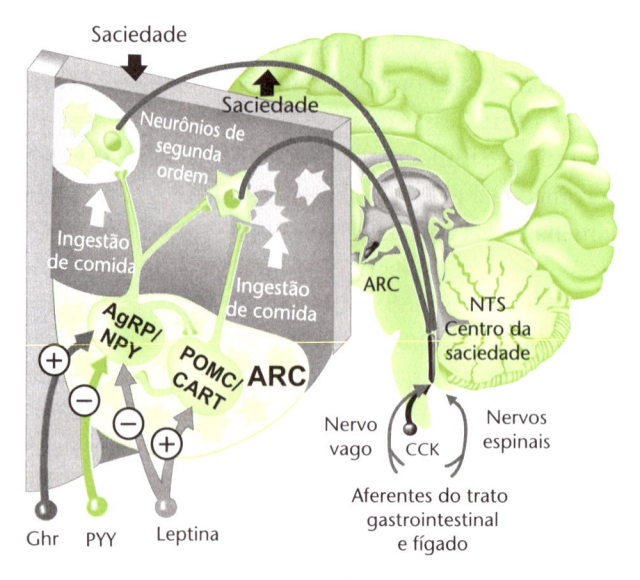

Figura 7.1 Mecanismo neuroendocrinológico de controle do apetite.

ARC: núcleo arqueado; GHr: ghrelina; PYY: peptídio YY; proteína ligada ao Agout; NYP: neuropeptídio Y; POMC: pro-opiomelanocortina; CART: transcritos relacionados à cocaína e à anfetamina; CCK: colecistocinina.

xa estatura. Síndrome de Bardet-Biedl, Cohen, Alströn e osteodistrofia hereditária de Albright também podem ocorrer com obesidade.

MANIFESTAÇÕES CLÍNICAS E DIAGNÓSTICO

Quanto mais leve o grau da obesidade, maior é a eficácia do tratamento. O pediatra tem nas mãos as maiores armas contra a obesidade: a prevenção e o diagnóstico precoce.

Está estabelecido que a melhor forma para definir obesidade é por meio do IMC, calculado dividindo-se o peso em quilogramas pela altura em metros elevada ao quadrado. Em adultos, o IMC $\geq$ 25 é considerado sobrepeso, e o IMC $\geq$ 30, obesidade. Em crianças e adolescentes, são usadas curvas de percentil para idade. Atualmente as curvas preconizadas pela Sociedade Brasileira de Pediatria são as da OMS: IMC acima do percentil 85 ou acima de 1 desvio-padrão (+1 *score* z) é considerado acima do peso ou sobrepeso, e acima de 97 ou acima de 2 desvios-padrão (+2 *score* z), obesidade. Em crianças menores de 5 anos é considerado sobrepeso se IMC acima de +2 *score* z e obesidade acima do + 3 *score* z de IMC[5].

As comorbidades mais frequentes na infância e na adolescência são dislipidemias, HAS, síndrome metabólica, hipertrofia ventricular esquerda, resistência à insulina, DM-2, esteatose hepática e SOP. Essas comorbidades devem ser investigadas, acompanhadas e tratadas o mais precocemente possível para melhorar a expectativa e a qualidade de vida futura dessas crianças.

Durante a anamnese é importante saber sobre os antecedentes neonatais e familiares, quando começou a engordar, hábitos alimentares e de vida, e para as meninas, a idade da menarca e a ciclicidade menstrual.

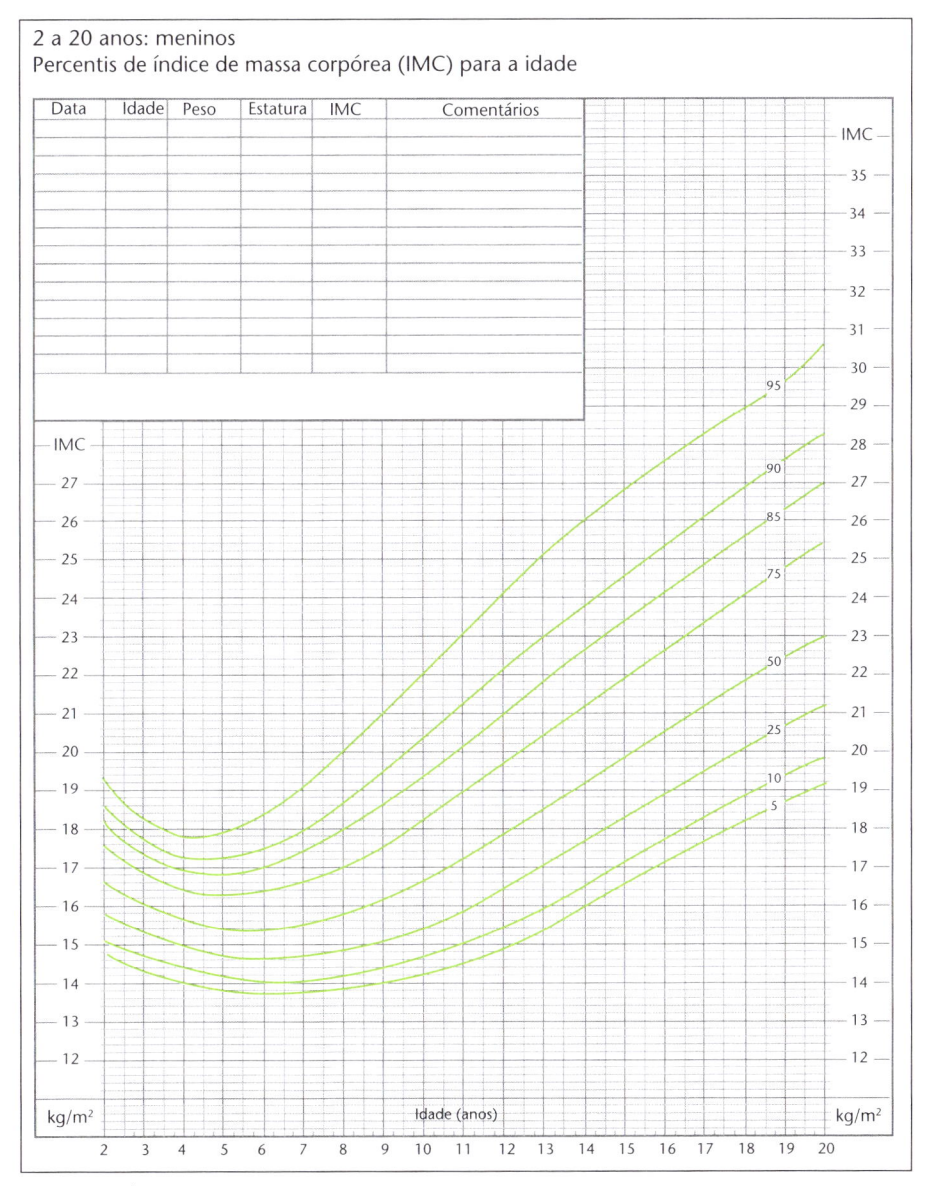

Figura 7.2 Índice de massa corpórea para meninos de 2 a 20 anos.

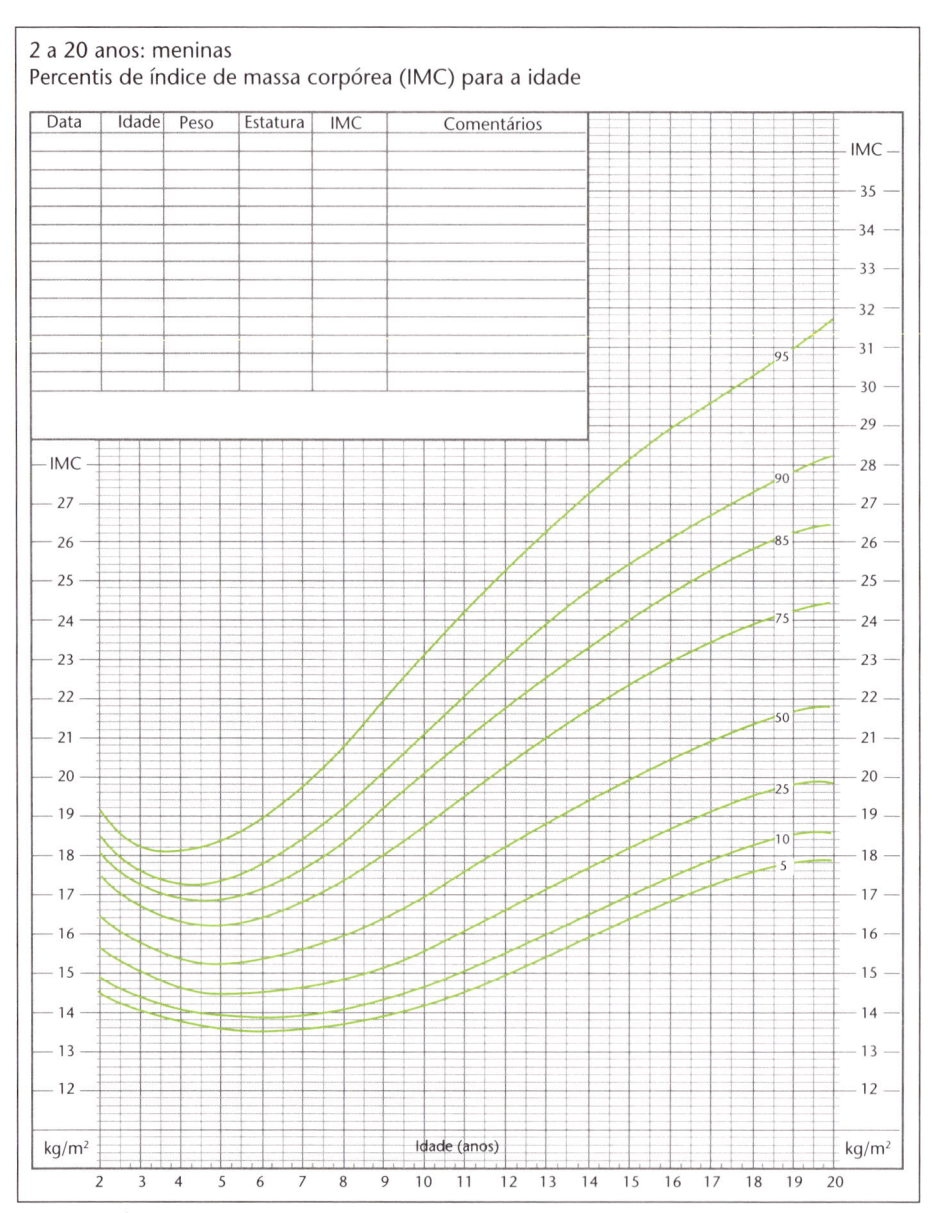

2 a 20 anos: meninas
Percentis de índice de massa corpórea (IMC) para a idade

Figura 7.3 Índice de massa corpórea para meninas de 2 a 20 anos.

Ao exame físico, além dos dados antropométricos e medidas das circunferências abdominal, braquial e do pescoço, deve-se medir a pressão arterial (atentar-se para o uso de manguitos adequados para a circunferência braquial), procurar a presença de *acantose nigricans* (manchas escurecidas em região de dobras, especialmente no pescoço, nas axilas e na virilha, diretamente relacionadas à resistência insulínica – Figura 7.4), estrias – que podem sugerir um hipercortisolismo – e sinais de hiperandrogenismo em meninas com acne, hirsutismo e alopecia androgênica.

Para o diagnóstico e o acompanhamento das comorbidades, devem-se dosar: colesterol total e frações, triglicérides, glicemia e insulinemia de jejum, teste oral de tolerância a glicose, dosagem sérica dos hormônios tireoidianos, função hepática, cortisol plasmático basal e hormônios sexuais. Recomenda-se também solicitar exames como raio X para idade óssea, ultrassonografia de abdome, ultrassonografia de pelve em meninas, eletrocardiograma e ecocardiograma.

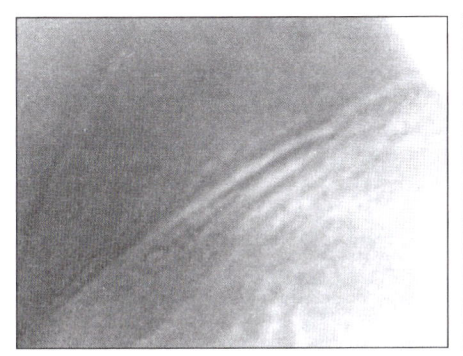 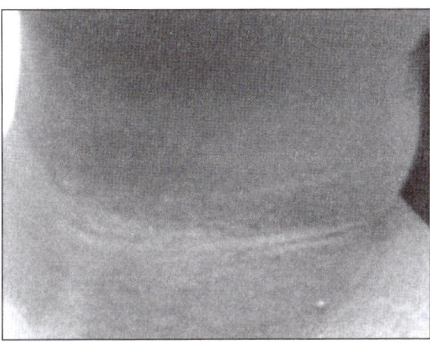

Figura 7.4 *Acantose nigricans* em pescoço de adolescente obesa com resistência à insulina. Nota-se o aspecto hiperqueratótico da pele, o que dá a impressão de "pele suja". Tentativas de "limpar" essa pele levam a escoriações e ferimentos, sem, contudo, resolver o problema estético. (Veja imagem colorida no encarte.)

PREVENÇÃO

O primeiro aspecto a ser abordado para o controle da obesidade na infância é o da prevenção, que deve ser iniciada já na gestação. Alguns trabalhos mostram relação entre tabagismo e excesso de ganho de peso na gestação com obesidade infantil[13].

A alimentação nos primeiros anos de vida é de suma importância para evitar obesidade. Estudos mostram que pacientes com ganho de peso exagerado nos primeiros anos de vida são mais propensos à obesidade. O aleitamento materno é sabidamente conhecido como um fator protetor da obesidade na infância[14,15].

Durante o acompanhamento pediátrico, deve-se levar em consideração o peso dos pais. Aqueles com excesso de peso devem ser orientados quanto ao risco de seus filhos serem obesos, à nutrição e à importância da atividade física para a prevenção e o tratamento do excesso de peso. Além disso, essas crianças devem ser acompanhadas mais rigorosamente para a detecção precoce da alteração de peso.

A educação alimentar é fundamental para toda a população. A forma mais eficaz de se combater a má alimentação é por meio do conhecimento dos grupos alimentares, da importância de cada um deles, das quantidades que devem ser ingeridas por refeição, dos horários a serem seguidos e das consequências de uma dieta desequilibrada. Recomendações nutricionais da American Heart Association (AHA) estão no Quadro 7.1[16].

Quadro 7.1 Recomendações alimentares e de atividade física da AHA para famílias[13]

Ingestão de calorias adequadas para o crescimento e o desenvolvimento e para alcançar ou manter o peso desejado

Ingerir pouca gordura saturada, gordura trans, colesterol, sal (sódio) e açúcares

Ingestão de gorduras totais entre 30 e 35% das calorias totais para crianças de 2 e 3 anos de idade e entre 25 e 35% para crianças e adolescentes entre 4 e 18 anos de idade, dando preferência a fontes como peixe, nozes e óleos vegetais

Ingestão de fibras varia de 50 g/dia para crianças de 1 ano de idade até 200 g/dia para meninos de 14 a 18 anos

Estar fisicamente ativo por pelo menos 60 minutos por dia; caso isso não ocorra, divida em 2 períodos de 30 minutos ou 4 períodos de 15 minutos ao dia

Optar por alimentos integrais e com alto teor de fibras aos alimentos refinados

Ingerir uma variedade de frutas e verduras por dia e limitar ingestão de sucos; cada refeição deve conter ao menos uma verdura e uma fruta

Ingestão de frutas varia de 1 xícara/dia para crianças de 1 ano de idade até 2 xícaras/dia para meninos de 14 a 18 anos

Ingestão de verduras varia de 3/4 de xícara/dia para crianças de 1 ano de idade até 3 xícaras/dia para meninos de 14 a 18 anos

Optar por alimentos *lights* ou sem gorduras

Oferecer 2 copos de leite para crianças de 1 a 8 anos e 3 copos para crianças de 9 a 18 anos por dia

O aporte calórico varia de 900 calorias para crianças de 1 ano de idade a 1.800 a 2.220 calorias para adolescentes de 14 a 18 anos do sexo feminino/masculino

AHA: American Heart Association.

Hábitos de vida saudáveis são a melhor forma para se evitar a obesidade.

TRATAMENTO

O principal segredo de sucesso no tratamento da obesidade é a adesão familiar. A família deve aderir às mudanças de hábitos de vida propostas ao paciente e não somente cobrar essas mudanças. As bases do tratamento da obesidade na infância e na adolescência estão colocadas a seguir.

Atividade Física

O forno a gás, o automóvel, o controle remoto, o computador e a internet fazem do homem atual um ser sedentário, já que suas necessidades são supridas com maior comodidade. As grandes metrópoles também limitam a atividade física, pois há pouco espaço para a prática de esportes ou brincadeiras. Mesmo quando esses espaços existem, a violência e a falta de tempo limitam muitas pessoas quanto ao uso desses locais.

Pacientes que são submetidos a exercícios físicos monitorados perdem peso, aumentam a massa magra e a capacidade física, melhoram a autoestima, assim como a qualidade de vida, pois diminuem o tempo na frente da TV (horas de inatividade) e a ingestão de alimentos hipercalóricos, geralmente consumidos enquanto assistem à televisão ou estão no computador[17-19].

A atividade aeróbica é a mais eficaz para a perda de peso e deve ser proporcionada, respeitando as limitações e as preferências individuais. Se praticada em grupo e em forma de brincadeiras, aumenta a adesão das crianças. Caminhada com a família é a opção mais acessível, porém necessita de empenho dos familiares. Atividades extras, como música, teatro e artes, colaboram diminuindo a inatividade e a ingestão alimentar e aumentando a autoestima.

Mudanças de hábitos diários como andar mais a pé ou de bicicleta, não utilizar controles remotos e utilizar escadas auxiliam muito na perda e na manutenção do peso. O tempo gasto com televisão e vídeos é, em média, 3 horas por dia, entre crianças e adolescentes de 8 a 18 anos. A Academia Americana de Pediatria recomenda não oferecer atividades na frente da televisão ou outros tipos de mídia para crianças menores de 2 anos e para crianças maiores recomenda limitar o tempo no computador, diante da TV e com jogos eletrônicos por, no máximo, 1 a 2 horas por dia (horas de inatividade)[20,21].

Brincadeiras são sempre muito bem-vindas. Atividade física associada a diversão é mais prazerosa e eficaz. No entanto, exercício não significa "permissão para comer". Não se deve recompensar uma atividade física com guloseimas. A orientação alimentar deve ser adequada à prática de cada indivíduo e não ser burlada nos dias em que houver maior atividade.

Na Brigada contra a Obesidade na Infância e Adolescência (grupo BOIA) da Unidade de Endocrinologia do Instituto da Criança do Hospital das Clínicas da Faculdade de Medicina da Universidade de São Paulo, indicam-se exercícios aeróbicos, iniciando-se com 30 minutos e aumentando-se até, no mínimo, 1 hora, pelo menos 4 vezes por semana. São propostas ações em grupo com atividades lúdicas para estímulo dos pacientes.

Orientação Alimentar

A vida moderna, mais urbanizada e industrializada, propiciou mudanças nos hábitos alimentares nas últimas décadas, "facilitando" o dia a dia por intermédio do preparo de refeições com a aquisição de produtos pré-preparados ou congelados, oferta de lanches ou preparações prontas, as quais geralmente contêm alimentos ricos em gordura e sal, além de doces e bebidas sem valor nutricional (refrigerantes ou sucos açucarados) em substituição a uma alimentação caseira, que exige mais tempo e dedicação no preparo. Esses alimentos necessitam de pouco trabalho do organismo para serem metabolizados, ou seja, não há muito gasto de energia para serem digeridos, além de serem absorvidos rapidamente no trato gastrointestinal (TGI), diminuindo o estímulo à saciedade.

A organização familiar atual fez opções que culminaram com um agravo da saúde, tais como a omissão do café da manhã propiciando o jejum prolongado e/ou períodos escolares no horário do almoço ou do jantar, fazendo com que a criança ou o adolescente repita refeições.

Crianças e adolescentes são seres em desenvolvimento e necessitam de orientações alimentares especiais, respeitando as fases da vida em que se encontram. Nessa parte do tratamento, a participação familiar torna-se imprescindível, já que a comida da casa é adquirida pelos pais. É muito difícil convencer uma criança a comer verduras e legumes se os pais não consomem esses alimentos e, muitas vezes, nem os possuem em casa. Uma alimentação balanceada pode ser seguida por todos, incluindo o "irmão magrinho". Deixar de comprar guloseimas, como doces e salgadinhos, também faz parte do tratamento.

A educação alimentar é o primeiro passo. A explicação sobre o funcionamento dos alimentos, sobre quais deles podem ser ingeridos em maior quantidade e a importância dos horários devem ser enfatizados. É necessário que essas orientações sejam dadas tanto para a criança ou o adolescente como para a família. Um instrumento bastante útil nesse momento é a pirâmide alimentar (Figura 7.5).

A restrição calórica deve permanecer entre 1.200 e 2.000 calorias por dia, conforme a idade e a atividade do indivíduo[22]. Dietas muito restritivas, além de poderem atrapalhar o crescimento dessas crianças, são muito pouco toleradas. O objetivo é a perda de peso gradual, já que perdas aceleradas de peso são associadas a maior chance de reganho de peso em médio e longo prazos.

O cardápio deve ser individualizado, levando em conta as preferências alimentares, o horário de atividades e o padrão socioeconômico.

No grupo BOIA são dadas algumas orientações importantes para auxiliar na perda de peso:

- Manter horário adequado e regular para as refeições, sem omissão ou jejum prolongado.
- Fazer 5 a 6 refeições diárias, divididas em café da manhã, lanche, almoço, lanche da tarde, jantar e ceia.
- Comer devagar. A dica é descansar os talheres na mesa após levá-los à boca.
- Evitar comer na frente da televisão.

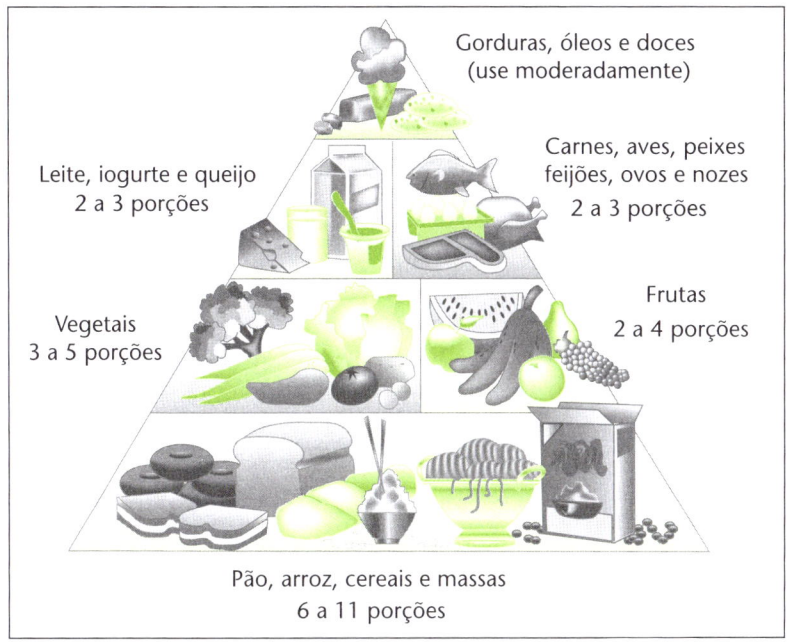

Figura 7.5 Pirâmide alimentar.

- Iniciar as refeições comendo salada. A sensação maior de fome deve ser saciada com verduras e legumes crus, para depois ser iniciada a ingestão de alimentos mais calóricos.
- Não beber sucos com açúcar ou tomar refrigerantes durante as refeições.
- Preparar alimentos cozidos, grelhados, assados, refogados ou sopas. Retirar as gorduras e peles das carnes antes do preparo.
- Não ingerir frituras, empanados, alimentos à milanesa, à parmegiana, salgadinhos de pacote, maionese, manteiga, bacon, presunto gordo, mortadela, linguiça, salsicha, mostarda, *catchup*, geleias, balas, sorvetes, chocolates, refrigerantes e doces em geral. Esses alimentos são hipercalóricos e de pouco valor nutritivo.
- Usar adoçante no lugar do açúcar. Os adoçantes mais usados e seguros para uso na infância são stevia e sucralose.
- Tomar em torno de 2 litros de água por dia.
- Não repetir refeições ou porções de alimentos.
- Evitar substituir refeição por lanche.

Abordagem Psicológica

Crianças e adolescentes obesos apresentam baixa autoestima e mau rendimento escolar e são excluídos socialmente[23]. Mesmo na infância, esses indivíduos já são vítimas de preconceitos. Vários trabalhos mostram que crianças preferem brincar com crianças com doenças incapacitantes, como cegueira e amputação de membros, a brincar com crianças obesas, e descrevem a criança obesa como preguiçosa, suja, feia e mentirosa[23,24]. Diante dessas dificuldades, essas crianças necessitam de abordagem psicológica tanto no início como durante o tratamento multidisciplinar proposto para a obesidade.

Esses pacientes também precisam lidar com várias mudanças de seu comportamento diário, como já mencionado neste capítulo. Sabe-se que o obeso, já desde a infância, tem dificuldade para lidar com as mudanças necessárias para que o tratamento terapêutico seja bem-sucedido. A psicoterapia o auxilia a modificar seu modo de vida.

Comorbidades psiquiátricas são frequentes na obesidade, em especial a depressão e a ansiedade. O uso de antidepressivos seletivos como a fluoxetina pode ser benéfico nesses casos, já que eles atuam no tratamento dos distúrbios depressivos associados ou não à ansiedade e como efeito colateral inicial (primeiros seis meses) induzem à perda de peso.

Distúrbios de comportamento alimentar, como transtorno de compulsão alimentar periódica, síndrome do comer noturno e bulimia, já foram descritos em adolescentes obesos. Nesses casos sugere-se acompanhamento psiquiátrico e psicológico concomitante.

TRATAMENTO MEDICAMENTOSO DA OBESIDADE

A terapia medicamentosa tem como objetivo diminuir o apetite, alterar a absorção do alimento ou ainda aumentar a termogênese[25]. Os medicamentos devem ser usados com muita cautela, pois existem poucos estudos do uso na população pediátrica.

Apenas orlistat e sibutramina estão liberados para uso na adolescência.

O orlistat inibe a lipase no TGI, diminuindo cerca de 30% a absorção de gordura alimentar. Seus principais efeitos colaterais são diarreia e flatulência. Estudos mostram que costuma ser mal tolerado pelo adolescente, tendo alto índice de abandono[26]. Deve ser administrado na dose de 120 mg cerca de 30 minutos antes das

Tabela 7.1 Medicamentos utilizados na obesidade[33,34]

Medicamento	Dose	Administração	Efeito colateral
Sibutramina	10 a 15 mg/dia	1x ao dia pela manhã	Insônia, boca seca, hipertensão, agitação psicomotora
Orlistat	120 mg/dose	1h antes até 1h após as refeições	Flatulência e perda fecal gordurosa

grandes refeições. Como há perda de vitaminas lipossolúveis com esse tratamento, é necessária a reposição dessas vitaminas se o orlistat for usado por um período maior que três meses[26].

A sibutramina é um inibidor da recaptação de serotonina e noradrenalina que tem como efeito a redução do apetite, o aumento da saciedade após as refeições e o aumento da termogênese. É indicada para pacientes que se alimentam frequentemente e têm fome exagerada. Seus efeitos colaterais mais comuns são aumento da pressão arterial, boca seca, constipação e insônia. A HAS não tratada é uma contraindicação para o uso desse medicamento.

Um estudo duplo-cego placebo controlado com delineamento do tipo *cross over* realizado no ICr-HC-FMUSP para avaliar a eficácia da sibutramina na perda de peso concluiu que a sibutramina induziu mais perda de peso em adolescentes obesos comparado ao placebo, sem efeitos colaterais significativos, com segurança já a partir dos 10 anos de idade[27].

Tratamento Cirúrgico

Diante de adolescentes com diagnóstico de obesidade grave associada a comorbidades limitantes e falha no tratamento clínico durante pelo menos 6 meses, a cirurgia bariátrica surge como uma potente e duradoura solução de tratamento. Ela pode ser muito eficaz em adolescentes com perda de 58 a 73% do excesso de peso[28].

No Brasil, o Conselho Federal de Medicina (Resolução CFM n. 1.942/2010) recomenda que a cirurgia bariátrica seja realizada somente em idade acima de 18 anos, sendo que jovens entre 16 e 18 anos podem ser operados, mas exigem precauções especiais e o risco/benefício deve ser muito bem analisado.

Os procedimentos mais utilizados em adolescentes são as cirurgias restritivas, nas quais o objetivo é diminuir o volume gástrico (p. ex., gastrectomia vertical e banda gástrica), e as cirurgias mistas do tipo Fobi-Capela e técnica de Santoro, que restringem o volume gástrico e alteram o trânsito do intestino delgado (derivação jejunal em Y de Roux), reduzindo a absorção intestinal (disabsortivas)[29].

A escolha da cirurgia bariátrica como tratamento da obesidade pediátrica é controversa em decorrência das preocupações relacionadas ao risco cirúrgico. As complicações mais frequentes pós-cirurgia são: vômitos, diarreia, desidratação, sangramentos menores, trombose venosa superficial, atelectasia e embolia pulmonar, estenose da banda gástrica, hérnia incisional, obstrução intestinal, deficiências nutricionais e distúrbios psicológicos[28,29].

Entre as deficiências nutricionais mais relatadas estão: a desnutrição calórico--proteica e as deficiências de ferro, cálcio, vitamina B1, vitamina D, vitaminas B12, zinco, vitamina C e cobre. Delas, a deficiência de ferro costuma ser a mais comum e a primeira a ser observada; a anemia ferropriva deve ser cautelosamente investigada nas meninas em período fértil. Além disso, deve-se atentar ao risco de perda da densidade mineral óssea, a qual ainda não foi muito bem elucidada, mas já foi reportada tanto em adultos como em adolescentes[28].

Os critérios atuais para a indicação de cirurgia bariátrica dividem os adolescentes em dois grupos:

1. Adolescentes com IMC > 35 associado a comorbidades graves, incluindo o DM-2, apneia obstrutiva do sono grave (IAH > 15 eventos/h), pseudotumor cerebral e esteato-hepatite não alcoólica.
2. Adolescentes com IMC > 40, com comorbidades menos graves (Tabela 7.2)[28].

É recomendado que o procedimento só seja realizado após maturidade óssea, estimada em 13 anos de idade óssea no sexo feminino e 15 anos no sexo masculino.

Além disso, são necessários alguns itens para que essa indicação seja segura:

- Maturidade psicológica, avaliada por um profissional especializado.
- Compreensão do procedimento cirúrgico e evolução pós-cirurgia.
- Concordar em não engravidar por pelo menos um ano pós-cirurgia.
- Ser capaz e estar disposto a aderir às orientações nutricionais pós-cirurgia, indicado três meses de treinamento nutricional pré-cirúrgico.
- Concordar com o tratamento cirúrgico.
- Demonstrar capacidade de decisão.
- Apoio e envolvimento familiar.

Após a cirurgia, o acompanhamento pela mesma equipe deve ser frequente e a longo prazo para garantia de sucesso do tratamento.

Tabela 7.2 Grupos de indicação de cirurgia bariátrica em adolescentes[28]

IMC	Comorbidades (1 ou +)
> 35	DM 2
	Apneia obstrutiva do sono moderada ou grave (IAH > 15 eventos/h)
	Pseudotumor cerebral
	Esteatose hepática grave
> 40	Apneia obstrutiva do sono leve (IAH > 5 eventos/h)
	Hipertensão
	Resistência à insulina
	Intolerância à glicose
	Dislipidemia
	Qualidade de vida comprometida
	Habilidade de realizar atividades diárias comprometida

DM: Diabete Melito tipo 2. IAH: índice de hipopneia e apneia.

No grupo BOIA, dos adolescentes obesos em tratamento, 32 pacientes foram submetidos à cirurgia bariátrica, com média de idade de 15,8 anos, média de IMC inicial de 51,3 ± 11,3 kg/m^2 e média de peso de 140,7 ± 27,1 kg. Após 12 meses de acompanhamento pós-cirúrgico, os pacientes apresentaram média de IMC de 32,8 ± 6,35 e após 24 meses a média de IMC foi de 31,7 ± 8,33 kg/m^2. Com relação às questões metabólicas, o que chamou mais atenção foi que antes da cirurgia 84% dos pacientes apresentavam resistência insulínica (HOMA-IR > 2,5), após 12 meses do procedimento cirúrgico apenas 7% deles e, passados 24 meses, nenhum dos pacientes mantiveram essa resistência. Todos os pacientes tinham sido submetidos a tratamento ambulatorial prolongado sem sucesso. A técnica cirúrgica utilizada foi a de Santoro III, técnica mais fisiológica, na qual se faz gastrectomia vertical preservando o piloro e mantendo-se cerca de 100 mL de estômago. É mantido em torno de 3 metros de intestino delgado, sem alça exclusa, sendo, portanto, menos disabsortiva que as outras técnicas mais utilizadas[30]. Outros 35 adolescentes obesos foram submetidos apenas ao primeiro tempo cirúrgico da técnica Santoro III, que corresponde à gastrectomia vertical via laparoscópica, todos eles tiveram boa redução do IMC e 100% deles melhoram a resistência insulínica um ano após a cirurgia.

Complicações e Prognóstico

Estatísticas Mundiais de Saúde de 2012 da OMS afirmam que a obesidade é a causa de morte de 2,8 milhões de pessoas por ano no mundo. Crianças obesas têm um risco de até 77% de se tornar um adulto obeso comparado ao risco de 7% para crianças com pesos adequados[28].

Sabe-se atualmente que os prejuízos à saúde iniciam-se ainda na infância. Pesquisas mostram a presença das complicações da obesidade já entre as crianças e, principalmente, os adolescentes.

Entre os 320 adolescentes obesos acompanhados pelo grupo BOIA, 70% apresentam síndrome metabólica; 71%, resistência à insulina; 2,6%, DM 2; 25% possuem esteatose hepática e 22% são hipertensos. As placas de ateroma podem iniciar sua formação na infância e, portanto, o controle da obesidade e das alterações de colesterol e triglicérides já deve ser realizado em crianças e adolescentes[31,32].

É imprescindível que o diagnóstico e o tratamento do sobrepeso e da obesidade já se iniciem na infância, visando a melhorar a expectativa e a qualidade de vida desses indivíduos.

CONCLUSÕES

A obesidade infantil pode ser considerada um dos maiores problemas de saúde pública do mundo. Infelizmente ainda estamos distantes de chegar a uma solução eficaz e duradoura para essa epidemia, pois ainda há muito para se conhecer sobre a fisiopatologia dessa doença tão prevalente.

Orientações dietéticas, mudança de hábitos de vida, medicamentos moderadores do apetite e outras medidas de controle apresentadas são essenciais, mas atuam apenas na via final da doença. Estudos sobre a genética da obesidade têm trazido valiosas informações, mas ainda há um grande caminho a ser percorrido para a obtenção de resultados mais eficazes no combate a esse grave problema.

As grandes armas atuais para diminuir a obesidade estão associadas a medidas preventivas e diagnóstico precoce.

REFERÊNCIAS BIBLIOGRÁFICAS

1. Freedman DS, Mei Z, Srinivasan SR, Berenson GS, Dietz WH. Cardiovascular risk factors and excess adiposity among overweight children and adolescents: the Bogalusa Heart Study. J Pediatr. 2007;150(1):12-7 e2.
2. Freedman DS, Khan LK, Dietz WH, Srinivasan SR, Berenson GS. Relationship of childhood obesity to coronary heart disease risk factors in adulthood: the Bogalusa Heart Study. Pediatrics. 2001;108(3):712-8.
3. Karlson EW, Mandl LA, Aweh GN, Sangha O, Liang MH, Grodstein F. Total hip replacement due to osteoarthritis: the importance of age, obesity, and other modifiable risk factors. Am J Med. 2003;114(2):93-8.
4. Fontaine KR, Redden DT, Wang C, Westfall AO, Allison DB. Years of life lost due to obesity. JAMA. 2003;289(2):187-93.
5. World Health Organization. Available from: http://www.who.int. (Acesso 19 nov 2015).
6. Ogden CL, Carroll MD, Kit BK, Flegal KM. Prevalence of childhood and adult obesity in the United States, 2011-2012. JAMA. 2014;311(8):806-14.
7. Pesquisa de Orçamentos Familiares 2008-2009. Antropometria e estado nutricional de crianças, adolescentes e adultos no Brasil [Internet]. 2008-2009. Disponível em: http://www.ibge.gov.br. (Acesso 19 nov 2015).
8. Fonseca-Alaniz MTJ, Alonso-Vale MIC, Lima FB. O tecido adiposo como centro regulador do metabolismo. Arq Bras Endocrinol Metab. 2006;50(2):216-29.
9. Zhang Y, Proenca R, Maffei M, Barone M, Leopold L, Friedman JM. Positional cloning of the mouse obese gene and its human homologue. Nature. 1994;372(6505):425-32.
10. Stunkard AJ, Sorensen TI, Hanis C, Teasdale TW, Chakraborty R, Schull WJ, et al. An adoption study of human obesity. N Engl J Med. 1986;314(4):193-8.
11. Phan-Hug F, Beckmann JS, Jacquemont S. Genetic testing in patients with obesity. Best Pract Res Clin Endocrinol Metab. 2012;26(2):133-43.
12. Borjeson M. The aetiology of obesity in children. A study of 101 twin pairs. Acta Paediatr Scand. 1976;65(3):279-87.
13. Sowan NA, Stember ML. Parental risk factors for infant obesity. MCN Am J Matern Child Nurs. 2000;25(5):234-40.
14. Schack-Nielsen L, Michaelsen KF. Breast feeding and future health. Curr Opin Clin Nutr Metab Care. 2006;9(3):289-96.
15. Arenz S, von Kries R. Protective effect of breastfeeding against obesity in childhood. Can a meta-analysis of observational studies help to validate the hypothesis? Adv Exp Med Biol. 2005;569:40-8.
16. Association AH. Available from: http://www.heart.org (acesso 10 março 2014).
17. Melby C, Scholl C, Edwards G, Bullough R. Effect of acute resistance exercise on post exercise ener-

gy expenditure and resting metabolic rate. J Appl Physiol. 1993;75(4):1847-53.

18. Goldfield GS, Mallory R, Parker T, Cunningham T, Legg C, Lumb A, et al. Effects of open-loop feedback on physical activity and television viewing in overweight and obese children: a randomized, controlled trial. Pediatrics. 2006;118(1):e157-66.

19. Council on Sports M, Fitness, Council on School H. Active healthy living: prevention of childhood obesity through increased physical activity. Pediatrics. 2006;117(5):1834-42.

20. Children, adolescents, and television. American Academy of Pediatrics Committee on Communications. Pediatrics. 1995;96(4 Pt 1):786-7.

21. Pediatrics AAo. http://www.healthychildren.org (acesso 10 março 2014).

22. Ikeda JP, Mitchell RA. Dietary approaches to the treatment of the overweight pediatric patient. Pediatr Clin North Am. 2001;48(4):955-68, ix.

23. Segal A CM, Cordas TA. Aspectos psicossociais e psiquiátricos da obesidade. Rev Psiquiatr Clin. 2002;29(2):81-4.

24. Staffieri JR. A study of social stereotype of body image in children. J Pers Soc Psychol. 1967;7(1):101-4.

25. Bray GA, Greenway FL. Current and potential drugs for treatment of obesity. Endocr Rev. 1999; 20(6):805-75.

26. Ozkan B, Bereket A, Turan S, Keskin S. Addition of orlistat to conventional treatment in adolescents with severe obesity. Eur J Pediatr. 2004;163(12):738-41.

27. Franco RR. O efeito da sibutramina na perda de peso de adolescentes obesos. In: Criança-HC--FMUSP Id, editor. 2012.

28. Stefater MA, Jenkins T, Inge TH. Bariatric surgery for adolescents. Pediatr diabetes. 2013;14(1):1-12.

29. Inge TH, Krebs NF, Garcia VF, Skelton JA, Guice KS, Strauss RS, et al. Bariatric surgery for severely overweight adolescents: concerns and recommendations. Pediatrics. 2004;114(1):217-23.

30. Velhote MC, Damiani D, Santoro S. Bariatric surgery in pediatrics – is it time? J Pediatr Endocrinol Metab. 2007;20(7):751-61.

31. Meyer AA, Kundt G, Steiner M, Schuff-Werner P, Kienast W. Impaired flow-mediated vasodilation, carotid artery intima-media thickening, and elevated endothelial plasma markers in obese children: the impact of cardiovascular risk factors. Pediatrics. 2006;117(5):1560-7.

32. Daniels SR. Cardiovascular disease risk factors and atherosclerosis in children and adolescents. Curr Atheroscler Rep. 2001;3(6):479-85.

33. Franco RR, Cominato L, Damiani D. O efeito da sibutramina na perda de peso de adolescentes obesos. Arq Bras Endocrinol Metab. 2015;58:243-250.

34. Totura CM, Figueroa HL, Wharton C, Marsiglia FF. Assessing implementation of evidence-based childhood obesity prevention strategies in schools. Rev Med Rep. 2015;25(2):347-54.

8 Controle do apetite – o cérebro metabólico e o cérebro cognitivo

Durval Damiani
Daniel Damiani
Hamilton Cabral de Menezes Filho

Após ler este capítulo, você estará apto a:

1. Compreender os mecanismos de controle do apetite e saciedade.
2. Perceber quando se come por necessidade metabólica e quando se come pelo "prazer" em comer.
3. Ter noção de que há uma grande interação entre o cérebro e os sinais intestinais que levam à saciedade.
4. Compreender os caminhos que podem ser seguidos para a descoberta de novas drogas para o combate da obesidade.
5. Visualizar as perspectivas futuras no tratamento e no controle da obesidade.

INTRODUÇÃO

O ser humano sempre lutou pela sobrevivência, procurando garantir, para si próprio e para sua família, o sustento necessário para se manter vivo. A manutenção do equilíbrio energético é um determinante maior da sobrevida de organismos superiores, incluindo-se o homem. Nesse contexto de equilíbrio energético, contam-se as calorias ingeridas *versus* as calorias gastas nos vários processos metabólicos necessários à homeostase.

Nosso homem primitivo, a cada dia, lutava para conseguir alimento e, uma vez que não dispunha de utensílios de armazenamento, guardava os excessos alimentares eventuais em seu próprio corpo, na forma de gordura, para mobilizá-los em épocas de falta de alimento. Ao lado disso, os alimentos de que dispunha exigiam um grande esforço digestivo, já que os ingeria crus (carnes de animais caçados, raízes, frutas etc.). Isso criou um sistema digestório adaptado a grandes digestões e, como vantagem de sobrevivência, os que conseguiam "guardar" no seu corpo mais nutrientes estariam mais aptos a enfrentar períodos de escassez alimentar. Desenvolve-se o "fenótipo poupador", comandado por "genes poupadores" que tendem a fazer com que o balanço energético penda para o lado positivo, o que significa armazenamento energético para as necessidades diárias.

A vida moderna traz consigo uma verdadeira "explosão" de obesidade, acometendo praticamente todas as regiões do mundo e todas as classes sociais. Com a obesidade, que muitas vezes já se inicia na infância, vem uma série de consequências metabólicas deletérias para o organismo, reduzindo a qualidade de vida e a longevidade. A mudança ambiental e do estilo de vida, associada a padrões de respostas fisiológicas que são trazidas por esse "fenótipo poupador", acabam por ser a resposta mais provável para a verdadeira explosão na prevalência de obesidade[1,2]. Os genes não causam diretamente a obesidade, mas predispõem o indivíduo a se tornar obeso. Assim, pode-se dizer que uma fração da população é geneticamente predisposta aos estímulos ambientais para a obesidade, enquanto outra fração é resistente[3].

Pode-se dizer que a "obesidade exógena" ocorre quando a predisposição individual para lidar com um ambiente restritivo, marcada pela genética, epigenética e/ou experiências do início da vida, é confrontada com um ambiente de plenitude e abundância alimentar. Dessa forma, a aumentada adiposidade em indivíduos predispostos deve ser vista como uma resposta fisiológica normal a um ambiente modificado, e não uma doença do sistema regulador[4].

CONTROLE DO PESO – UM GRANDE DESAFIO

A ingestão alimentar e o gasto de energia são controlados por sistemas neurais complexos e redundantes, verdadeiros sistemas integradores, recebendo sinais aferentes desde o sistema digestório, passando pelo tecido adiposo e chegando às estruturas centrais. Tem havido muito progresso na identificação do papel do hipotálamo e do tronco encefálico (porção caudal) nos vários mecanismos hormonais e neurais pelos quais o cérebro é informado sobre a disponibilidade dos nutrientes ingeridos e estocados. Em resposta, vias eferentes determinam uma resposta comportamental, autonômica e endócrina, levando à redução da ingestão alimentar e ao aumento do gasto energético. No entanto, pouca atenção tem sido dada aos sistemas corticais que, em muitas situações, "vencem" os sistemas de controle metabólico, exercidos pelo hipotálamo.

No cérebro, os três maiores componentes desse sistema parecem ser o tronco encefálico, o hipotálamo (centro integrador) e o córtex (orbitofrontal, núcleos da base, ínsula, límbico, núcleo *accumbens* e complexo amigdaloide).

A primeira estação de controle para a interpretação nutricional está na porção caudal do tronco encefálico, que recebe informação das papilas gustativas, do aparelho olfativo e do trato gastrointestinal, este último através de aferências vagais. Com essa informação, a maquinaria oromotora (presente nos núcleos do tronco encefálico, bem como nos núcleos da base) é ativada para a ingestão do alimento e sua evolução pelo trato gastrointestinal.

O hipotálamo, especialmente no núcleo arqueado (ARC), é o local de integração nutricional, recebendo informações que se originam em órgãos periféricos e são mediadas por hormônios circulantes e metabólitos, bem como por vias neurais procedentes do tronco cerebral. O ARC é influenciado também por sinais provenientes dos núcleos laterais e paraventriculares do hipotálamo. Os núcleos laterais recebem diversas aferências: sistema de recompensa, informações relacionadas à memória, sistemas motivacionais e de aprendizado, sinais vagais, do núcleo *accumbens*, do complexo amigdaloide e do pálido ventral; todos sendo integrados nesses núcleos e correlacionando-se diretamente (via produção de histamina, neurotensina, hipocretina, orexina e melanina) com o ARC.

O sistema córtico-límbico permite a interação com o ambiente que oferece o alimento, incluindo a procura do alimento e seu armazenamento, levando em conta a experiência, a disponibilidade e o custo. A visão, o sabor e a palatabilidade de alimentos já familiares contam nessas escolhas. O contexto social e hábitos e regras religiosas também determinam as escolhas alimentares. A influência límbica é maior que a necessidade metabólica do alimento.

CONTROLE DA INGESTÃO ALIMENTAR

Diante das necessidades energéticas de todo ser vivo, a obtenção de nutrientes é um passo extremamente importante para a sobrevida e não é de estranhar que seu controle seja extremamente complexo e confiável. O sistema funciona como "recepção de sinal-integração-saída do sinal" (Figura 8.1).

Informação sobre os nutrientes

Uma vez diante do alimento, o odor, o aspecto e o paladar são essenciais para a ingestão. As papilas gustativas discriminam o tipo de sabor que o alimento apresenta: doce para aminoácidos (considerados alimentos "benéficos"); amargo (que pode incluir várias toxinas potencialmente danosas) transmitido através de receptores acoplados à proteína G; o sabor salgado mediado por canais de sódio, sensíveis à amilorida, e o sabor azedo é mediado por um transportador de canal iônico (TRP). Ainda há dúvidas se há um receptor específico para gordura, como ocorre em roe-

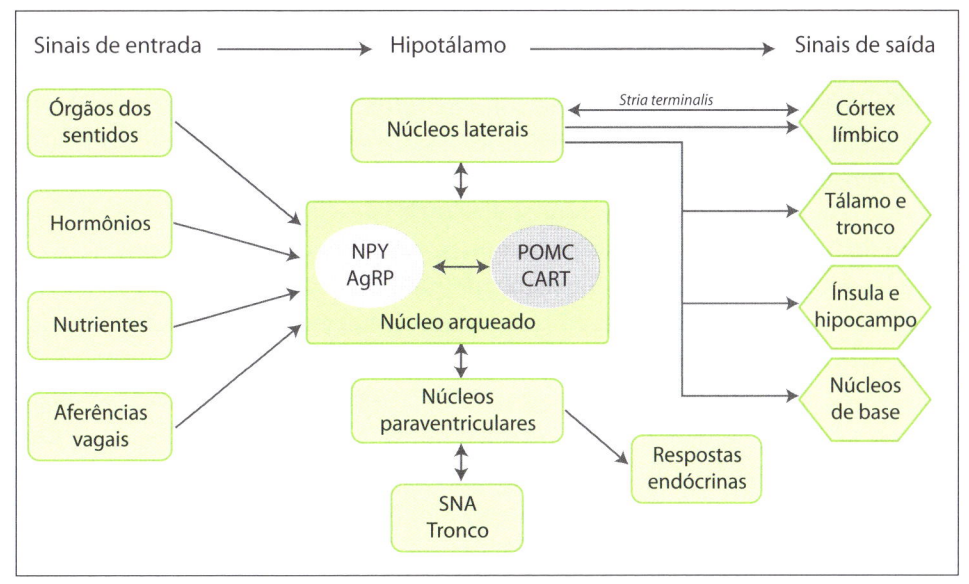

Figura 8.1 Sistema simplificado de recepção de sinal (*input*) proveniente dos vários sensores periféricos, integração do sinal, analisando as ações adequadas àquele *input* e comando para alguma ação diante dos sinais recebidos. SNA: sistema nervoso autônomo; NPY: neuropeptídio Y; AgRP: proteína relacionada ao agouti; POMC: pró-opiomelanocortina; Cart: transcritos relacionados a anfetamina e cocaína.

dores[1]. Dessa forma, informações sobre glicose, aminoácidos e lipídios são levadas ao cérebro para o processo de "integração".

Piruvato e lactato inibem a ingestão alimentar de maneira diferente em animais que se tornam obesos, comparados aos magros. Durante a hidrólise da caseína, produz-se um heptapeptídio que estimula a ingestão alimentar em animais de experimentação – é a beta-casomorfina. Os outros peptídios desse grupo inibem a ingestão alimentar, incluindo calcitonina, apolipoproteína A-IV, a forma cíclica da histidil-prolina, várias citocinas e TRH (hormônio liberador de tireotrofina). Vários desses peptídios agem em receptores gastrointestinais ou hepáticos e encaminham seus sinais via aferente vagal5.

Sinalizadores intestinais

No tubo digestivo, quimio e mecanorreceptores dão informação sobre a quantidade de nutrientes que está estocada temporariamente no trato gastrointestinal. Estabelece-se aí uma importante comunicação intestino-cérebro[6]. No estômago, os nutrientes são percebidos por estiramento vagal e sensores presentes na mucosa gástrica. Fatores neurotróficos (como o BDNF – *brain-derived neurotrophic factor* – e neurotrofina-3) são essenciais para a aferência vagal da parede do estômago. A ghrelina, secretada no fundo gástrico quando o estômago está vazio, dá um poderoso sinal de fome para o cérebro, e sua secreção é inibida com a ingestão alimentar.

Na porção alta do intestino delgado, a colecistocinina (CCK), atuando via receptor CCK-A no trato gastrointestinal, dá um sinal de saciedade via vagal, motivado principalmente pela presença de lipídios e proteínas (não glicose)[7]. Esses sinais são transmitidos ao núcleo do trato solitário (NTS) e então a centros superiores, incluindo o núcleo parabraquial e o complexo amigdaloide, entre outros.

Nas porções mais baixas do intestino delgado e do colo, o peptídio YY (PYY) e o peptídio semelhante ao glucagon (GLP-1) são secretados pela estimulação direta dos nutrientes na parede intestinal, bem como por reflexos originados na porção mais alta do intestino. Tanto $PYY_{(3-36)}$ como GLP-1 são anoréxicos. O $PYY_{(3-36)}$, além de suprimir a ingestão alimentar, modula a atividade da área tegmentar ventral (VTA) e o *striatum* ventral[8].

Sinais advindos do fígado, do pâncreas e dos músculos também são enviados ao cérebro informando sobre a disponibilidade de nutrientes. A enterostatina, um pentapeptídio produzido da clivagem da colipase pancreática, reduz a ingestão alimentar. Esse peptídio difere da CCK, reduzindo seletivamente a ingestão de gorduras. A bombesina e seu análogo humano GIP (peptídio inibidor de gastrina ou peptídio insulina-gastrina) reduzem a ingestão alimentar em indivíduos obesos e magros. Hormônios pancreáticos, incluindo glucagon, amilina e polipeptídio pancreático também reduzem a ingestão alimentar[5].

Sinalizadores do tecido adiposo

De especial importância são os sinais advindos do tecido adiposo, o maior sítio de estoque energético do organismo humano e o mais importante órgão endócrino.

A leptina, uma proteína de 16 KDa, produzida principalmente pelo tecido adiposo subcutâneo, informa o cérebro da presença de excesso de tecido adiposo, induzindo bloqueio do neuropeptídio Y (NPY) – um potente orexígeno – e suprimindo o apetite. Quando as reservas de gordura estão baixas, a queda de leptina estimula a produção de NPY, com aumento de apetite. Além disso, a reduzida secreção de leptina reduz o gasto energético e a secreção de hormônios tireoidianos e de gonadotrofinas e aumenta a secreção de cortisol[9].

O tecido adiposo secreta uma série de substâncias, chamadas em conjunto de adipocitocinas, que são marcadores inflamatórios: IL-6, leptina, TNF, resistina, adiponectina, PAI-1 (inibidor do ativador de plasminogênio 1), angiotensinogênio, visfatina, IL-1.

A obesidade é marcada pelo aumento das adipocitocinas séricas, com exceção da adiponectina. A resistina é uma proteína de 12 kD, sendo também uma molécula de sinalização durante o processo inflamatório: produzida por macrófagos, tecido adiposo, pâncreas e placenta. Sua função é aumentar a síntese hepática de glicose e reduzir a utilização de glicose no tecido muscular; sua atividade é anti-insulínica, levando à hiperglicemia. Os níveis de resistina são diretamente relacionados aos níveis de tecido adiposo presentes no organismo. O PAI-1 inibe a fibrinólise, sendo, então, pró-trombótico. Além disso, aumenta seus níveis na vigência de hipertrigliceridemia e hiperinsulinemia.

A visfatina (*visceral fat*), produzida no tecido adiposo visceral, tem um papel ainda controvertido em relação à obesidade e à resistência à insulina[10]. Em alguns estudos, ela parece aumentar conforme aumenta o ganho de peso e a resistência à insulina, e, em outros, parece haver redução. A apelina, descrita em 2005[11], é produzida no tecido adiposo e aumenta sob estímulo de insulina e de TNF-alfa (fator de necrose tumoral alfa), estando envolvida na resistência à insulina. A omentina, descrita em 2006[12], tem grande produção no tecido adiposo omental e possui relação inversa com a obesidade, parecendo ser, da mesma forma que a adiponectina, uma adipocitocina protetora da resistência à insulina e da síndrome metabólica. Apresenta correlação negativa com o HOMA (homeostasis model assessment – um índice de resistência à insulina) e positiva com a adiponectina e com o HDL colesterol. Como se pode perceber, o tecido adiposo produz uma série de substâncias pró-inflamatórias, havendo, de certa forma, importante integração entre o tecido adiposo e o sistema imunológico (p. ex., enquanto a leptina induz maior resposta Th1, a adiponectina suprime a fagocitose – papel anti-inflamatório), não sendo exagero dizer que quando no subnutrido ou mesmo no desnutrido, há um estado de "imunossupressão", ao passo que no obeso há um estado de "inflamação crônica".

HIPOTÁLAMO – O MAIOR CONTROLADOR DO APETITE

O núcleo arqueado (ARC) constitui-se, dentro do hipotálamo, em um sítio maior de integração entre os diversos sinais oriundos da periferia e do tronco cerebral, determinando ações que visam a adequar o balanço energético do organismo. A leptina é um dos sinais que provêm do tecido adiposo, informando o cérebro sobre os estoques de gordura do corpo. A leptina inibe, no ARC, a produção de dois potentes orexígenos: neuropeptídio Y (NPY) e a proteína relacionada ao agouti (AgRP). Os neurônios NPY/AgRP são estimuladores da ingestão alimentar, mas, curiosamente, em animais *knock-out* para os genes NPY e AgRP, havia pouca interferência na ingestão alimentar, enquanto a ablação aguda desses neurônios no animal adulto leva à profunda perda de peso e à inibição do apetite. Isso indica que outras vias podem compensar a perda de NPY/AgRP no início do desenvolvimento, mas não nas fases posteriores da vida[13].

Outra subpopulação neuronal expressa pró-ópio-melanocortina (POMC) e transcritos relacionados a anfetamina e cocaína (CART), com papel anorético. A POMC é precursora de vários produtos, especialmente o MSH ou seu análogo estável melanotan II (MTII), que atuam em receptores melanocortina (especialmente o tipo 4 – MC4R), induzindo perda de apetite. Esses dois grupos de neurônios presentes no ARC, NPY/AgRP de um lado e POMC/CART de outro, funcionariam como um sistema de "acelerador-freio" para a ingestão alimentar e há colaterais axonais (GABAérgicas) locais ligando esses grupos de neurônios[14]. Como os neurônios NPY produzem ácido gama-aminobutírico (GABA), eles inibem os neurônios POMC por intermédio tanto de receptores Y1 como de receptores GABA. Na ausência de inibição recíproca de NPY pelos neurônios POMC, esse arranjo pode ser visto como um sistema que privilegia a ingestão alimentar (Figura 8.2).

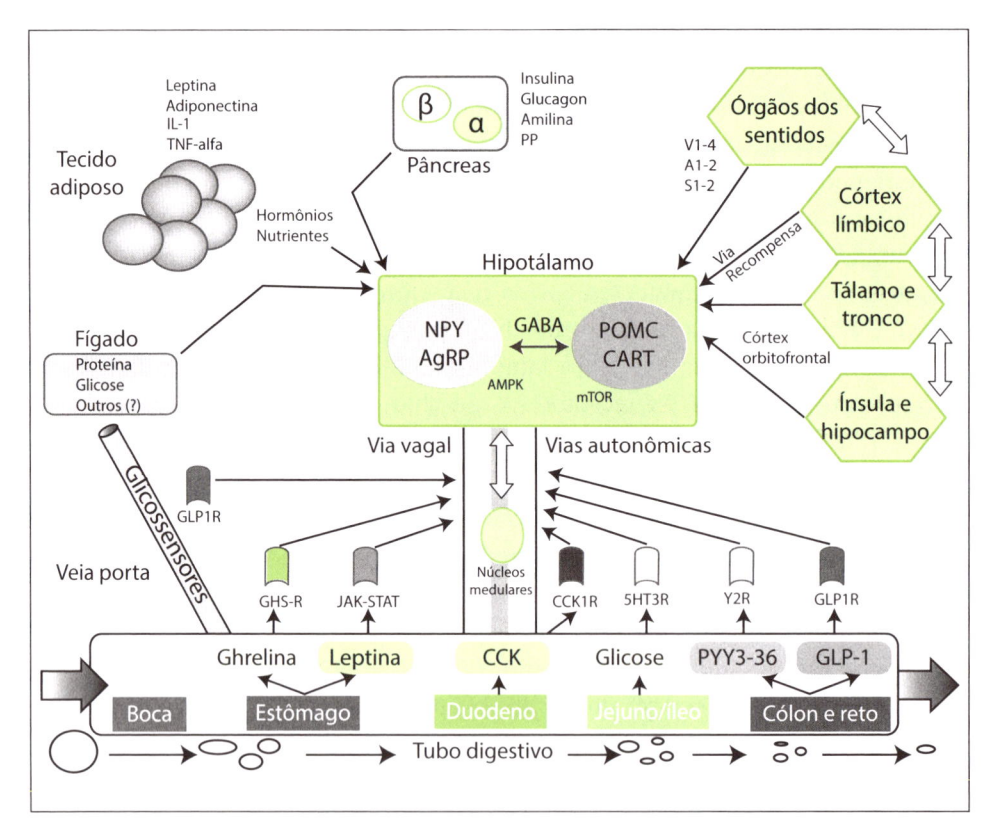

Figura 8.2 Mecanismos conhecidos de sinalização alimentar. Note que os núcleos hipotalâmicos também estão interconectados: AMPK tem função orexígena (estimuladora do núcleo NPY/AgRP), sendo inibido pela ação da insulina, da glicose e da leptina. Já o mTOR constitui-se em um sensor do estado metabólico do organismo, sendo um estimulador anorexígeno (estimuladores do núcleo POMC/CART). AMPK: quinase ativada por AMP cíclico; NPY: neuropeptídeo Y; AgRP: proteína relacionada ao agouti; POMC: pró-ópio-melanocortina; Cart: transcritos relacionados a cocaína e anfetamina.

INTEGRAÇÃO ENTRE OS SINAIS EMITIDOS PELOS NUTRIENTES E A SECREÇÃO HORMONAL

Tanto os neurônios NPY/AgRP como os POMC expressam receptores de leptina e são regulados diretamente pela leptina. Dessa forma, baixas concentrações de leptina resultam em aumento de apetite e supressão do gasto energético, enquanto altas concentrações levam à inibição do apetite e ao aumento do gasto energético. Além de sua ação pelos receptores da classe das citocinas, ativando Janus quinase (JAK2) e STATs, especialmente o STAT3, a leptina atua em outras vias intracelulares, incluindo ERK (quinase sensível a estímulos externos), PI3K (fosfatidilinositol-3--quinase) e cAMP/PDE3B (AMP cíclico e fosfodiesterase 3B). A perda do sinal de PI3K atenua a inibição do apetite induzida pela leptina e a estimulação do sistema nervoso simpático (que leva ao aumento do gasto energético).

A insulina atua no cérebro, suprimindo a atividade dos neurônios NPY e aumentanto a atividade dos neurônios POMC, sendo, portanto, um potente anorético no SNC. As ações superpostas de insulina e leptina são explicadas porque ambas ativam PI3K no interior dos neurônios hipotalâmicos e o PI3K é requerido para a supressão do apetite. Um dado a ser lembrado é que a hipoglicemia motivada pela insulina é um poderoso estímulo à ingestão alimentar: a concentração de glicose sofre uma queda antes do início da maioria das refeições, tanto em humanos como em roedores. Quando se evita essa queda glicêmica, a próxima refeição é retardada.

A ghrelina estimula os neurônios NPY por meio de um receptor secretagogo de GH (GHS-R), pertencente à família da rodopsina, enquanto o PYY(3-36) inibe os neurônios NPY via receptores Y2. A clivagem dos dois primeiros aminoácidos transforma um peptídeo oregíneno que atua em receptores Y1 e Y5 em um anorexígeno, que atua em receptor Y2. O GLP-1, produzido nas células L do íleo, também funciona como inibidor de apetite. Além disso, sinais intestinais chegam ao núcleo arqueado via projeções ascendentes do complexo vagal dorsal. É curioso notar que alguns neurônios são sensíveis a variações de concentrações de glicose, atuando de modo muito semelhante à célula beta pancreática. Sinais originados de ácidos graxos e de aminoácidos também suprimem o apetite, atuando nesses neurônios hipotalâmicos do ARC[6]. Em contraste à leptina, a ghrelina parece facilitar o comportamento de "armazenar" alimentos e aumenta os processos de recompensa como parte de sua ação orexígena.

A leptina é estimulada pela insulina (via metabolismo de glicose) e inibida por catecolaminas e por tiazolidinedionas (pela supressão do PPAR gama). Sua ação de inibição do apetite coincide com a da insulina, e ambos os hormônios apresentam um fator comum de sinalização – a fosfatidilinositol-3-quinase (PI3K). Os receptores de leptina expressam-se em várias estruturas telencefálicas como hipocampo, neocórtex, núcleo *accumbens*, área tegmentar ventral, tálamo, tronco caudal, neurônios aferentes vagais e até em receptores de paladar[15].

Analisando o comportamento da leptina em obesos, em que suas concentrações elevadas não condicionam bloqueio do apetite, já que se desenvolve resistência a esse hormônio, pode-se inferir que talvez a leptina não surgiu evolutivamente para prevenir a obesidade. Suas ações biológicas ocorrem em baixas concentrações plasmáticas, em que sua ausência é um forte estímulo para a procura e a ingestão alimentar. No entanto, quando as concentrações se normalizam, a emergência cessa e posterior elevação de leptina não induz à redução do apetite. Isso ocorre porque pode ter sido desvantajoso para as espécies que viviam em ambiente restritivo ter esse bloqueio de ingestão e evolui um mecanismo que cria a resistência à leptina. Nos animais que hibernam, no final do verão, quando já estão obesos, eles continuam a comer, para aumentar as reservas para o inverno que vai chegar; isso ocorre porque se desenvolve resistência à leptina[15]. Um mecanismo aventado para essa aquisição de resistência é a elevação de triglicerídios, o que dificulta a passagem da leptina pela barreira hematoencefálica. Nas épocas de fome, era útil ter um mecanismo que limitasse a ação da leptina no bloqueio do apetite (resistência) e o sinalizador era o triglicerídio, já que essas substâncias se elevam em um período de fome prolongado. No entanto, com uma ingestão alta de gorduras, também aumentam os triglicerídios séricos e isso pode confundir o sistema, que passa a dificultar a ação da leptina quando, na verdade, deveria facilitá-la, evitando a obesidade. No recém-nascido, os triglicerídios derivados do leite inibem o transporte de leptina para o SNC e isso tem importância em um momento da vida em que o alimento é precioso e o ganho de peso, uma necessidade urgente. É intrigante que esse achado de resistência à leptina em obesos possa ser uma "confusão de identidade" por parte dos sinalizadores que controlam a ingestão alimentar: não se trata de falta de alimento, mas de excesso de alimentos gordurosos. Não se trata de um recém-nascido, que tem necessidade imediata em ganhar peso, e os triglicerídios elevados não são os derivados do leite, mas os de uma alimentação inadequada.

Outra explicação para a resistência à leptina é um defeito de receptor, que sinaliza para neurônios NPY e POMC. A deleção de dois reguladores negativos da sinalização de leptina – supressor da sinalização de citocina 3 ou SOCS3 e tirosina fosfatase PTB1B – protege camundongos de desenvolver resistência à leptina. Nos animais que hibernam, a reversibilidade da resistência à leptina no verão é uma propriedade fisiológica desses neurônios[16].

A proteína ativadora da acetilação (ASP) atua por ação parácrina no tecido adiposo, sendo estimulada por insulina, quilomícrons e VLDL, aumentando a captação de glicose, aumentando a diacilglicerol-aciltransferase, reduzindo a lipase sensível a hormônio e aumentando a síntese de triglicerídios. Quando se suprime a ação da

ASP, o animal se torna resistente à obesidade. Seus efeitos ocorrem no fígado, no músculo e no SNC, com o aumento da sensibilidade à insulina, a redução da produção hepática de glicose e o aumento da oxidação de ácidos graxos.

Já a adiponectina é estimulada pelas tiazolidinedionas (através de PPAR gama) e é inibida pelas catecolaminas, pelos glicocorticoides e pelo fator de necrose tumoral-alfa. Possui dois receptores que já foram identificados: Adipo-R1 (expresso no tecido muscular) e Adipo-R2 (presente nos hepatócitos). Atua de forma sistêmica no fígado, no músculo e no SNC, ao aumentar a sensibilidade à insulina, reduzir a produção hepática de glicose e estimular a oxidação de ácidos graxos[17].

As oxintomodulinas foram descritas pela primeira vez em 1980. Ao serem liberadas pelas células enteroendócrinas (porção distal do intestino), mostraram aumento dos seus níveis cerca de 5 a 10 minutos após a ingestão, atingindo seu pico máximo nos 30 minutos pós-prandiais. O gene produtor desse pró-glucagon é encontrado no estômago, no pâncreas e no SNC; as enzimas convertases C1 e C2 clivam essa molécula, dependendo do seu sítio de ação. A oxintomodulina pode ser secretada em conjunto com o PYY. A oxintomodulina, como o GLP-1, é anorexígena, agindo em vias distintas, mas em receptores semelhantes (GLP-1 e GLP-2). Sua atividade no sistema nervoso é encontrada na medula, bulbo olfatório, cerebelo, córtex e hipotálamo (inibem os neurônios NPY/AgRP no núcleo arqueado), além de atuar via nervo vago[18].

ALÉM DO HIPOTÁLAMO, O QUE MAIS?

O estudo do controle do apetite tem focado muito no hipotálamo e, de certa forma, negligenciado outras importantes estruturas cerebrais. Os neurônios NPY/AgRP e POMC não estão isolados do resto do cérebro, mas recebem informações neurais de várias áreas cerebrais, especialmente dos neurônios orexina/hipocretina no hipotálamo lateral (Figura 8.3).

A importância dos processos cognitivos e emocionais para o equilíbrio energético não pode ser desprezada. As estruturas córtico-límbicas lidam com cognição, recompensa e emoção. Uma vez que o sistema de recompensa passa a ser nosso alvo na complexa circuitaria neuronal do controle do apetite, e sabendo que esse sistema tem a capacidade de modular o comportamento alimentar, apenas pelo desejo de algum alimento e não pela sua necessidade metabólica, é necessário sempre considerar o uso de terapias, de certa forma, que atenuem sua atividade. Para esse fim, os obesos muitas vezes precisarão de apoio psicológico, bem como de farmacoterapia com antidepressivos.

A procura do alimento é um mecanismo de sobrevivência altamente conservado[19]. Nesse aspecto, será traçado um paralelo entre o homem primitivo, vivendo em um ambiente de restrição e de carência alimentar, e o homem moderno.

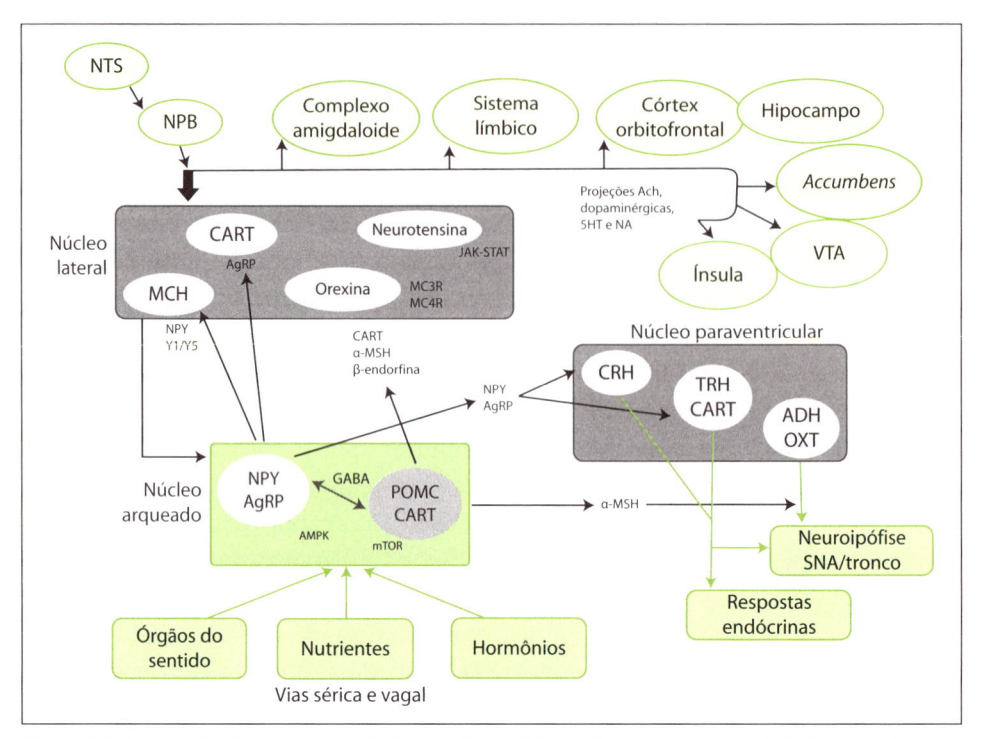

Figura 8.3 Integração das regiões corticais superiores: sistema de recompensa: "O cérebro cognitivo no apetite". NTS: núcleo do trato solitário; NPB: núcleo parabraquial; VTA: área tegumentar ventral; CART: transcritos relacionados a cocaína e anfetamina; MCH: hormônio concentrador de melanócitos; CRH: hormônio liberador de corticotrofina; TRH: hormônio liberador de tireotrofina; ADH: hormônio antidiurético; OXT: ocitocina; NPY: neuropeptídeo Y; AgRP: peptídeo relacionado ao agouti; MC3R: receptor de melanocortina-3; MC4R: receptor de melanocortina-4; Ach: acetilcolina; NA: noradrenalina; 5HT: serotonina; MSH: hormônio melanotrófico; GABA: ácido gama-aminobutírico; AMPK: quinase ativada por AMP cíclico; mTOR: alvo da rapamicina em mamíferos.

- Cenário 1: o homem primitivo, com fome, procura seu alimento. Lembra-se de locais onde pode encontrá-lo e se dirige a esses locais. Avalia os perigos envolvidos até chegar ao local, como o encontro de predadores. Ao chegar ao local e encontrar sua presa, sai ao encalço dela, travando uma luta para dominá-la, matá-la e comê-la, eventualmente trazendo-a para seu local de habitação (alguma caverna) onde possa compartilhar o alimento com sua família. O alimento é ingerido sem nenhum preparo e exige uma digestão trabalhosa.

- Cenário 2: o homem moderno que gosta de feijoada. Lembra-se de um restaurante que faz uma excelente feijoada e decide obter esse alimento. Os estímulos motores o levarão até o restaurante: pega seu carro e se dirige ao local, não sem antes considerar os riscos envolvidos: o carro pode quebrar, pode ter um pneu furado ou pode até mesmo ser assaltado no caminho. Chegando ao local, deixa o carro com o manobrista (caso contrário ele estacionaria longe e teria de andar mais de uma quadra para chegar) e vai ao encalço da feijoada. Pode comê-la no restaurante ou levá-la para casa para compartilhá-la com familiares. O alimento tem tudo para estimular seu apetite: apresentação, odor, sabor. A recompensa da refeição é uma notável sensação de bem-estar. Come a feijoada e descansa após o almoço.

Diante desses dois cenários, fica mais fácil entender por que a obesidade vem crescendo no mundo. Por meio desses exemplos, percebe-se que há um cérebro metabólico (o qual responde a sinais provindos do estômago, do intestino e da necessidade de nutrientes) e um cérebro "cognitivo", em que uma complexa rede de integração parte do "gostar" do alimento, "querer", "procurar" e "ingerir". Todas essas ações apresentam representações corticais e límbicas e influenciam a quantidade de alimento ingerida. Estudos eletrofisiológicos em primatas mostram que neurônios do complexo amigdaloide, do núcleo *accumbens* e do córtex orbitofrontal respondem a atributos sensoriais específicos dos alimentos experimentados, como bebidas doces e cremes[15].

O "gostar" de um alimento envolve circuitos neurais que passam pelo núcleo *accumbens* e pelo pálido ventral, na porção límbica e motora do cérebro, respectivamente. Os receptores opioides parecem ser muito importantes nesse processo: a injeção de um agonista de receptor opioide (DAMGO) no núcleo *accumbens* desencadeia uma fome voraz, especialmente de alimentos doces e com alto teor de gordura. Por outro lado, a injeção de um antagonista opioide seletivo para receptores mu reduz a ingestão de sacarose.

Contrariamente ao que sempre se pensou, o sistema mesolímbico dopaminérgico não tem qualquer papel nesse "gostar" do alimento, mas é importante para o comportamento motor para obter certos alimentos. Isso foi chamado de "querer" por Berridge e Robinson[19]. As projeções dopaminérgicas da área tegmentar ventral (VTA) para o núcleo *accumbens* (parte do sistema dopaminérgico, mesolímbico) são o componente mais crucial desse sistema implícito ou inconsciente de "querer". A manipulação desse sistema influencia poderosamente o "querer", mas não o "gostar".

O hipotálamo lateral também está envolvido no "querer", pois a estimulação elétrica nessa área em camundongos faz com que eles comam (queiram) a comida, mas não os faz "gostar" dessa comida. Um dado interessante é que a leptina modula os sinais aferentes provenientes do alimento, mesmo nos estágios mais iniciais do processamento alimentar, de modo que baixas concentrações de leptina podem baixar dramaticamente os limiares dos estímulos externos sinalizando a disponibilidade de nutrientes. Leptina e insulina também podem atuar de forma direta nos neurônios dopaminérgicos mesolímbicos para modular o "querer" alimentar[4].

Quando se "gosta" de determinado alimento e se dá uma escala de valor a esse "gostar" (pode-se gostar em graus diferentes de diferentes alimentos), quem está envolvido nesse sentimento são o córtex pré-frontal e o cíngulo (Figura 8.3). Como se vê, esses sentimentos sobre o alimento estão espalhados pelo cérebro e parece que o fator de união são os receptores opioides. Quando se administra cronicamente um antagonista opioide (naloxona), o que se verifica é que há uma clara redução da ingestão de alimentos palatáveis, mas não ocorrem mudanças significativas no balanço energético.

Outro denominador comum para essa "rede de prazer alimentar" espalhada pelo cérebro é a sinalização por receptores canabinoides CB1. Como os opioides, a sinalização dos endocanabinoides por receptores CB1 suprime seletivamente o apetite para comidas palatáveis[20].

O sistema endocanabinoide atua localmente (autócrina e paracrinamente), sendo inativado muito rápido a partir de sua liberação. As substâncias agonistas endógenas são bem conhecidas e chamadas de 2AG (2-araquidonoil-glicerol) e anandamida (N-araquidonoil-etanolamina) – esta última possui os fosfolipídios como precursores e os derivados do ácido araquidônico como metabólitos, resultando em hipomotilidade intestinal, analgesia, catalepsia e hipotermia; esse ligante atua nos receptores CB1 e CB2, ambos ligados à proteína G.

Os receptores CB1 estão espalhados pelo organismo: cérebro (hipotálamo, hipófise, núcleos da base, cerebelo, sistema nervoso entérico), medula espinhal, sistema nervoso periférico, fígado, tecido adiposo, células endoteliais, músculo esquelético e trato gastrointestinal. Os receptores CB2 foram encontrados nas células do sistema imune (células B e T, baço, tonsilas e micróglia).

A ativação do receptor CB1 possui efeito orexígeno (atuando sobre os núcleos hipotalâmicos) e efeito sobre o sistema límbico: aumenta a motivação para a alimentação e para o fumo. Uma vez ativados, os receptores CB1, acoplados à proteína G, bloqueiam a adenilato ciclase, fechando os canais de cálcio e abrindo os de potássio. Nos tecidos periféricos, o receptor CB1 relaciona-se ao aumento da lipogênese (tecido adiposo, fígado, trato gastrointestinal e músculo esquelético), alterando assim o metabolismo da glicose. Atualmente, já estão disponíveis ferramentas farmacológicas que bloqueiam o receptor CB1, suprimindo assim o apetite. Especula-se que, na obesidade, esse sistema permaneça ativado[21]. A Tabela 8.1 mostra os principais orexígenos e anorexígenos importantes na regulação alimentar.

Tabela 8.1. Principais sinalizadores do apetite, seu local principal de produção e sua característica: anorexígena ou orexígena

Sinalizador	Produzido principalmente	Ação
Ghrelina	Estômago e hipotálamo	Orexígena
Insulina	Pâncreas	Anorexígena
Anandamida e 2AG	Intestino e cérebro	Orexígena

(continua)

Tabela 8.1. Principais sinalizadores do apetite, seu local principal de produção e sua característica: anorexígena ou orexígena *(continuação)*

Sinalizador	Produzido principalmente	Ação
Leptina	Adipócitos e estômago	Anorexígena
CCK	Intestino	Anorexígena
PYY(3-36)	Íleo e cólon	Anorexígena
Opioides (endorfina)	Cérebro e tronco encefálico	Orexígena
NPY	Hipotálamo	Orexígena
AgRP	Hipotálamo	Orexígena
CART	Hipotálamo	Anorexígena
POMC	Hipotálamo	Anorexígena
MSH	Hipófise	Anorexígena
GLP-1	Íleo, cólon e reto	Anorexígena
Oxintomodulina	Final do jejuno e íleo	Anorexígena
PYY(1-36)	Íleo e cólon	Orexígena
Glicossensores portais	Veia porta	Anorexígena
Amilina	Pâncreas	Anorexígena
Adiponectina	Adipócito	Anorexígena
Resistina	Células mononucleares, adipócito, pâncreas	Orexígena
Enterostatina	Intestino	Anorexígena
Bombesina e GIP	Estômago	Anorexígena
Glucagon	Pâncreas	Anorexígena
Polipeptídeo P (PP)	Pâncreas	Anorexígena
mTOR	Hipotálamo	Anorexígena
AMPK	Hipotálamo	Orexígena

A "PANDEMIA" DE OBESIDADE

Quando se tem a junção de um fenótipo poupador, reflexo de genes poupadores, herdados da necessidade ancestral de se manter vivo diante de períodos frequentes de escassez alimentar, com a abundância e a "tecnologia" para "empurrar" alimentos para serem consumidos e um grau importante de sedentarismo, tem-se aí a fórmula que conduz à obesidade. Claro que há os resistentes, indivíduos que, apesar de ingerir uma grande quantidade calórica, têm a capacidade de um alto gasto energético e são poupados da "pandemia" de obesidade.

As pressões ambientais para aumentada ingestão alimentar são enormes, incluindo-se aí todo um trabalho de divulgação no qual o aspecto e a apresentação do produto falam mais alto que o seu próprio sabor[22]. Diante de um sistema que responde de forma assimétrica, em que ocorreu uma pressão da evolução para defender o ser humano da fome, mas não defendê-lo da obesidade, pode-se dizer que as pressões ambientais podem sobrepujar a fraca capacidade dos mecanismos homeostáticos de defender os limites superiores do peso corpóreo e da adiposidade.

A palatabilidade é outro fator que determina a ingestão alimentar. Tem-se, atualmente, a chamada "dieta da cafeteria", que é um poderoso estímulo para se alimentar. Quantas vezes, já saciados, uma apetitosa sobremesa é consumida? É o "fenômeno da sobremesa".

Por outro lado, a vida moderna trouxe um alto grau de estresse. Pouco se conhece sobre os mecanismos pelos quais o estresse tanto pode aumentar quanto bloquear o apetite. Como todos passam por um alto grau de estresse, os afortunados que deixam de comer ou comem menos sob estresse terão alta probabilidade de serem magros, enquanto os que não param de comer quando estressados vão ganhar peso e podem se tornar obesos. O estresse crônico altera o processamento emocional na amígdala e em outras áreas corticais, por meio do aumento de glicocorticoides e do hormônio liberador de corticotrofina (CRH). Muitas vezes, o alimento funciona como um medicamento para reduzir o estresse. Um outro fator que joga a favor da obesidade é a falta de sono, tão comum nos atribulados dias atuais. O indivíduo que dorme menos não só tem mais tempo para consumir guloseimas ou outros alimentos, mas também altera sua neuroquímica, predispondo-o a ganhar peso.

A tarefa de fazer um paciente perder peso é árdua, já que o sistema de regulação nos pacientes predispostos à obesidade parece atuar "ao contrário". Em vez de "cooperar" com a perda de peso, o sistema cria dificuldades a essa perda e isso é interpretado como a necessidade de sobrevivência em épocas de escassez alimentar. Comparando as alterações de atividade cerebral desencadeadas por estímulo visual de comida em obesos, antes e após 10% de perda de peso, detecta-se a "anatomia" de um cérebro faminto após a perda de 10%, ainda que o indivíduo continue obeso. Embora as alterações de atividade sejam notadas nas áreas homeostáticas tradicionais do hipotálamo e do tronco cerebral, muitas áreas córtico-límbicas envolvidas nas funções emocionais e cognitivas eram mais fortemente afetadas pela perda de peso. O curioso é que a maioria dessas alterações era reversível com a administração de leptina. Esse tratamento durante a perda de peso aumentava a probabilidade de atingir os objetivos de perda de peso e prevenir recaídas[23].

CONCLUSÕES

A ingestão alimentar é claramente controlada por um conjunto de fatores cognitivos, emocionais e de recompensa, envolvendo a mesma via neuronal que o vício a determinada substância exerce, com todo seu impacto hedônico. Esses processos eminentemente corticais (cérebro cognitivo: consciente e inconsciente) podem ser mais fortes que os processos metabólicos de regulação da ingestão alimentar, centrados principalmente nos núcleos hipotalâmicos. Esses mecanismos subconscientes passam por cima da saciedade e levam o indivíduo a comer além de suas necessidades.

Indivíduos com a síndrome de Prader-Willi, por exemplo, revelaram nos exames de imagem funcional uma excitação patológica cortical quando visualizam carboidratos, não possuindo circuitaria neuronal (pré-frontal ventromedial) suficientemente eficaz para inibir o impulso dado pelo complexo amigdaloide. Muito ao contrário do esperado, seu córtex pré-frontal ventromedial apresenta uma desorganização estrutural, sendo superexcitado, resultando em hiperfagia e obesidade. A longo prazo, a menos que mecanismos compensatórios entrem em cena para limitar a assimilação alimentar, a obesidade vai ocorrer.

Como afirma Berthoud, esses processos, que não têm sido estudados com tanta profundidade como os mecanismos societógenos, são tão fisiológicos quanto os estudos de regulação hipotalâmica (a neurofisiologia não possui menor impacto nessa regulação quando comparada à fisiologia hepática ou adipocitária) e podem aportar subsídios para se que obtenham armas para combater com mais efetividade essa verdadeira pandemia de obesidade vista no mundo todo.

REFERÊNCIAS BIBLIOGRÁFICAS

1. Lenard NR, Berthoud HR. Central and peripheral regulation of food intake and physical activity: pathways and genes. Obesity (Silver Spring). 2008;16(Suppl 3):S11-S22.
2. Prentice AM, Rayco-Solon P, Moore SE. Insights from the developing world? Thrifty genotypes and thrifty phenotypes. Proc Nutr Soc. 2005;64(2):153-61.
3. Speakman JR. Obesity: the integrated roles of environment and genetics. J Nutr. 2004;134(8 Suppl):2090S-2105S.
4. Zheng H, Lenard N, Shin A, Berthoud HR. Appetite control and energy balance regulation in the modern world: Reward-driven brain overrides repletion signals. Int J Obes (Lond). 2009;33(Suppl 2):S8-S13.
5. Bray GA. Afferent signals regulating food intake. Proc Nutr Soc. 2000;59(3):373-84.
6. Berthoud HR, Morrison C. The brain, appetite, and obesity. Annu Rev Paychol. 2008;59:55-92.
7. Geary N. Endocrine control of eating: CCK, leptin, and ghrelin. Physiol Behav. 2004;81(5):719-33.
8. Batterham RL, Ffytche DH, Rosenthal JM, Zelaya FO, Barker GJ, Withers DJ, et al. PYY modulation of cortical and hypothalamic brain areas predicts feeding behavior in humans. Nature. 2007;450(7166):106-9.
9. Jéquier E, Tappy L. Regulation of body weight in humans. Physiol Rev. 1999;79(2):451-80.
10. Fukuhara A, Matsuda M, Nishizawa M, Segawa K, Tanaka M, Kishimoto K, et al. Visfatin: a protein secreted by visceral fat that mimics the effects of insulin. Science. 2005;307(5708):426-30.
11. Boucher J, Masri B, Daviaud D, Gesta S, Guigné C, Mazzucotelli A, et al. Apelin, a newly identified adipokine up-regulated by insulin and obesity. Endocrinology. 2005;146(4):1764-71.
12. Yang RZ, Lee MJ, Hu H, Pray J, Wu HB, Hansen BC, et al. Identification of omentin as a novel depot-specific adipokine in human adipose tissue: possible role in modulating insulin action. Am J Physiol Endocrinol Metab. 2006;290(6):E1253-61.

13. Luquet S, Perez FA, Hnasko TS, Palmiter RD. NPY/AgRP neurons are essential for feeding in adult mice but can be ablated in neonates. Science. 2005;310(5748):683-5.
14. Roseberry AG, Liu H, Jackson AC, Cai X, Friedman JM. Neuropeptide Y-mediated inhibition of proopiomelanocortin neurons in the arcuate nucleus shows enhanced desensitization in ob/ob mice. Neuron. 2004;41(5):711-22.
15. Berthoud HR. Interactions between the "cognitive" and "metabolic" brain in the control of food intake. Physiol Behav. 2007;91(5):486-98.
16. Krol E, Duncan JS, Redman P, Morgan PJ, Mercer JG, Speakman JR. Photoperiod regulates leptin sensitivity in field voles, *Microtus agrestis*. J Comp Physiol B Biochem Syst Environ. 2006;176(2):153-63.
17. Havel PJ. Control of energy homeostasis and insulin action by adipocyte hormones: leptin, acylation stimulating protein, and adiponectin. Curr Opin Lipidol. 2002;13(1):51-9.
18. Pimentel GD, Mota JF, Oyama LM. Oxintomodulina e obesidade. Rev Nutr. 2009; 22(5):727-37.
19. Berridge KC, Robinson TE. Parsing reward. Trends Neurosci. 2003;26(9):507-13.
20. Cooper SJ. Endocannabinoids and food consumption: comparisons with benzodiazepine and opioid palatability-dependent appetite. Eur J Pharmacol. 2004;500(1-3):37-49.
21. Godoy-Matos AF, Guedes EP, Souza LL, Valério CM. O sistema endocanabinoide: novo paradigma no tratamento da síndrome metabólica. Arq Bras Endocrinol Metab. 2006; 50(2):390-9.
22. Linn SE. Food marketing to children in the context of a marketing maelstrom. J Public Health Policy. 2004;25(3-4):367-78.
23. Rosenbaum M, Murphy EM, Heymsfield SB, Matthews DE, Leibel RL. Low dose leptin administration reverses effects of sustained weight-reduction on energy expenditure and circulating concentrations of thyroid hormones. J Clin Endocrinol Metab. 2002;87(5):2391-4.

Síndrome metabólica: prevenindo complicações em longo prazo

9

Ruth Rocha Franco
Valesca Mansur Kuba
Durval Damiani

Após ler este capítulo, você estará apto a:

1. Descrever os mecanismos fisiopatológicos da síndrome metabólica.
2. Reconhecer os aspectos clínicos da síndrome metabólica.
3. Descrever as implicações do diagnóstico de síndrome metabólica.
4. Avaliar os riscos cardiovasculares envolvidos na síndrome metabólica.
5. Atuar prevenindo as complicações, uma vez detectada a síndrome metabólica.

INTRODUÇÃO E DEFINIÇÃO

A síndrome metabólica (SM) é definida pelo conjunto de alterações metabólicas que aumentam o risco de desenvolvimento de doença cardiovascular e diabete melito do tipo 2 (DM2)[1]. Essa síndrome foi primeiramente descrita em 1920 por Kylin como a tríade composta por hipertensão arterial sistêmica (HAS), hiperglicemia e gota[2]. Após duas décadas, Vague notou que pessoas com doenças cardiovasculares e/ou DM2 apresentavam comumente o fenótipo de obesidade androide, isto é, um aumento da circunferência abdominal[3]. Em 1988, essa síndrome foi renomeada por Reaven como síndrome X. Nesta última conceituação, a obesidade não fazia parte do diagnóstico. Finalmente, em 1989, Kaplan a chamou de "quarteto mortal" e, atualmente, é conhecida como síndrome da resistência insulínica ou síndrome metabólica[2].

Entre os critérios mais comumente utilizados para diagnosticar a SM são encontrados obesidade, elevação dos triglicerídios, diminuição do HDL-colesterol, hipertensão arterial (HAS), alterações do metabolismo dos hidratos de carbono e resistência à insulina (RI)[1].

Clinicamente, a RI se manifesta com *acanthosis nigricans,* caracterizada por hiperpigmentação da pele em regiões de dobras, em especial no pescoço e nas axilas (Figura 9.1). A avaliação laboratorial da sensibilidade insulínica tem como seu padrão-ouro a técnica de *clamps*, com a qual é possível avaliar o grau de sensibilidade à insulina (*clamp* euglicêmico hiperinsulinêmico) ou a secreção pancreática de primeira e de segunda fases (*clamp* hiperglicêmico)[4]. Como essas técnicas são trabalhosas e de alto custo, métodos mais simples têm sido utilizados, os quais empregam a insulinemia e a glicemia de jejum e apresentam boa correlação com os *clamps*. Entre eles estão o HOMA-IR (*homeostatic model assessment insulin resistance index*) e a relação entre a glicemia e a insulinemia de jejum. O primeiro é calculado pela fórmula insulinemia de jejum [mcU/mL] × glicemia de jejum [mg/dL]/405)[5] e considera-se insulino-resistência valor acima de 2,5. Já a relação glicose/insulina de jejum, bastante utilizada no ambulatório de obesidade infantil do Instituto da Criança do HC-FMUSP, é indicativa de RI quando menor que 7,0[6].

A circunferência abdominal (CA) é considerada condição independente preditora de risco cardiovascular em adultos e crianças. É um importante indicador de resistência insulínica, aumento dos níveis lipídicos e da PA (todos componentes da SM), além da proteína C-reativa (PCR), um marcador do processo inflamatório. Sendo assim, na busca de parâmetros clínicos mais facilmente aferidos, a medida da CA foi adotada. As crianças que apresentam a CA > percentil 90 são mais propensas a terem múltiplos fatores de risco[7].

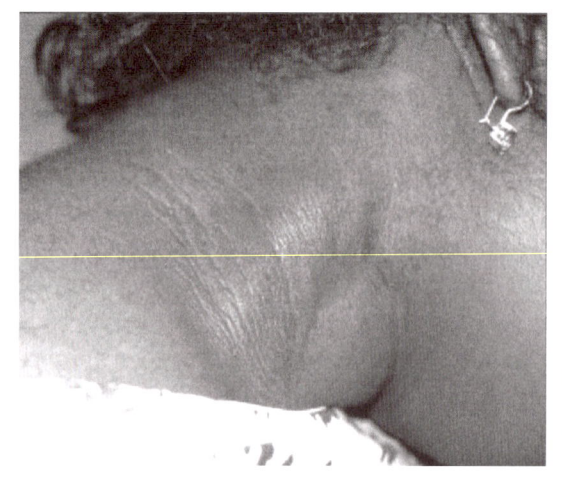

Figura 9.1 Aspecto de uma adolescente com obesidade e resistência à insulina, cuja expressão clínica é a *acantose nigricans*. (Veja imagem colorida no encarte.)

Os valores da CA em percentis são apresentados na Tabela 9.1[8].

Tabela 9.1 – Percentis 10, 50 e 90 de circunferência abdominal (em centímetros), para meninos e meninas, de acordo com a idade cronológica[8]

Idades (anos)	Percentis para meninos			Percentis para meninas		
	10	50	90	10	50	90
2	43,2	47,1	50,8	43,8	47,1	52,2
3	44,9	49,1	54,2	45,4	49,1	55,3
4	46,6	51,1	57,6	46,9	51,1	58,3
5	48,4	53,2	61,0	48,5	53	61,4
6	50,1	55,2	64,4	50,1	55	64,4
7	51,8	57,2	67,8	51,6	56,9	67,5
8	53,5	59,3	71,2	53,2	58,9	70,5
9	55,3	61,3	74,6	54,8	60,8	73,6
10	57	63,3	78	56,3	62,8	76,6
11	58,7	65,4	81,4	57,9	64,8	79,7
12	60,5	67,4	84,8	59,5	66,7	82,7
13	62,2	69,5	88,2	61,0	68,7	85,8
14	63,9	71,5	91,6	62,6	70,6	88,8
15	65,6	73,5	95,0	64,2	72,6	91,9
16	67,4	75,6	98,4	65,7	74,6	94,9
17	69,1	77,6	101,8	67,3	76,5	98
18	70,8	79,6	105,2	68,9	78,5	101

Embora as tentativas de definir a SM tenham gerado grandes discrepâncias em relação aos critérios diagnósticos, tanto em adultos como em crianças[9,10], o objetivo central é identificar indivíduos de risco para desenvolver DM2, doença cardiovascular aterosclerótica e morte súbita[9].

O critério da Organização Mundial da Saúde (OMS) foi um dos primeiros para a definição de SM em adultos, e é o que mais difere dos demais. Enquanto para os mais recentes, o excesso de gordura visceral é o pilar da síndrome. Para a OMS, é essencial a presença de alguma evidência de RI, entre as suas limitações estão os pontos de corte elevados para a pressão arterial (140/90 mmHg) e a dosagem de microalbuminúria, a qual é pouco prevalente e de difícil realização[11].

O critério do NCEP-ATPIII (*Executive Summary of the Third Report of the National Cholesterol Education Program – Expert Panel on detection, evaluation, and treatment of high blood cholesterol in adults, adult treatment panel* III)[12] já inclui, entre outros, o aumento da CA e pontos de corte menores para a PA (130/80 mmHg), mas uma das críticas a ele é o ponto de corte elevado para a glicemia de jejum, superior a 110 mg/dL[11].

O critério proposto pela International Diabetes Federation (IDF) foi o que pela primeira vez considerou o excesso de gordura abdominal essencial para o diagnóstico da SM. De acordo com essa definição mais recente, o diagnóstico de SM no adulto é realizado quando há obesidade central e dois dos quatro critérios listados a seguir: CA > 90 cm em homens e 80 cm em mulheres sul-americanos/africanos; TG > 150 mg/dL; HDL < 40 mg/dL em homens e < 50 mg/dL em mulheres; PA ≥ 130/80 mmHg e glicemia de jejum > 100 mg/dL[13].

Na infância e na adolescência, não há consenso na definição de SM, que é problemática, já que a PA e os valores antropométricos variam com idade e estágio puberal. Devem-se usar, portanto, diferentes pontos de corte para sexo e idade para cada uma das variáveis.

A IDF definiu critérios de SM para crianças e adolescentes maiores de 10 anos, sendo a CA > p90 para idade imprescindível para o seu diagnóstico, associada à presença de dois ou mais destes fatores: TG > 150 mg/dL, HDL < 40 mg/dL, glicemia de jejum > 100 mg/dL e PA ≥ p95, embora valores ≥ p90 sejam considerados pré-hipertensão. Para adolescentes maiores de 16 anos, são utilizados os critérios de adultos[13]. As principais classificações de SM se encontram nas Tabelas 9.2 e 9.3.

Tabela 9.2 – Definições de síndrome metabólica, segundo diferentes sociedades. O IDF é o consenso mais atual para manejo dessa síndrome em crianças e adolescentes[13]

Diagnóstico	IDF (alt GJ + 2 critérios)	NCEP (3 critérios)	WHO (alt G + 2 critérios)	AACE soma fatores
Glicemia de jejum	100 a 125	100 a 125	Não	100 a 125
DM2	Sim	Não	Sim	Não
CA (cm)	≥ 94 ♂ e ≥ 80 ♀	> 102 ♂ e > 88 ♀	Não	> 102 ♂ e > 88 ♀
Triglicérides (mg/dL)	> 150	> 150	> 150	> 150
HAS (mmHg)	≥ 130 × 85	≥ 130 × 85	≥ 160 × 90	≥ 130 × 85
HDL (mg/dL)	< 40 ♂ e < 50 ♀	< 40 ♂ e < 50 ♀	< 35 ♂ e < 39 ♀	< 40 ♂ e < 50 ♀
IMC	Não	Não	> 30	≥ 25
Microalbuminúria	Não	Não	≥ 20 mg/mim	Não
Resistência à insulina	Não	Não	Pelo HOMA-IR	Não
Intolerância à glicose	Não	Não	Sim	Sim
Relação cintura/ quadril	Não	Não	> 0,9 ♂ e > 0,85 ♀	Não

AACE: American Association of Clinical Endocrinologists; alt G: intolerância à glicose ou resistência à insulina; alt GJ: glicemia de jejum alterada; CA: circunferência abdominal; DM2: diabetes melito tipo 2; HAS: hipertensão arterial sistêmica; HDL: lipoproteína de alta densidade; HOMA-IR: Homeostatic Model Assessment; IDF: International Diabetes Federation; IMC: índice de massa corpórea; NCEP: National Cholesterol Education Program; WHO: World Health Organization.

Tabela 9.3 – Comparação das diferentes classificações de síndrome metabólica

	Obesidade e/ou CA	PA (mmHg)	Glicemia ou RI	HDL (mg/dL)	Triglicérides (mg/dL)	Outros
OMS	X	140/90	RI	X	X	Microalbuminúria
NCEP-ATP-III	CA aumentada	130/80	Glicemia de jejum > 110 mg/dL	X	X	X
IDF em crianças > 10 anos	CA > p90 essencial no diagnóstico + pelo menos 3 fatores	PA > p90	Glicemia > 100 mg/dL	< 40	> 150	X
IDF em crianças > 16 anos; obesidade central + 2 fatores	CA > 90 cm em homens; CA > 80 cm em mulheres	PA > 130/80	Glicemia > 100 mg/dL	< 40 em homens; < 50 em mulheres	> 150	X
ICr: presença de pelo menos 3 fatores	Z IMC > 2	> p95	Glicemia > 100 ou RI; relação glicose/insulina < 7	< 45	> 100	X

CA: circunferência abdominal; OMS: Organização Mundial da Saúde; PA: pressão arterial; RI: resistência à insulina.

Em decorrência do elevado grau de obesidade dos pacientes no ambulatório de obesidade do Instituto da Criança do HC-FMUSP, foram adotados critérios mais rigorosos, no intuito de diagnosticar e prevenir precocemente suas complicações. Com isso, define-se SM com base na presença de três ou mais dos cinco critérios a seguir[1]:

- Z *score* IMC > +2.
- Triglicerídios > 100 mg/dL.
- HDL < 45 mg/dL.
- Pressão arterial sistólica ou diastólica > p95 para a idade.
- Glicemia de jejum > 100 mg/dL ou RI (glicose/insulina basal < 7).

Atualmente, são acompanhados 220 adolescentes obesos com IMC > p95, com idades de 10 a 19 anos, com média de IMC 35,02 +/- 7,69.

As alterações metabólicas mais frequentes estão listadas na Tabela 9.4.

Recentemente, vários autores[10,14], incluindo o próprio Reaven[15], bem como os Comitês de Prática Profissional da Associação Americana de Diabetes e o da Associação Europeia para o estudo do diabetes[16], vêm questionando o termo síndrome metabólica, considerando que o risco cardiovascular associado à síndrome não parece ser maior do que cada um dos fatores isoladamente; o tratamento médico da síndrome não difere do tratamento de cada um dos seus componentes; não há unanimidade quanto aos critérios diagnósticos nem há razão clara para se excluírem outros fatores de risco cardiovascular. Por isso, ultimamente, o termo risco cardiometabólico vem sendo proposto, por ser mais abrangente na definição de risco cardiovascular[9]. Apesar disso, o termo SM continua sendo largamente utilizado no linguajar médico.

Tabela 9.4 – Alterações metabólicas mais frequentes nos pacientes obesos acompanhados no ambulatório de Obesidade do Instituto da Criança – HC-FMUSP

	Frequência (%)
Glicemia de jejum alterada	5
Diabete melito 2	2
Esteatose hepática	25
Hipertensão arterial sistêmica	22,3
LDL > 100 mg/dL	52
HDL < 40 mg/dL	53
Triglicérides > 100 mg/dL	47
Resistência à insulina g/L < 7	75,4
Síndrome metabólica	71

LDL: lipoproteína de baixa densidade; HDL: lipoproteína de alta densidade.

Considerando todos esses aspectos, depreende-se que a abordagem do risco cardiometabólico e da obesidade infantil é complexa.

A primeira ferramenta de que se dispõe para diagnosticá-lo é a medida do peso corporal, simples de ser feita, mas que sofre interferência de vários fatores, como a quantidade de água corporal. Em seguida, tem-se o IMC, que requer tabelas em percentis específicos para sexo e idade e não diagnostica a obesidade central. A CA, por outro lado, é uma medida mais simples de se obter que a do IMC, mas também depende de tabelas em percentis. Porém, na ausência de métodos sofisticados para a avaliação da distribuição da gordura corporal, a CA é capaz de avaliar a obesidade abdominal[17].

A relação entre a circunferência abdominal e altura (CA/A) é uma alternativa relativamente recente e mais atraente que a CA, pois é de fácil execução porque dispensa tabelas em percentis específicos para sexo e idade e independe da etnia. No ponto de corte > 0,5, indica obesidade visceral e presença de risco cardiometabólico tanto em adultos como em crianças, homens e mulheres, sendo adequada para estudos populacionais e epidemiológicos em larga escala[18]. Uma grande vantagem é que, nesse ponto de corte, a CA/A individualiza o risco cardiometabólico, indicando que cada um deve manter a sua CA a menos da metade da sua altura. Sendo assim, os indivíduos mais baixos terão um risco aumentado a um ponto de corte da CA menor que os que vêm sendo atualmente propostos[18].

EPIDEMIOLOGIA

Existem diversos estudos sobre prevalência de SM entre crianças e adolescentes. Tais números, porém, variam muito, já que diferentes critérios são utilizados na avaliação dos pacientes[1].

Ferreira et al. avaliaram 52 crianças brasilienses obesas entre 7 e 10 anos e constataram que 17,3% apresentavam SM[9]. Já no estudo de Bogalusa, a prevalência da SM foi de 3% em crianças negras e de 4% em crianças brancas. Esse estudo utilizou como critério de SM a presença de quatro componentes acima do percentil 75 para sexo e idade[19]. A prevalência encontrada pelo *Third National Health and Nutrition Examination Survey* (NHANES III) em adolescentes estadunidenses foi de 4,2%. Nessa análise, a anormalidade mais comum foi hipertrigliceridemia e HDL baixo. A prevalência de glicemia de jejum alterada foi baixa (1,5%). Nesse mesmo estudo, a prevalência de SM entre adolescentes foi de 28,7, 6,1 e 0,1% para adolescentes obesos, com sobrepeso e eutróficos, respectivamente. Esses resultados mostram, indubitavelmente, a influência da obesidade como fator etiológico independente para o desenvolvimento de doenças cardiovasculares e DM2[19].

No estudo do National Cholesterol Education, que utilizou os critérios do *Adult Treatment Panel III* (ATP III) modificados para adolescentes, foram identificados 30% de adolescentes com SM[20]. Quando esse mesmo grupo foi submetido a uma classificação de SM que levava em consideração o percentil de índice de massa corpórea (IMC), esse valor subiu para 31,3%. Duncan et al. estudaram 991 adolescentes entre 12 e 19 anos de idade com base nos critérios modificados do ATP III e evidenciaram um aumento de SM de 4,2 para 6,4% em 10 anos[21]. A prevalência da SM no estudo de 1.513 adolescentes brancos, negros e hispânicos feito por Goodman et al. foi de 19,5% pelos critérios do ATP III modificado, e 38,9% pelos critérios da OMS[22,23].

Weiss et al. revelaram taxas alarmantemente altas de SM entre jovens obesos: 38,7% em crianças moderadamente obesas, e 49,7% nas gravemente obesas[24]. Esses autores usaram como critérios de SM: IMC > p97, triglicerídios > p95, HDL < p5 e glicemia entre 140 e 200 mg/dL no tempo de 120 minutos do teste de tolerância à glicose. Esses dados são muito próximos aos que foram obtidos no grupo de adolescentes obesos do ambulatório de obesidade do Instituto da Criança (Tabela 9.5).

Essas discrepâncias na prevalência de SM nos diferentes estudos ressaltam a necessidade de uma definição universal para a faixa etária pediátrica.

Tabela 9.5 – Alterações metabólicas mais frequentes em pacientes obesos do Ambulatório de Obesidade do Instituto da Criança do HC-FMUSP

Alteração metabólica	Pacientes	Frequência (%)
Síndrome metabólica	119	63,6
Resistência à insulina	120	64,1
Elevação da PCR	63	33,3
Esteatose hepática	46	24,6
Intolerância à glicose	12	6,4
Glicemia de jejum alterada	10	5,3
Diabete tipo 2	3	1,5

PCR: proteína C reativa.

ETIOLOGIA E FISIOPATOLOGIA

A patogênese da SM é complexa e até hoje não foi totalmente elucidada. Existem dois fatores causais considerados primordiais na gênese dessa doença: resistência insulínica e obesidade central. Outros fatores também são importantes: predisposição genética, inatividade física, alimentação inadequada, estado pró-inflamatório e alterações hormonais[25]. Fatores pré-natais também são preditores da SM. Desse modo, crianças e adolescentes que foram pequenos para a idade gestacional (PIG) têm probabilidade aumentada de desenvolver alterações metabólicas, além de eventos cardiovasculares e DM2 na idade adulta[19].

Nos últimos anos, o papel da microbiota intestinal vem sendo desvendado e uma forte ligação com DM2 e RI tem se firmado como uma das causas do aparecimento dessas comorbidades. Uma das explicações sobre como a microbiota ajuda o organismo a se tornar resistente à ação da insulina recai sobre o tipo de dieta que mais consumimos atualmente. Sabe-se que uma dieta rica em gorduras saturadas altera a composição da microbiota e causa uma disbiose, favorecendo a proliferação de bactérias Gram-negativas, que apresentam mais lipopolissacárides em sua membrana[26]. Essas substâncias são responsáveis por desencadear um processo inflamatório subclínico que estimula receptores do sistema imune inato (TLR – *toll like receptors*), presentes na mucosa intestinal e na microglia do sistema nervoso central. Após a ligação do LPS com o TLR, o processo inflamatório aumenta a expressão de proteínas que modificam a sinalização intracelular da insulina, fazendo com que sua sinalização seja atrasada ou impedida de continuar[27].

- Obesidade: o aumento do tecido adiposo é responsável por um estado pró-inflamatório, já que provoca aumento de liberação de citocinas (interleucinas e fator de necrose tumoral alfa) e diminuição de produção de adiponectina, resultando em diminuição da sensibilidade à insulina. A produção desse hormônio é prejudicada pelo acúmulo excessivo de gordura no adipócito. Substâncias como a omentina e a visfatina aumentam a sensibilidade à insulina, enquanto a resistina, também produzida pelo adipócito, aumenta a RI[28] (Figura 9.2).

- Resistência insulínica: é um termo utilizado para descrever a capacidade diminuída dos tecidos-alvo (músculo, tecido adiposo e fígado) de responder à ação celular da insulina. A glicose passa a apresentar dificuldade para entrar nessas células, acumulando-se no sangue. Essa hiperglicemia desencadeia o aumento da produção pancreática de insulina levando à hiperinsulinemia compensatória que mantém os níveis glicêmicos dentro da normalidade. Quando as células betapancreáticas atingem seu limite secretor máximo e entram em falência, o paciente torna-se portador de DM2 (Figura 9.3). Mesmo antes de o DM2 ser diagnosticado, lesões microvasculares já estão ocorrendo e, desse modo, há comprometimento da retina, dos rins e dos nervos. A inatividade física diminui os níveis de GLUT-4 (transportadores de glicose), transportador que facilita a entrada de glicose nas células e aumenta os níveis de ácidos graxos livres, já que aumenta a gordura visceral. Esta, por sua vez, eleva os níveis de ácidos graxos livres que prejudicam o metabolismo dos hidratos de carbono e acarretam uma resistência à ação da insulina, em decorrência de redução na captação e na fosforilação da glicose[29].

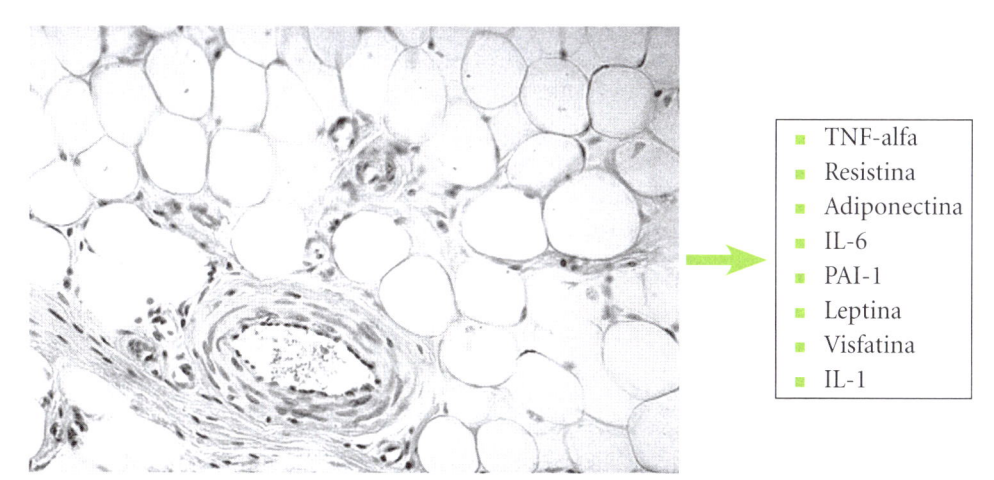

- TNF-alfa
- Resistina
- Adiponectina
- IL-6
- PAI-1
- Leptina
- Visfatina
- IL-1

Figura 9.2 Aspecto geral do tecido adiposo mostrando, além do adipócito, seus vários componentes. Esse tecido secreta grande quantidade de adipocitocinas, bem como expressa receptores para vários hormônios[23]. (Veja imagem colorida no encarte.)

TNF-alfa: fator de necrose tumoral alfa; IL-6: interleucina 6; PAI-1: fator inibidor do ativador de plasmogênio; IL-1: intercelucina 1

- Dislipidemia: a resistência insulínica no tecido adiposo leva ao aumento de ácidos graxos livres. A homeostase de lípides é regulada por uma família de fatores de transcrição chamada *sterol regulatory element-binding proteins* (SREBP). Esses fatores ativam genes responsáveis pela produção de colesterol, de ácidos graxos, triglicerídios, fosfolipídios, entre outros. A insulina estimula a síntese de ácidos graxos no fígado em períodos de excesso de carboidratos. A resistência à insulina causada pela obesidade, por sua vez, leva à esteatose hepática e esse fato deve-se ao acúmulo de SREBP-1, que se eleva em resposta aos maiores níveis circulantes de insulina[30]. Dessa forma, os fatores de transcrição SREBP aumentam a produção hepática de lipoproteína de baixa densidade (LDL), elevando os níveis plasmáticos de triglicerídios e apolipoproteína B, além de diminuírem os níveis de HDL. As partículas de LDL são mais suscetíveis a oxidação na parede da artéria, favorecendo a formação da placa aterosclerótica. Em contrapartida, o HDL tem um papel cardioprotetor já bem estabelecido, e sua propriedade antiaterosclerótica decorre da sua capacidade de promover a saída do colesterol das células. Esse processo minimiza o acúmulo de células espumosas na parede arterial. O HDL também funciona como inibidor da oxidação do LDL-colesterol, ligando-se a potentes antioxidantes (chamados de paraxonases) e da expressão das moléculas de adesão na célula endotelial, evitando assim a aterogênese. Estudos cinéticos em sujeitos com SM têm mostrado que a causa do baixo nível de HDL-colesterol é decorrente de uma elevação no seu catabolismo[31].
- HAS: define-se como valores de PA iguais ou superiores ao p95 para idade, sexo e percentil de estatura, em três ocasiões subsequentes[32].

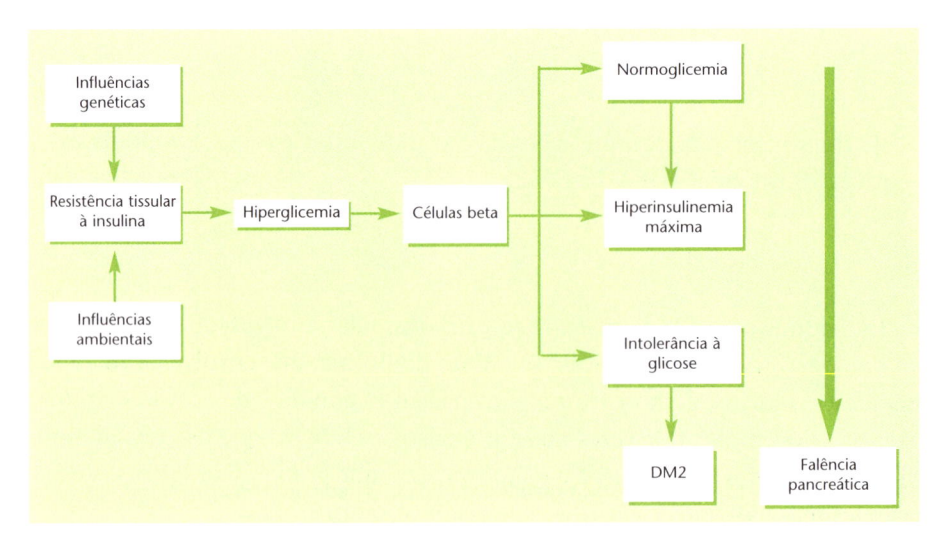

Figura 9.3 A incapacidade da célula-beta de compensar a resistência à insulina determina o aparecimento do DM2[24].

Vários estudos têm demonstrado a associação entre obesidade e hipertensão arterial, e sua prevalência é 2,5 a 4,5 vezes maior em crianças e adolescentes obesos.

A explicação fisiopatológica dessa estreita relação baseia-se no seguinte[19]:

- Disfunção do sistema nervoso simpático: os pacientes obesos apresentam alterações estruturais e vasculares, como aumento da frequência cardíaca basal e variabilidade da PA.
- RI: a insulina tem um papel retentor de sal e água pelos rins, levando à sobrecarga crônica de volume e aumento da PA.
- Alteração vascular estrutural e funcional: crianças obesas têm disfunção endotelial e menor complacência vascular, o que as predispõe a HAS.
- Estado pró-inflamatório e pró-trombótico: o excesso de tecido adiposo libera citocinas inflamatórias e, em resposta a esse estado inflamatório crônico, o organismo libera fatores pró-trombóticos. Portanto, no paciente obeso, é comum encontrar elevação dos seguintes marcadores: proteína C-reativa, fator inibidor do ativador de plasminogênio (PAI-1) e fibrinogênio[12]. Esses achados são mais comuns em pacientes com SM.

Crianças e adolescentes que foram PIG têm risco aumentado de desenvolver SM. O risco de desenvolver SM é maior entre as crianças que apresentaram *catch-up growth* (crescimento compensatório) nos primeiros 2 anos de vida[33].

Dietas ricas em carboidratos de fácil absorção com alto teor calórico e pobres em fibras levam a ganho de peso e resistência insulínica, aumentando a probabilidade de desenvolver a síndrome metabólica.

COMPLICAÇÕES

As duas principais complicações da SM e de todos os seus componentes são: doença cardiovascular (DCV) e DM2.

Doença cardiovascular

Indivíduos com SM têm seu risco cardiovascular aumentado e vários estudos têm demonstrado essa associação. O estudo de Botnia, que envolveu 4 mil adultos finlandeses e suíços, demonstrou que os pacientes com SM de acordo com os critérios da OMS foram três vezes mais propensos a DCV do que os que não tinham SM, e esta também foi associada a maior mortalidade por DCV (12% *versus* 2% dos pacientes sem SM)[34].

Diabete melito tipo 2

Concomitantemente à epidemia de obesidade infantil, a incidência e a prevalência de DM2 também se elevaram de modo significativo[35]. Os estudos indicam que grande parte dos diabetes recém-diagnosticados em adolescentes é do tipo 2. A American Diabetes Association (ADA) tem descrito que 8 a 40% dos casos novos diagnosticados são diabetes não autoimune. Estudos clínicos identificaram os principais fatores de risco associados ao DM2 juvenil: obesidade, antecedente familiar para DM2, puberdade, certas etnias, alto ou baixo peso ao nascimento e presença de SM[35]. Alguns fatores foram determinantes desse processo nas últimas décadas: alterações na dieta e redução da atividade física, além de exposição fetal à hiperglicemia em razão de diabetes gestacional.

O DM2 aparece preferencialmente em adolescentes em fase puberal com idade média de 13 anos, e afeta mais meninas que meninos em uma proporção de 1,5:1 a 3:1.

A ADA recomenda a realização de glicemia de jejum a cada 2 anos em crianças com idade > 10 anos ou em início de puberdade para triagem diagnóstica. Em 2004, a ADA descreveu situações de risco para o desenvolvimento de DM2: glicemia de jejum alterada (100 a 125 mg/dL) e/ou intolerância à glicose (glicemia 2 h OGTT [teste de tolerância oral à glicose]: 140 a 200 mg/dL)[35].

Esteatose hepática

Torna-se cada vez mais evidente que o acúmulo de gordura no fígado do paciente obeso não é um evento sem consequências futuras. Essa situação é definida como doença hepática gordurosa não alcoólica (*non alcoholic fatty liver disease* – NAFLD) e abrange um espectro de alterações que vão desde a esteatose hepática assintomática, com aminotransferases normais ou pouco elevadas, até a esteato-hepatite (*non-alcoholic steatohepatitis* – NASH). Em crianças não obesas, a NAFLD afeta 2,6%, mas em obesos chega a 77%[36], e nos pacientes do grupo de obesidade do Instituto da Criança do HC-FMUSP alcança valores próximos a 25%.

Não se conhece exatamente a história natural da NAFLD, mas a mortalidade em pacientes com esteato-hepatite é mais alta naqueles que apresentam fibrose ou inflamação hepática[37]. É alarmante que no grupo de crianças e adolescentes obesos, a esteato-hepatite pode evoluir para cirrose hepática.

Tem sido demonstrada uma forte relação entre esteatose hepática e hiperinsulinemia/RI. Sugere-se mesmo que a NAFLD pode ser considerada a manifestação hepática da SM e, nesse contexto, associa-se à obesidade, à RI, à dislipidemia e ao metabolismo glicídico alterado.

Um modelo aceito para a patogênese do fígado gorduroso é a hipótese dos "dois eventos": a RI compromete os depósitos de lipídios e a lipólise em tecidos sensíveis à insulina, levando a um fluxo aumentado de ácidos graxos livres para o fígado, com acúmulo de triglicerídios nos hepatócitos. O "segundo evento" é o estresse oxidativo, que ativa citocinas inflamatórias (como o fator de necrose tumoral [TNF] alfa) e gera espécies reativas de oxigênio, como radicais hidroxil e ânions superóxido. Essas substâncias reagem com o excesso de lipídios e formam peróxidos. Os produtos lipídicos oxidados podem lesar as células, interferindo com a função de membrana ou estimulando a fibrose pelas células hepáticas estreladas[38,39].

Não fica claro se a esteatose hepática é consequência ou causa dos desarranjos metabólicos na SM, mas é evidente que esta representa uma preocupação maior em crianças e adolescentes obesos e deve ser pesquisada sistematicamente – de início por meio da ultrassonografia abdominal –, para que possam ser instituídas medidas terapêuticas antes que lesões irreversíveis se estabeleçam.

TRATAMENTO

O tratamento da SM baseia-se no tratamento de seus componentes: obesidade, dislipidemias, hipertensão arterial, resistência à insulina, esteatose hepática e DM2.

Como a obesidade é o fator mais importante da SM, esta deve ser o primeiro alvo de intervenção, e para isso é necessário promover mudanças no estilo de vida, que incluem:

- Reeducação alimentar, com diminuição da ingestão calórica, redução da ingestão de gorduras saturadas, redução da ingestão de sal e aumento do consumo de fibras. Sabe-se que o metabolismo sofre mudanças quando ocorre perda de peso de aproximadamente 5 a 10% do peso corporal; esse é o objetivo que se espera alcançar em até um ano a partir do início do tratamento.
- Aumento da atividade física.

A perda de peso interfere diretamente na diminuição de triglicerídios, RI, glicose, PA, PCR e PAI-1 e aumenta o nível de HDL.

Além das mudanças citadas, o tratamento farmacológico específico deve ser adotado sempre que necessário (ver Capítulo 7 – Obesidade: conceitos fisiopatológicos e abordagem terapêutica).

Tratamento das dislipidemias

Para adultos, os estudos mostram o benefício dos agentes antilipêmicos, como as estatinas, que reduzem a taxa de eventos coronarianos em até 50%. Para crianças, o tratamento deve ser instituído somente após falha nas tentativas de mudanças dietéticas[40].

Assim, de acordo com as recomendações da Academia Americana de Pediatria (2008), para crianças > 8 anos indica-se o tratamento farmacológico quando LDLc > 190 mg/dL persistentemente elevado, LDLc > 160 mg/dL + outros fatores de risco como obesidade, hipertensão, fumo ou história familiar positiva para DCV prematura e LDLc > 130 mg/dL em crianças com diabete melito.

Segundo a American Heart Association, as estatinas são as drogas de primeira escolha para tratamento de dislipidemias em adolescentes e crianças. A decisão de qual estatina escolher vai de acordo com a experiência do profissional. Recomenda-se iniciar com a menor dose (10 mg/dia) uma vez ao dia, antes de dormir, e monitorizar com dosagens séricas de creatinoquinase e transaminases.

Para hipertrigliceridemias maiores que 1.000 mg/dL, o uso de fibratos deverá ser considerado a fim de se evitar o risco de pancreatite[40].

Tratamento da hipertensão arterial

O emagrecimento em pacientes com sobrepeso está relacionado à redução de seus valores pressóricos[41,42].

A perda de peso não reduz apenas a PA, também reduz a sensibilidade dessa para o sal[43].

Em estudos que alcançaram uma redução de aproximadamente 10% do IMC, a diminuição a curto prazo da PA alcançou valores entre 8 e 12 mmHg. Apesar de difícil, o controle do peso é extremamente eficaz para a adequação pressórica[44].

Além disso, o diagnóstico de uma complicação do sobrepeso, como a hipertensão, pode ser um importante motivador para a adesão ao tratamento, tanto para o paciente como para a família. Dar ênfase ao controle dessas complicações e não só ao peso em si também favorece um olhar que objetiva a saúde e não apenas a estética.

Apesar de o controle do peso permitir que se evite o uso de medicação anti-hipertensiva, esta opção não deve ser protelada quando houver indicação. A terapia medicamentosa deverá ser iniciada se houver hipertensão sintomática, hipertensão secundária, evidências de lesão em órgãos-alvo (diagnosticados no ecocardiograma e no fundo de olho), diabetes tipo 1 e 2 ou na persistência de HAS após mudanças do estilo de vida[45,46].

Nessas situações, deve-se iniciar o uso de uma única droga, em sua menor dose recomendada. As medicações para uso em pediatria são: inibidores da enzima de conversão da angiotensina, bloqueadores de receptor de angiotensina, betabloqueadores, bloqueadores do canal de cálcio e diuréticos. Como todas estas drogas evidenciaram redução de PA na população pediátrica, a escolha terapêutica reside na experiência do médico responsável.

Algumas especificidades, no entanto, sugerem drogas preferenciais, como ocorre com os inibidores da enzima de conversão da angiotensina ou com os bloqueadores de receptor de angiotensina nos pacientes diabéticos com microalbuminúria[45].

Tratamento da resistência à insulina

O tratamento da RI pode ser feito com o uso de metformina, que é uma droga também usada no tratamento do DM2. A metformina não tem efeito estimulador de secreção de insulina, mas melhora o controle glicêmico porque inibe a produção endógena da glicose inibindo a neoglicogênese, aumenta a ligação da insulina ao seu receptor com o aumento da atividade da tirosinocinase do receptor e da fosforilação e aumenta a utilização periférica da glicose na membrana celular dos tecidos. A metformina tem uma vantagem sobre outras drogas como sulfonilureias e insulina: não induz ganho de peso[35].

Tratamento do diabete melito tipo 2

O tratamento do DM2 é multidisciplinar e envolve mudanças no estilo de vida, como reeducação alimentar, atividade física e medicamentos, com hipoglicemiantes orais ou insulina, para os casos mais graves. Se houver outras alterações associadas, como hipertensão e/ou dislipidemias, o tratamento específico com anti-hipertensivos e agentes redutores de lipídios deverá ser empregado.

O hipoglicemiante recomendado pela ADA para uso na prática clínica pediátrica é a metformina. Essa droga melhora a ação da insulina no fígado e no músculo e também melhora a RI. A dose recomendada é 1 a 2,5 g/dia, dividida em duas a três vezes, e deve ser dada com as principais refeições para diminuir os efeitos colaterais gastrointestinais que podem ocorrer com o uso dessa medicação[35].

O tratamento com insulina deve ser indicado em casos mais graves com maiores hiperglicemias, presença de cetose e/ou com outras doenças associadas, como insuficiência cardíaca, hepática e/ou renal (ver Capítulo 16 – Diabete melito: fisiopatologia, diagnóstico diferencial e tratamento).

CONCLUSÕES

Apesar das dificuldades diagnósticas da SM em crianças e adolescentes, sabe-se que a prevalência dessa síndrome é muito superior em crianças obesas. Desse modo, quando se está diante de uma criança obesa que começa a apresentar alterações metabólicas, há necessidade de intervenções precoces para evitar as complicações futuras, como DM2 e doenças cardiovasculares, que podem surgir precocemente na fase mais produtiva do indivíduo, com repercussões no âmbito pessoal, social e econômico. O escopo do tratamento é a mudança no estilo de vida[47-49].

REFERÊNCIAS BIBLIOGRÁFICAS

1. Cruz ML, Goran MI. The metabolic syndrome in children and adolescents. Curr Diab Rep. 2004;4(1):53-62.
2. Alberti G. Introduction to the metabolic syndrome. Eur Heart Suppl. 2005;7(Suppl D): D3-D5.
3. Ribeiro Filho FF, Mariosa LS, Ferreira SRG, Zanella MT. Gordura visceral e síndrome metabólica. Arq Bras Endocrinol Metab. 2006;50(2):230-8.
4. DeFronzo RA, Tobin JD, Andres R. Glucose clamp technique: a method for quantifying insulin secretion and resistance. Am J Physiol. 1979;237(3):E214-23.
5. Ferreira AP, Oliveira CE, França NM. Metabolic syndrome and risk factors for cardiovascular disease in obese children: the relationship with insulin resistance (HOMA-IR). J Pediatr (Rio J). 2007;83(1):21-6.
6. Mehmeet K, Selim K, Mustafa K, Emre Atabek M, Yazici C. Homeostasis model assessment is more reliable than the fasting glucose/insulin ratio and quantitative insulin sensitivity check index for assessing insulin resistance among obese children and adolescents. Pediatrics. 2005;115(2):e500-3.
7. Maffeis C, Pietrobelli A, Grezzani A, Provera S, Tatol L. Waist circunference and cardiovascular risk factors in prepubertal children. Obes Res. 2001;9(3):179-87.
8. Fernandez JR, Reddent DT, Pietrobelli A, Allison DB. Waist circunference percentiles in nationally representative samples of African-American, European-American, and Mexican-American children and adolescents. J Pediatr. 2004:145(4):439-44.
9. Saad M, Carvalheira JBC, Tambascia MJA. Resistência à insulina e doenças associadas. São Paulo: Atheneu; 2007. p.981-1000.
10. Goodmann E, Daniels S, Meigs JB, Dolan LM. Instability in the diagnosis of metabolic syndrome in adolescence. Circulation. 2007;115(17):2316-22.
11. Godoy-Matos AF. Síndrome metabólica. In: Guedes EP, Moreira RO, Benchimol AK. Endocrinologia. Rio de Janeiro: Rubio; 2006. p.1-10.
12. Executive Summary of the Third Report of the National Cholesterol Education Program (NCEP). Panel on detection, evaluation and treatment of high blood cholesterol in adults. JAMA. 2001;285(19):2486-97.
13. Albeti K, Zimmet P, Shaw J. Metabolic syndrome – a new world – wide definition. A consensus Statement from the International Diabetes Federation. Diabet Med. 2006;23(5):469-80.
14. Quintão EC. Metabolic syndrome: did the creator kill the creature? Arq Bras Endocrinol Metab. 2011;55(5):355-6.
15. Reaven GM. The metabolic syndrome: is this diagnosis necessary? Am J Clin Nutr. 2006;83(6):1237-47.
16. Khan R, Buse J, Ferrannini E, Sternn M. The metabolic syndrome: time for a critical appraisal. Joint Statement from the American Diabetes Association and the European Association for the study of diabetes. Diabetologia. 2005:48(9):1684-99.
17. Lee S, Bacha F, Gungor N, Arslanian S. Waist circunference is an independent predictor of insulin resistance in black and white youths. J Pediatr. 2006;148(2):188-94.
18. Kuba VM, Leone C, Damiani D. Is waist-to-height ratio a useful indicator of cardio-metabolic risk in 6-10-year-old children? BMC Pediatrics. 2013;13:91.

19. Freedman DS, KhanLK, Dietz WH, Srinivasan SR, Berenson GS. Relationship of childhood obesity to coronary heart disease risk factors in adulthood: The Bogalusa Heart Study. Pediatrics. 2001;108(3):712-8.
20. Goodman E, Daniels SR, Morrison JA, Huang GB, Dolan LM. Contrasting prevalence of and demographic disparities in the World Health Organization and National Cholesterol Education Program Adult Treatment Panel III definitions of metabolic syndrome among adolescents. J Pediatr. 2004;145(4):445-51.
21. Duncan GE, Perri MG, Theriaque DW, Hutson AD, Eckel RH, Stacpoole PW. Exercise training, without weight loss, increases insulin sensitivity and postheparin plasm lipase activity on previously sedentary adults. Diabetes Care. 2003;26(3):557-62.
22. Goodman E, Whitaker RC. A prospective study of the role of depression in the development and persistence of adolescent obesity. Pediatrics. 2002;110(3);497-504.
23. World Health Organization. Definition, Diagnosis and Classification of Diabetes Mellitus and its Complications. Part 1: Diagnosis and Classification of Diabetes Mellitus. Geneva: Department of Noncommunicable Disease Surveillance; 1999. p.31-3.
24. Weiss R, Dziura J, Burgert TS, Tamborlane WV, Taksali SE, Yeckel CW, et al. Obesity and the metabolic syndrome in children and adolescents. N Engl J Med. 2004;350(23): 2362-74.
25. Anderson PJ, Critchley JA, Chan JC, Corkram CL, See ZS, Thomas GN, et al. Factor analysis of the metabolic syndrome: obesity vs insulin resistence as the central abnormality. Int Obes Relat Metas Disord. 2001;25(12):1782-8.
26. Damiani D, Damiani D, Kubba V, Cominato L. Síndrome metabólica na criança e no adolescente. Pediatr Mod. 2015;51(5):156-66.
27. Moran CP, Shanahan F. Gut microbiota and obesity: role in aetiology and potential therapeutic target. Best Pract Res Clin Gastroenterol. 2014;28(4):585-97.
28. Ahima RS, Flier JS. Adipose tissue as an endocrine organ. Trends Endocrinol Metab. 2000;11(8): 327-32.
29. Marreiro DN, Geloneze B, Tambascia MA, Lerário AC, Halpern A, Cozzolino SMF. Participação do zinco na resistência à insulina. Arq Bras Endocrinol Metab. 2004;48(2):234-9.
30. Cavalheira JBC, Zecchin HG, Soad MJA. Vias de sinalização da insulina. Arq Bras Endocrinol Metab. 2002;46(4):419-25.
31. Griffin JE, Ojeda SE. Textbook of endocrine physiology. 5th ed. Oxford: Oxford University; 2004.
32. Center for Disease Control and Prevention (CDC). National Center for Health Statistics; 2000.
33. Lottenberg SA, Glezer A, Turatti LA. Metabolic syndrome: identifying the risk factors. J Pediatr (Rio J). 2007;83(5 Suppl):S204-8.
34. Scott M, Grundy MD, Bryan BJ, James L, Sidney C. Definition of Metabolic Syndrome – Report of the National Heart, lung, and blood institute/American Heart Association Conference on Scientific Issues Related to Definition. Circulation. 2004;109(3):433-8.
35. American Diabetes Association. Diagnosis and Classification of Diabetes Mellitus. Diabetes Care. 2004;27(Suppl 1)S5:S10.
36. Lira ARF, Oliveira FLC, Escrivão MAMS, Colugnati FAB, Taddei JAAC. Esteatose hepática em uma população escolar de adolescentes com sobrepeso e obesidade. J Pediatr. 2010;86(1):45-52.
37. Ekstedt M, Franzén LE, Mathiesen UL, Thorelius L, Holmqvist M, Bodeman G, et al. Long-term follow-up of patients with NAFLD and elevated liver enzymes. Hepatology. 2006;44(4):865-73.
38. Browning JD, Horton JD. Molecular mediators of hepatic steatosis and liver injury. J Clin Invest. 2004;114(2):147-52.
39. D'Adamo E, Santoro N, Caprio S. Metabolic syndrome in pediatrics: old concepts revised, new concepts discussed. Endocrinol Metab Clin North Am. 2009;38(3):549-63.
40. Carr DB, Utzasghneider KM, Hull RL, Kodama K, Retzlaff BM, Brunzell JD, et al. Intra-abdominal

fat is a major determinant of the National Cholesterol Education Program Adult Treatment Panel III criteria for the metabolic syndrome. Diabetes. 2004;53(8):2087-94.

41. Sinaiko AR, Steinberger J, Moran A, Prineas RJ, Jacobs DR Jr. Relation of insulin resistance to blood pressure in childhood. J Hypertens. 2002;20(3):509-17.

42. Sinaiko AR, Gomez-Marin O, Prineas RJ. Relation of fasting insulin to blood pressure and lipids in adolescents and parents. Hypertension. 1997;30(6):1554-9

43. Rocchini AP, Key J, Bondie D, Chico R, Moorehead C, Katch V, et al. The effect of weight loss on the sensitivity of blood pressure to sodium in obese adolescents. N Engl J Med. 1989;321(9):580-5

44. Rocchini AP, Katch V, Anderson J, Hindereiter J, Becque D, Martin M, et al. Blood pressure in obese adolescents: effect of weight loss. Pediatrics. 1988;82(1):16-23.

45. Williams CL, Hayman LL, Daniels SR, Robinson TN, Steinberger J, Paridon S, et al. Cardiovascular health in childhood: a statement for health professionals from the Committee on Atherosclerosis, Hypertension, and Obesity in the Young (AHOY) of the Council on Cardiovascular Disease in the Young, American Heart Association. Circulation. 2002;106(1):143-60.

46. The Fourth Report on the Diagnosis, Evaluation, and Treatment of High Blood Pressure in Children and Adolescents. National High Blood Pressure Education Program Working Group on High Blood Pressure in Children and Adolescents. Pediatrics. 2004;114(2 Suppl):555-76.

47. Robinson TN. Behavioural treatment of childhood and adolescent obesity. Int J Obes Relat Metab Disord. 1999;23(Suppl 2):S52-S57.

48. Epstein LH, Myers MD, Raynor HA, Saelens BE. Treatment of pediatric obesity. Pediatrics. 1998;101(3 Pt 2):554-70.

49. Barlow SE, Dietz WH. Obesity evaluation and treatment: expert committee recommendations. The Maternal and Child Health Bureau, Health Resources and Services Administration and the Department of Health and Human Services. Pediatrics. 1998;102(3)E29.

Microbioma, obesidade e síndrome metabólica 10

Andrey dos Santos
Mario José Abdalla Saad

Após ler este capítulo, você estará apto a:

1. Reconhecer a importância da microbiota na obesidade e em outros distúrbios metabólicos.
2. Entender que a microbiota se instala precocemente e, dependendo de fatores externos, como alimentação, pode ser uma microbiota favorável ou desfavorável ao equilíbrio metabólico.
3. A microbiota modula a passagem de substâncias com propriedades inflamatórias e com capacidade de induzir resistência à insulina.
4. O estudo da microbiota pode identificar fatores de risco para obesidade, doenças cardiovasculares e diabete melito.

INTRODUÇÃO

Um dos maiores desafios da saúde pública do século XXI é a obesidade infantil. O problema é global, e afeta não somente países desenvolvidos como os Estados Unidos, mas também países em desenvolvimento como o Brasil[1]. Em 2013, o número de crianças com idade inferior a 5 anos e excesso de peso foi estimado em mais de 42 milhões, sendo que destas cerca de 31 milhões vivem em países em desenvolvimento[2]. Crianças com sobrepeso tendem a ficar obesas na idade adulta e mais propensas a desenvolver doenças não transmissíveis, como diabete e doenças cardiovasculares em uma idade mais jovem.

O aumento proporcional da prevalência de obesidade (entre 1980 e 2008, esse número quase dobrou para mais de meio bilhão de pessoas no mundo) mostra que ganho de peso e mudança de hábitos alimentares são os principais fatores que contribuem para essa tendência alarmante. Concomitantemente, esse aumento é seguido pelo aumento da prevalência de diabete melito tipo 2 (DM2) em escala mundial. De 1980 a 2008, o número de pessoas diagnosticadas com diabete, das quais 90% têm o tipo 2, aumentou de 153 (123-182) milhões para 347 (314-382) milhões[3].

A obesidade é caracterizada por inflamação subclínica crônica que afeta a ação da insulina nos tecidos metabolicamente sensíveis, em especial o fígado, o músculo e o tecido adiposo, levando à alteração metabólica que culmina na intolerância a glicose e diabete. A resposta inflamatória promove o aumento da síntese de diversas adipocinas com ação pró-inflamatória como TNF-alfa e IL-6. Isso se deve a uma maior infiltração de macrófagos em consequência de um aumento da adiposidade corporal. Essa maior concentração de macrófagos é precedida por um aumento da quimiotaxia de monócitos para os tecidos metabolicamente sensíveis mediada pela proteína denominada MCP-1 (proteína quimiotática para monócitos)[4]. Um dos fatores que contribuem para o aumento da expressão de MCP-1 é uma maior concentração de lipossacarídio (LPS) circulante oriundo da membrana de bactérias Gram-negativas presentes na microbiota intestinal.

Nos últimos anos demonstrou-se o envolvimento da microbiota intestinal nesse processo. A microbiota intestinal, que compreende eucariotos, vírus e bactérias, desempenha importante papel na fisiologia e fisiopatologia do hospedeiro, contribui para o desenvolvimento do próprio trato intestinal e também exerce influência em outros órgãos e sistemas[5-7]. O número de bactérias presente na microbiota ultrapassa o número de células que constituem o corpo humano, aumentando ao longo do trato gastrointestinal e alcançando um número de 10^{12} bactérias mL^{-1} no cólon[7,8]. Estima-se que 60% da massa fecal seja composta por bactérias. Estudos recentes mostram que a microbiota intestinal humana pode estar alterada em indivíduos obesos em relação a magros[9-11]. Um aumento na população microbiana pertencente ao filo *Firmicutes* e *Actinobacterias* em relação ao filo *Bacteroidetes* foi associado com obesidade, embora essa observação não seja uniforme[12-14]. No entanto, essas mudanças não são provavelmente uma simples consequência da obesidade, uma vez que o fenótipo de obesidade pode ser transmitido por transplante da microbiota intestinal em camundongos, indicando que a microbiota intestinal pode ser um importante agente causal na patogênese da obesidade[15,16].

Os mecanismos pelos quais a microbiota pode modular o ganho de peso e o aumento do tecido adiposo em obesos começaram a ser esclarecidos recentemente e incluem:

a. Flora com capacidade de extrair e oferecer mais calorias ao hospedeiro.
b. Modulação imunológica, facilitando a instalação de resistência à insulina.
c. Alteração da permeabilidade do trato gastrointestinal, com translocação de produtos bacterianos como o LPS que podem também induzir resistência à insulina.
d. Redução da produção de substâncias pela flora que podem proteger contra a resistência à insulina, como os ácidos graxos de cadeia curta (acetato e butirato).
e. Modulação dos ácidos biliares e outros em fase de investigação.

Esses mecanismos não são mutuamente excludentes e podem variar de indivíduo para indivíduo.

TRATO INTESTINAL DO FETO E MICROBIOTA

O trato gastrointestinal do feto é considerado estéril até o momento do nascimento, quando é imediatamente colonizado ao entrar em contato com várias bactérias oriundas do ambiente hospitalar, do contato com outras pessoas e principalmente da microbiota vaginal e fecal da mãe. Crianças nascidas por parto natural desenvolvem uma microbiota similar à flora vaginal de sua mãe (*Lactobacillus ssp.*, *Prevotella* spp., *Sneathia spp.*), enquanto crianças nascidas por meio de cesarianas são caracterizadas por uma microbiota similar não somente a microbiota da pele da mãe (*Staphylococcus spp.*, *Corynebacterium spp*, *Propiolnibacterium spp.*), mas também da pele de outras pessoas que participaram do parto, como médicos e enfermeiras, e do próprio ambiente hospitalar[17].

Inicialmente apenas alguns tipos de bactérias participam da colonização da flora intestinal do recém-nascido. Essa colonização irá contribuir para a manutenção da barreira intestinal, para melhor assimilação de carboidratos e para modulação do sistema imune da mucosa. Dessa forma, o tipo de parto pode influenciar futuramente no aparecimento de doenças como asma e alergias, descritas com mais frequência em crianças nascidas por meio de cesarianas. A formação da microbiota intestinal pode estar ligada à sensibilização alérgica na infância, a um desequilíbrio metabólico e a um maior risco de desenvolvimento de doenças cardiovasculares na vida adulta. Além disso, a alimentação nos primeiros meses de vida pode ser considerada fator determinante para uma vida saudável tanto na fase infantil como adulta[17,18].

Uma microbiota mais complexa é formada ao longo do desenvolvimento da criança e, apesar de ainda não existir uma definição do que seria uma microbiota intestinal humana normal, estudos anteriores permitem inferir um padrão geral. As bactérias aeróbias como as pseudômonas são as primeiras a colonizar o trato intestinal. Quando esses organismos esgotam as fontes iniciais de oxigênio (em questão de dias), o intestino torna-se um ambiente anaeróbio, favorecendo o desenvolvimento de bactérias estritamente anaeróbias, como *Bifidobacterium*, *Clostridium*, *Bacteroides* e, às vezes, *Ruminococcus*. Com base em uma baixa diversidade inicial e baixa complexidade, a microbiota intestinal do recém-nascido vai lentamente se desenvolvendo e amadurecendo, atingindo um estado adulto em torno de 3 anos de vida[17,18].

O estabelecimento da flora intestinal é um processo dinâmico porém complexo, no qual diversos fatores podem gerar um desequilíbrio na sua formação. A flora de crianças alimentadas exclusivamente com leite materno apresenta uma colonização com maior número de *Bifidobacterium* e *Lactobacillus,* enquanto com a utilização de fórmulas infantis há uma predominância de *Clostridium.* O leite materno pode atuar como um prebiótico, uma vez que os oligossacarídios, principal componente do leite materno humano, são fermentados principalmente por *Bifidobacterium* para produção de ácidos graxos de cadeia curta, deixando o meio ácido, favorecendo dessa forma a seleção destas. Além disso, o leite materno contém numerosos fatores que modulam e promovem o desenvolvimento do sistema imune infantil como imunoglobulinas, lisozima, citocinas imunorreguladoras entre outros.

Esse desequilíbrio também foi demonstrado em crianças que foram tratadas com os antibióticos. Crianças tratadas com gentamicina e ampicilina dentro de 48 horas após o nascimento apresentaram, após 8 semanas, grande quantidade de *Proteobactria,* além de diminuição da diversidade de espécies pertencentes a *Bifidobacterium* em relação ao grupo de crianças sem tratamento[19]. Um estudo de coorte realizado na Inglaterra com mais de 11 mil crianças demonstrou que pacientes tratados com antibióticos nos primeiros 6 meses de vida apresentaram um ganho significativo de peso quando comparadas com crianças sem tratamento[20].

O uso de antibiótico na fase inicial da vida da criança pode alterar a flora intestinal e consequentemente o sistema imune, influenciando de forma negativa a saúde a longo prazo. Assim a prescrição de antibióticos na fase inicial da vida deveria ser mais bem direcionada e por um período o mais breve possível.

OBESIDADE E SUA INFLUÊNCIA NO AUMENTO DOS NÍVEIS DE ENDOTOXINAS E ATIVAÇÃO DA RESPOSTA INFLAMATÓRIA

Com base na estrutura da parede celular, as bactérias são classificadas em dois grandes grupos: Gram-positivas e Gram-negativas. Cada um dos dois filos mais prevalente pertence a um desses grupos; isto é, *Firmicutes* são Gram-positivos e *Bacteroides* são bactérias Gram-negativas. Este último grupo contém LPS na sua parede celular, essa grande molécula formada por um lipídio e um polissacarídio induz uma forte resposta imunitária, promovendo a inflamação em resposta à infecção bacteriana[21].

Vários estudos mostraram que os níveis circulantes de LPS são elevados em roedores obesos (camundongos geneticamente modificados ou através de obesidade induzida por dieta hiperlipídica) e em seres humanos obesos. Em roedores, está diretamente relacionada ao aumento da permeabilidade intestinal, a qual ocorre pela redução da expressão e atividade de proteínas das *tight junction,* tais como *zonula occludens-1* (ZO-1) e ocludina, que criam, com as células epiteliais do intestino, uma barreira que separa o lúmen intestinal e sua população bacteriana e produtos a partir de tecidos peritoneais (Figura 10.1). Essa degradação da função das *tight junctions* leva à transposição de produtos bacterianos, como LPS, e à translocação bacteriana, que recentemente foram descritos como fatores-chave na resistência insulínica e inflamação em humanos e camundongos[22-26]. Evidências recentes também indicam que o LPS pode ser transportado com quilomícrons (maiores partículas lipoproteicas) para a circulação, em vez de depender de lesão epitelial para atingir órgãos sensíveis à insulina.

O LPS é um potente ativador dos padrões moleculares associados a patógenos (PAMP) primariamente via *toll-like receptor 4* (TLR4), que ativa uma extensa via de sinalização celular, induzindo a resposta inflamatória e a expressão e secreção de citocinas. Em virtude da existência de associação positiva do aumento de LPS circulante, ou endotoxemia, com alterações da flora intestinal, esta última vem ganhando destaque como um potencial alvo terapêutico para o tratamento da resistência à insulina. Estudos apontam que a flora intestinal exerce papel crucial no desenvolvimento da massa gorda e na alteração da homeostase energética, ou seja, ela é um fator ambiental responsável por regular o aproveitamento energético presente nos alimentos[21]. Paralelamente, pouca atenção vem sendo dada sobre a relação entre a microbiota e o estilo de vida sedentário. Em estudo publicado em 2011, demonstrou-se que o exercício físico foi capaz de reduzir os níveis de LPS sanguíneo em animais com resistência à insulina. Esse achado infere possível modulação da flora intestinal pelo exercício.[23]

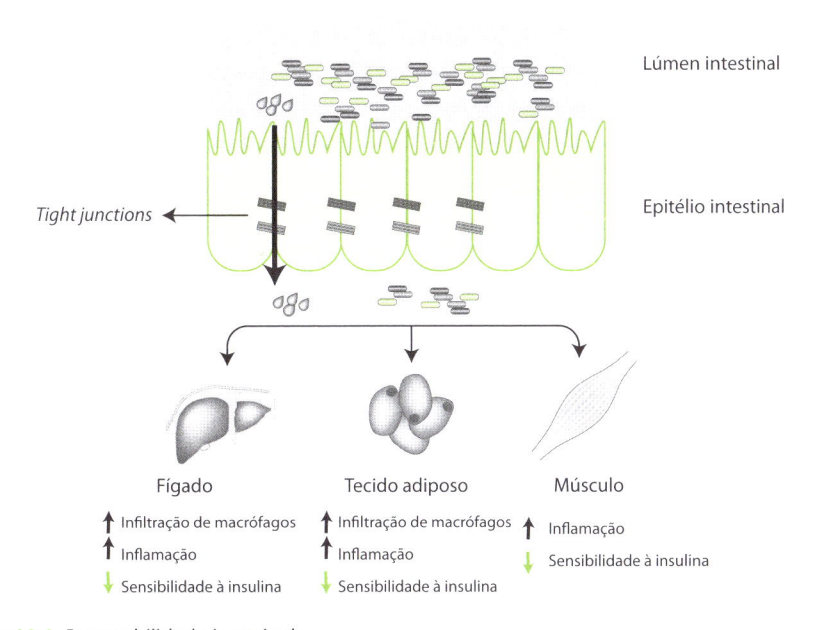

Figura 10.1 Permeabilidade intestinal.

PRODUTOS DERIVADOS DA MICROBIOTA INTESTINAL E SUAS FUNÇÕES METABÓLICAS

A flora intestinal tem um impacto sobre a fisiologia de mamíferos por meio de vários mecanismos. Um deles é pela fermentação realizada pelas bactérias intestinais com base em fibra dietética. Essa fermentação gera metabólitos, principalmente ácidos graxos de cadeia curta (AGCC), que desempenham um papel importante no metabolismo energético e são representados na sua maior parte por acetato, propionato e butirato, os quais possuem efeitos fisiológicos em diferentes tecidos.

O butirato, por exemplo, atua como fonte de energia para a célula da mucosa, podendo desempenhar papel fundamental no crescimento e na diferenciação celular. A administração de acetato ou o aumento da produção mediada pela microbiota intestinal modulam ativação da 5'-AMP-*activated protein quinase* (AMPK), que inibe a acetil-CoA carboxilase, promovendo, assim, a oxidação dos ácidos graxos e o gasto de energia e levando a um aumento da sensibilidade à insulina e redução da intolerância à glicose em ratos diabéticos e camundongos em dieta hiperlipídica. Estudos em animais sugerem que o propionato afeta a lipogênese e a gliconeogênese hepática e que o acetato atua como substrato para a síntese de colesterol[21].

A administração de butirato também aumenta a ativação da AMPK no músculo, culminando em aumento do gasto energético, assim como aumento da expressão de UCP1 em tecido adiposo marrom. Outras moléculas com funções de regulação metabólica podem ser liberadas por bactérias do intestino, como o ácido linoleico conjugado (CLA), que são metabólitos de lipídios, ou ácidos biliares e gases, como o metano e H_2S, mas têm papéis menores na fisiologia dos mamíferos quando comparado com AGCC. Em animais e em humanos obesos, demonstrou-se redução dos níveis de AGCC, indicando ser este último modulado pela flora do obeso[27,28].

CONCLUSÃO

O grande interesse no estudo da microbiota se deve à possibilidade de identificar fatores de risco para o desenvolvimento de doenças metabólicas como a obesidade, doenças cardíacas e diabete. Além disso, poder estabelecer no futuro o uso de medicamentos como antibióticos, bem como o uso de probióticos e prebióticos para a modulação controlada da flora intestinal de crianças e, assim, prevenir o surgimento dessas doenças na vida adulta.

REFERÊNCIAS BIBLIOGRÁFICAS

1. Ferreira A, Magalhaes R. Obesidade no Brasil: tendências atuais. Rev Port Saúde Publica. 2006;24(2):71-91.

2. WHO. Childhood overweight and obesity on the rise. Disponível em: http://www.who.int/dietphysicalactivity/childhood/en. Acessado em: 20/01/2015.

3. Danaei G, Finucane MM, Lu Y, Singh GM, Cowan MJ, Paciorek CJ, et al. National, regional, and global trends in fasting plasma glucose and diabetes prevalence since 1980: systematic analysis of health examination surveys and epidemiological studies with 370 country-years and 2·7 million participants. Lancet. 2011;378(9.785):31-40.

4. Bastos DHM, Rogero MM, Arêas JAG. Mecanismos de ação de compostos bioativos dos alimentos no contexto de processos inflamatórios relacionados à obesidade. Arq Bras Endocrinol Metab. 2009;53(5).

5. Martin FP, Wang Y, Sprenger N, Yap IK, Lundstedt T, Lek P, et al. Probiotic modulation of symbiotic gut microbial-host metabolic interactions in a humanized microbiome mouse model. Mol Syst Biol. 2008;4:157.

6. Furuse K, Osawa S, Kawashiro J, Tanaka R, Ozawa A, Sawamura S, et al. Bacteriophage distribution in human faeces: continuous survey of healthy subjects and patients with internal and leukaemic diseases. J Gen Virol;1983,64(9):2039-43.

7. Sekirov I, Finlay BB. The role of the intestinal microbiota in enteric infection. J Physiol. 2009;587(17):4159-67.

8. O'Hara AM, Shanahan F. The gut flora as a forgotten organ. EMBO Rep. 2006;7(7):688-93.

9. Zoetendal EG, Vaughan EE, de Vos WM. A microbial world within us. Mol Microbiol. 2006;59(6):1639-50.

10. DiBaise JK, Frank DN, Mathur R. Impact of the gut microbiota on the development of obesity: current concepts. Am J Gastroenterol Suppl. 2012;1(1):22-7.

11. Turnbaugh PJ, Hamady M, Yatsunenko T, Cantarel BL, Duncan A, Ley RE, et al. A core gut microbiome in obese and lean twins. Nature. 2009;457(7.228):480-4.

12. Ley RE, Turnbaugh PJ, Klein S, Gordon JI.. Microbial ecology: human gut microbes associated with obesity. Nature. 2006;444(7122):1022-3.

13. Duncan SH, Lobley GE, Holtrop G, Ince J, Johnstone AM, Louis P, et al. Human colonic microbiota associated with diet, obesity and weight loss. Int J Obes (Lond). 2008;32(11):1720-24.

14. Schwiertz A, Taras D, Schäfer K, Beijer S, Bos NA, Donus C, et al. Microbiota and SCFA in lean and overweight healthy subjects. Obesity (Silver Spring). 2010;18(1):190-5.

15. Turnbaugh PJ, Bäckhed F, Fulton L, Gordon JI. Diet-induced obesity is linked to marked but reversible alterations in the mouse distal gut microbiome. Cell Host Microbe. 2008;3(4):213-23.

16. Turnbaugh PJ, Ley RE, Mahowald MA, Magrini V, Mardis ER, Gordon JI. An obesity-associated gut microbiome with increased capacity for energy harvest. Nature. 2006;444(7.122):1027-31.

17. Songjinda P, Nakayama J, Kuroki Y, Tanaka S, Fukuda S, Kiyohara C, et al. Molecular monitoring of the developmental bacterial community in the gastrointestinal tract of Japanese infants. Biosci Biotechnol Biochem. 2005;69(3):638-41.

18. Matamoros S, Gras-Leguen C, Le Vacon F, Potel G, de La Cochetiere MF. Development of intestinal microbiota in infants and its impact on health. Trends Microbiol. 2013;21(4):167-73.

19. Fouhy F, Guinanea CM, Husseyd S, Walla R, et al. High-throughput sequencing reveals the incomplete, short-term recovery of infant gut microbiota following parenteral antibiotic treatment with ampicillin and gentamicin antimicrob. Agents Chemother. 2012;56(11):5811-20.

20. Trasande L, Blustein J, Liu M, Corwin E, Cox LM, Blaser MJ. Infant antibiotic exposures and early-life body mass. Int J Obes (London). 2013;37:16-23.

21. Akira S, Takeda K. Toll-like receptor signalling. Nat Rev Immunol. 2004;4(7):499-511.

22. Medzhitov R, Horng T. Transcriptional control of the inflammatory response. Nat Rev Immunol. 2009;9(10):692-703.

23. Oliveira AG, Carvalho BM, Tobar N, Ropelle ER, Pauli JR, Bagarolli RA, et al. Physical exercise reduces circulating lipopolysaccharide and TLR4 activation and improves insulin signaling in tissues of DIO rats. Diabetes. 2011;60(3):784-96.

24. Cani PD, Bibiloni R, Knauf C, Waget A, Neyrinck AM, Delzenne NM, et al. Changes in gut micro-biota control metabolic endotoxemia-induced inflammation in high-fat diet-induced obesity and diabetes in mice. Diabetes. 2008;57(6):1470-81.
25. Creely SJ, McTernan PG, Kusminski CM, Fisher FM, Da Silva NF, Khanolkar M, et al. Lipopolysac-charide activates an innate immune system response in human adipose tissue in obesity and type 2 diabetes. Am J Physiol Endocrinol Metab. 2007;292(3):740-7.
26. Caricilli AM, Picardi PK, de Abreu LL, Ueno M, Prada PO, Ropelle ER, et al. Gut microbiota is a key modulator of insulin resistance in TLR 2 knockout mice. PLOS Biology. 2011;9(12):740-7.
27. Amar J, Chabo C, Waget A, Klopp P, Vachoux C, Bermúdez-Humarán LG, et al. Intestinal mucosal adherence and translocation of commensal bacteria at the early onset of type 2 diabetes: molecular mechanisms and probiotic treatment. EMBO Mol Med. 2011;3(9):559-72.
28. Hartstra AV, Bouter KEC, Backhed F, Nieuwdorp M. Insights into the role of the microbiome in obesity and type 2 diabetes. Diabetes Care. 2015;38:159-65.

Seção IV

Anomalias da diferenciação sexual
e distúrbios adrenais

Anomalias da diferenciação sexual: da fisiologia à conduta prática

11

Leandra Steinmetz
Dulce Rondina Guedes
Durval Damiani

Após ler este capítulo, você estará apto a:

1. Descrever a diferenciação sexual normal.
2. Reconhecer um paciente com ambiguidade genital.
3. Identificar a possibilidade de hiperplasia congênita das suprarrenais.
4. Extrair os dados relevantes na anamnese e no exame físico de uma criança com anomalias da diferenciação sexual.
5. Orientar a conduta inicial.
6. Solicitar os exames iniciais.

INTRODUÇÃO

As anomalias da diferenciação sexual (ADS) são relativamente comuns e ocorrem em aproximadamente 1:4.500 nascidos vivos[1]. São consideradas urgências médicas em razão da situação estressante que acarretam do ponto de vista psicossocial e porque algumas de suas etiologias, se não tratadas adequadamente, podem colocar em risco a vida do paciente, como o que ocorre na hiperplasia congênita de suprarrenal (HCSR)[2].

A detecção precoce de casos de ambiguidade genital, bem como sua orientação inicial e o alerta para os pais, devem ser realizados pelo pediatra, que assume um importante papel como o "primeiro médico" que atende essas crianças[3,4].

DIFERENCIAÇÃO SEXUAL NORMAL

A determinação e a diferenciação sexual são processos sequenciais regulados por um grande número de genes localizados tanto nos cromossomos sexuais quanto nos autossomos, e ocorrem por meio de diversos mecanismos dependendo de fatores de transcrição, hormônios (peptídicos e esteroides) e receptores teciduais[4,5].

Esquematicamente, pode-se dividir esse processo em quatro etapas:

- Fertilização e determinação do sexo genético.
- Formação dos órgãos comuns aos dois sexos.
- Determinação gonadal.
- Diferenciação dos ductos internos e da genitália externa (diferenciação sexual).

Fertilização e Determinação do Sexo Genético

A primeira etapa desse processo ocorre no momento da fecundação, com a determinação do sexo genético (46,XY ou 46,XX)[6].

Formação dos Órgãos Comuns aos Dois Sexos

Durante as primeiras semanas de desenvolvimento, todos os embriões são fenotipicamente similares em relação à diferenciação sexual, com gônadas bipotenciais, ductos paramesonéfricos (de Müller) e mesonéfricos (de Wolff) e genitália externa indiferenciada.

Até a 8ª semana, a genitália externa é comum aos dois sexos e, a partir da presença ou ausência de andrógenos, ela irá diferenciar-se, respectivamente, em genitália masculina ou feminina[7].

Determinação Gonadal

A determinação gonadal se refere à transformação da gônada indiferenciada, bipotencial, a testículo ou a ovário, e inicia-se em torno da 5ª à 6ª semana de gestação. É estabelecida por múltiplos eventos moleculares que dirigem o desenvolvimento de células germinativas e a sua migração para a crista urogenital[6,7].

Um dos sinalizadores importantes para a transformação da gônada bipotencial a testículo é o gene SRY (*sex-determining region on the Y chromosome*), que é um membro da família de proteínas ligadoras ao DNA e está localizado no braço curto do cromossomo Y, próximo à região pseudoautossômica.

Em mulheres, pela ausência de fatores indutores da gônada masculina e pela presença de DAX-1 e WNT-4, ocorre a determinação ovariana. Sempre se pensou que a formação ovariana fosse um processo absolutamente passivo, uma espécie de "regulação de fábrica" para a gônada indiferenciada, mas descobrem-se cada vez mais fatores importantes para que o caminho da gônada até o ovário faça-se de maneira adequada. Um grande marcador desse dimorfismo sexual gonadal está no momento em que as células germinativas entram em meiose. No ovário, isso ocorre muito cedo e está sob controle de vários genes: *Nanos-3*, *BMP-15* (*bone morphogenic protein*), *STRA-8* (*stimulated by retinoic acid*), entre outros[8,9].

A gônada masculina é protegida da ação do ácido retinoico devido à ação da enzima CYP26B1, produzida pelas células de Sertoli, que catabolizam esse ácido[10].

A presença de um segundo cromossomo X é essencial para a manutenção da integridade ovariana. Quando esse segundo cromossomo X está ausente (síndrome de Turner, por exemplo), ocorre disgenesia ovariana[5].

Diferenciação dos Ductos Internos e da Genitália Externa

A diferenciação sexual é o processo pelo qual, a partir da gônada diferenciada (ovário ou testículo), chega-se ao fenótipo final, feminino ou masculino.

Os ductos müllerianos começam a se formar na sexta semana de gestação como uma invaginação do epitélio celômico e dão origem aos órgãos sexuais internos femininos (trompas, útero e a porção proximal da vagina), enquanto regridem nos homens. Os ductos de Wolff dão origem aos órgãos sexuais internos masculinos (epidídimo, ducto deferente, vesícula seminal e ductos ejaculatórios)[6] (Figura 11.1).

No embrião feminino, quando o desenvolvimento ovariano ocorreu normalmente, a ausência de testosterona (T) e de hormônio antimülleriano (AMH) provoca a regressão dos ductos de Wolff e permite o desenvolvimento dos ductos de Müller[6].

No embrião masculino, já com os testículos formados, as células de Sertoli iniciam, aproximadamente na oitava semana, a produção de AMH, que irá induzir a regressão dos ductos de Müller. Já o desenvolvimento dos ductos de Wolff depende de uma alta concentração local de T, que é produzida pelas células de Leydig (ação parácrina, ou seja, de célula a célula) de forma autônoma no início, seguida pela estimulação da gonadotrofina coriônica humana (hCG) e, posteriormente, pelo estímulo do hormônio luteinizante (LH) hipofisário fetal[7].

A diferenciação da genitália externa para o sexo feminino faz-se de um modo aparentemente passivo. No sexo masculino, ao contrário da diferenciação da genitália interna, que depende de altas concentrações de T, a diferenciação da genitália externa depende da presença de di-hidrotestosterona, convertida a partir da

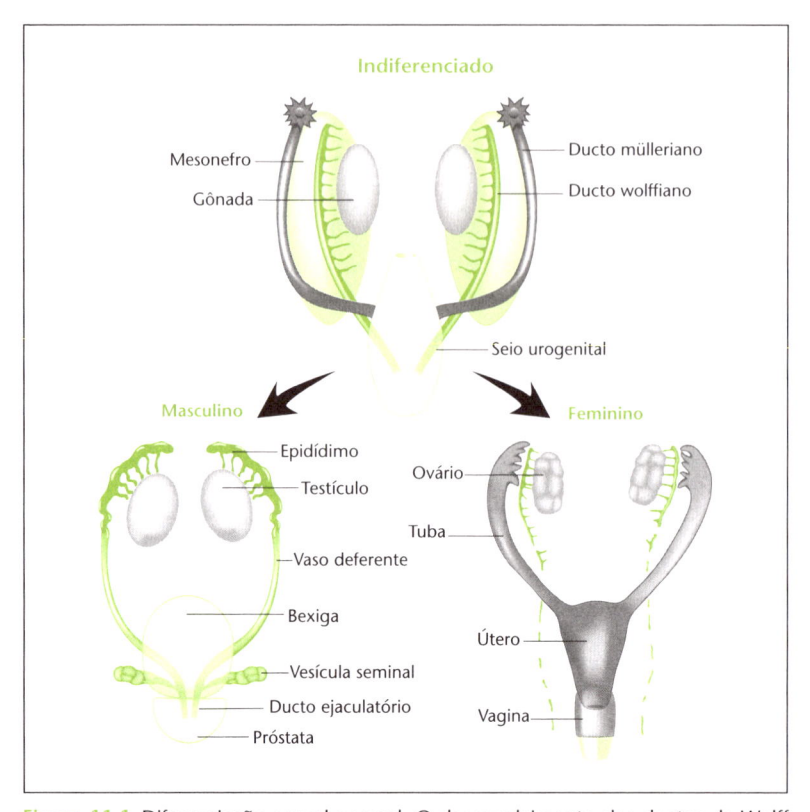

Figura 11.1 Diferenciação sexual normal. O desenvolvimento dos ductos de Wolff no sexo masculino determina a formação do epidídimo, dos ductos deferentes, das vesículas seminais e dos ductos ejaculatórios, ao passo que o desenvolvimento dos ductos de Müller no sexo feminino culmina com a formação das fímbrias, das trompas, do útero e do terço proximal da vagina.

T nas células-alvo, por ação da enzima 5-alfarredutase. No final da oitava semana, existem o tubérculo genital, as pregas labioescrotais e as pregas urogenitais. No sexo masculino, essas estruturas darão origem ao pênis, ao escroto e à uretra peniana, enquanto no sexo feminino formarão o clitóris e os grandes e pequenos lábios, respectivamente[11] (Figura 11.2).

A diferenciação da genitália externa masculina está completa na 14ª semana, enquanto a feminina só se completa em torno da 20ª semana, após o término da canalização da vagina.

A ambiguidade genital ocorre quando qualquer dos processos-chave para a determinação gonadal e/ou para a diferenciação sexual não ocorre normalmente, quer pela ausência ou pelo excesso de estímulos, quer por problemas de receptores, quer por alterações temporais nas ações dos vários fatores.

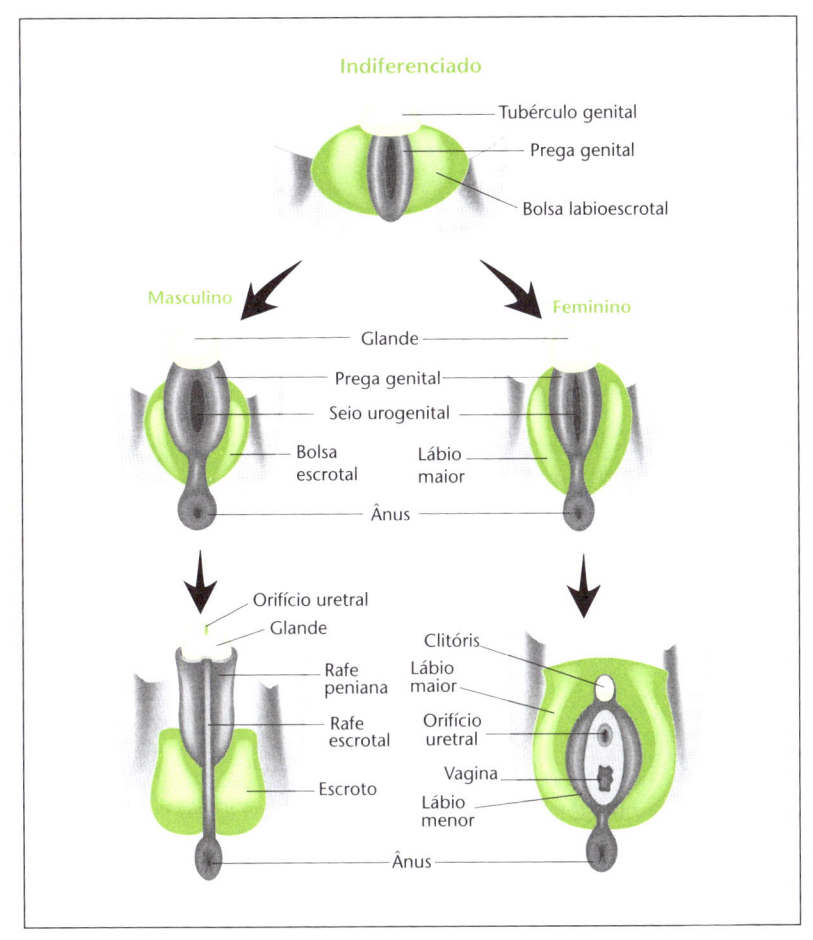

Figura 11.2 Diferenciação da genitália externa. Pela ação da di-hidrotestosterona, os primórdios da genitália externa caminham para o sexo masculino, ao passo que, na ausência dela, a genitália segue sua "programação" inicial para o sexo feminino.

CLASSIFICAÇÃO DAS ANOMALIAS DA DIFERENCIAÇÃO SEXUAL[12]

Anomalia da Diferenciação Sexual 46,XX

Distúrbios da diferenciação gonadal:

- ADS ovotesticular (hermafroditismo verdadeiro).
- ADS testicular (homem XX).
- Disgenesia gonadal.

Excesso androgênico:

- Fetal (HCSR).
- Fetoplacentária (deficiência de aromatase).
- Materna (exógeno, tumor).

Anomalia da Diferenciação Sexual 46,XY

Distúrbios da diferenciação gonadal:

- ADS ovotesticular.
- Disgenesia gonadal parcial.
- Disgenesia gonadal pura XY (síndrome de Swyer).
- Regressão testicular.

Distúrbios da síntese ou da ação androgênica:

- Deficiência ou anormalidade do LH ou do seu receptor (aplasia ou hipoplasia das células de Leydig).
- Defeitos de síntese de T.
- Defeitos do receptor androgênico.
- Persistência dos ductos de Müller.
- Interferência transplacentária da biossíntese de T por ingestão materna.

Anomalia da Diferenciação Sexual Cromossômica

- 45,X (síndrome de Turner).
- 47,XXY (síndrome de Klinefelter).
- 45,X/46,XY (disgenesia gonadal mista, ADS ovotesticular).
- 46,XX/46,XY (ADS ovotesticular).

PRINCIPAIS CAUSAS DE ANOMALIAS DA DIFERENCIAÇÃO SEXUAL

Hiperplasia Congênita de Suprarrenal
(ver Capítulo 12 – Doenças do córtex suprarrenal)

Disgenesia gonadal parcial

A gônada disgenética (testículo) não mantém síntese de T e de AMH; sendo assim, a genitália externa é ambígua, e estruturas de derivados müllerianos ou wolffianos podem estar presentes. É importante lembrar que existe a possibilidade de transformação maligna dos testículos, especialmente na presença do cromossomo Y[2,5].

Defeitos do receptor androgênico

É uma das causas mais frequentes de ADS 46,XY. Ocorre por mutação no receptor androgênico, presente no cromossomo X, e tem caráter recessivo. Pode ser completa, parcial ou leve.

A forma completa apresenta-se com genitália externa feminina. A produção de AMH é normal, portanto, não há o desenvolvimento de derivados müllerianos. Dessa forma, a vagina é curta e em fundo cego. Ultimamente, tem havido certa controvérsia quanto à abordagem dos testículos nas formas completas de insensibilidade androgênica. Alguns preconizam a manutenção dos testículos, utilizando sua produção de testosterona e sua conversão em estradiol para induzir a puberdade. Outros autores, incluindo os deste capítulo, preferem a remoção precoce dessas gônadas, não tanto pela probabilidade baixa de transformação maligna (3% aos 50 anos de idade), mas pelo risco de trauma e devido ao fato de que a puberdade pode ser induzida por hormônios exógenos[13,14].

A forma parcial apresenta graus variados de ambiguidade genital. As estruturas derivadas dos ductos de Wolff podem desenvolver-se em grau variável, na dependência do nível de sensibilidade aos andrógenos. Durante a puberdade, pode ocorrer virilização ou feminização[5].

Defeitos de síntese de testosterona

Ocorre por defeitos nas enzimas da via sintética de produção de T. A transmissão é autossômica recessiva. A genitália externa apresenta graus variados de ambiguidade. Os derivados müllerianos sofrem regressão, já que o AMH é normalmente produzido.

A deficiência da enzima 5-alfarredutase bloqueia a redução da T à di-hidrotestosterona (DHT) e leva à ambiguidade genital[15].

Anomalia da Diferenciação Sexual Ovotesticular – Hermafrodita Verdadeiro

Corresponde a 4 a 10% das ADS. Caracteriza-se pela presença de tecido ovariano e testicular no mesmo indivíduo. A gônada mais frequentemente encontrada é o ovotestis (tecido ovariano e testicular na mesma gônada). Na maioria das casuísticas, 60% apresentam cariótipo 46,XX e 90% são negativos para o gene SRY. O quadro clínico varia desde homem normal e fértil até mulher normal e fértil. A maioria apresenta ambiguidade genital, com genitália externa mais masculina, e 75% têm ginecomastia e menstruam na época da puberdade. Tanto estruturas de derivados müllerianos como wolffianos podem estar presentes com variados graus de desenvolvimento[16,17].

Disgenesia Gonadal Mista

O diagnóstico baseia-se no achado de tecido testicular de um lado e *streak* (tecido fibroso) do outro. A genitália externa mostra grande variabilidade. O cariótipo mais frequente é o mosaicismo 46,XY/45,X. As estruturas müllerianas estão sempre presentes[2].

Anomalia da Diferenciação Sexual Testicular – Homem XX

Apenas 20% dos pacientes apresentam ambiguidade genital; assim sendo, esse é um diagnóstico dificilmente feito na faixa etária pediátrica. Na época da puberdade, 1/3 dos pacientes desenvolvem ginecomastia e todos são inférteis.

AVALIAÇÃO DIAGNÓSTICA

O manuseio de uma criança com ambiguidade genital é complexo. O foco primário é o estabelecimento da causa, pois a situação é profundamente estressante para os pais, e cria-se uma necessidade social urgente para a escolha do gênero de criação[18].

A investigação diagnóstica é dispendiosa e difícil e, em alguns casos, mesmo após a realização de vários exames, não se chega ao diagnóstico etiológico preciso[19].

É importante que a criança seja examinada na presença dos pais para que se mostre a anormalidade do desenvolvimento genital, enfatizando que a genitália dos dois sexos desenvolve-se a partir de estruturas fetais primordiais comuns. Os pais devem ser orientados a não registrar a criança até o estabelecimento do sexo de criação.

A apresentação clínica das ADS pode sofrer grande variação, de tal forma que nenhuma apresentação clínica pode ser dita patognomônica deste ou daquele diagnóstico etiológico.

Inicialmente, é importante reconhecer quando uma criança é portadora de ADS[12]:

- Ambiguidade genital óbvia.
- Genitália aparentemente feminina com aumento de clitóris (mais de 6 mm de diâmetro ou mais de 9 mm de comprimento), fusão labial posterior ou uma massa inguinal/labial.

- Genitália aparentemente masculina com criptorquidia bilateral, micropênis, hipospádia perineal isolada ou hipospádia leve com criptorquidia.
- História familiar de ADS.
- Discordância entre o fenótipo e o cariótipo pré-natal.

A investigação diagnóstica das ADS inicia-se com uma anamnese detalhada, que deve incluir[2,3,20,21]:

- História de consanguinidade.
- História familiar de ambiguidade genital, amenorreia primária ou infertilidade.
- Morte perinatal na família.
- Uso de medicação virilizante ou feminilizante durante a gestação (especialmente no primeiro trimestre).
- Virilização materna durante a gestação (sugere um tumor produtor de andrógenos pela mãe ou a presença de deficiência placentária de aromatase).
- História de desidratação perinatal e/ou hipoglicemia (HCSR perdedora de sal).

O exame físico, além de geral, deve incluir:

- Características sugestivas de associação com síndromes malformativas.
- Grau de hidratação.
- Pressão arterial.
- Exame genital:
  - Tamanho e diferenciação do falo (Tabela 11.1).
  - Localização, tamanho e consistência das gônadas.
  - Posição do meato uretral.
  - Pigmentação da pele genital (hiperpigmentação sugere aumento de hormônio adrenocorticotrófico [ACTH], que ocorre em HCSR)[5].

EXAMES COMPLEMENTARES

Eletrólitos

Pacientes com HCSR, com perda de sal, apresentam hiponatremia e hipercalemia. É preciso lembrar que, até antes das alterações eletrolíticas, essas crianças podem apresentar hipoglicemia.

Tabela 11.1 – Tamanho peniano (mm) para diferentes idades[22]

Idade	Média ± DP	Média -2,5 DP
0 a 12 meses	47 ± 8	27
1 ano	51 ± 8	31
2 anos	55 ± 8	35
3 anos	61 ± 9	38
4 anos	63 ± 9	40
5 anos	67 ± 9	44
6 anos	67 ± 9	44
7 anos	69 ± 10	44
8 anos	70 ± 10	45
9 anos	70 ± 10	45
10 anos	74 ± 11	46
11 anos	78 ± 12	48
12 anos	86 ± 12	56
13 anos	101 ± 12	71
14 anos	115 ± 13	82
15 anos	129 ± 15	91
16 anos	133 ± 15	95
17 anos	143 ± 16	103
18 anos	145 ± 16	105

DP: desvio-padrão.

Dosagens Hormonais

A avaliação da presença de tecido testicular é feita com a dosagem de T, produzida pelas células de Leydig, e com a dosagem de inibina B e AMH para avaliação das células de Sertoli.

A avaliação da função testicular por dosagem hormonal basal de T é válida em lactentes de até 6 meses, em meninos na época da puberdade e em homens adultos. Em meninos pré-púberes, a avaliação da função testicular é dificultada em razão da baixa atividade do eixo hipotálamo-hipófise-gônada. Assim, usa-se a resposta de T ao estímulo com o hormônio gonadotrófico coriônico (hCG), e uma resposta adequada ocorre quando a T, após o estímulo, é maior que 160 ng/dL.

A avaliação do tecido ovariano pode ser feita mediante dosagem de estradiol e inibina A após estímulo gonadotrófico[23].

Testes Genéticos

Fluorescent in Situ Hybridization (FISH – usado para identificar regiões específicas dos cromossomos X e Y), citogenética (cariótipo), biologia molecular (pesquisa de gene SRY e pesquisa de mutações em enzimas ou receptores).

Estudos de Imagem

- Genitograma: avaliação da anatomia do seio urogenital, bem como da presença de derivados müllerianos.
- Ultrassonografia pélvica: é importante para avaliar a anatomia da vagina e do útero, para excluir anomalias renais associadas e para visualizar as adrenais. É importante também na localização de gônadas inguinais, mas não é sensível para gônadas intra-abdominais[24].
- Ressonância nuclear magnética: pode ajudar na localização das gônadas, porém a discriminação entre os tipos histológicos é limitada nesse método[25]. Enquanto o ovário pode ser devidamente diagnosticado, o ovotestis não pode ser diferenciado do testículo[26].
- Exploração cirúrgica e biópsia gonadal: a biopsia gonadal é essencial quando se considerarem diagnósticos como disgenesia gonadal e hermafroditismo verdadeiro[27].

Diante de uma ambiguidade sexual, a presença ou ausência de gônadas palpáveis pode dirigir o raciocínio para a etiologia e orientar quanto aos exames complementares a serem pedidos (Figuras 11.3, 11.4 e 11.5).

Como a HCSR é a causa mais comum de ADS no recém-nascido, um estudo bioquímico para seu diagnóstico deve ser realizado em todas as crianças com ambiguidade genital sem gônadas palpáveis.

CASOS CLÍNICOS ILUSTRATIVOS

Caso 1

O paciente deu entrada na Unidade de Endocrinologia do Instituto da Criança do HC-FMUSP com 1 mês e 15 dias, em razão de genitália ambígua (genitália de aspecto feminino, com gônadas palpáveis bilateralmente).

Exame físico

Falo de 0,5 cm, uretra perineal. Bolsa labioescrotal pigmentada fendida com gônadas palpáveis bilateralmente.

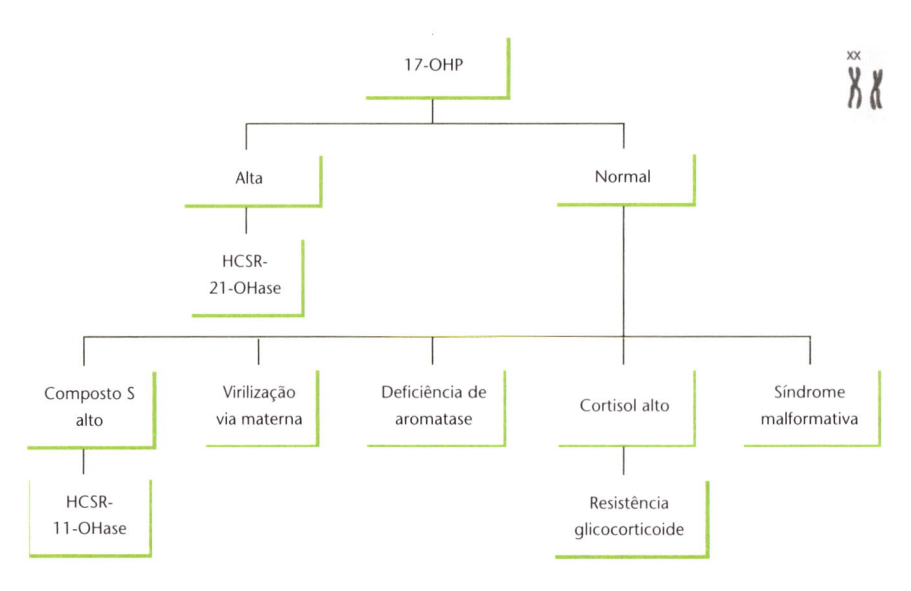

Figura 11.3 Esquema diagnóstico em pacientes com anomalia da diferenciação sexual, sem gônadas palpáveis e cariótipo 46,XX.

17-OHP: 17-alfa-hidroxiprogesterona; HCSR: hiperplasia congênita de suprarrenal; 21-OHase: deficiência de 21-hidroxilase; 11-OHase: deficiência de 11-hidroxilase; Composto S: 11-desoxicortisol.

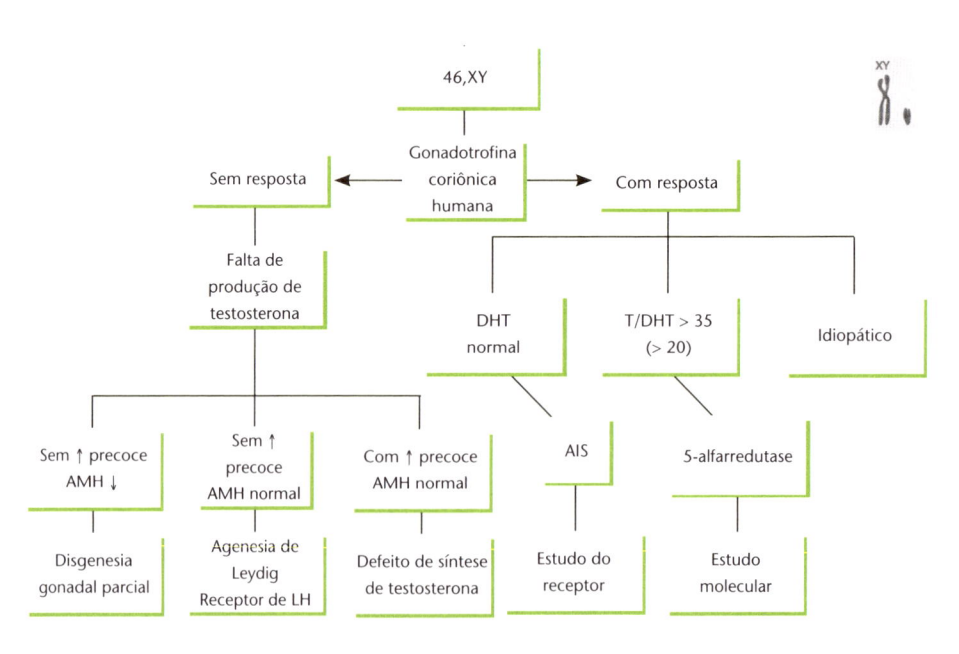

Figura 11.4 Esquema diagnóstico em pacientes com anomalia da diferenciação sexual, 46,XY, com gônadas palpáveis.

AIS: síndrome da insensibilidade androgênica; AMH: hormônio antimülleriano; DHT: di-hidrotestosterona; T/DHT: relação testosterona/di-hidrotestosterona.

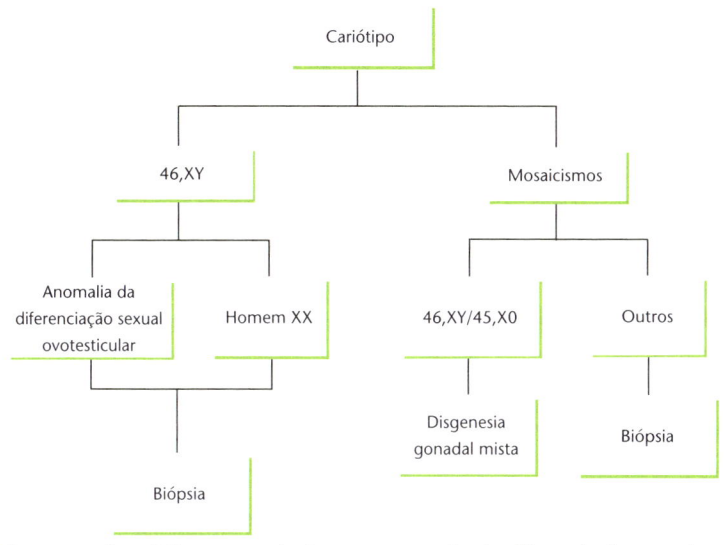

Figura 11.5 Esquema diagnóstico em pacientes com anomalia da diferenciação sexual, com gônadas palpáveis.

Ultrassonografia pélvica

Não foram visualizados nem útero nem ovários.

Cariótipo

46,XY.

Exames laboratoriais

Estímulo com hCG (Tabela 11.2).

A relação T/DHT apresentou o valor 2,38 (normal 12+/-3).

Tabela 11.2 – Estímulo com gonadotrofina coriônica humana

	T	17-OHP	Androsten	DHEA	Comp S	DHT
Pré-hCG	< 10 ng/dL	0,4 ng/mL	0,5 ng/mL	0,9 ng/mL	2 ng/mL	4,2 ng/dL
Pós-hCG	31	ND	0,2	1,7	2,4	ND

Androsten: androstenediona; Comp S: 11-desoxicortisol; DHEA: desidroepiandrosterona; DHT: di-hidrotestosterona; ND: não dosado; T: testosterona; 17-OHP: 17-alfa-hidroxiprogesterona.

Conduta

Realizar orquiectomia bilateral com um ano.

Exame anatomopatológico

Túbulos sem luz, formados por células de Sertoli imaturas e várias espermatogônias atípicas. Células de Leydig não visualizadas. Interstício amplo formado por fibroblastos, capilares e colágeno. Epidídimo e deferente sem alterações. Quadro de gônada disgenética.

Estudo morfométrico da biópsia gonadal, mostrando grave hipoplasia germinal.

Diagnóstico

ADS 46,XY dsgen (pseudo-hermafroditismo masculino disgenético – PHM disgenético).

Comentários

Trata-se de um distúrbio da diferenciação sexual que cursa com várias anormalidades do desenvolvimento morfofuncional gonadal. O componente morfológico é caracterizado pela ambiguidade da genitália externa, com necessidade de reposição hormonal. O componente funcional da gônada refere-se à incapacidade de a gônada bipotencial desenvolver-se em um testículo normal. O PHM disgenético (ADS 46,XY disgenético) é definido como uma ambiguidade genital em que ao menos uma dessas características é encontrada:

- Alteração histológica testicular, com hialinização, desarmonia de estruturas, ausência ou hipoplasia das células de Leydig em tecido previamente estimulado com gonadotrofina coriônica e ausência de células germinativas.
- Presença de derivados müllerianos, denotando produção inadequada do AMH ou resistência de seus receptores.
- Falta de resposta de T a estímulo com gonadotrofina coriônica, sem acúmulo de precursores[28].

Caso 2

O paciente procurou a Unidade de Endocrinologia do Instituto da Criança do HC-FMUSP por alteração da genitália. Apresentava falo de 2,5 cm, agenesia de pequenos lábios. Meato uretral hipoplásico e as gônadas não eram palpáveis. Cariótipo 46,XX, com SRY negativo (linfócitos de sangue periférico). A T após estímulo com hCG foi de 88 ng/dL. Realizada cirurgia de clitoroplastia e laparotomia exploradora, com biópsia gonadal: ovotestis bilateralmente.

Diagnóstico

Hermafroditismo verdadeiro (HV) (ADS ovotesticular).

Comentários

O ADS ovotesticular pode apresentar ou não genitália ambígua, porém seu diagnóstico exige a demonstração histológica de tecido testicular (túbulos seminíferos, espermatogônias e espermatozoides) e tecido ovariano (folículos ou *corpora albicantia*). A presença de estroma fibroso não é suficiente para caracterizar ovário, assim como o achado somente de células de Leydig não configura testículo. Em muitos países, o HV é uma causa rara de ambiguidade genital, variando de 4 a 10%[29]. A gônada mais frequentemente encontrada é o ovotestis, seguida de ovário e testículo, sendo mais comum que gônadas com predomínio de tecido testicular ocorram no lado direito, e aquelas com predomínio ovariano, no esquerdo. A associação gonadal mais descrita na literatura é ovotestis com ovário, seguida de dois ovotestis e de ovário com testículo. A maior parte dos pacientes apresenta-se como 46,XX (60% dos casos) e somente 10%, 46,XY. Mosaicismos ocorrem em 30% dos casos[29].

A pergunta que se faz é: como é possível haver diferenciação testicular em um indivíduo 46,XX e diferenciação ovariana em um indivíduo 46,XY? Com a descoberta do SRY, acreditou-se que a explicação viria da demonstração da presença desse gene nos indivíduos 46,XX e de alguma alteração em sua função nos casos com cariótipo 46,XY. No entanto, 90% dos ADS ovotesticulares 46,XX não apresentam o gene SRY, e são raras as mutações desse gene levando a HV[30-33].

Nenhuma característica clínica diferencia claramente o HV de outras causas de ambiguidade genital. O espectro de apresentações clínicas vai desde o homem normal e fértil até a mulher normal e fértil; entretanto, a maioria dos casos se apresenta com ambiguidade genital com características fenotípicas predominantemente masculinas, fazendo que a maioria seja criada de maneira errônea como homens, que podem muitas vezes evoluir com ginecomastia e menstruação, com sangramentos uretrais cíclicos, interpretados como hematúria ou uretrites. As estruturas internas também podem variar desde o desenvolvimento dos ductos de Müller até o dos ductos de Wolff[2].

O que pode fazer pensar em HV no exame físico seriam gônadas palpáveis em bolsa labioescrotal com cariótipo 46,XX, pois os ovários descem à bolsa escrotal somente em caso de hérnia. Portanto, quando se palpa essa gônada, sem hérnia associada, trata-se ou de um testículo ou de ovotestis. Pode-se palpar também gônada com dois tipos de consistência, um lado mais macio (testículo) e outro mais firme (ovário). Se o diagnóstico for feito em idade precoce, a melhor opção é o sexo feminino, pois a porção ovariana quase sempre está íntegra, permitindo até fertilidade. A porção testicular quase sempre é disgenética, sofrendo risco de malignização em presença do cromossomo Y[2].

Caso 3

Tabela 11.3 – Teste com gonadotrofina coriônica humana

Teste com hCG	Pré	Pós
Testosterona	10 ng/dL	730 ng/dL
17-OHP	0,2 ng/mL	ND
DHT		131,7 ng/dL
Androstenediona		0,5 ng/mL
DHEA-S		0,5 ng/mL

hCG: gonadotrofina coriônica humana; 17-OHP: 17-alfa-hidroxiprogesterona; DHT: di-hidrotestosterona; ND: não dosado; DHEA-S: sulfato de deidroepiandrosterona.

Paciente em primeira consulta com 8 meses em razão de genitália ambígua: gônadas palpáveis bilateralmente em bolsa labioescrotal, com falo de 3 cm com corda curta, curvado ventralmente.

Cariótipo
46,XX.

Ultrassonografia pélvica
Imagem uterina não visualizada. Ovários não visualizados.

Exames laboratoriais
Biópsia gonadal
Parênquima testicular constituído por túbulos seminíferos com luz praticamente virtual, contendo células de Sertoli sem nenhuma evidência de maturação. Células de Leydig ausentes. Realizada pesquisa de fragmentos de Y com biologia molecular: PAR-1, TSPY, AMGL, DYZ-3, DYS280, DYS1, DYZ1, SRY7, todos negativos; portanto, não foram encontrados fragmentos do cromossomo Y nesse paciente. A mesma pesquisa de fragmentos de Y foi realizada na gônada, sendo também negativa.

Diagnóstico
Homem XX (ADS 46,XX testicular).

Comentários
O homem XX, também chamado de sexo reverso (ADS 46,XX testicular), é um dos mais raros distúrbios dos cromossomos sexuais da espécie humana.

Esse distúrbio foi descrito pela primeira vez em 1964. Sua incidência fica em torno de 1:20.000[34]. Tem sido alvo de muitos estudos na tentativa de se elucidarem os mecanismos da determinação gonadal, já que, na ausência do cromossomo Y, o testículo se desenvolve. Difere dos hermafroditas verdadeiros, nos quais em 90% dos casos de HV o SRY não é detectado. Nos homens XX, 80% apresentam o SRY, explicando o desenvolvimento de tecido testicular a partir da gônada bipotencial. No entanto, todos são inférteis (azoospérmicos), pois os genes responsáveis pela espermatogênese estão localizados no braço longo do cromossomo Y. Normalmente, o homem XX é detectado quando se investigam causas de infertilidade[2].

Tais pacientes apresentam como primeira característica clínica a infertilidade; a estatura tende a ser intermediária entre a média de estatura masculina e a média feminina; 1/3 desses pacientes desenvolve ginecomastia, diminuição da pilosidade facial e tendência à distribuição feminina de pelos pubianos. Os testículos apresentam pequeno volume, e o aspecto histológico assemelha-se ao da síndrome de Klinefelter. A genitália externa é normal ou pouco reduzida de tamanho, o que, em 10 a 15% dos casos, pode levar à ambiguidade genital (hipospádia, criptorquidia), e, nesses casos, permite o diagnóstico em faixa etária pediátrica[34].

O mecanismo pelo qual os testículos desenvolvem-se na ausência do SRY ainda é tema de debate. Haveria também uma possibilidade de existência de mosaicismos XX/XY no tecido gonadal, não detectado em sangue periférico, determinando a diferenciação testicular, o que, no caso desse paciente, não pôde ser observado, já que a pesquisa de SRY no emblocado gonadal foi negativa. Outra possibilidade é que haja outra cascata de genes envolvidos na determinação testicular e que uma mutação nesses genes autossômicos ou ligados ao cromossomo X favoreceria o desenvolvimento testicular na ausência do SRY[34].

Caso 4

O paciente deu entrada na Unidade de Endocrinologia do Instituto da Criança do HC-FMUSP com 5 anos e 9 meses, com hérnia inguinal à direita, sem outras queixas.

Antecedentes gestacionais

Não havia consanguinidade e/ou uso de medicamentos durante a gravidez. Sexo social feminino.

Antecedentes familiares maternos

Mãe saudável, G2P2 (2 gestações, 2 partos), com duas irmãs que também necessitaram retirar hérnias inguinais, tendo sido constatadas gônadas masculinas. O cariótipo foi 46,XY em ambas as irmãs. Sua primeira filha apresentou hérnia inguinal, que foi retirada com 1 ano de idade. Aos 10 anos, outra hérnia, do lado oposto, ao ser retirada, revelou tratar-se de testículo. Realizado seu cariótipo 46,XY. O pai não tem doenças nem relato de ADS na família.

Exame físico

Genitália com aspecto feminino.

Investigação laboratorial

Teste do hCG não apresentando acúmulo de precursores. T sem estímulo menor que 7 ng/dL e, pós-estímulo, 27 ng/dL (resposta insuficiente).

Cariótipo

46,XY.

Ultrassonografia pélvica

Órgão sólido homogêneo posterior à bexiga, sem morfologia típica de útero, pois apresentou aspecto arredondado no corte longitudinal, não permitindo diferenciação entre próstata ou útero hipoplásico anômalo. Gônadas de pequenas dimensões com contornos regulares e ecotextura característica medindo $1,4 \cdot 1,2 \cdot 1$ cm à direita e $1,3 \cdot 1,1 \cdot 1$ cm à esquerda.

Realizadas gonadectomia e biópsia de ambos os testículos. Testículos disgenéticos com ausência de espermatogênese completa.

Diagnóstico

Insensibilidade completa de andrógenos (ICA) com disgenesia gonadal parcial.

Comentários

O que se pretende com este caso é chamar a atenção primeiro sobre a necessidade de uma anamnese bem feita: duas tias já haviam apresentado a doença, bem como a irmã mais velha. Havia uma mãe ansiosa pelo receio de que a filha mais nova também tivesse a doença; e também a necessidade de investigação de hérnia inguinal no sexo feminino, pois toda hérnia inguinal em meninas deve ser investigada. Não basta simplesmente retirá-la, mas deve-se fazer o exame anatomopatológico para ver o que está sendo retirado. Com tal cuidado, pode-se fazer o diagnóstico dessa doença precocemente, evitando a descida da segunda hérnia, nova cirurgia e que mais tempo se passe sem que o diagnóstico seja feito corretamente.

A ICA é uma doença de herança recessiva ligada ao cromossomo X. O gene do receptor androgênico localiza-se no Xq11-12 e suas alterações incluem deleção ou mutação de ponto na região do domínio da ligação com o esteroide ou de ativação da transcrição. Nesses casos, os testículos secretam T normalmente na vida fetal e na puberdade; todavia, tanto a genitália quanto os outros órgãos-alvo não respondem aos andrógenos, causando diferenciação feminina da genitália externa e do seio urogenital. Além disso, o eixo hipotálamo-hipofisário também não tem sensibilidade aos andrógenos, levando a um aumento do LH, o que causará, na puberdade, grandes aumentos de estradiol pelos testículos, por isso a denominação que se dava no passado de "feminização testicular", nome que deve ser evitado pelo estigma que carrega. Esses pacientes apresentam ausência de ductos genitais internos (os ductos de Wolff regridem pela não ação da T, e os de Müller, pela ação normal do hormônio antimülleriano); vagina em fundo cego e genitália externa feminina normal, exceto pela frequente presença de gônadas inguinais ou labioescrotais. Os níveis de AMH são muito elevados, com níveis basais de T também elevados. Na puberdade, a distribuição da gordura é ginecoide, os pelos são escassos ou ausentes, as mamas são femininas normais, e as pacientes apresentam amenorreia primária. A opção sexual é feminina. O fato curioso nessa paciente era a concomitância de disgenesia gonadal parcial, o que, na verdade, não é infrequente em casos de insensibilidade androgênica. A causa, porém, não é estabelecida[2].

Caso 5

O paciente foi à Unidade de Endocrinologia do Instituto da Criança do HC-FMUSP com 13 anos em razão de problemas na genitália ambígua desde o nascimento. Procedente da região Nordeste do Brasil, apresentava falo de 5 cm de comprimento por 1,5 cm de largura. Glande individualizada. Gônadas palpáveis em 1/3 médio do canal inguinal bilateral. Pais não consanguíneos, sem história de medicamentos ou intercorrências durante a gravidez. Não havia casos semelhantes em outros familiares.

A mãe relatou que procurou atendimento médico aos 6 anos de idade da criança, quando constatada genitália ambígua, e foi orientada a retornar ao médico assim que a criança fizesse sua opção pelo sexo.

Aos 13 anos foi encaminhada a esta unidade, onde, junto à avaliação clínica e laboratorial, foi realizado também acompanhamento com uma psicóloga, para avaliação da identidade sexual. Aos exames, logo ficou claro o diagnóstico, já que havia dificuldade na conversão de T em DHT (relação T/DHT > 30, demonstrando defeito da enzima 5-alfarredutase).

Cariótipo
46,XY.

Ultrassonografia pélvica
Ausência de imagem sugestiva de útero e ovários.

Diagnóstico

Deficiência de 5-alfarredutase do tipo 2.

Comentários

A deficiência de 5-alfarredutase do tipo 2 apresenta herança autossômica recessiva. O aspecto curioso nesses casos é que ocorre uma progressiva virilização na época da puberdade. Uma criança que apresenta, inicialmente, uma genitália bastante feminina, pela falta de DHT, vai, no momento da puberdade, fazendo a conversão T a DHT via 5-alfarredutase hepática e passa a se virilizar. Usualmente, nessa época, essas crianças tendem a assumir o sexo masculino[2].

Durante o acompanhamento psicológico, foi ficando claro que a opção seria sexo masculino, o que ocorreu, definitivamente, aos 16 anos de idade. Hoje, o paciente assumiu seu sexo social masculino e apresenta acentuado grau de virilização de sua genitália externa.

CONCLUSÕES

As ADS ocorrem em razão de uma anormalidade da diferenciação masculina que dificulta uma completa virilização, ou, no caso de um embrião feminino, pelas influências virilizantes na embriogênese.

Embora recém-nascidos com ambiguidade genital sejam raramente encontrados na prática pediátrica diária, seu diagnóstico e seu tratamento requerem atenção médica urgente. É importante estabelecer um diagnóstico definitivo para que um plano terapêutico adequado seja instituído. Os pediatras têm uma grande importância nesse processo, pois são os primeiros médicos do paciente, mas é fundamental uma equipe multidisciplinar para acompanhar tais casos.

A definição do sexo de criação deverá levar em conta a melhor adaptação futura, o que envolve a possibilidade de reconstrução genital, de resposta ao tratamento hormonal, de atividade sexual, de fertilidade e de risco de malignização das gônadas, o que, muitas vezes, independe do cariótipo.

REFERÊNCIAS BIBLIOGRÁFICAS

1. Ahmed SF, Bashamboo A, Lucas-Herald A, McElreavey K. Understanding the genetic aetiology in patients with XY DSD. Br Med Bull. 2013;106:67-89.
2. Damiani D. Anomalias da diferenciação sexual. In: Setian N. Endocrinologia pediátrica: aspectos físicos e metabólicos do recém-nascido ao adolescente. 2a ed. São Paulo: Sarvier; 2002. p.423-72.
3. Calleja-Agius J1, Mallia P, Sapiano K, Schembri-Wismayer P. A review of the management of intersex. Neonatal Netw. 2012 Mar-Apr;31(2):97-103.
4. Mieszczak J, Houk CP, Lee PA. Assignment of the sex of rearing in the neonate with a disorder of sex development. Curr Opin Pediatr. 2009;21(4):541-7.

5. Baxter RM, Vilain E. Translational genetics for diagnosis of human disorders of sex development. Annu Rev Genomics Hum Genet. 2013;14:371-92.
6. Hiort O, Birnbaum W, Marshall L, Wünsch L, Werner R, Schröder T, Döhnert U, Holterhus PM. Management of disorders of sex development.Nat Rev Endocrinol. 2014;10(9):520-9.
7. McClelland K, Bowles J, Koopman P. Male sex determination: insights into molecular mechanisms. Asian J Androl. 2012 Jan;14(1):164-71.
8. Edson MA, Nagaraja AK, Matzuk MM. The mammalian ovary from genesis to revelation. Endocr Rev. 2009;30(6):624-712
9. Yun-Fai CL, Yunmin L. The human and mouse sex-determining SRY genes repress the Rspo1/,-catenin signaling. J Genet Genomics. 2009;36(4):193-202.
10. She ZY, Yang WX. Molecular mechanisms involved in mammalian primary sex determination. J Mol Endocrinol. 2014 Aug;53(1):R21-37.
11. Ono M, Harley VR. Disorders of sex development: new genes, new concepts. Nat Rev Endocrinol. 2013 Feb;9(2):79-91.
12. Hughes IA, Houk C, Ahmed SF, et al. LWPES Consensus Group; ESPE Consensus Group: consensus statement on management of intersex disorders. Arch Dis Child. 2006;91(7):554-63.
13. Oakes MB, Eyvazzadeh AD, Quint E, Smith YR. Complete androgen insensitivity syndrome-a review. J Pediatr Adolesc Gynecol. 2008;21(6):305-10.
14. Looijenga LH, Hersmus R, Oosterhuis JW, Cools M, Drop SL, Wolffenbuttel KP. Tumor risk in disorders of sex development (DSD). Best Pract Res Clin Endocrinol Metab. 2007;21(3):480-95.
15. Stuchi-Perez EG, Hackel C, Oliveira LE, Ferraz LF, Oliveira LC, Nunes-Silva D, et al. Diagnosis of 5alpha-reductase type 2 deficiency: contribution of anti-Müllerian hormone evaluation. J Pediatr Endocrinol Metab. 2005;18(12):1383-9.
16. Öcal G, Berberoğlu M, Sıklar Z, Aycan Z, Hacıhamdioglu B, Erdeve ŞS, Çamtosun E, Kocaay P, Ruhi HI, Kılıç BG, Tukun A. Clinical Review of 95 Patients with 46,XX Disorders of Sex Development Based on the New Chicago Classification. J Pediatr Adolesc Gynecol. 2015;28(1):6-11.
17. Damiani D, Guedes DR, Damiani D, Setian N, Maciel-Guerra AT, Mello MP, et al. Hermafroditismo verdadeiro: experiência com 36 casos. Arq Bras Endocrinol Metab. 2005;49(1):71-8.
18. Ahmed SF, Rodie M. Investigation and initial management of ambiguous genitalia. Best Pract Res Clin Endocrinol Metab. 2010 Apr;24(2):197-218.
19. Hiort O, Birnbaum W, Marshall L, Wünsch L, Werner R, Schröder T, Döhnert U, Holterhus PM. Management of disorders of sex development. Nat Rev Endocrinol. 2014 Sep;10(9):520-9.
20. Conte FA, Grumbach MM. Diagnosis and management of ambiguous external genitalia. Endocrinologist. 2003;13(3):260-8.
21. Ostrer H. Disorders of sex development (DSDs): an update. J Clin Endocrinol Metab. 2014;99(5):1503-9.
22. Gabrich PN, Vasconcelos JS, Damião R, da Silva EA. Penile anthropometry in Brazilian children and adolescents. J Pediatr. 2007;83(5):441-6.
23. Steinmetz L, Rocha MN, Longui CA, Damiani D, Dichtchekenian V, Setian N, et al. Inhibin a production after gonadotropin stimulus: A new method to detect ovarian tissue in ovotesticular disorder of sex development. Horm Res. 2009;8;71(2):94-9.
24. Pires CR, Poli AHM, Zanforlin Filho SM, Mattar R, Moron AF, Diniz ALD. True hermaphroditism: the importance of ultrasonic assessment. Ultrasound Obstet Gynecol. 2005;26(1):86-8.
25. Secaf E, Hricak H, Gooding CA, Ho VW, Gorczyca DP, Ringertz H, et al. Role of MRI in the evaluation of ambiguous genitalia. Pediatr Radiol. 1994;24(4):231-5.
26. Biswas K, Kapoor A, Karak AK, Kriplani A, Gupta DK, Kucheria K, et al. Imaging in intersex disorders. J Pediatr Endocrinol Metab. 2004;17(6):841-5.
27. Ogilvy-Stuart AL, Brain CE. Early assessment of ambiguous genitalia. Arch Dis Child. 2004;89(5):401-7.

28. Rajfer J, Mendelsohn G, Ahnheim J, Jeffs RD, Walsh PC. Dysgenetic male pseudohermaphroditism. J Urol. 1978;119(4):525-7.

29. Krob G, Braun A, Khnle U. True hermaphroditism: geographical distribution, clinical findings, chromosomes and gonadal histology. Eur J Pediatr. 1994;153(1):2-10.

30. Damiani D, Fellous M, McElreav ey K, Barbaux S, Barreto ESA, Dichtchekenian V, et al. True hermaphroditism: clinical aspects and molecular studies in 16 cases. Eur J Endocrinol. 1997;136(2):201-4.

31. Guerra-Júnior G, Mello MP, Assumpção JG, Marcilio AM, Baptista MTM, et al. True hermaphrodites in Southestern region of Brazil: a different cytogenetic and gonadal profile. J Pediatr Endocrinol Metab. 1998;11(4):519-24.

32. Domenice S, Nishi MY, Billerbeck AEC, Carvalho FM, Frade EMC, Latrônico AC, et al. Molecular analysis of SRY gene in Brazilian 46,XY sex reversed patients: absence of SRY sequence in gonadal tissue. Med Sci Monit. 2001;7(2):238-41.

33. Braum A, Kammerer S, Cleve H, Lohrs U, Schwarz HP, Keihnle U. True hermaphroditism in a 46,XY individual caused by a postzygotic somatic point mutation in the male gonadal sex-determining locus (SRY): molecular genetics and histological findings in a sporadic case. Am J Hum Genet. 1993;52(3):578-85.

34. Damiani D, Guedes DR, Damiani D, Dichtchekenian V, Coelho Neto JR, Maciel-Guerra AT, et al. Homem XX: relato de três casos na faixa etária pediátrica. Arq Bras Endocrinol Metab. 2005;49(1):79-82.

Doenças do córtex suprarrenal

Vaê Dichtchekenian
Hamilton Cabral de Menezes Filho

Após ler este capítulo, você estará apto a:

1. Reconhecer, na sala de emergência, uma falência suprarrenal.
2. Examinar e diferenciar uma genitália virilizada.
3. Diagnosticar puberdade precoce por produção androgênica produzida pela suprarrenal.
4. Diferenciar as formas de hipercortisolismo.

INTRODUÇÃO[1]

Bartholomeo Eustachius, em 1563, em plena Renascença, foi o primeiro cientista a descrever com detalhes anatômicos uma glândula acima dos rins, denominando-a *glandulae renis incumbentes*. A primeira correlação funcional surgiu em 1849 com o Dr. Thomas Addison, ao publicar o quadro clínico de um paciente que teve uma evolução fatal, que hoje sabemos tratar-se de anemia perniciosa e insuficiência suprarrenal aguda (ISRA). A partir desta descrição, Charlie E. Brown--Séquard, entre 1850 e 1856, realizou uma série de experiências em animais adrenalectomizados e notou que, sem exceção, todos morriam após 36 horas. Rogof e Stewart, em 1927, ao utilizarem extratos de córtex suprarrenal em pacientes com a Doença de Addison, perceberam um considerável aumento da sobrevida. Loeb, em 1932, foi mais além, pois notou o efeito mineralocorticoide da glândula após o uso de sal em pacientes com ISRA. O grande marco foi em 1949, portanto um século após a descrição do Dr. Addison, quando foi sintetizado o acetato de cortisona e utilizado com grande sucesso.

As primeiras descrições relativas à atividade androgênica da suprarrenal datam das observações feitas pelo anatomista De Crecchio, em 1865. Ele relatou observar em um cadáver a presença de pênis com hipospádia e gônadas não palpáveis. Durante a dissecção, notou ainda a presença de vagina, útero, trompas e ovários associados a uma acentuada hiperplasia das suprarrenais. Fibiger, em 1905, e Debré-Semelaigne, em 1925, observaram que algumas crianças com vômitos e desidratação grave e letal apresentavam hiperplasia das suprarrenais.

Um grande avanço nesta última década diz respeito a atuação das enzimas citocromos P450 (CYP) na biossíntese dos esteroides, assim como os genes que codificam essas enzimas e as anormalidades clínicas hereditárias que poderão ocorrer em várias formas de mutação. Ainda nos dias atuais, o estudo das glândulas suprarrenais nos desafia constantemente e nos reserva vários aspectos de interesse de estudo, como as consequências das mutações gênicas na esteroidogênese ou na transformação tumoral, além de aplicações terapêuticas de seus produtos mineralocorticoides, glicocorticoides e androgênicos.

ANATOMIA E HISTOLOGIA[1]

As glândulas suprarrenais têm forma piramidal e situam-se bilateralmente acima dos rins. Medem em média 40 a 60 mm de comprimento por 20 a 30 mm de largura e cerca de 10 mm de espessura. Podem pesar de 4 a 6 g e sua superfície é um tanto rugosa ou nodular. Cada glândula possui uma cápsula fibrosa e todo conjunto está envolto por um tecido gorduroso, que serve como um sistema de suporte.

O suprimento arterial é realizado pela aorta, artéria renal e frênica, que lançam ramificações originando as artérias suprarrenais superior, medial e inferior.

O sistema de drenagem venosa é realizado pela veia suprarrenal; à esquerda desemboca na veia renal e à direita diretamente na veia cava inferior.

A estrutura histológica do córtex suprarrenal é dividida em três zonas:

a. Glomerulosa: produz mineralocorticoide (aldosterona).
b. Fasciculada: glicocorticoide (cortisol).
c. Reticular: andrógenos (Dehidroepiandrosterona-sulfato e androstenediona).

ESTEROIDOGÊNESE[1]

Toda sequência da esteroidogênese está representada na Figura 12.1.

As células esteroidogênicas são munidas de colesterol de duas formas, a primeira pela captação das lipoproteínas circulantes, especialmente as LDL (lipoproteínas de baixa densidade), e a segunda ocorre por autoprodução, por meio do acetato; e dessa maneira são armazenadas em gotículas no interior da célula como ésteres de colesterol. O ACTH estimula a produção dos esteroides agudamente e em poucos minutos promove o aumento do fluxo sanguíneo, mobiliza o colesterol para as mitocôndrias e sua conversão para pregnenolona ou cronicamente, ativando a transcrição gênica e a proliferação das células esteroidogênicas. O colesterol livre migra para a superfície externa da mitocôndria e atravessa para a região interna graças a presença da proteína reguladora aguda da esteroidogênese (StAR).

Após a passagem do colesterol para a superfície interna da mitocôndria, um mecanismo complexo entra em ação para a produção dos hormônios esteroides, onde estão envolvidas as enzimas da família dos citocromos P (CYP), que têm como característica promover o transporte de elétrons para diversos procedimentos enzimáticos (Figura 12.1)

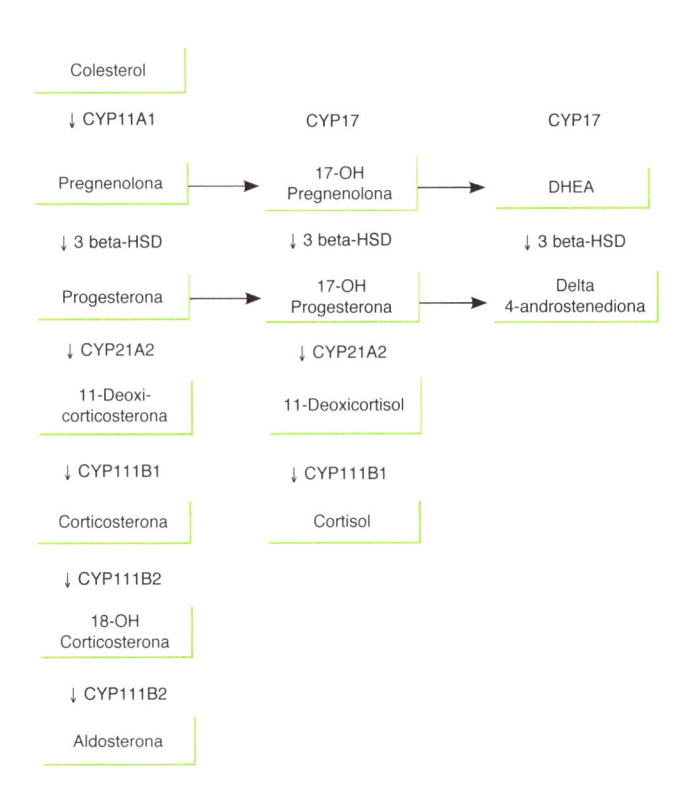

Figura 12.1 Representação da esteroidogênese suprarrenal e das enzimas responsáveis por cada etapa.

Produção de pregnenolona

O primeiro e um dos mais importantes passos da esteroidogênese é a conversão do colesterol em pregnenolona, intermediado pela atividade enzimática do citocromo P450scc/*CYP11A1*. O colesterol situado na superfície interna da mitocôndria é captado pelo citocromo P450scc/*CYP11A1*, que promove a clivagem da cadeia lateral na posição C_{21}, transformando-o em pregnenolona. Essa ação requer a presença de elétrons que são obtidos do NADPH por meio das adrenodoxinas e adrenodoxinas redutase. A partir desse instante, a pregnenolona tomará dois rumos distintos: se para a zona glomerulosa desencadeará uma série de reações para a produção final de aldosterona; se para a zona fasciculada, o produto final será preferencialmente o cortisol; se rumar já transformada em 17-OH pregnenolona para a reticular, teremos a produção de andrógenos.

Produção de glicocorticoide

Quando a pregnenolona parte para o compartimento citosólico da zona fasciculada, o objetivo principal é a produção final de glicocorticoide, representado pelo cortisol. A primeira reação enzimática é a ação da 3-beta-HSD, transformando a pregnenolona em progesterona. Nesse ponto, a enzima P450c17/CYP17 (17-OHase) age sobre a progesterona produzindo a 17-OH-progesterona, e já no retículo endoplasmático rugoso sofre a ação do P450c21/CYP21A2 (21-OHase) transformando-a em 11-desoxicortisol (composto S) e o último passo para a síntese de cortisol é a 11-beta-hidroxilação do composto-S, catalisada pela enzima mitocondrial P450c11/CYP11B1 (11-OHase). Somente pequenas quantidades de cortisol são produzidas e estocadas, evitando o acúmulo desnecessário.

Produção de mineralocorticoide

Na zona glomerulosa o estímulo para a produção de aldosterona está sob o comando do sistema renina-angiotensina. O principal substrato para a produção dos mineralocorticoides é a progesterona, que sofre uma hidroxilação no C_{21} pela atividade do P450c21/$CYP21A_2$, para produzir a desoxicorticosterona (DOC). A partir desse instante uma única enzima, a aldosterona sintetase P450c11AS/CYP11B2, será responsável pela transformação da DOC em corticosterona, esta em 18-OH-corticosterona e finalmente em aldosterona.

Produção de andrógenos

Na zona reticular a produção preferencial é de andrógenos, que ocorre graças a transformação dos esteroides com 21 carbonos em 19. Isso é realizado pela atividade de hidroxilação da enzima P450c17/CYP17 (17-OHase), que age sobre a pregnenolona, produzindo a 17-OH-pregnenolona, e essa mesma enzima por sua atividade 17,20-liase, transforma a 17-OH-pregnenolona em DHEA e seu sulfato DHEA-S, que é o principal andrógeno e o produto mais abundante do córtex suprarrenal. A DHEA pode sofrer a ação da 3-beta-HSD e produzir androstenediona. Em algumas situações especiais, como um desequilíbrio enzimático ou atividade tumoral, essa via poderá servir de substrato para a produção de testosterona ou de estrógenos pela atividade da 17-beta-HSD e da aromatização realizada pela P450 aromatase.

Em resumo, pode-se dizer que no córtex ocorrem três eventos fundamentais: o primeiro é a conversão do colesterol em pregnenolona pela ação do ACTH na atividade do P450scc/CYP11A1, o segundo é a transformação dos esteroides delta-5 em delta-4 pela ação da 3-beta-HSD e o terceiro e último passo importante é a conversão dos esteroides com 21 carbonos em 19 pela atividade do P450c17/CYP17.

CONTROLE DA SECREÇÃO DOS GLICOCORTICOIDES[1]

Eixo hipotálamo-hipófise-córtex suprarrenal (EHHCSR)

Estímulos neurais vindos do córtex cerebral, como nas situações de estresse ou alterações metabólicas, estimulam o hipotálamo a secretar o hormônio liberador da corticotrofina (CRF) e a arginina vasopressina (AVP) que alcançam o sistema portal hipofisário e estimulam a hipófise anterior a produzir o ACTH. Esse, ao cair na circulação sistêmica, alcança o córtex suprarrenal ativando a produção e a secreção de cortisol e outros esteroides. O mecanismo de retrocontrole é executado pelo poder inibitório do cortisol na produção e secreção do CRH, AVP e ACTH (Figura 12.2).

O ACTH é secretado de forma pulsátil, aumentando sua amplitude de 4 a 5 horas após o início do sono, chegando ao máximo no início da manhã, ao acordar, coincidindo com os níveis máximos de cortisol, e ambos vão diminuindo a produção e a secreção no decorrer do dia, chegando à metade da produção no final da tarde e ao nível mínimo à noite. O ritmo circadiano nada mais é do que todos esses eventos ocorrerem segundo um estímulo, que está vinculado a presença ou ausência da luz solar, preparando o organismo para a atividade diária. Sabe-se que para o funcionamento deste intrincado processo é necessário que os neurônios do núcleo supraquiasmático da região medial do hipotálamo estejam íntegros.

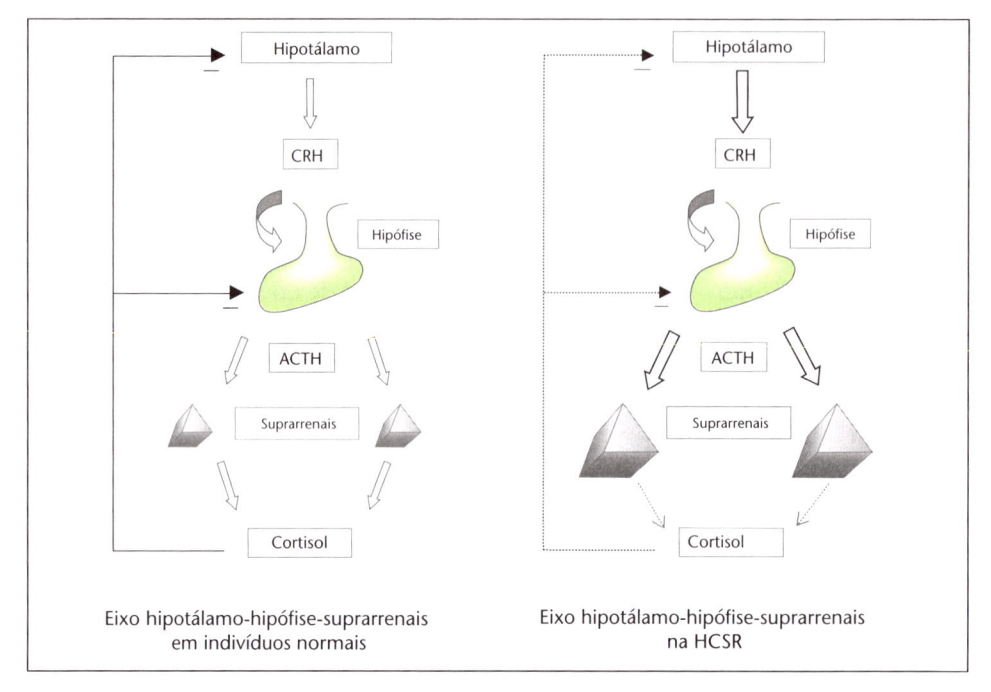

Figura 12.2 Eixo hipotalâmico-hipofisário-suprarrenal em indivíduos normais e na hiperplasia congênita de suprarrenais.

ACTH: hormônio adenocorticotrófico; HCSR: hiperplasia congênita de suprarrenais; CRH: hormônio liberador da corticotrofina.

O estresse agudo, físico ou psicológico, ativa o EHHCSR e aumenta a produção de ACTH e cortisol. Entende-se como estresse físico principalmente ações relacionadas com a atividade física, hipoglicemia, hipotensão, febre, doenças em geral, queimadura, exposição ao frio, ato cirúrgico, trauma severo e tabagismo. A hipoglicemia tem sua ação direta no hipotálamo, estimulando secretagogos hipotalâmicos, principalmente o CRH e o AVP a ativarem a secreção de ACTH e, por sua vez, de cortisol.

O grau de inibição provocado pelos glicocorticoides depende da dose, da potência, do tempo de ação, da duração e da hora da administração e da sensibilidade individual. O tempo de supressão do EHHCSR é diretamente proporcional ao uso crônico dos glicocorticoides que poderá perdurar por dias, semanas ou meses.

CONTROLE DA SECREÇÃO DOS MINERALOCORTICOIDES[1]

O principal mineralocorticoide produzido pelo córtex suprarrenal, e especificamente pela zona glomerulosa, é a aldosterona. Porém, a atividade retentora de sal também é observada em seus precursores, tais como DOC, corticosterona e 18-OH--corticosterona, além do próprio cortisol, porém com potência menor.

O sistema que regula a produção e a secreção dos mineralocorticoides é da renina-angiotensina. Situações como queda do fluxo sanguíneo renal por hemorragia, desidratação, restrição ou perda de sal, postura ereta ou estreitamento da artéria renal elevam a produção e a secreção de renina pelo aparelho justaglomerular do córtex do rim. A renina é uma enzima que cliva o angiotensinogênio, uma alfa-2-globulina produzida pelo fígado em angiotensina I, um decapéptide que nos pulmões é rapidamente convertido em octapéptide, a angiotensina II. Cerca de 20% da angiotensina II, sofre uma clivagem em seu terminal NH_2 dando origem a um heptapéptide, a agiotensina III. Tanto a angiotensina II como a III possuem a mesma capacidade de estimularem as células da glomerulosa do córtex suprarrenal a produzirem e secretarem aldosterona, porém somente a II tem capacidade vasopressora. As angiotensinas são inativadas por peptidases teciduais ou plasmáticas.

O nível de potássio plasmático tem uma relação direta com a secreção de aldosterona. Incrementos mínimos de potássio são suficientes para despolarizarem a membrana plasmática das células da glomerulosa, aumentando o influxo de cálcio desencadeando a biossíntese de aldosterona.

Outro fator que pode induzir a secreção de aldosterona é a acidose metabólica – acredita-se que seja pela ação direta dos íons de hidrogênio nas células da glomerulosa, independentemente dos níveis de angiotensina, sódio ou potássio.

INSUFICIÊNCIA SUPRARRENAL (ISR)

Definição

A insuficiência suprarrenal (ISR) é caracterizada por uma produção e secreção inadequada dos hormônios do córtex suprarrenal e tem como causa três situações distintas:

- Primária: o comprometimento está na própria glândula.
- Secundária: produção inadequada de ACTH pela hipófise.
- Terciária: relacionada a anormalidades do hipotálamo.

Nas condições b e c, a produção de mineralocorticoide não está prejudicada, pois é independente do ACTH e regulada pelo sistema renina-angiotensina (Quadro 12.1).

Quadro 12.1- Classificação etiológica da insuficiência suprarrenal

Causas primárias

Congênitas

- Hiperplasia congênita de suprarrenal
- Hipoplasia/aplasia da glândula suprarrenal
- Adrenoleucodistrofia
- Insensibilidade ao ACTH
- Deficiência de aldosterona

Adquiridas

- Doença de Addison
- Síndrome poliglandular autoimune
- Infecciosas
- Meningococcemia
- Septicemia com vasculite
- Aids
- Tuberculose
- Drogas
- Cetoconazol
- Aminoglutetimida
- o,p'-DDD
- Iatrogênicas
- Suspensão abrupta de glicocorticosteroide
- Remoção de tumor do córtex suprarrenal

ACTH: hormônio adenocorticotrófico.

Manifestações clínicas

A insuficiência suprarrenal aguda se caracteriza por choque e colapso vascular com cianose e má perfusão periférica, pele marmórea, hipotermia, taquipneia e taquicardia. Quando o quadro é de instalação mais insidiosa ou crônica, os sinais e sintomas mais frequentes estão relacionados com queixas inespecíficas, como anorexia, perda de peso, dor abdominal por vezes acompanhada de náuseas, vômitos ou diarreia, queda da velocidade de crescimento e hipoglicemia, porém existe uma característica clínica típica que é o escurecimento da pele, difícil de ser notado em pacientes negros, que pode nos direcionar para o diagnóstico de ISR (Quadros 12.2 e 12.3).

Quadro 12.2 – Características da deficiência de glico e mineralocorticoides

Glicocorticoides	Mineralocorticoides
▪ Hipersecreção de ACTH e MSH	▪ Incapacidade de reter Na
▪ Incapacidade de tolerar estresse	▪ Hipovolemia
▪ Diminuição da neoglicogênese	▪ Diminuição do fluxo renal
	▪ Acidose e hipercalemia

ACTH: hormônio adrenocorticotrófico; MSH: hormônio melanotrófico.

Quadro 12.3 – Sinais e sintomas frequentes na Insuficiência suprarrenal

Sinais	Sintomas
▪ Palidez cutânea	▪ Vômitos
▪ Pulso fino	▪ Dor abdominal
▪ Cianose de extremidades	▪ Fraqueza muscular
▪ Hipotensão	▪ Anorexia
▪ Taquipneia	▪ Cefaleia
▪ Escurecimento da pele	
▪ Perda de peso	
▪ Queda da velocidade de crescimento	

CAUSAS PRIMÁRIAS DE ISRA

Entre as causas primárias temos as congênitas e as adquiridas.

Congênitas

A hiperplasia congênita de suprarrenal (deficiência da 21-hidroxilase)[2-6] é a mais comum. Compromete a produção e secreção de cortisol e aldosterona e acúmulo de precursores como a 17-alfa-hidroxiprogesterona (17-OHP) e desvio da esteroidogênese para linhagem androgênica responsável pela virilização observada nessa doença (ver Figura 12.1). A intensidade da deficiência da 21-hidroxilase determina as diferentes formas clínicas da doença. Cerca de 75% dos casos são formas perdedoras de sal (FPS), e 25% forma virilizante simples (FVS) sem perda de sal. Na forma não clássica (FNC) a deficiência enzimática é leve e o quadro clínico manifesta-se de forma bem menos acentuada e mais tardiamente.

A completa ausência da atividade do P450c21 leva à incapacidade de converter a progesterona em desoxicorticosterona (DOC) e este em aldosterona. Como resultado, observa-se hiponatremia, hipercalemia e acidose metabólica associadas a hipotensão, choque, colapso cardiovascular e morte em recém-nascidos não tratados. Ainda, a perda da atividade do P450c21 resulta na incapacidade do córtex suprarrenal de converter a 17-OHP em 11-desoxicortisol, levando a uma deficiência na produção de cortisol e incapacidade de tolerar estresse e tendência a graves quadros de hipoglicemia. Normalmente, na esteroidogênese fetal há uma produção suficiente de cortisol, aparentemente minimizando a produção de precursores androgênicos. Já na HCSR a queda na produção de cortisol leva a um maior estímulo na secreção de ACTH e maior ação sobre a glândula, hiperplasiando-a e aumentando a transcrição de genes para todas as enzimas da esteroidogênese com consequente acúmulo de hormônios androgênicos, virilizando o feto feminino. O grau de virilização depende da gravidade da mutação do P450c21. Já o feto masculino produz normalmente grande quantidade de testosterona e um acúmulo adicional advinda da suprarrenal não seria suficiente para provocar alterações significativas no fenótipo.

Genética molecular

Como todas as formas de HCSR, a deficiência da 21-hidroxilase é doença de herança autossômica recessiva.

Existem dois lócus para a 21-hidroxilase (21-OHase), um funcional para o gene *CYP21A2* e outro para um pseudogene sem função denominado *CYP21A1P*. Ambos estão localizados no cromossomo 6p21.1 no centro do lócus do complexo HLA. Esses genes estão duplicados com genes do complemento *C4A* e *C4B*, posicionados numa formação em tandem, um atrás do outro[7,8]. Embora o lócus do *CYP21A1P* seja transcrito, o ácido ribonucleico (RNA) resultante não codifica uma proteína, somente o *CYP21A2* codifica a 21-OHase[9,10]. Os genes *CYP21* possuem 10 éxons e cerca de 3,4 kb de extensão e diferem um do outro apenas em 87 ou 88 bases[11-13]. O lócus do HLA tem uma alta capacidade de recombinar genes, por esse motivo, trocas de lócus entre *CYP21A1P* e *CYP21A2* são comuns. A alta capacidade de recombinar genes também explica a incidência de 75 a 80% dos casos de deficiência da 21-OHase, caracterizada por micro ou macro conversões gênicas, das quais uma parte ou em sua totalidade o *CYP21A1P* ocupa parcial ou totalmente o lócus do *CYP21A2,* reduzindo a expressão da proteína P450c21 e prejudicando a sua atividade[14,15].

Assim, a localização com o complexo HLA permite uma associação de acordo com o tipo do comprometimento da atividade gênica. A forma perdedora de sal da HCSR está associada ao HLA-B60, HLA-B40 e ao HLA-Bw47; já o HLA-Bw51 está associado com a forma virilizante simples e o HLA-B14 em cerca de 40% com a forma não clássica[16,17].

Na mesma região do lócus da 21-OHase, oito genes adicionais, no mínimo, estão presentes, vale citar o gene *XB* com cerca de 65 kb com 43 éxons e codifica uma proteína grande denominada Tenascina X, expressa principalmente no tecido conectivo e cuja mutação caracteriza a síndrome de Ehlers-Danlos, e em alguns casos pode estar associado com a deficiência da 21-OHase[18].

A forma perdedora de sal (FPS) tem como causa: deleções, conversões gênicas, parada abrupta e prematura na codificação ou outras mutações que comprometem cerca de 98% da atividade enzimática, eliminando totalmente a capacidade de sintetizar mineralo ou glicocorticoides; a mutação adenina (ou citosina) – guanina próxima ao término do Intron 2 está frequentemente associada à forma clássica da deficiência da 21-OHase; a mutação no éxon 4 de isoleucina por asparagina no códon 172 (I172N) está associada à forma virilizante simples (FVS); as mutações missense no éxon 1 (P30L) e no éxon 7 (V281L) estão associadas à forma não clássica[19,20] (Quadro 12.4).

Quadro 12.4 – Características clínicas e genéticas da HCSR 21-OHase

Características	Fenótipo		
	FPS	FVS	FNC
Genital	M: Normal	M: Pub. Precoce	M: Normal
	F: GA	F: GA	F: ± ↑ clitóris
Aldosterona	↓	Normal	Normal
Renina	↑	Normal ou ↑	Normal
Cortisol	↓	↓	Normal
17-OHP	> 20.000ng/dL	10.000 a 20.000	Estímulo c/ ACTH >15.000
Incidência	±1/15.000	1/50.000 a 60.000	1/1.000
Mutação	Íntron 2	Éxon 4	Missense Éxon 1 e 7
Atividade Enzimática	0%	1%	20 a 50%

FPS: forma perdedora de sal; FVS: forma virilizante simples; FNC: forma não clássica; M: masculino; F: feminino; GA: genitália ambígua. 17-OHP 17- hidroxiprogesterona.

Diagnóstico e tratamento pré-natal[21,22]

O diagnóstico e o tratamento pré-natal vêm sendo utilizados há duas décadas em gestações de risco, isto é, em mães que já possuem uma criança afetada, com o objetivo de evitar a virilização da genitália externa em fetos femininos afetados.

A identificação das mutações no gene da 21-OHase e o aprimoramento da técnica de biópsia de vilo corial permitiram a aplicação do estudo molecular no diagnóstico pré-natal, melhorando a sensibilidade e a precocidade diagnóstica. A extração de DNA obtido de vilo coriônico é possível a partir da 10ª à 12ª semana de gestação; entretanto, a diferenciação da genitália externa ocorre antes desse período e, portanto, o tratamento deve ser iniciado assim que confirmada a gestação (4ª ou 5ª semana).

O protocolo seguido mundialmente recomenda, após a confirmação da gestação pelo beta-hCG positivo, que deve ser iniciada a terapia com dexametasona, na dose de 20 μg/kg/dia, dividida em três vezes. A partir da 10ª semana de gestação realiza-se a biópsia de vilo coriônico para a determinação do sexo e estudo do gene CYP21A2. Em caso de sexo masculino, como não há riscos de alterações da genitália, a terapia deve ser suspensa. Contudo, sugere-se a investigação das mutações, o que possibilitaria, em casos masculinos afetados, o início da terapêutica logo após o nascimento, evitando a crise de perda de sal. Em caso de sexo feminino, prossegue-se o tratamento e é necessária a investigação no DNA fetal das mutações presentes no propósito. A presença de mutações em ambos os alelos indica que o feto apresenta a doença e a terapia deve ser mantida até o nascimento, caso contrário o tratamento é interrompido.

As metodologias de rastreamento de mutações no DNA fetal são bastante eficientes, mas são descritos erros diagnósticos em até 5% das gestações, provavelmente por contaminação do DNA fetal com o DNA materno ou até mesmo por novos eventos de recombinação gênica. Dessa forma, todo diagnóstico pré-natal, positivo ou negativo, deve ser confirmado por dosagens hormonais e pela repetição do estudo molecular nos primeiros dias de vida.

Como com estas formas usuais de detecção diagnóstica iniciamos o tratamento em 8 crianças para apenas ter efeito em uma (probabilidade de uma fetado é 1/8 criança ou 1/4 menina), muitos serão tratados desnecessariamente. Ultimamente, é possível analisar-se no sangue materno a presença de DNA fetal livre de células e, com este DNA, estabelecer o diagnóstico de hiperplasia congenital de suprarrenal já na 5ª ou 6ª semana, evitaremos tratar desnecessariamente crianças saudáveis e só trataremos aquelas com a doença.

Somente após a instituição da terapia pré-natal foram descritos casos de meninas portadoras da forma clássica que nasceram com genitália externa normal. Entretanto, aproximadamente dois terços delas nasceram com algum grau de virilização da genitália externa, mas em geral essa foi menor que a do caso index, que necessitou de uma correção cirúrgica menor.

Na literatura não é referida a ocorrência de complicações fetais decorrentes do tratamento com dexametasona. A incidência de abortos espontâneos é igual à da população geral e, da mesma forma, não são descritas alterações nos parâmetros antropométricos. Com relação às mães, a terapia é bem tolerada, sendo citadas complicações em 4 a 9% dos casos. Ocorrem queixas de ganho excessivo de peso, aparecimento de estrias violáceas, crescimento de pelos no rosto, hiperglicemia, hipertensão e fácies cushingoide. Portanto, o tratamento pré-natal deve ser considerado apenas para as mães sadias, sem risco aparente de hipertensão ou hiperglicemia.

A terapêutica pré-natal é ainda controversa e, por ser uma metodologia recente, ainda não existem dados suficientes com relação à estatura final, puberdade e perfil psicológico das crianças submetidas ao tratamento. Por outro lado, ela é importante porque permite a ocorrência de uma genitália externa normal, evitando ou diminuindo o trauma cirúrgico da genitoplastia, erros de atribuição do sexo ao nascimento e a ação excessiva de andrógenos no cérebro feminino fetal, o que é questionado se poderia causar um dimorfismo sexual cerebral fetal. Dados da literatura referem índice menor de casamentos, filhos, menor interesse sexual e maior incidência de lesbianismo entre meninas com a forma clássica da deficiência da 21-OHase, porém ainda se discute se os possíveis fatores causais seriam os níveis elevados de andrógenos nos períodos pré-natal e/ou pós-natal.

Até que conclusões finais sejam estabelecidas sobre os possíveis riscos em longo prazo da terapia pré-natal, o consenso da literatura é de que essa deva ser instituída apenas em hospitais-escola, para que os recém-nascidos submetidos à terapia, afetados ou não, sejam seguidos até a idade adulta.

Triagem neonatal[23]

O período ideal de coleta da amostra é após 48 horas do nascimento entre o 3º e o 5º dia de vida do recém-nascido, em papel-filtro (S&S 903).

Realizar a assepsia do calcanhar com algodão ou gaze levemente umedecida com álcool 70%; massagear bem o local, ativando a circulação; certificar-se de que o calcanhar esteja avermelhado e aguardar a secagem completa do álcool.

Nunca utilizar álcool iodado, mertiolate colorido ou qualquer outra substância que não tenha sido indicada, para não causar interferências no resultado do exame.

Realizar a punção lateralizada no quadrante superior com uma lanceta de ponta fina no calcâneo do recém-nascido, conforme as instruções de coleta de teste do pezinho. Aplicar um curativo no local da punção.

Após o período de secagem de 3 horas na posição horizontal, as amostras devem ser embaladas em papel alumínio e armazenadas dentro de um recipiente plástico tampado e conservada em geladeira (entre 2°C e 8°C) até o envio para o laboratório de triagem neonatal. A conservação das amostras em temperatura adequada é essencial para a realização desses exames.

As amostras devem ser transportadas dentro de um isopor. O transporte das amostras deve ser priorizado e agilizado desde a coleta nas unidades de saúde e/ou maternidades até o laboratório de triagem neonatal.

Conservação e agilidade no transporte da amostra são de extrema importância, pela necessidade de agilidade na liberação dos resultados da triagem da hiperplasia adrenal congênita (HAC), uma vez que a fase aguda da HAC, em geral, ocorre nos primeiros 15 dias de vida.

Testes de triagem alterados serão classificados como suspeitos até a confirmação do diagnóstico, podendo ser complementados com estudo genético-molecular.

Para identificação da HAC, a coleta de sangue para triagem em papel-filtro deve ser realizada preferencialmente entre o 3º e o 5º dia de vida (após 48 horas do nascimento), quando existe a possibilidade do diagnóstico e tratamento precoce, a fim de evitar a clínica da fase aguda, choque hipovolêmico e óbito. Será utilizado teste imunofluorimétrico quantitativo da 17-OHP (ng/mL em soro equivalente) em amostras de sangue colhidas em papel-filtro.

Alguns critérios para convocação serão adotados de acordo com o peso da criança ao nascimento e idade na coleta. Dependendo dos valores de normalidade (*cut-off*), a segunda coleta poderá ser realizada em papel-filtro ou será necessária a realização de testes confirmatórios no soro e consulta médica imediata.

Será realizado estudo complementar dos pacientes afetados e familiares, além do acompanhamento ambulatorial e tratamento das crianças portadoras da doença.

Como os valores da 17-OHP podem variar em crianças submetidas a situações de estresse perinatal e/ou com baixo peso ao nascimento, foram estabelecidos valores de normalidade ajustados de acordo com o peso ao nascimento e idade no momento da coleta.

Interpretação dos resultados para triagem em papel-filtro

As concentrações da 17-OHP serão avaliadas de acordo com os valores de normalidade (*cut-off*) determinadas pelas tabelas abaixo, considerando:

Convocação para segunda coleta da 17-OHP neonatal em papel-filtro:

1. Para os valores de *cut-off* da 17-OHP neonatal acima do percentil 99,5[th] (primeira coluna para ambos os tempos de coleta, Tabelas 12.1 e 12.2) será solicitada uma nova coleta em papel-filtro. Caso o segundo teste em papel-filtro mantenha-se com valores alterados, haverá a necessidade da coleta em soro para realização dos testes confirmatórios.

2. Convocação de emergência para coleta dos exames confirmatórios: para os valores de *cut-off* da 17-OHP neonatal acima de duas vezes o percentil 99,8[th] (segunda coluna para ambos os tempos de coleta, Tabelas 12.1 e 12.2), imediatamente convoca-se o bebê para a realização dos testes confirmatórios em soro e imediato agendamento de consulta médica.

O objetivo da triagem neonatal da hiperplasia adrenal congênita é a detecção dos casos graves das formas clássicas, perdedoras de sal e virilizantes simples.

Tabela 12.1 – Índices de convocação de acordo com a idade na coleta da 17-OH-progesterona neonatal (unidade: ng/mL em soro equivalente)

17-OHPN (ng/mL) nas coletas de 48 a 72 horas de vida

Grupos	Cut-off para segunda coleta no papel (99,5[th])	Cut-off para coleta no soro e consulta (2 x 99,8[th])
G1 ≤ 1500 g	49	105
G2 1.501 – 2.000 g	39	110
G3 2.001 – 2.500 g	29	75
G4 ≥ 2.501 g	17	40

Fonte: Hayashi, G. Dissertação de Mestrado FMUSP / APAE de SÃO PAULO

Tabela 12.2 17-OHPN (ng/mL) nas coletas ≥ 72 horas de vida

Grupos	*Cut-off* para segunda coleta no papel (99,5[th])	*Cut-off* para coleta no soro e consulta (2 x 99,8[th])
G1 ≤ 1.500 g	134	304
G21501 – 2.000 g	58	150
G32001 – 2.500 g	42	122
G4 ≥ 2.501 g	19	51

Fonte: Hayashi, G. Dissertação de Mestrado FMUSP / APAE de SÃO PAULO

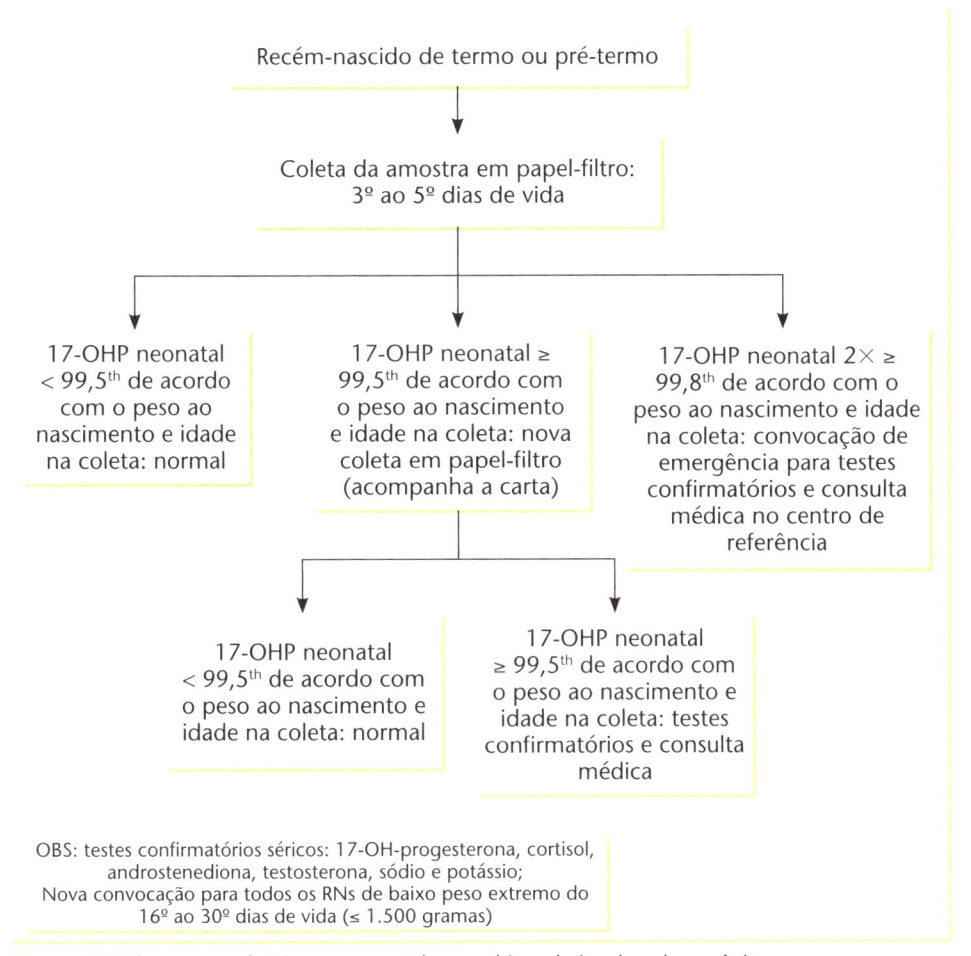

Figura 12.3 Fluxograma da triagem neonatal para a hiperplasia adrenal congênita.

Testes confirmatórios para os casos identificados como suspeitos pela TNN

A coleta para testes confirmatórios será realizada em soro (dois tubos secos de tampa amarela/gel ou vermelha contendo 3 mL em cada). As amostras de soro serão utilizadas nas dosagens da 17-OHP, cortisol, androstenediona, testosterona, sódio e potássio.

A coleta das amostras para os testes confirmatórios quantitativos deverão ser realizadas nos laboratórios do teste do pezinho para processamento e armazenamento adequado.

Se em condições especiais houver a necessidade da coleta para os testes confirmatórios ser realizada em hospitais ou postos de saúde próximo do domicílio da família, um acordo entre os laboratórios do teste do pezinho e as secretarias municipais de saúde deverá ser previamente estabelecido.

Condições adequadas de coleta e transporte do teste confirmatório

A coleta deve ser realizada o mais rapidamente possível e o exame deverá ser enviado imediatamente para o laboratório do teste do pezinho, a fim de que se confirme o diagnóstico, e o tratamento precoce para os bebês afetados com forma perdedora de sal da HAC seja feito em tempo hábil.

O posto de coleta do teste do pezinho que não possuir centrífuga deverá manter o tubo seco contendo o sangue coletado por 30 minutos, até que o processo natural de separação do soro e do coágulo se complete, evitando que as hemácias sofram hemólise, pois isso pode interferir no resultado do exame. A amostra deverá ser armazenada em geladeira (2°C a 8°C) até o momento do envio ao laboratório.

Os tubos coletados devem ser encaminhados o quanto antes em uma caixa de isopor com gelo para melhor conservação desse material.

Casos de crianças acima de 28 dias de vida que ainda não realizaram o teste do pezinho são considerados "coleta tardia", nesses casos, se faz necessária a coleta de soro (tubo seco) para a pesquisa da 17-OHP.

Fatores responsáveis por resultados falso-positivos e falso-negativos na triagem neonatal da HAC

- Falso-positivos:
  - Prematuridade, baixo peso ao nascimento e bebês em situações de estresse perinatal podem apresentar elevadas concentrações de 17OHP, sem significar a presença de doença.

- Falso-negativos:
  - Bebês prematuros cujas mães fizeram uso de corticoides nos últimos 15 dias antes do parto: deve-se proceder à coleta de uma amostra no 15° dia de vida;
  - Bebês com baixo peso extremo, inferior a 1.500 gramas, coletar nova amostra entre o 16° e o 30° dia de vida;
  - Transfusões podem predispor a resultados falso-negativos; nessa situação, a coleta deve ser realizada antes da transfusão ou uma nova coleta após 5 dias da data da transfusão.

Protocolo do diagnóstico clínico-laboratorial e tratamento emergencial da fase aguda da HAC

A desidratação observada na HAC-21OH é consequência da redução na síntese de cortisol e aldosterona e pode se manifestar desde o final da primeira semana de vida, levando ao choque e/ou óbito, quando não tratada de forma adequada. Crianças com HAC geralmente não apresentam a clínica dos recém-nascidos ou lactentes desidratados, como taquicardia, diminuição do turgor cutâneo, mucosas secas, olhos encovados, fontanelas deprimidas, letargia, oligúria e má perfusão periférica. Deve-se levar em conta o peso ao nascimento e o ganho esperado de 30 g/dia. A perda progressiva de peso ou o ganho inadequado de peso é a manifestação clínica mais importante e deve ser sempre levada em consideração sempre.

Em recém-nascidos ou lactentes ainda sem diagnóstico com algum grau de desidratação, deve-se colher imediatamente amostra para 17-OHP, Na e K e iniciar terapia com hidrocortisona. Crianças sem vômitos podem ser tratadas com reposição oral de acordo com o esquema a seguir:

- Avaliar o peso da criança antes do início da terapia de reidratação. Reavaliar a criança a cada hora.
- Administrar 50 a 100 mL/kg de soro de reidratação oral, no período de 4 a 6 horas, de forma constante e em pequenos volumes, desde que não esteja vomitando.
- O soro recomendado pela OMS é o caseiro, que contém quantidades isosmolares de sódio e glicose (favorece a absorção de água e sódio).
  Atenção: o soro com potássio, via oral, disponível no mercado, só deve ser administrado naquelas crianças que já estão em tratamento e que não apresentam hipercalemia. Não usar em crianças virgens de tratamento.
- Recomendação para criança em aleitamento materno: mantém-se a amamentação, mas o leite em criança não amamentada ao seio durante a fase de reparação deve ser suspenso.
- Após 1 hora, caso não ocorra boa aceitação ou se não houver melhora clínica, iniciar hidratação endovenosa.
- Em caso de desidratação moderada ou grave está indicada a hidratação endovenosa imediatamente.

A hidratação endovenosa é dividida em três fases: reparação, manutenção e reposição. Fase de reparação:

- Não há a necessidade de corrigir a hiponatremia de início.
- Infundir 20 mL/kg de soro fisiológico a 0,9% para correr em pinça aberta (essa taxa de infusão pode exigir acesso venoso central).

- Glicose deve ser utilizada nessa fase (acrescentar 10 mL da solução de glicose a 50% para cada 100 mL de soro, o que dá uma concentração de glicose no soro de 5%).
- Reavaliar hidratação e, se necessário, repetir o procedimento a cada 20 minutos até que o paciente apresente diurese > 1 mL/kg/h.

Fases de reposição e manutenção:
- Avaliar os eletrólitos após a hidratação e após a administração de hidrocortisona (que também tem efeito mineralocorticoide), porque a concentração de sódio deverá apresentar melhora.
- Iniciar o uso de fludrocortisona assim que o paciente tiver condições de ingestão oral sem vômitos e consciente. (A concentração de sódio vai aumentando progressivamente, sem haver risco de hipernatremia.)
- Normalmente não há necessidade de usar quelante de potássio (concentração começar a cair logo após o início do tratamento).

Crianças em tratamento prévio com desidratação:
- É importante não subestimar o grau de desidratação e não superestimar a presença de vômitos e a não aceitação adequada do soro oral.
- Criança com vômito e recusa alimentar, mesmo que hidratada, especialmente lactente, deverá permanecer em observação no pronto-socorro por algumas horas (2 a 4), para avaliar a persistência desses sinais e sintomas. Caso eles persistam, recomenda-se colher sódio, potássio (que podem estar normais nesta fase) e glicemia (que muitas vezes está baixa). Caso haja persistência das alterações clínicas e a necessidade de hidratação, as fases de reparação, manutenção e reposição são semelhantes à recomendada anteriormente.

Manifestações clínicas

Na FPS, o comprometimento da secreção tanto de cortisol quanto de aldosterona manifesta-se logo após a primeira semana de vida, portanto fora do ambiente hospitalar, com perda de peso, comprometimento do estado geral, desidratação, hipotensão, má perfusão periférica, respiração acidótica e presença de levedo reticular na pele. A suspeita diagnóstica do estado perdedor de sal é mais fácil nos lactentes do sexo feminino, em virtude da ambiguidade genital, diferentemente nos pacientes do sexo masculino, cuja genitália é normal[24].

A FVS é observada em meninas virilizadas e meninos com sinais de precocidade sexual. Esses pacientes geralmente apresentam uma mutação missense I172N, na qual ainda possui pequena atividade mineralocorticoide, suficiente para não ocorrer a perda de sal, porém observa-se aumento da atividade da renina plasmática[25].

A forma não clássica, também conhecida como forma crítica ou tardia, apresenta leve deficiência na atividade da 21-OHase, geralmente relacionada à mutação missense V281L[25]. O quadro clínico inicia-se mais tardiamente com aumento da velocidade de crescimento e da massa muscular, pubarca precoce, presença de pelos axilares, faciais, acne e alteração do timbre da voz. Além disso, nas meninas ocorre aumento progressivo do clitóris, amenorreia e hirsutismo; já nos meninos, chama a atenção o pequeno volume testicular.

A incidência das formas perdedoras de sal e virilizantes simples é de cerca de 1:14.000; já em portadores heterozigotos chega a 1:60 (419). A forma não clássica é mais comum com uma incidência de 1:1.000[25].

Diagnóstico laboratorial

Na forma clássica, o diagnóstico pode ser suspeitado já a partir do quadro clínico e da presença de hiponatremia, hipercalemia, acidose matabólica e aumento da atividade plasmática da renina (APR). A principal característica laboratorial da deficiência da 21-OHase consiste na elevação dos níveis plasmáticos da 17-OHP e delta-4-androstenediona. Quando a ambiguidade genital está presente, é importante a realização do cariótipo que deve ser 46XX. Na forma não clássica, as dosagens basais da 17-OHP e delta-4-androstenediona podem ser normais ou discretamente elevadas. Com o intuito de se aumentar a sensibilidade do diagnóstico, vale o teste de estímulo com ACTH sintético, e dosar a 17-OHP nos tempos 0 e 60 minutos. O Quadro 12.5 relaciona as principais elevações dos esteroides na HCSR por deficiência da 21-OHase e nas demais formas da doença, discutidas a seguir.

Quadro 12.5 – Principais elevações dos esteroides nas diversas formas de hiperplasia congênita de suprarrenal

	Forma de HCSR							
	21-hidroxilase			11b-hidroxilase		17a-hidroxilase; 17,20-liase	3b-HSD		Lipoide
	FPS	FVS	FNC *	FVS	FNC *		FC	FNC*	
Esteroide(s) aumentado(s)	17-OHP e delta-4-A			Composto S 11-DOC	Composto S	Pregnenolona, progesterona, 11-DOC, corticosterona	Pregnenolona, 17-OH pregnenolona, DHEA		Nenhum

FPS: forma perdedora de sal; FVS: forma virilizante simples; FC: forma clássica; FNC: forma não clássica; 3-beta-HSD: 3 beta-hidroxisteroide desidrogenase; 17-OHP: 17-hidroxiprogesterona; 11-DOC: 11-desoxicorticosterona.
* A elevação é constatada 60 minutos após estímulo com ACTH[1-24] sintético endovenoso

Deficiência da 11-hidroxilase[2,26]

A deficiência da 11-beta-hidroxilase é a segunda causa mais comum de HCSR, de herança autossômica recessiva, sendo responsável por cerca de 5% dos casos. Manifesta-se clinicamente pela forma clássica (cuja deficiência enzimática é grave) e da forma não clássica (na qual a deficiência enzimática é leve).

Há comprometimento da secreção de cortisol por deficiência da 11-hidoxilase, que leva ao aumento da secreção de ACTH e dos hormônios além do bloqueio, como o 11-deoxicortisol (ou composto S), a 11-deoxicorticosterona e dos andrógenos (Figura 12.1).

Manifestações clínicas

O feto feminino é virilizado enquanto o masculino tem o genital normal. Em 2/3 dos pacientes ocorre hipertensão arterial, a qual pode levar à hipertrofia ventricular esquerda ou mesmo à insuficiência cardíaca congestiva e retinopatia; em 1/3 dos pacientes pode ocorrer encefalopatia hipertensiva ou mesmo acidente vascular encefálico. Na forma não clássica os pacientes podem ser assintomáticos ou ter pressão arterial discretamente elevada.

Diagnóstico laboratorial

É feito com as dosagens do 11-deoxicortisol (composto S) e a presença de hipocalemia, conforme demonstrado no Quadro 12.5. Na forma não clássica a elevação do composto S é detectada 60 minutos após estímulo com 0,25 mg de ACTH sintético endovenoso.

Deficiência da 17-Hidroxilase/17,20 Liase (P450c17)[4,27]

Nesta forma rara de HCSR a deficiência afeta o complexo enzimático CYP17. Esse complexo enzimático apresenta duas ações:

a. 17-OHase responsável pela conversão da pregnenolona e da progesterona em 17-OH pregnenolona e 17-OH progesterona, respectivamente; e
b. responsável pela conversão da 17-OH pregnenolona e da 17-OH progesterona em DHEA e delta-4-androstenediona, respectivamente conforme ilustrado na Figura 12.1.

Manifestações clínicas

Nas meninas afetadas o quadro clínico caracteriza-se por hipertensão arterial, ausência de desenvolvimento puberal e amenorreia primária. A maior parte dos pacientes cujo cariótipo é 46,XY tem sexo social feminino, e o diagnóstico é suspeitado a partir do quadro de amenorreia primária, presença de gônada e hipertensão arterial.

Diagnóstico laboratorial

O diagnóstico é feito a partir da presença de hipocalemia e dos níveis plasmáticos elevados de pregnenolona, progesterona, 11-deoxicorticosterona e corticosterona, enquanto os níveis de 17-OH pregnenolona, 17-OHP e dos esteroides sexuais são baixos (Quadro 12.5). Na deficiência isolada de 17,20-liase os níveis plasmáticos de 17-OH pregnenolona e de 17-OHP encontram-se elevados; os níveis de cortisol, 11-deoxicorticosterona, corticosterona e aldosterona tendem a ser normais e os níveis dos esteroides sexuais estão reduzidos. Em ambas as formas, à época da puberdade ocorre significativa elevação dos níveis séricos das gonadotrofinas (LH e FSH).

Deficiência da 3-beta-Hidroxiesteroide Desidrogenase[,28]

A enzima 3-beta-HSD é responsável pela conversão de esteroides delta-5 em esteroides delta-4, ou seja, converte a pregnenolona em progesterona, a 17-OH pregnenolona em 17-OHP, e a DHEA em delta-4-A (ver Figura 12.1).

Manifestações clínicas

A sua deficiência é rara e na forma clássica, em ambos os sexos, apresenta-se com ambiguidade genital e insuficiência suprarrenal aguda grave já a partir da segunda semana de vida. Se a deficiência é menos acentuada, a secreção de aldosterona pode ser suficiente para evitar as crises perdedoras de sal. Além da forma clássica, existe uma forma leve de deficiência da 3-beta-HSD, também chamada de forma não clássica, que pode se manifestar nas mulheres com hirsutismo, oligomenorreia ou infertilidade.

Diagnóstico laboratorial

É feito pela identificação da presença de hiponatremia, hipercalemia e aumento da APR e dos níveis plasmáticos elevados dos esteroides delta-5 (pregnenolona, 17-OH pregnenolona e DHEA), e de níveis reduzidos dos compostos delta-4 (progesterona, 17-OHP e delta-4-A). Na forma não clássica, as alterações laboratoriais são identificadas na dosagem 60 minutos após a administração endovenosa de ACTH sintético (Quadro 12.5).

Hipoplasia ou aplasia das glândulas suprarrenais[1,29]

Definição

Existem duas formas etiológicas, uma delas é de caráter autossômico recessivo no qual a glândula tem sua arquitetura histológica preservada, porém o tamanho da glândula é pequeno. A segunda forma, também rara, é caracterizada por uma herança recessiva ligada ao cromossomo X, caracterizada por uma deleção ou mutação do gene DAX-1. Nesses casos a arquitetura da glândula encontra-se totalmente desorganizada e as células apresentam um citoplasma grande e vacuolizado, lembrando a zona fetal. Na maioria dos casos, se o diagnóstico não for realizado precocemente e iniciado o tratamento, o prognóstico é reservado. Como o DAX-1 se expressa no hipotálamo, hipófise, córtex suprarrenal, testículos e ovários, geralmente um deles predomina e o mais comum são as alterações hipotálamo-hipofisárias que predominam, levando a uma ISR e hipogonadismo hipogonadotrófico.

Manifestações clínicas

É caracterizada por um quadro grave de perda de sal já nos primeiros dias de vida. Geralmente, na avaliação inicial há uma confusão diagnóstica com septicemia, hemorragia intracraniana e insuficiência respiratória aguda.

Diagnóstico laboratorial

Nesses casos se impõe imediata avaliação eletrolítica caracterizada por hiponatremia, hipercalemia, aumento da APR, acompanhadas ou não de hipoglicemia.

Adrenoleucodistrofia[30-35]

Definição

Descrito pela primeira vez em 1910, sua apresentação clínica se caracteriza por uma degeneração progressiva do sistema nervoso central, escurecimento da pele, perda da força muscular, apatia e óbito após aproximadamente 2 anos. Trata-se de uma doença com uma incidência entre 1:20.000 e 1:100.000, ligada ao cromossomo X e o gene responsável está localizado no braço longo, na posição 28 (X-q28). O produto final desse gene é uma proteína denominada ALD, membro da família das proteínas transportadoras de membrana dos peroxissomos, responsável pela oxidação do peróxido de hidrogênio, ligada ao metabolismo dos ácidos graxos de cadeia muito longa.

Mutações do gene ALD são encontradas em todos os pacientes portadores de adrenoleucodistrofia. Uma falha na oxidação dos ácidos graxos de cadeia muito longa, assim denominadas por possuir 24 carbonos ou mais em sua estrutura, que deveria de ser realizada nos peroxissomas, faz com que se acumulem e degenerem vários tecidos principalmente a substância branca do sistema nervoso central, a glândula suprarrenal e testículos, além dos fluidos corpóreos. Existem duas fontes desses ácidos graxos, uma delas é via dieta, e a outra, mais importante, é a endógena. A síntese ocorre nos microssomos, por um sistema de elongação a partir de ácidos graxos de 16 carbonos. O acometimento da glândula suprarrenal ocorre pelo acúmulo dos ácidos graxos de cadeia muito longa, pela incapacidade de oxidação nos peroxissomos, principalmente nas zonas fasciculada e reticular, formando lamelas de agregados de lipoproteínas ou lípides contendo colesterol esterificado. Com o avanço da doença o córtex suprarrenal entra num processo de atrofia e total perda de função.

Manifestações clínicas

Caracteriza-se por um quadro típico de ISR, com escurecimento da pele alterações do sistema nervoso central, convulsões, gradativa degeneração do desenvolvimento até chegar ao coma e óbito.

Diagnóstico laboratorial

O diagnóstico é obtido com as dosagens plasmáticas muito elevadas dos ácidos graxos de cadeia muito longa e do ACTH, presença de hipoglicemia, hiponatremia, hipercalemia.

Tratamento

Em termos terapêuticos, o óleo de Lorenzo idealizado pela família Odone, que é uma mistura de óleo de gliceril trioleato e óleo gliceril trierucato na proporção de 4:1, inicialmente mostrou-se eficaz, promovendo uma queda acentuada nos níveis plasmáticos dos ácidos graxos de cadeia muito longa, porém não houve alterações no processo degenerativo dos órgãos afetados. Atualmente, cogita-se o transplante de medula óssea como tratamento de eleição para a adrenoleucodistrofia. Esse procedimento tem como fundamento a capacidade das células transplantadas promoverem uma verdadeira limpeza bioquímica, eliminando os ácidos graxos de cadeia muito longa, não somente a nível plasmático, como no sistema nervoso central, pois o transplante de medula também fornece células da micróglia que promoveriam a metabolização normal desses ácidos graxos impedindo a destruição da substância branca. Também ficou evidente nos casos transplantados que o bom prognóstico está atrelado somente aos casos em que as lesões do sistema nervoso central são iniciais, observadas nas imagens obtidas por ressonância nuclear magnética e distúrbios cognitivos. Esta conduta é considerada a mais adequada: cerca de 50% dos pacientes que são assintomáticos e não apresentam imagens de lesão do sistema nervoso central têm possibilidade de não desenvolver a forma mais severa da doença.

Deficiência familial de glicocorticoide (insensibilidade ao ACTH)[36]

Definição

É uma doença autossômica rara recessiva na qual há uma deficiência na produção de glicocorticoides e andrógenos de origem suprarrenal, por insensibilidade dos receptores celulares ao ACTH. Nas formas isoladas dessa síndrome foram observadas alterações moleculares dos receptores do ACTH, porém o mesmo fato não foi constatado na forma familial.

Manifestações clínicas

Hiperpigmentação, fraqueza muscular, hipoglicemia e convulsões. Pode estar associado com alacrimia e acalasia também conhecida como síndrome triplo A (adrenal, acalasia, alacrimia).

Diagnóstico laboratorial

Os níveis plasmáticos de cortisol são muito baixos e de ACTH elevados, porém a linhagem mineralocorticoide está normal.

Deficiência de Aldosterona[1]

Definição

É causada por uma deficiência da enzima 18-hidroxilase impedindo a conversão da 18-hidroxicorticosterona em aldosterona.

Manifestações clínicas

Caracterizada por uma perda de sal com desidratação grave, hiponatremia, hipercalemia, acidose metabólica, níveis plasmáticos de aldosterona muito baixos e atividade da renina plasmática muito alta.

Causas adquiridas de insuficiência suprarrenal aguda[1,38,39]

Doença de Addison

Definição

Quando o Dr. Thomas Addison, em 1849, descreveu um caso clínico de um paciente que havia apresentado um choque hipovolêmico, acompanhado de anemia perniciosa, na realidade estava registrando o primeiro caso de ISR, provavelmente de causa autoimune. Inicialmente, a grande maioria dos casos tinha como etiologia a tuberculose, porém as doenças autoimunes passaram a ter maior incidência com o advento terapêutico antituberculose. Atualmente, nota-se um recrudescimento dos casos de tuberculose na população em geral, talvez pela disseminação provocada pelos indivíduos portadores do HIV, que são mais suscetíveis ao bacilo da tuberculose e, dessa forma, um número maior de casos de ISR deverá surgir. Outras doenças granulomatosas ou fúngicas, infiltração linfomatosa, metástases de células cancerosas ou hemorragias da glândula fazem parte das etiologias da doença de Addison.

Em cerca de 85% dos pacientes as formas autoimunes são decorrentes de agressões ao córtex suprarrenal, por anticorpos humorais contra 21-hidroxilase. Outros autoantígenos, incluindo as enzimas 17α-OHase e P450scc, foram identificados em pacientes com insuficiência suprarrenal, bem como em pacientes com falência ovariana. As células T e a imunidade celular também têm papel importante na patogênese da autoimunidade da doença de Addisson pela produção de autoanticorpos secundária à destruição tecidual. Esses anticorpos podem ser detectados antes mesmo do aparecimento dos primeiros sinais clínicos, são mais frequentes no sexo feminino e podem estar associados aos anticorpos contra outras glândulas.

Síndrome Poliglandular Autoimune (SPA)

A insuficiência suprarrenal de natureza autoimune pode estar associada a doenças específicas que acometem outras glândulas endócrinas.

Existem dois tipos de SPA. O tipo I, mais frequente em crianças e adolescentes jovens, acomete além das glândulas suprarrenais as paratireoides, e se caracteriza por quadros de hipocalcemia com hiperfosfatemia e mais raramente as gônadas e a tireoide levando a quadros de hipogonadismo e hipotireoidismo. Diabete melito tipo 1, hipopituitarismo e *diabetes insipidus* eventualmente podem estar associados, porém com uma frequência inferior a 1%. Nesse elenco de deficiências hormonais geralmente estão presentes distúrbios sistêmicos tais como candidíase mucocutânia crônica, síndromes de má-absorção, *alopecia totalis* ou *areata*, anemia perniciosa, hepatite crônica ativa e vitiligo. O tipo II surge em idades mais avançadas e o acometimento endócrino difere do tipo I apenas pela ausência do hipoparatireoidismo. Cerca de metade dos casos de SPA tem um caráter genético, autossômico recessivo, com suscetibilidade maior em indivíduos com HLA-B8, DR3 e DR4.

Causas infecciosas

As doenças granulomatosas, e entre elas a tuberculose, são as causas mais frequentes de ISR. Porém, em crianças, principalmente nos primeiros dois anos de vida, as septicemias bacterianas que provocam vasculites, tais como aquelas causadas pelo meningococo, pneumococo, *haemophilus influenza* do tipo B e alguns bacilos Gram-negativos podem provocar uma destruição da glândula suprarrenal de forma fulminante e o diagnóstico, nessas situações, sempre deverá estar em mente. Em crianças e adolescentes portadoras de HIV, a destruição da glândula suprarrenal é muito frequente por germes oportunistas como o citomegalovírus, micobactérias, criptococos, toxoplasma e pneumocisto. Portanto, crianças de baixa idade, sépticas ou crianças e adolescentes portadores do HIV devem ter também uma atenção especial para a função da glândula suprarrenal.

Condições diagnósticas e terapêuticas especiais

Insuficiência suprarrenal em pacientes criticamente doentes[56,57]

Esta é uma condição comum em pacientes em estado grave, principalmente nos casos de sepse, pneumonia severa, trauma, HIV ou uso de etomidato. Podem causar danos estruturais na glândula suprarrenal, hipófise ou no hipotálamo; entretanto muitos pacientes em estado grave podem ter a reversão do quadro do comprometimento do eixo hipotálamo-hipófise-suprarrenal.

A exata fisiopatologia e os mecanismos que levam à insuficiência suprarrenal não estão bem estabelecidos; sabe-se que ocorre tanto uma menor produção de cortisol quanto um prejuízo na sinalização dos fatores de transcrição do cortisol. Citocinas pró-inflamatórias, principalmente as interleucinas 2, 3, 4, 5, podem competir com receptores do ACTH ou induzirem resistência ao cortisol.

Na ausência do cortisol ocorre um aumento na produção de leucotrienos, prostaglandinas, fator de atividade plaquetária e aumento da síntese de ácido nítrico, facilitando o mecanismo inflamatório.

Gravidez[39]

Esta é uma situação incomum, porém deve ser consideradas em pacientes adolescentes com insuficiência suprarrenal, nas quais ocorre situação de grande morbidade e mortalidade para a mãe e feto, caso não se pense no diagnóstico e se inicie a terapêutica rapidamente. Normalmente, durante a gravidez ocorre excesso de glicocorticoide com aumento da globulina ligadora do cortisol, do cortisol livre e progesterona, principalmente no último trimestre.

O tratamento consiste em prescrever hidrocortisona 12 a 15mg/m^2/dia em três doses, a metade prescrita pela manhã. Já no início do trabalho de parto, a dose deve ser dobrada ou triplicada; caso haja necessidade da via parenteral, a dose a ser prescrita é de 50 a 100 mg. Se houver a necessidade de parto cesariana a hidrocortisona será intravenosa na dose de 100 mg a cada 6 horas e descontinuar em 48 horas, retornando a dose de manutenção.

Interações medicamentosas

Anticonvulsionantes tais como a fenitoína, fenobarbital e carbamazepina estimulam o citocromo P450 3A4 induzindo as enzimas hepáticas a acelerarem o metabolismo do glicocorticoide e reduzirem sua ação. Entretanto, drogas antiretrovirais, tais como ritonavir, inibem a atividade do citocromo P3A, retardando o metabolismo glicocorticoide e aumentando sua concentração. Outras drogas podem destruir a glândula suprarrenal, como o op'DDD e suramina.

Uso abusivo de glicocorticoides que ultrapassem duas semanas, tópicos ou sistêmicos, quando retirados abruptamente, podem desencadear um quadro grave de ISRA.

Causas secundárias e terciárias

Definição

Nas formas secundária e terciária de ISR, a produção de cortisol é baixa pela secreção inadequada de ACTH, por comprometimento da hipófise ou do hipotálamo, respectivamente. Crise suprarrenal com perda de sal é incomum nesses pacientes, pois a produção de mineralocorticoide é normal. A apresentação clínica em geral está relacionada com crises de hipoglicemia e falta de resposta a quadros de estresses. As causas mais frequentes estão associadas a deformidades congênitas do sistema nervoso central, como anencefalia, holoprosencefalia e displasia septo-óptica. Não é rara a associação com insuficiências de outros hormônios hipofisários e hipotalâmicos, principalmente o hormônio de crescimento e da tireotrofina (TSH).

TRATAMENTO DA INSUFICIÊNCIA SUPRARRENAL[1]

As características da deficiência de glico e de mineralocorticosteroides e os principais sinais e sintomas relacionados à ISR estão referidas nos Quadros 12.2 e 12.3.

A ISRA pode ocorrer em pacientes já em tratamento ou como uma manifestação inicial, principalmente no período neonatal. Hiponatremia e hipercalemia associadas ou não a hipoglicemia são fortes indícios dessa condição. Um procedimento muito importante é sempre colher os exames hormonais basais, quando o diagnóstico não existe, antes do início da terapêutica específica com corticosteroides. O tratamento deve ser instituído rapidamente, visando a reversão do estado de choque hipovolêmico. Prescreve-se uma fase rápida de hidratação intravenosa com soro fisiológico na dose de 20 mL/kg, em infusão rápida. Dependendo do resultado dessa primeira infusão, a mesma dose poderá ser repetida após 20 minutos, com nova avaliação, com volume total de 50 mL/kg e com uma velocidade de infusão de 25 mL/kg/hora. Após a hidratação inicial, instala-se o soro de manutenção e prescrevem-se, em bolus intravenoso, 5 a 10 mg/kg de succinato de hidrocortisona sódica, seguidos de 5 a 10 mg/kg colocados no soro de manutenção para correr nas primeiras 24 horas[47]. Por vezes, há necessidade de repetir o bólus inicial a cada 6 ou 8 horas. Após a estabilização do quadro, diminui-se a dose em 1/4 a cada dia até alcançar a dose de manutenção por via intravenosa, cerca de 6 a 7 mg/m^2/dia, dividida em três doses. A reposição de mineralocorticosteroide se faz concomitantemente com o 9 alfa-fluor-hidrocortisona (Florinef®) por via oral ou por sonda nasogástrica na dose de 100 a 200 mcg/dia em dose única diária.

A manutenção de glicocorticosteroide é feita com acetato de cortisona ou hidrocortisona por via oral na dose de 10 a 15 mg/m^2/dia dividido em três vezes, que acredita-se ser a dose ideal para suprimir o ACTH, repor a necessidade diária e promover um crescimento adequado[47]. Nessa fase, a dose do 9 alfa-fluor-hidrocortisona é de 50 a 100 mcg/dia.

Observações clínicas periódicas deverão ser feitas rigorosamente, sempre levando em consideração sinais e sintomas relacionados com superdosagem, como hipertensão arterial, taquicardia, queda da velocidade de crescimento e ganho excessivo de peso, ou com subdosagem, como perda de peso, desidratação, hipotensão e escurecimento da pele.

Em casos de cirurgia eletiva, dois dias antes deve-se prescrever 15 mg/m²/dia do succinato de hidrocortisona sódica por via intravenosa dividida em três doses, ou dobra-se a dose que o paciente vinha recebendo por via oral. No dia da cirurgia, mantém-se essa dose e acrescenta-se ao soro, na sala cirúrgica, 10 mg/kg para correr gota a gota. A dose de manutenção por via oral é recomeçada no dia pós-cirurgia.

Nos casos de cirurgia de emergência, prescrevem-se 10 mg/kg em bólus e em seguida a mesma dose colocada em soro para correr na sala cirúrgica. Quando necessário, a dose em bólus pode ser repetida. Em seguida, a conduta será a mesma das cirurgias eletivas. Fica claro que toda criança sob corticoterapia deve transportar um cartão de identificação informando que em casos de acidentes ou perda de consciência deve receber cortisona como parte do tratamento emergencial.

Veja detalhes do tratamento no capítulo Emergências Endócrinas.

HIPERFUNÇÃO DO CÓRTEX SUPRARRENAL[1]

No caso de hiperfunção do córtex suprarrenal, encontraremos estados clínicos de hipercortisolismo e/ou hiperaldosteronismo e/ou hiperandrogenismo e mais raramente hiperestrogenismo. O quadro clínico de hipercortisolismo ou síndrome de Cushing, descrito pela primeira vez por William Osler em 1899 e detalhado por Harvey Cushing em 1912, caracteriza-se por uma obesidade centrípeta, voltada para o tronco e para a porção cefálica do tronco, embora em crianças menores, principalmente lactentes, a deposição de gordura seja mais global e acompanhada da queda do ritmo de crescimento. Aliás, quando o ganho de peso não é seguido de aumento da velocidade de crescimento, a criança e o adolescente, até prova em contrário, devem ser considerados portadores de hipercortisolismo. A fraqueza e a perda da força muscular geralmente acompanham o quadro e estão associadas ao aumento do consumo da massa muscular. As complicações cardiovasculares e hipertensão arterial são causas frequentes de morbidade e mortalidade no hipercortisolismo. A pele geralmente é atrófica, torna-se frágil, com equimoses e suscetível a lesões, as estrias que são visíveis no tronco e face lateral da coxa, têm uma coloração avermelhada ou vinhosa, isto se dá pela transparência da pele atrófica refletindo a coloração dos capilares sanguíneos. Nos casos mais graves, infecções fúngicas podem ser observadas nas mucosas orais, acne e não raramente a presença de pelos pubianos em pré-adolescentes podem ser notados, por conta da fraca atividade androgênica do cortisol. Dores lombares intensas são frequentes em casos mais arrastados e graves, por vezes limitando a movimentação normal. Raramente, pode-se encontrar um quadro de poliúria ou polidipsia pela atividade neoglicogênica do cortisol, levando a uma intolerância à glicose e hiperinsulinismo. Distúrbios de conduta por impregnação do cortisol no sistema nervoso central podem ocorrer principalmente nos adolescentes.

A síndrome de Cushing ou hipercortisolismo pode ser ACTH-dependente ou ACTH-independente. As formas ACTH-dependentes são aquelas originadas por hipersecreção hipofisária, como na doença de Cushing ou por produção ectópica, isto é, em tecido que não o hipofisário e mais raramente por produção ectópica de CRH estimulando a produção hipofisária de ACTH. As formas ACTH-independentes são os tumores do córtex suprarrenal, produtores de cortisol e mais raramente as displasias bilaterais micro ou macronodulares. O hipercortisolismo iatrogênico também entra no grupo da síndrome de Cushing ACTH-independente e sempre uma história clínica bem investigada esclarecerá a etiologia ocasionada pelo uso de glicocorticoides quer tópicos ou sistêmicos.

Os achados laboratoriais devem obedecer a um raciocínio clínico, a primeira missão é comprovar a presença de níveis elevados do cortisol plasmático, com coletas de sangue em três períodos, entre 7 e 9 horas da manhã, ao final da tarde entre 16 e 17 horas, e entre 23 e 24 horas, obedecendo ao ritmo circadiano. Ao mesmo tempo, durante três dias deve ser colhida urina de 24 horas para dosagem de cortisol livre e creatinina; esta última para correção eventual de perda de alguma amostra.

A partir do momento que se define a existência de hipercortisolismo, o objetivo é descobrir se é ACTH dependente ou não. Para tal, deve-se obter amostra de sangue para ACTH, colhida pela manhã, entre 8 e 9 horas. Existem dois métodos bioquímicos para as dosagens de ACTH, por radioimunoensaio, na qual os níveis normais estão entre 9 e 59 pg/mL, e por imunorradiometria, com valores normais entre 5 e 10 pg/mL. A partir dessa avaliação, três situações são possíveis: a primeira com valor baixo, indicando uma inibição do eixo hipotálamo-hipofisário, portanto um hipercortisolismo cuja fonte está localizada ou no córtex suprarrenal ou é de origem exógena. A segunda possibilidade é o valor do ACTH estar alto ou frequentemente próximo ao limite superior, observado principalmente nos adenomas hipofisários, pois nessa situação o hipercortisolismo ainda exerce uma ação inibitória parcial sobre o eixo hipotálamo-hipofisário, criando um novo estado de retrocontole. A terceira possibilidade é encontrarmos níveis muito altos de ACTH, compatível com uma produção ectópica, situação extremamente rara em crianças e adolescentes.

Na impossibilidade de se obter avaliações laboratoriais do ACTH, para diferenciar o tipo do hipercortisolismo, os testes de supressão com dexametasona são úteis. O objetivo desse teste é avaliar a capacidade de supressão da produção de cortisol pelo córtex suprarrenal. Inicialmente, a dose utilizada é baixa, 7 a 8 mcg/kg, por via oral a cada 6 horas por 2 dias. Se houver supressão do cortisol, a hipótese de hipercortisolismo tendo como causa uma doença da suprarrenal ou hipofisária está afastada. Se não houver supressão, está indicado o teste de supressão com dose alta de dexametasona, 30 mcg/kg, por via oral a cada 6 horas por dois dias. A partir dessa avaliação existirão três possibilidades: 1) não houve supressão nos níveis de cortisol, portanto a produção é de origem autônoma do córtex suprarrenal, por provável tumor e estudos por imagem, ultrassonografia ou tomografia computadorizada (melhor opção) estarão indicadas; 2) houve supressão do cortisol, nesse caso a hipótese mais provável é a presença de um adenoma hipofisário produtor de ACTH e o estudo de imagem por ressonância nuclear magnética está indicada; 3) a terceira hipótese é a mais rara em crianças e adolescentes, nas quais o teste mostra uma não supressão, porém a origem do hipercortisolismo é por excesso de ACTH ectópico que estimularia o córtex suprarrenal a produzir cortisol autonomamente.

REFERÊNCIAS BIBLIOGRÁFICAS

1. Dichtchekenian V. Doenças do córtex supra-renal. *In* Nuvarte Setian. Endocrinologia pediátrica: aspectos físicos e metabólicos do recém-nascido ao adolescente. 2. ed. São Paulo: Sarvier, 2002. p. 371-378.
2. Menezes Filho HC. Hiperplasia congênita das supra-renais. *In* Nuvarte Setian. Endocrinologia pediátrica: aspectos físicos e metabólicos do recém-nascido ao adolescente. 2. ed. São Paulo: Sarvier, 2002. p. 379-395.
3. Conway GS. Congenital adrenal hyperplasia: adolescence and transition. Horm Res. 2007;68 Suppl 5: 1557-7
4. Hughes IA. Congenital adrenal hyperplasia: a lifelong disorder. Horm Res. 2007;68 Suppl 5:84-9 Review.
5. Merk DP, Bornstein SR. Congenital adrenal hyperplasia. Lancet 2005;365(9477):2125-36.
6. Speiser PW. Congenital adrenal hyperplasia owing to 21-hydroxylase deficiency. Endocrinol Metab Clin North Am 2001;30(1):31-59.
7. Carroll MC, Campbell RD, Porter RR. Mapping of steroid 21-hydroxylase genes to complement component C4 genes in HLA, the major histocompatibility lócus in man. Proc Natl Acad Sci USA. 1985;82(2):521-25.
8. Amor M, Tosi M, Duponchel C, Steinmetz M, Meo T. 1985. Liver cDNA probes disclose two cytochrome P450 genes duplicated in tandem with the complement C4 loci of the mouse H-2S region. Proc Natl Acad Sci USA 82:4453-7.
9. White PC, Grossberger D, Onufer BJ, Chaplin DD, New MI, Dupont B, et al. Two genes encoding steroid 21-hydroxylase are located near the genes encoding the fourth component of complement in man. Proc Natl Acad Sci USA. 1985; 82(4):1089-93
10. Bristow J, Gitelman SE, Tee MK, Staels B, Miller WL. Abundant adrenal-specific transcription of the human P450c21A "pseudogene." J Biol Chem 1993; 268:1291924.
11. White PC, New MI, Dupont B. Structure of the human steroid 21-hydroxylase genes. Proc Natl Acad Sci USA 1986;83(14):5111–5115.
12. Rodrigues NR, Dunham I, Yu CY, Carroll MC, Porter RR, Campbell RD. Molecular characterization of the HLA-linked steroid 21-hydroxylase B gene from an individual with congenital adrenal hyperplasia. EMBO J 1987;6(6):165361.
13. Higashi Y, Yoshioka H, Yamane M, Gotoh O, Fujii-Kuriyama Y. Complete nucleotide sequence of two steroid 21-hydroxylase genes tandemly arranged in human chromosome: a pseudogene and genuine gene. Proc Natl Acad Sci USA 1986;83(9):2841-5.

14. White PC, Speiser PW. Congenital adrenal hyperplasia due to 21-hydroxylase deficiency. Endocr Rev 2000; 21(5):245-91.
15. Speiser PW, White PC. Congenital adrenal hyperplasia. N Engl J Med 2003; 349:776–788.
16. Krone N, Braun A, Roscher AA, Knorr D, Schwarz HP. Predicting phenotype in steroid 21-hydroxylase deficiency? Comprehensive genotyping in 155 unrelated, well defined patients from southern Germany. J Clin Endocrinol Metab 2000;85(3):1059-65.
17. Speiser PW, Dupont J, Zhu D, Serrat J, Buegeleisen M, Tusié-Luna MT, et al. Disease expression and molecular genotype in congenital adrenal hyperplasia due to 21-hydroxylase deficiency. J Clin Invest 1992;90(2):584-95.
18. Burch GH, Gong Y, Liu W, Dettman RW, Curry CJ, Smith L, et al. Tenascin-X deficiency is associated with Ehlers-Danlos syndrome. Nat Genet 17(1):104-8.
19. Witchel SF, Smith R, Crivellaro CE, Mana TD, Dichtchekenian V, Setian N, et al. CYP21 mutations in Brazilian patients with 21-hydroxylase deficiency. Hum Genet. 2000;106(4):414-9.
20. Bachega TA, Billerbeck AE, Parente EB, Lemos-Mariani SHV, Baptista MTM, Mello MP, et al. Estudo multicêntrico de pacientes brasileiros com deficiência da 21-hidroxilase: correlação do genótipo com o fenótipo. Arq Bras Endocrinol Metab 2004;48(5):697-4
21. Nimkarn S, New M. Prenatal Diagnosis and Treatment of Congenital Adrenal Hyperplasia. Horm Res 2007;67:53-60.
22. Forest MG. Recent advances in the diagnosis and management of congenital adrenal hyperplasia due to 21-hydroxylase deficiency. Hum Reprod Update 2004;10(6):469-85.
23. Secretaria de Estado da Saúde do Estado de São Paulo. Protocolo de triagem neonatal da hiperplasia congenital de suprarrenal. Publicado em 26 de Novembro de 2013.
24. Bachega TA, Billerbeck AEC, Madureira G, Marcondes JAM, Longui CA, Leite MV, et al. Molecular genotype in Brazilian patients with classical and nonclassical forms of 21-hydroxylase deficiency. J Clin Endocrinol Metab 1998;83(12):4416-9.
25. Torres N, Mello MP, Germano CMR, Elias LLK, Moreira AC, Castro M. Phenotype and genotype correlation of the microconversion from the CYP21A1P to CYP21A2 gene in congenital adrenal hyperplasia. Braz J Med Biol Res 2003;36(10):1311-8
26. Nimkarn S & New MI. Steroid 11beta-hydroxylase deficiency congenital adrenal hyperplasia. Trends Endocrinol Metab. 2008Apr;19(3):96-9
27. Auchus RJ. The genetics, pathophysiology, and management of human deficiencies of P450c17. Endocrinol Metab Clin North Am 2001;30(1):101-19.
28. Welzel M, Wüstemann N, Simic-Schleicher G, Dörr HG, Schulze E, Shaikh G, et al. Carboxyl-Terminal Mutations in 3{beta}-Hydroxysteroid Dehydrogenase Type II Cause Severe Salt-Wasting Congenital Adrenal Hyperplasia. J Clin Endocrinol Metab. 2008;93(4):1418-25
29. Nakae J, Tajima T, Kusuda S, Kohda N, Okabe T, Shinohara N et al. Truncation at the C-terminus of the DAX-1 protein impairs itsbiological actions in patients with X-linked adrenal hypoplasia congenita. J Clin Endocrinol Metab 1996;81(10):3680-5.
30. Moser HW. Clinical and therapeutic aspects of adrenoleukodystrophy and adrenomyeloneuropathy. J Neuropathol Exp Neurol 1995;54(5):740-5.
31. Moser HW. Adrenoleukodystrophy: phenotype, genetics, pathogenesis and therapy. Brain 1997,120:1485-1489.
32. Fourcade S, López-Erauskin J, Galino J, Duval C, Naudi A, Jove M, et al. Early oxidative damage underlying neurodegeneration in X-adrenoleukodystrophy. Hum Mol Genet. 2008;17(12):1762-73.
33. Höftberger R, Kunze M, Weinhofer I, Aboul-Enein F, Voigtländer T, Oezen I, et al. Distribution and cellular localization of adrenoleukodystrophy protein in human tissues: implications for X-linked adrenoleukodystrophy. Neurobiol Dis 2007;28(2):165-74
34. Moser HW, Moser AB, Hollandsworth K, Brereton NH, Raymond GV. "Lorenzo's oil" therapy for

X-linked adrenoleukodystrophy: rationale and current assessment of efficacy. J Mol Neurosci. 2007;33(1):105-13. Review.

35. Mahmood A, Raymond GV, Dubey P, Peters C, Moser HW. Survival analysis of haematopoietic cell transplantation for childhood cerebral X-linked adrenoleukodystrophy: a comparison study. Lancet Neurol. 2007;6(8):687-92.

36. Chrousos GP, Detera-Wadleigh SD, Karl M Syndromes of glucocorticoid resistance. Ann Intern Med 1993119(11):1113-24.

37. Betterle C, Dal Pra C, Mantero F, Zanchetta R. Autoimmune adrenal insufficiency and autoimmune polyendocrine syndromes: Autoantibodies, autoantigens, and their applicability in diagnosis and disease prediction. Endocrine Rev 2002;23(4):579.

38. Simm PJ, McDonnell CM, Zacharin MR. Primary adrenal insufficiency in childhood and adolescence: advances in diagnosis and management. J Paediatr Child Health 2004; 40(11):596-9.

39. Yuen KC, Chong LE, Koch CA. Adrenal insufficiency in pregnancy: challenging issues in diagnosis and management. Endocrine 2013;44(2):283-92.

Transtornos de identidade de gênero na infância e na adolescência

13

Alexandre Saadeh
Daniel Augusto Mori Gagliotti
Leandra Steinmetz

Após ler este capítulo, você estará apto a:

1. Compreender as perspectivas históricas, culturais, epidemiológicas e etiológicas dos transtornos de identidade de gênero na infância e na adolescência.
2. Reconhecer o paciente e sua complexidade diagnóstica.
3. Saber a relevância do diagnóstico, os tratamentos e acompanhamentos disponíveis ao paciente.
4. Atentar-se às possíveis comorbidades psiquiátricas e aos prognósticos de tratamento.

INTRODUÇÃO

As pesquisas sobre transtornos de identidade de gênero (TIG) têm início recente, em pleno século XX e com indivíduos adultos. As questões de gênero em crianças e adolescentes passam a ter relevância quando essas duas fases do desenvolvimento humano se tornam campos de pesquisa e estudo, tanto para a medicina (pediatria e psiquiatria), como para a psicologia e outros campos das ciências humanas. A caracterização desses transtornos diferenciando-os da homossexualidade tornou-se crucial, apesar de os assuntos na infância e na adolescência ainda se manterem associados.

Outra questão que se torna relevante em nossos dias é se esse seria um diagnóstico médico-psiquiátrico (APA, 2013[1]; OMS, 1993[2]) ou a patologização de um comportamento verdadeiro, uma criação de nossos tempos e de nossa sociedade caracteristicamente homofóbica. Deve-se patologizar crianças e adolescentes ou simplesmente aceitá-los e inseri-los em uma sociedade mais tolerante? Questões éticas e profissionais se fazem presentes quando diante de uma criança ou adolescente com manifestações dessa ordem. Buscar evidências científicas e elucidar essas manifestações, psicopatológicas ou não, são objeto de pesquisa atual[3,4].

HISTÓRICO

Na infância, a incongruência entre as manifestações de gênero e a identidade de gênero da criança costuma ser percebida como transicional ou ligada à superproteção materna. Aparentemente, uma reprimenda ou uma correção de postura, roupa, comportamento e expressividade pode agravar a situação na tentativa de amenizá-la ou resolvê-la.

Na adolescência e na juventude, essa tensão atinge sua intensidade máxima, gerando conflitos, problemas de relacionamento familiar e consequências importantes para todos. Pesquisas históricas ou transculturais sobre comportamentos ou manifestações transgêneros na infância e na adolescência são um espaço em branco e abrem um amplo campo de trabalho no futuro[5,6].

Apesar da normatização do Conselho Federal de Medicina (CFM)[7] para o processo transexualizador em adultos, para crianças e adolescentes ainda há muito a ser discutido e realizado.

EPIDEMIOLOGIA

Acredita-se que os TIG têm complexa etiologia biopsicossocial. Em países com clínicas específicas para TIG na infância e na adolescência, a prevalência é estimada em uma magnitude menor que 1%[8]. Geralmente, ocorre uma estimativa indireta retrospectiva levando-se em conta que o comportamento *cross-gender* é muito comum na infância de homossexuais adultos masculinos ou femininos. As pesquisas indicam valores próximos a 2 a 6% em meninos e 2% em meninas[9].

Na fase escolar, apesar da variação da fase pré-púbere para púbere, estudos norte-americanos dão resultados muito díspares dos de outros países[10-13]. Desde a pesquisa original de Pauly[14], na qual a prevalência estimada seria de 1:100.000 em homens e 1:400.000 em mulheres, adultos, ela teria aumentado nos últimos anos – Bélgica[15]: 1:12.900 homens e 1:33.800 mulheres; Espanha[16]: 1:21.031 homens e 1:48.096 mulheres; Nova Zelândia[17]: 1:3.639 homens e 1:22.714 mulheres.

Na grande maioria dos estudos, o TIG é mais comum em homens do que em mulheres na proporção de 3:1, com exceção da Polônia e da antiga Tchecoslováquia, onde seriam na proporção de cinco mulheres para cada homem[11]. Esses dados, apesar de não serem específicos para crianças ou adolescentes, sugerem um maior número de meninos e jovens do sexo masculino do que de meninas e jovens do sexo feminino.

Uma informação interessante é que nem todas as crianças com TIG se tornarão adultos transexuais. A grande maioria se descobrirá homossexual[18]. Cohen-Kettenis e Pfäfflin[11] revelam que entre 6 e 23% das crianças e dos adolescentes com esse transtorno solicitarão cirurgia de redesignação sexual na fase adulta. Essa variação, tão ampla, talvez possa revelar que muitas crianças com o transtorno não contam com o auxílio familiar para sua identificação e busca de auxílio.

ETIOLOGIA

Até a década de 1980, predominaram as teorias psicológicas da formação da identidade de gênero. São nomes importantes dessa busca etiológica: Robert Stoller, John Money, Colette Chiland e outros. Também é dessa época a definição ainda muito utilizada de sexo como fenômeno biológico e gênero sendo um fenômeno social e psíquico, como explicado a seguir.

- Identidade de gênero: a identidade, a harmonia e a persistência da individualidade de alguém como masculina (homem), feminina (mulher) ou ambivalente, em maior ou menor grau, especialmente como ela é experimentada com sua própria consciência e comportamento; é a experiência privada do papel de gênero, e papel de gênero é a expressão pública da identidade de gênero.
- Papel de gênero: tudo o que uma pessoa diz e faz para indicar aos outros, ou a si mesma, seu grau de masculinidade, feminilidade ou ambivalência; isso inclui, mas não se restringe, ao desejo e à resposta sexual; papel de gênero é a expressão pública da identidade de gênero, e identidade de gênero é a experiência privada do papel de gênero[19].

A partir dos anos 1990, as pesquisas biológicas ganham terreno e se impõem como hipótese etiológica. São clássicos os trabalhos que correlacionam andrógenos com o desenvolvimento cerebral fetal. Forget e Cohen[20], ao analisar a influência do hormônio testosterona na função e na estrutura cerebral, observaram que transexuais geneticamente masculinos e homens apresentaram diferentes padrões de lateralização auditiva – ou que transexuais geneticamente masculinos e mulheres exibem padrões similares de lateralização auditiva –, acrescentando evidências à hipótese de que a influência neuroendócrina na modulação da assimetria funcional cerebral não é, necessariamente, determinada no cérebro perinatal, hipótese confirmada por Wisniewski, Prendeville, Dobs[21].

Um estudo[22], que utilizou 42 cérebros de pacientes, dos quais 26 eram do mesmo estudo de Zhou et al.[23], chegou à conclusão de que o número de neurônios no *bed nucleus* da *stria terminalis* de transexuais masculinos é similar ao das mulheres e, em contraste, o número de neurônios de uma transexual feminina (apenas o cérebro de uma transexual feminina foi analisado) é equivalente ao de um homem. Os autores concluem que, em transexuais, a diferenciação do cérebro e dos genitais correm em direções opostas e indica a base neurobiológica do transtorno de identidade de gênero. Swaab et al.[24] referem que a diferenciação do hipotálamo ocorre por volta dos 4 anos de idade e depende de fatores genéticos e níveis de hormônios pré-natais. A mesma relação entre comportamento masculino e andrógenos é estabelecida por Gooren e Kruijiver[25].

Jürgensen et al.[26], ao pesquisar 33 crianças, encontraram evidências de que níveis baixos de andrógenos pré-natais ou pós-natais contribuem para o desenvolvimento de um comportamento feminino, sendo que altos níveis contribuem para comportamento masculino em crianças com o cariótipo XY.

Swaab[27,28] confirmou esses dados com a análise de desenvolvimento cerebral, o comportamento masculino ou feminino e os níveis de andrógenos. Pesquisas que envolvem genes têm obtido poucas evidências na busca por fator etiológico genético.

TRANSTORNO DE IDENTIDADE DE GÊNERO NA INFÂNCIA

Uma criança dizer que não pertence ao seu sexo anatômico/papel sexual social ou experimenta roupas, adereços e acessórios do sexo oposto pode simplesmente revelar uma busca por compreender ou entender as diferenças reais entre os dois extremos de identidade e papel de gênero[29]. Isso pode se revelar uma brincadeira esporádica entre crianças. Configura-se um transtorno quando passa a ser constante e não apenas um acontecimento durante o dia[30,31]. O estabelecimento da noção de ser menino ou menina e de pertencer a essa categoria se dá por volta dos 3 ou 4 anos de idade[32].

Acontecimentos esporádicos podem ter inúmeras variáveis e consequências, desde experimentação, passando por uma posterior homossexualidade, até mesmo a estruturação de um TI. Este se estabelece com maior frequência em crianças, tanto meninos como meninas, que demonstram desde cedo uma aversão a roupas, cores, brinquedos, jogos, esportes e maneiras de cada papel sexual estabelecido culturalmente[18,33]. O TIG na infância é mais comum em meninos que em meninas, talvez em decorrência de maior aceitação social de comportamentos masculinos em meninas[34].

TRANSTORNO DE IDENTIDADE DE GÊNERO NA ADOLESCÊNCIA

Na adolescência, por sua própria característica de ser um período de determinação biológica e consolidação de traços de caráter e comportamentos, a vivência de estar ou pertencer ao sexo biológico diferente do seu adquire colorido e temática cruciais no estabelecimento de uma sexualidade estável e tranquila. Qualquer experimentação ou vivência de gênero trocado, nas quais não haja clareza de objetivos lúdicos ou experimentais, pode ser entendida como um possível TIG[35].

Geralmente, o processo se iniciou na infância e progrediu insidiosamente até a adolescência. Nessa fase, pelo desenvolvimento sexual secundário: desenvolvimento de pelos, mudança de voz, crescimento de mamas ou pênis, distribuição de gordura e massa muscular, surgimento de manifestações específicas de cada sexo biológico (menstruação, ereção seguida de ejaculação, masturbações etc.). A noção de não pertencimento ao sexo anatômico designado é vivenciada de forma dramática, pois o que era um desejo, uma esperança ou uma fantasia se torna impossível. A busca pela transformação definitiva se inicia nessa época e as experiências sociais podem ser marcantes e destrutivas, mas em certas famílias e ambientes, respeitosas e construtivas. A busca por mudanças corporais pode dar início ao uso intempestivo de hormônios e até mesmo a busca por cirurgia[18].

Automutilações, depressão e comportamentos violentos podem ocorrer como consequência de sua situação, muitas vezes vivida como insustentável[18,36]. As primeiras experiências sexuais servem de diretrizes para a orientação sexual e a noção de identidade de gênero do adolescente.

DIAGNÓSTICO

A precisão diagnóstica é essencial para a definição exata de um transtorno de identidade sexual ou de gênero. O cuidado clínico na realização do diagnóstico e a elucidação dos diagnósticos diferenciais são etapas fundamentais para o trabalho médico, psicológico e social que se pretenda fazer, pois a busca de um instrumento objetivo de elucidação diagnóstica ainda não se mostrou frutífera.

Expressões como disforia de gênero, transtorno de identidade de gênero, transtorno de identidade sexual, transgênero foram e ainda são utilizadas como sinônimas, designando uma síndrome, sendo o transexualismo uma das possibilidades diagnósticas desta síndrome.

Dentro dos TIG, a caracterização do diagnóstico de transexualismo, que estaria no extremo desses transtornos, ainda é difícil, pois há confusão de termos, caracterizações e diagnósticos.

Atualmente, em termos de critérios diagnósticos, são referências importantes: DSM-5 (já traduzido para o português, APA[37]), CID-10 e a *Standards of care for gender identity disorders*, sétima edição (julho de 2012) da antiga The Harry Benjamin International Gender Dysphoria Association (HBIGDA) e da atual World Professional Association for Transgender Health (WPATH) (ver Tabela 13.1).

Tabela 13.1. Critérios diagnósticos CID-10 (1993)[2], WPATH (2012)[9] e DSM-5 (2013)[1]

Transtornos da identidade sexual de acordo com o CID-10 (F64)

■ Transexualismo (F64.0):

Desejo de viver e ser aceito enquanto pessoa do sexo oposto. Este desejo acompanha-se, em geral, de um sentimento de mal-estar ou de inadaptação por referência ao seu próprio sexo anatômico e do desejo de submeter-se a uma intervenção cirúrgica ou a um tratamento hormonal com a finalidade de tornar seu corpo tão conforme quanto possível ao sexo desejado

Persistência da identidade transexual por mais de dois anos

O transtorno não é sintoma de nenhuma doença mental ou genética, intersexo ou anormalidade cromossômica

■ Travestismo bivalente (F64.1):

O uso de roupas do sexo oposto durante parte da existência para desfrutar a experiência temporária de ser membro do sexo oposto, mas sem qualquer desejo de uma mudança de sexo mais permanente ou de redesignação sexual cirúrgica associada

Nenhuma excitação sexual acompanha a troca de roupas, o que distingue o transtorno de transvestismo fetichista (F65.1)

Inclui: transtorno de identidade sexual da adolescência ou da idade adulta, tipo não transexual

Exclui: transvestismo fetichista (F65.1)

■ Transtorno de identidade sexual na infância (F64.2):

Transtorno que usualmente se manifesta no início da infância (e sempre bem antes da puberdade), caracterizado por um persistente e intenso sofrimento em relação a pertencer a um determinado sexo, juntamente com o desejo de ser (ou a insistência de que se é) do outro sexo

Há uma preocupação persistente com a roupa e as atividades do sexo oposto e repúdio do próprio sexo

O diagnóstico requer profunda perturbação da identidade sexual normal, não é suficiente que uma menina seja traquinas ou que um menino tenha uma atitude afeminada

Exclui: orientação sexual egodistônica (F66.1) e transtorno da maturação sexual (F66.0)

Transtorno de identidade de gênero de acordo com o WPATH

O maior propósito dos padrões de cuidados para transtornos de identidade de gênero é articular o consenso de organizações profissionais internacionais a respeito das características de manejo e tratamento psiquiátricas, psicológicas, médicas e cirúrgicas dos transtornos de identidade de gênero

Em termos diagnósticos há pouco a acrescentar, valoriza os critérios do DSM-IV-TR, do DSM-5 e da CID-10

Ressalva-se que o termo "transgênero" não serve como diagnóstico, pois é utilizado sem a conotação psicopatológica

O sentido é, sobretudo, o de informalmente caracterizar pessoas com identidades de gênero pouco usuais

Disforia de gênero de acordo com o DSM-5

Nas crianças

■ Uma diferença definida entre gênero experimentado/expresso e o gênero atribuído no nascimento, pelo menos 6 meses de duração, manifestação de pelo menos seis dos critérios a seguir, sendo obrigatório que pelo menos um deles seja AI:

– Desejo persistente e forte de ser do outro sexo ou insistência que pertence ao outro sexo

– Em meninos (gênero designado), uma preferência forte por *cross-dressing* ou preferência por trajes femininos, em meninas (gênero designado), preferência em vestir roupas masculinas típicas e resistência em vestir roupas femininas típicas

– Forte preferência por papéis transgêneros em brincadeiras de faz de conta e fantasia

– Preferência por brinquedos, jogos ou atividades típicas do sexo oposto

– Forte preferência por brincar com pares do outro gênero

– Em meninos (gênero designado), forte rejeição a brinquedos, jogos e atividades tipicamente masculinos e forte evitação de brincadeiras agressivas e competitivas; em meninas (gênero designado), forte rejeição de brinque-dos, jogos e atividades tipicamente femininos

– Desagrado com a própria anatomia sexual

– Desejo intenso em adquirir as características sexuais primárias e/ou secundárias compatíveis com o gênero experimentado

■ A condição está associada ao sofrimento clinicamente significativo ou a prejuízo no funcionamento social, acadêmico ou em outras áreas importantes da vida do indivíduo. Especificar-se: com um transtorno de desen-volvimento sexual

(continua)

Tabela 13.1. Critérios diagnósticos CID-10 (1993), WPATH (2012) e DSM-5 (2013) (*continuação*)

Disforia de gênero de acordo com o DSM-5

Nos adultos e nos adolescentes

- Uma diferença definida entre gênero experimentado/expresso e o gênero atribuído no nascimento, com pelo menos 6 meses de duração, manifestado por, no mínimo, dois dos critérios a seguir:
  - Incongruência acentuada entre gênero experimentado/expresso e as características sexuais primárias e/ou secundárias, ou, em adolescentes, as características secundárias previstas
  - Forte desejo de livrar-se das características sexuais primárias e/ou secundárias em razão da diferença acentuada entre gênero experimentado/expresso; em adolescentes jovens, desejo de impedir o desenvolvimento das características sexuais secundárias previstas
  - Forte desejo de possuir as características sexuais primárias e/ou secundárias do outro gênero
  - Forte desejo de pertencer ao outro gênero ou a algum gênero alternativo/diferente do designado
  - Forte desejo de ser tratado como do outro gênero ou algum gênero alternativo/diferente do designado
  - Forte convicção de ter sentimentos e reações típicos do outro gênero ou algum gênero alternativo/diferente do designado

DIAGNÓSTICO DIFERENCIAL E COMORBIDADES

Em crianças, os principais diagnósticos diferenciais são os de transtorno de ansiedade e o de depressão. Estresse familiar, como separação dos pais, nascimento de irmão, morte de alguém afetivamente importante, também podem induzir comportamentos compatíveis com TIG na infância, mas geralmente são transitórios e de comprometimento relativo[18,38].

Em termos de comorbidades, as mais comuns são transtornos invasivos de comportamento, especialmente aqueles que ocorrem com fortes traços de rigidez e obsessividade. Comportamentos depressivos, esquizoides, agressivos e delinquentes, além de traços importantes de ansiedade, também estão associados ao diagnóstico de TIG na infância[18].

Já entre adolescentes, os diagnósticos diferenciais mais importantes são os de intersexo, depressão, esquizofrenia, TIG sem outra especificação e TC. As comorbidades mais frequentes são: depressão e TC[18].

TRATAMENTO

Embora o Brasil não tenha regulamentação específica para o tratamento com crianças e adolescentes com TIG, outros países já possuem e propõem alternativas psicoterapêuticas e/ou físicas para casos específicos[39].

O que pode ser considerado tratamento para transtorno de identidade na infância tem como base o que Zucker[4] estipula como cinco eixos do tratamento para crianças:

1. Redução do ostracismo social.
2. Tratamento da psicopatologia subliminar.
3. Tratamento do estresse subliminar.
4. Prevenção do transexualismo no adulto.
5. Prevenção da homossexualidade do adulto.

Rowland e Incrocci[18] estipulam que, para tanto, existem tipos de tratamento e intervenção a serem considerados. São eles: psicoterapia (psicodinâmica, psicanalítica ou comportamental); tratamento dos pais; limites para o comportamento *cross-gender* e estimulação de atividades pertencentes ao seu sexo anatômico e a seu grupo de gênero anatômico, sempre levando em consideração as características da criança e dos pais, considerando e avaliando fatores psicodinâmicos e de relacionamento; tratamentos suportivos aos pais e à criança, visando à melhora do relacionamento entre os pais e a criança e entre a criança e seu meio, buscando um melhor ajustamento ou adaptação dela[40].

Para crianças, a HBIGDA/WPATH (2012) aconselha apenas intervenções psicológicas e sociais para diminuir o estresse e facilitar a identificação de fatores na criança, nos pais e no meio social que possam influenciar o comportamento infantil.

Com adolescentes, pelas características definitivas do desenvolvimento sexual secundário, as intervenções tornam-se cruciais. A utilização de agonistas LHRH e esteroides sexuais que inibem o desenvolvimento da puberdade devem ser indicados em raros casos e de maneira precisa[41].

Para a HBIGDA/WPATH, dois tópicos envolvem o tratamento de adolescentes com TIG: intervenção psicológica e social e intervenção física.

A intervenção psicológica e social dará conta das questões envolvendo família e escola, ao facilitar para o adolescente o entendimento do que acontece e afastar fatores estressores ou mantenedores do transtorno. A abordagem da família deve ter em conta o fortalecimento dos laços afetivos e suportivos para o problema. Já as intervenções físicas envolvem três possibilidades: intervenções totalmente reversíveis, parcialmente reversíveis e irreversíveis.

As intervenções totalmente reversíveis são aquelas que evitariam o desenvolvimento sexual secundário por um tempo limitado, até o adolescente e sua família terem uma certeza sobre seu futuro. Os pais e o adolescente devem estar informados de todas as etapas e suas consequências. O adolescente deve demonstrar sofrimento intenso e a família consentir para que haja a interrupção do desenvolvimento sexual. Ele deve ser instituído até pelo menos o estágio Tanner 2. Para rapazes, utiliza-se agonista LHRH, que interrompe a secreção de LH e testosterona; para meninas, agonista LHRH ou progestagênios suficientes para interromper a secreção de estrógenos e progesterona e interromper a menstruação.

As intervenções parcialmente reversíveis envolvem uso de hormônios específicos para cada gênero desejado e a vivência real no mesmo papel de gênero. Para os países em que a maioridade legal se dá aos 16 anos, pode ser instituída a hormonização a partir dessa idade. Para início tanto da vida como menina ou rapaz e hormonização, é requerido um período mínimo de 6 meses de acompanhamento do paciente e da família.

São consideradas intervenções irreversíveis as cirúrgicas. Para tanto, deve ser levado em consideração um período mínimo de dois anos vivendo uma experiência de vida real no gênero desejado pelo adolescente e ter no mínimo 18 anos, sendo que essa idade deve ser vista como critério de elegibilidade e não de indicação pura.

Para Rowland e Incrocci[18], várias fases compõem o tratamento. São elas:

1. Inicial: os adolescentes devem ser encorajados a considerar alternativas à cirurgia de redesignação sexual, como: psicoterapia de grupo, trabalho psicoeducacional etc.
2. Primeira fase (diagnóstico): etapa de consolidação diagnóstica e exclusão dos diagnósticos diferenciais; nesta fase o adolescente obterá informações sobre os limites da cirurgia e suas consequências.
3. Segunda fase: psicoterapia para aqueles que não veem a cirurgia como melhor opção e serve de reforço para o trabalho da primeira fase. Hormonioterapia deve ser considerada e discutida.
4. Fase de vivência real no gênero desejado: os que desejam a cirurgia devem viver no papel de gênero desejado e enfrentar a realidade desse gênero. As consequências dessa escolha devem ser vivenciadas em sua integralidade.
5. Vivência real no gênero desejado e intervenções físicas: misto de vivência no gênero desejado, psicoterapia e hormonioterapia. Tudo isso seria preparatório para as intervenções cirúrgicas que se estabeleceriam na vida adulta.

TRATAMENTO HORMONAL

Uma vez estabelecido o diagnóstico de disforia de gênero nos adolescentes, o desenvolvimento dos caracteres sexuais secundários pode piorar o quadro de aversão ao sexo social estabelecido, interferindo com as relações familiares, escolares e pessoais[42].

Assim, a proposta atual consiste inicialmente na supressão da puberdade com o uso isolado de análogos de hormônio liberador de gonadotrofinas (GnRHa) e posterior tratamento com hormônios do sexo de identificação para induzir a puberdade. Durante o tratamento de indução deve ser mantida a supressão com análogo de GnRH até a gonadectomia. O propósito dessa intervenção é aliviar o sofrimento causado pelo desenvolvimento de características sexuais secundárias e dar tempo para o paciente tomar uma decisão equilibrada sobre mudança de sexo real.

Os critérios de inclusão para o tratamento com GnRHa são[43]:

a. Diagnóstico de disforia de gênero estabelecido.
b. Puberdade em estádio 2 de Tanner.
c. Piora da disforia de gênero com o início da puberdade.
d. Ausência de comorbidades psiquiátricas que possam interferir no diagnóstico.
e. Adequado apoio social e psicológico.
f. Entendimento adequado por parte do paciente e sua família dos riscos e benefícios da terapia.

GnRHa são utilizados para estacionar o desenvolvimento puberal e dar tempo ao adolescente para tomar decisões equilibradas em todas as etapas do tratamento, e para obter melhores resultados na aparência física das pessoas que optam por continuar com a mudança de sexo. Os efeitos do análogo de GnRH são reversíveis. Estudos publicados até agora sugerem que os benefícios superam os riscos, com melhora nas relações e no aproveitamento escolar[44].

O bloqueio puberal deverá ser iniciado assim que as características sexuais secundárias se desenvolverem (estádio 2 de Tanner)[45,46]. O bem-estar do paciente melhora muito com o bloqueio do desenvolvimento puberal. O uso de hormônios do sexo de identificação deverá ser iniciado posteriormente de acordo com protocolos de tratamento de adolescentes com hipogonadismo[42,44].

O tratamento com GnRHa tem sido usado desde a década de 1980 para a puberdade precoce central. Esses fármacos causam estímulo inicial de poucos dias, seguido de supressão mantida da secreção de gonadotrofinas. Isso ocorre inicialmente por uma redução do número de receptores do GnRH (*down-regulation*) nos gonadotrofos hipofisários, seguida da dessensibilização dos receptores por desacoplamento do sinal de transdução intracelular.

Em 2000, em Amsterdã, foi realizado um estudo com a utilização de um análogo de GnRH para adolescentes com disforia de gênero, que tinham pelo menos 12 anos de idade e estádio 2 ou 3 de Tanner, em doses comparáveis às usadas no tratamento de puberdade precoce central. Os primeiros 70 pacientes tratados por esse grupo melhoraram a avaliação psicológica. Nenhum optou por descontinuar o bloqueio puberal e todos iniciaram o tratamento com hormônios sexuais. Mais recentemente, esse grupo publicou novo estudo mostrando que os adolescentes que foram submetidos ao bloqueio puberal apresentaram melhoras emocionais, de comportamento e nos sintomas depressivos[45].

Em outro estudo, publicado em 2012, um grupo de Boston optou pelo bloqueio de crianças assim que se iniciava a puberdade independente da idade com bons resultados[45].

A Endocrine Society publicou, em 2009, algumas recomendações de tratamento para adolescentes com disforia de gênero, a saber[46]:

1. Recomenda-se que os adolescentes que preencham critérios para mudança de sexo inicialmente sejam submetidos a um tratamento para suprimir o desenvolvimento puberal.
2. Recomenda-se que a supressão dos hormônios sexuais seja iniciada com os primeiros sinais de puberdade em meninas e meninos (confirmado por níveis puberais de estradiol e testosterona, respectivamente), mas não mais cedo do que estádios 2 ou 3 de Tanner.
3. Recomenda-se que os análogos do GnRH sejam usados para atingir uma supressão dos hormônios da puberdade.
4. Sugerem-se que o desenvolvimento da puberdade desejado no sexo oposto seja iniciado após os 16 anos, usando uma dose progressivamente crescente de esteroides sexuais.
5. Recomendam-se que o paciente tratado com hormônios seja encaminhado para a cirurgia quando: a experiência da vida real resultar em uma alteração de função social satisfatória; o indivíduo estiver satisfeito com os efeitos hormonais; o indivíduo desejar alterações cirúrgicas definitivas.
6. Sugere-se adiar a cirurgia até que o indivíduo tenha pelo menos 18 anos de idade.

O acompanhamento incluirá avaliações antropométricas, avaliação da densidade mineral óssea e avaliação metabólica. O acompanhamento desses pacientes sempre deverá ser conjunto com a equipe da psiquiatria.

O tratamento com os esteroides sexuais (estradiol e testosterona) deverá ser iniciado aos 16 anos com aumento progressivo das doses até atingir níveis fisiológicos e efeitos clínicos satisfatórios[46] (Tabelas 13.2 e 13.3).

Tabela 13.2. Tratamento do transtorno de identidade na infância[3,4,7,16]

Zucker (2012) estipula cinco eixos do tratamento para crianças	• Redução do ostracismo social • Tratamento da psicopatologia subliminar • Tratamento do estresse subliminar • Prevenção do transexualismo no adulto • Prevenção da homossexualidade do adulto

(continua)

Tabela 13.2. Tratamento do transtorno de identidade na infância (*continuação*)

Rowland e Incrocci[8] estipulam tipos de tratamento e intervenção a serem considerados	• Psicoterapia • Tratamento dos pais • Limites para o comportamento *cross-gender* • Estimulação de atividades pertencentes ao seu sexo anatômico e a seu grupo de gênero anatômico • Tratamentos suportivos aos pais e à criança
HBIGDA/WPATH[9]	• Intervenções psicológicas • Intervenções sociais
Korte et al.[34]	• Fortalecer o sentimento de pertencer ao sexo de nascimento, sem atribuir nenhum valor negativo a seu comportamento de gênero anômalo • Diagnóstico diferencial e avaliação de comorbidades • Envolvimento dos pais e da escola

Tabela 13.3. Tratamento do transtorno de identidade na adolescência[9,18]

HBIGDA/WPATH[9]	• Intervenção psicológica • Intervenção social • Intervenção física
Rowland e Incrocci[18] – várias fases compõem o tratamento	1. Encorajados a considerar alternativas à cirurgia de redesignação sexual: • Psicoterapia de grupo • Trabalho psicoeducacional • Outros 2. Primeira fase (diagnóstico): • Consolidação diagnóstica • Exclusão dos diagnósticos diferenciais • Informações sobre os limites da cirurgia e suas consequências 3. Segunda fase: • Psicoterapia • Hormonioterapia, considerada e discutida 4. Fase de vivência real no gênero desejado: • Viver no papel do gênero desejado • Enfrentar a realidade desse gênero • Consequências dessa escolha devem ser vivenciadas em sua integralidade 5. Vivência real no gênero desejado e intervenções físicas: • Misto de vivência no gênero desejado, psicoterapia e hormonioterapia • Preparatório para intervenções cirúrgicas que se estabeleceriam na vida adulta

ACOMPANHAMENTO E PROGNÓSTICO

Smith, van Goozen e Cohen-Kettenis[42], ao compararem grupo de adolescentes com TIG que foi para cirurgia de redesignação sexual com grupo que não foi, encontraram evidências de que a disforia não perdurou no grupo tratado e ele teve um funcionamento psicológico e social bom, além de não haver nenhum arrependimento. Já no grupo sem tratamento, a disforia permaneceu, além de ter um funcionamento psicológico disfuncional.

Wallien e Cohen-Kettenis[43] afirmam que a maior parte das crianças com disforia de gênero não vai permanecer disfóricas de gênero depois da puberdade. As que permanecem têm uma extrema disforia de gênero. O que os autores preconizam é o diagnóstico preciso para indicação de tratamento adequada, evitando assim problemas, arrependimentos, procedimentos cirúrgicos desnecessários ou causadores de lesões irreversíveis.

No Brasil, ainda é preciso mais pesquisa que evidencie a necessidade da elaboração de normatização válida e específica para o tema.

CONCLUSÕES

Um diagnóstico psiquiátrico precoce e correto que vise ao cuidado, à atenção e à proteção é extremamente importante para as crianças e os adolescentes com TIG.

É essencial para o início de um bom acompanhamento médico, psicoterápico e social, tendo como alvo bons resultados futuros, entre eles:

- A abordagem e diminuição do sofrimento físico e psíquico.
- A prevenção, o diagnóstico e o tratamento de possíveis comorbidades clínicas e psiquiátricas.
- A orientação ao paciente e a seus familiares ou responsáveis legais quanto a todos os riscos e benefícios dos procedimentos médicos desejados.
- A identificação de complicadores ou fatores de risco sociais.
- O acompanhamento durante todo o processo transexualizador, quando for o caso.

Trata-se, portanto, de um dos passos para o alívio do sofrimento dessa população, a promoção de cuidados de saúde e sua justa integração social de maneira sadia e produtiva.

REFERÊNCIAS BIBLIOGRÁFICAS

1. APA (American Psychiatric Association). Diagnostic and statistical manual of mental disorders (DSM-5). Arlington: American Psychiatric. Washington (DC): APA; 2013.
2. OMS (Organização Mundial de Saúde). Classificação de Transtornos Mentais e do Comportamento da CID-10: descrições clínicas e diretrizes diagnósticas. Porto Alegre: OMS; 1993.
3. Olson-Kennedy J, Cohen-Kettenis PT, Kreukels BP, Meyer-Bahlburg HF, Garofalo R, Meyer W, et al. Research priorities for gender nonconforming/transgender youth: gender identity development and biopsychosocial outcomes. Curr Opin Endocrinol Diabetes Obes. 2016;23(2):172-9.
4. Zucker KJ, Wood H, Singh D, Bradley SJ. A developmental, biopsychosocial model for the treatment of children with gender identity disorder. J Homosex. 2012;59(3):369-97.
5. Fuss J, Auer ML, Briken P. Gender dysphoria in children and adolescents: a review of recent research. Curr Opin Psychiatry. 2015;28(6):430-4.

6. Bonifacio HJ, Rosenthal SM. Gender variance and dysphoria in children and adolescents. Pediatr Clin North Am. 2015;62(4):1001-16.

7. Conselho Federal de Medicina. Resolução n. 1.652, de 6 de novembro de 2002. Dispõe sobre a cirurgia de transgenitalismo e revoga a Resolução CFM n. 1.482/97. Diário Oficial da União. Brasília (DF). 02.12.2002; Seção 1:80. Disponível em: http://www.portalmedico.org.br/php/pesquisa_resolucao.php. (24 jun. 2010). Resolução n. 1.955, de 03 de setembro de 2010. Dispõe sobre a cirurgia de transgenitalismo e revoga a Resolução CFM n. 1.652/02. Diário Oficial da União. Brasília (DF): 03.09.2010. p. 109-10.

8. Smith YL, van Goozen SH, Cohen-Kettenis PT. Adolescents with gender identity disorder who were accepted or rejected for sex reassignment surgery: a prospective follow-up study. J Acad Child Adolesc Psychiatry. 2001;40(4):472-81.

9. HBIGDA (The Harry Benjamin International Gender Dysphoria Association)/WPATH (World Professional Association for Transgender Health). Standards of care for gender identity disorders. 7th ed. 2012.

10. Achenbach TM, Edebrock CS. Behavioral problems and competencies reported by parents of normal and disturbed children aged four through sixteen. Monogr Soc for Res Child Dev. 1981;46(1):1-82.

11. Cohen-Kettenis P, Pfäfflin F. Transgenderism and intersexuality in childhood and adolescence: making choices. London: Sage; 2003.

12. McCloskey D. Politics in scholarly drag: Dreger's assault on the critics of Bailey. Arch Sex Behav. 2008;37(3):466-8.

13. Greytak EA, Kosciw JG, Diaz EM. Harsh realities: the experiences of transgender youth in our nation's schools. New York: GLSEN; 2009.

14. Pauly IB. The current status of the change of sex operation. J Nerv Ment Dis. 1968;(147):460-71.

15. De Cuypere G, Van Hemelrijick M, Michel A, Carael B, Heylens G, Rubens R, et al. Prevalence and demography of transsexualism in Belgium. Eur Psychiatry. 2007;22(3):137-41.

16. Gómez GE, Trilla GA, Godás ST, Halperin RI, Puig DM, Vidal HA, et al. Estimation of prevalence, incidence and sex ratio of transsexualism in Catalonia according to health care demand. Acta Esp Psiquiatr. 2006;34(5):295-302.

17. Veale JF. Prevalence of transsexualism among New Zealand passport holders. Aust NZJ Psychiatry. 2008;42(10):887-9.

18. Rowland DL, Incrocci L. Handbook of sexual and gender identity disorders. Willey: Honboken; 2008.

19. Money J, Ehrhardt AA. Man & woman, boy & girl. New Jersey: Jason Aronson; 1996. p. 4.

20. Forget H, Cohen H. Life after birth: the influence of steroid hormones on cerebral structure and function is not fixed prenatally. Brain Cog. 1994;26(2):243-8.

21. Wisnieswski AB, Prendeville MT, Dobs AS. Handedness, functional cerebral hemispheric lateralization, and cognition in male-to-female transsexuals receiving cross-sex hormone treatment. Arch Sex Behav. 2005;34(2):167-72.

22. Kruijver FPM, Zhou JN, Pool CW, Hofman MA, Gooren LJG, Swaab DF. Male-to-female transsexuals have female neuron numbers in a limbic nucleus. J Clin Endocrinol Metab. 2000;85(5):2034-41.

23. Zhou JN, Hofman MA, Gooren LJG, Swaab DF. A sex difference in the human brain and its relation to transsexuality. Nature. 1995;378(6552):68-70.

24. Swaab DF, Chun WC, Kruijiver FP, Hofman MA, Ishunina TA. Sexual differentiation of the human hypothalamus. Adv Exp Med Biol. 2002;511:75-100.

25. Gooren LJ, Kruijiver FP. Androgens and male behavior. Mol Cell Endocrinol. 2002;198(1-2):31-40.

26. Jürgensen M, Hiort O, Holterhus PM, Thyen U. Gender role behavior in children with XY karyotype and disorders of sex development. Horm Behav. 2007;51(3):443-53.

27. Swaab DF. Sexual differentiation of the human brain: relevance for gender identity, transsexualism and sexual orientation. Gynecol Endocrinol. 2004;19(6):301-12.

28. Swaab DF. Sexual differentiation of the brain and behavior. Best Pract Res Clin Endocrinol Metab. 2007;21(3):431-44.

29. Ristori J, Steensma TD. Gender dysphoria in childhood. Int Rev Psychiatry. 2016;28(1):13-20.

30. Zucker KJ, Bradley SJ. Gender identity disorder and psychosexual problems in children and adolescents. The Guilford: New York; 1995.

31. Geer JH, Hicks JL. Cognitive processes and gender differences in sexuality. In: Janssen E. The Psychophysiology of sex. Indiana University: Bloomington; 2007.

32. Bancroft J. Human sexuality and its problems. 3rd ed. New York: Churchill Livingstone-Elselvier; 2009.

33. Levine SB, Risen CB, Althof SE. Handbook of clinical sexuality for mental health professionals. Routledge: New York; 2010.

34. Korte A, Goecker D, Krude H, Lehmkuhl U, Grüters-Kieslich A, Beier KM. Gender identity disorders in childhood and adolescence. Deustches Ärzteblatt International. 2008;105(48):834-41.

35. Leibowitz S, de Vries AL. Gender dysphoria in adolescence. Int Rev Psychiatry. 2016;28(1):21-35.

36. Michel A, Mormont C, Legros JJ. A psycho-endocrinological overview of transsexualism. Eur J Endocrinol. 2001;145(4):365-76.

37. APA. Manual diagnóstico e estatístico de transtornos mentais, DSM-5. 5ª ed.Porto Alegre: Artmed; 2014.

38. Shumer DE, Reisner SL, Edwards-Leeper L, Tishelman A. Evaluation of Asperger Syndrome in youth presenting to a gender dysphoria clinic. LGBT Health. 2015.

39. Shumer DE, Spack NP. Current management of gender identity disorder in childhood and adolescence: guidelines, barriers and areas of controversy. Curr Opin Endocrinol Diabetes Obes. 2013;20(1):69-73.

40. Church HA, O'Shea D, Lucey JV. Parent-child relationships in gender identity disorder. Ir J Med Sci. 2014;183(2):277-81.

41. Zucker KJ. Gender identity disorder. In: Wolfe DA, Mash EJ. Behavioral and emotional disorders in adolescents: nature, assessment, and treatment. New York: The Guilford; 2006.

42. Hembree WC. Management of juvenile gender dysphoria. Curr Opin Endocrinol Diabetes Obes. 2013;20(6):559-64.

43. Shumer DE, Spack NP. Current management of gender identity disorder in childhood and adolescence: guidelines, barriers and areas of controversy. Curr Opin Endocrinol Diabetes Obes. 2013;20(1):69-73.

44. Spack NP, Edwards-Leeper L, Feldman HA, Leibowitz S, Mandel F, Diamond DA, Vance SR. Children and adolescents with gender identity disorder referred to a pediatric medical center. Pediatrics. 2012;129(3):418-25.

45. Hembree WC. Guidelines for pubertal suspension and gender reassignment for transgender adolescents. Child Adolesc Psychiatr Clin North Am. 2011;20(4):725-32.

46. Hembree WC, Cohen-Kettenis P, Delemarre-van de Waal HA, Gooren LJ, Meyer WJ 3rd, Spack NP, et al. Endocrine treatment of transsexual persons: an Endocrine Society clinical practice guideline. J Clin Endocrinol Metab. 2009;94(9):3132-54.

47. Green R. Family co-occurrence of "gender dysphoria": ten sibling or parent-child pairs. Arch Sex Behav. 2000;29(5):499-507.

48. Gooren LJ. Clinical practice. Care of transsexual persons. N Engl J Med. 2011;364(13):1251-7.

49. Wallien MS, Cohen-Kettenis PT. Psychosexual outcome of gender-dysphoric children. J Am Acad Child Adolesc Psychiatry. 2008;47(12):1413-23.

Seção V

Distúrbios puberais

Leandra Steinmetz
Luciana Felipe Férrer Aragão
Vinicius Nahime Brito
Ana Cláudia Latrônico

Após ler este capítulo, você estará apto a:

1. Compreender os mecanismos fisiopatológicos que levam à puberdade precoce.
2. Reconhecer os principais aspectos clínicos da precocidade sexual.
3. Indicar os métodos de diagnóstico e fazer os diagnósticos diferenciais da puberdade precoce.
4. Indicar a forma de tratamento adequada para a puberdade precoce.

INTRODUÇÃO

A puberdade é o processo fisiológico de transição da infância para a vida adulta, marcada pelo desenvolvimento de caracteres sexuais secundários, pela aceleração da velocidade de crescimento, pelas mudanças de comportamento e pela aquisição da capacidade reprodutiva[1].

Os estádios puberais descritos por Marshall e Tanner para ambos os sexos são utilizados para a avaliação do início da puberdade e sua progressão (Figura 14.1)[2,3].

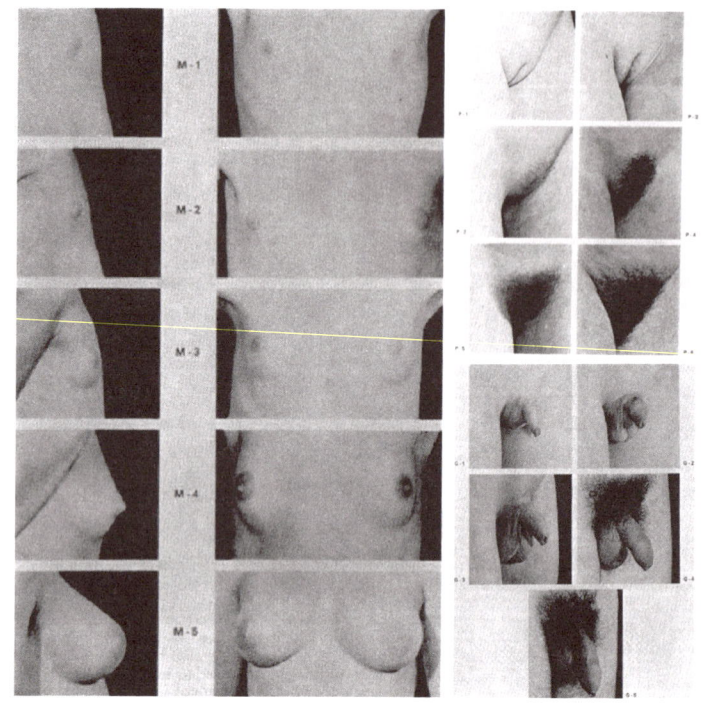

Figura 14.1 Estágios puberais segundo os critérios de Marshall e Tanner, nos sexos feminino e masculino.

PUBERDADE NORMAL

A ativação do eixo hipotálamo-hipófise-gonadal, com aumento da secreção pulsátil do hormônio hipotalâmico liberador de gonadotrofinas (GnRH), é o principal evento que determina o início da puberdade. O eixo é transitoriamente ativado nos primeiros 2 anos de vida, seguido por um aparente período de repouso até os 6 a 8 anos de idade. Sugere-se que a reativação do eixo no início da puberdade seja de origem multifatorial, envolvendo uma complexa interação entre fatores hormonais, metabólicos, nutricionais e genéticos. A secreção do GnRH é coordenada por uma rede neuronal complexa, constituída de neurônios secretores de fatores estimulatórios (kisspeptina, glutamato, glicina, norepinefrina, dopamina, serotonina) e/ou inibitórios (opioides endógenos, ácido gama aminobutírico, neuropeptídio Y, peptídio intestinal vasoativo, hormônio liberador do ACTH [CRH], melatonina)[4,5].

O GnRH atua na hipófise anterior, ligando-se ao seu receptor específico no gonadotrofo, estimulando a síntese e secreção das gonadotrofinas, o hormônio luteinizante (LH) e o hormônio folículo-estimulante (FSH) para a circulação periférica. No sexo feminino, a ação do LH no ovário estimula a produção de andrógenos pelas células da teca, que são aromatizadas a estrógenos, por ação do FSH nas células da granulosa. No sexo masculino, o LH estimula a síntese e secreção de testosterona pelas células de Leydig, enquanto o FSH atua nas células de Sertoli, com ação primordial na espermatogênese[4].

Nas meninas, é aceito que o aparecimento de tecido glandular mamário (telarca) é o sinal inicial mais confiável de atividade estrogênica, enquanto o surgimento dos pelos pubianos é atribuível à produção de andrógenos pela adrenal (adrenarca). Nos meninos, um volume testicular igual a 4 cm^3 indica início puberal e tanto o desenvolvimento genital como o de pelos pubianos estão sob controle dos andrógenos adrenais e testiculares[1].

VARIANTES NORMAIS DA PUBERDADE

Telarca Precoce Isolada

Representa o aumento unilateral ou bilateral das mamas sem outros sinais de secreção estrogênica antes dos 8 anos de idade. É mais frequente nos primeiros 2 anos de vida, quando o eixo hipotálamo-hipófise-gonadal ainda pode estar ativo. Na maioria dos casos, a regressão é espontânea, a velocidade de crescimento é normal e a idade óssea é compatível com a idade cronológica. Quando ocorre após os 2 anos de idade, pode não regredir e evoluir para um quadro de puberdade precoce central. Por esse motivo, é necessário o acompanhamento ambulatorial e a avaliação clínica periódica desses pacientes[6].

Adrenarca/Pubarca Precoce Isolada

Pubarca precoce consiste no aparecimento de pelos pubianos antes dos 8 anos nas meninas e dos 9 anos nos meninos. Adrenarca é o aumento da secreção de andrógenos pela zona reticular do córtex da adrenal e pode ocorrer em crianças normais entre 6 e 8 anos em ambos os sexos. A adrenarca pode estar associada ao aparecimento de pelos pubianos e axilares, aumento da velocidade de crescimento e discreto avanço da idade óssea, porém sem comprometimento da progressão da puberdade e da estatura final. É importante distinguir essa situação de causas patológicas, como forma não clássica de hiperplasia adrenal congênita e tumor de córtex adrenal. Há uma correlação entre restrição de crescimento intrauterino e pubarca precoce, que posteriormente pode estar associada a hiperandroginismo ovariano funcional, hiperinsulinismo e dislipidemia[6].

PUBERDADE PRECOCE

A puberdade precoce é definida pelo aparecimento de caracteres sexuais secundários em idade abaixo de 2 DP da média. De acordo com a definição clássica, as idades de 8 anos na menina e 9 anos no menino representam o limite inferior da normalidade para o início do desenvolvimento puberal. Entretanto, alguns autores recomendam uma redução do limite de idade para considerar puberdade precoce[6,7].

Classificação

Denomina-se puberdade precoce dependente de gonadotrofinas (PPDG), também chamada de puberdade precoce central ou verdadeira, o desenvolvimento dos caracteres sexuais secundários decorrente da ativação prematura do eixo hipotálamo-hipófise-gonadal. Já a puberdade precoce independente de gonadrofinas (PPID), também chamada de puberdade precoce periférica ou pseudopuberdade precoce, resulta da produção autônoma dos esteroides sexuais de origem, principalmente, gonadal, adrenal ou exógeno, independentemente da ativação do eixo gonadotrófico[6].

Na PPDG, os caracteres sexuais secundários são concordantes com o sexo do paciente (padrão isossexual), enquanto a PPID pode levar ao padrão isossexual ou heterossexual (feminização nos meninos e virilização nas meninas). Em ambas as formas de puberdade precoce, as concentrações elevadas de esteroides sexuais determinam a aceleração da velocidade de crescimento e avanço da idade óssea, culminando com fusão prematura das epífises ósseas e comprometimento da estatura final[8,9].

PUBERDADE PRECOCE DEPENDENTE DE GONADOTROFINAS

Epidemiologia

A incidência estimada da PPDG é de 1:5.000 a 1:10.000. É mais frequente no sexo feminino, em uma proporção que varia de 1:3 a 1:23. É descrito que, em países desenvolvidos, é mais comum em crianças adotadas[6].

Etiologia

A PPDG é de origem idiopática em mais de 80% das meninas e em menos de 40% dos meninos. Principalmente nos meninos, pode resultar de lesões orgânicas no sistema nervoso central, como hamartoma hipotalâmico, glioma, astrocitoma,

germinoma, hidrocefalia, meningite e trauma craniano. No sexo masculino, as anomalias neurológicas são responsáveis por dois terços dos casos, sendo que os tumores do sistema nervoso central representam aproximadamente 50% dos casos[8].

Os hamartomas hipotalâmicos representam a causa orgânica mais comum de
PPDG. É uma malformação congênita, não neoplásica, constituída por uma massa
heterotópica de tecido hipotalâmico localizada na base do cérebro, que pode manifestar-se com convulsões gelásticas[6].

Algumas causas de puberdade precoce central são, em uma fase inicial, independentes de gonadotrofinas. Com o avanço da idade óssea e da maturação hipotálamo-hipofisária, passa-se a desencadear uma puberdade dependente de gonadotrofinas. O Quadro 14.1 representa as principais causas de PPDG[6,8].

Quadro 14.1 Causas de puberdade precoce dependente de gonadotrofinas

Idiopática

Hamartoma hipotalâmico

Tumores de sistema nervoso central: astrocitoma, craniofaringioma, ependimoma, glioma óptico ou
hipotalâmico, adenoma secretor de LH, pinealoma, neurofibroma, disgerminoma

Outras lesões de sistema nervoso central: abscessos, encefalite, trauma, hidrocefalia, cisto aracnóideo, radiação,
quimioterapia

Genética: mutação ativadora no gene GPR54, mutação no gene KISS-1

Secundária à puberdade precoce periférica: síndrome de McCune-Albright, testotoxicose, tratamento tardio das
formas de hiperplasia adrenal congênita

Quadro Clínico

A história clínica deve conter informações sobre o início do aparecimento e o
ritmo de progressão dos caracteres sexuais, história familiar, uso de medicações que
contenham esteroides e relato de lesões do sistema nervoso central[6].

O exame físico inclui o estadiamento puberal, que deve ser realizado de acordo
com os critérios de Marshall e Tanner, e os dados antropométricos (peso, estatura
e proporções corpóreas). A velocidade de crescimento está acima do percentil 75
na maioria dos pacientes com puberdade precoce. Deve-se pesquisar a presença de
acne, oleosidade excessiva da pele, pelos axilares, odor corporal, desenvolvimento
muscular, lesões cutâneas e massas abdominais e pélvicas[6].

Diagnóstico

O diagnóstico diferencial entre as formas de precocidade sexual baseia-se nas
dosagens das gonadotrofinas em condição basal e após estímulo com GnRH exó-

geno, na dose de 100 µg, via endovenosa, com coletas de LH e FSH nos tempos 0, 15, 30, 45 e 60 minutos. O teste de estímulo com GnRH pode ser simplificado utilizando-se apenas as dosagens em um ou dois tempos para avaliar a ativação do eixo hipotálamo-hipófise-gonadal. Para o método imunofluorométrico (IFMA), a concentração basal de LH > 0,6 U/L para ambos os sexos é suficiente para estabelecer o diagnóstico de PPDG, dispensando, nesses casos, o teste de estímulo com GnRH. Valores de LH basal < 0,6 U/L indicam a necessidade do teste de estímulo com GnRH exógeno, e um pico de LH > 9,6 U/L nos meninos e > 6,9 U/L nas meninas representa resposta puberal e consequente diagnóstico de PPDG[9,10].

De forma alternativa, uma dosagem de LH após 30 a 120 minutos da primeira aplicação do análogo de GnRH de ação prolongada pode substituir o teste de estímulo clássico com GnRH. Valores de LH 2 horas após acetato de leuprolide depot 3,75 mg > 10 U/L (IFMA) são indicativos de ativação do eixo gonadotrófico, sugerindo PPDG[11].

Os valores de FSH, tanto em condição basal como após estímulo com GnRH, não são úteis para o diagnóstico diferencial das formas de precocidade sexual, exceto quando estão suprimidos, indicando PPIG. O evento responsável pela telarca precoce isolada é o aumento do FSH. A testosterona é um excelente marcador de precocidade sexual no sexo masculino, uma vez que valores pré-puberais desse hormônio excluem o diagnóstico de puberdade precoce isossexual nos meninos. Já a importância da concentração do estradiol é limitada no sexo feminino, pois muitas meninas com PPDG têm estradiol na faixa de valor pré-puberal. Concentrações elevadas de estradiol na vigência de concentrações baixas ou suprimidas de gonadotrofinas são fortemente sugestivas de PPIG. Outras dosagens hormonais importantes podem incluir TSH, T4 livre, gonadotrofinas coriônica humana (hCG) e precursores dos andrógenos adrenais, dependendo dos sinais clínicos[6,9]. Um algoritmo para investigação laboratorial e diagnóstico diferencial está apresentado na Figura 14.2.

A radiografia de punho e mão não dominante, em ambos os sexos, permite a avaliação da idade óssea por meio dos diferentes métodos disponíveis (Greulich e Pyle e Tanner-Whitehouse). Caso a idade óssea esteja mais de 2 DP avançada em relação à idade cronológica, é improvável que se trate de uma variante normal do desenvolvimento puberal. Nos casos de precocidade sexual, independentemente da etiologia, a idade óssea mostra-se avançada em relação à cronológica, exceto na condição de hipotireoidismo primário associado à puberdade precoce[6,10].

Em crianças pré-puberes, o útero é tubular, o endométrio é fino, os ovários são menores que 2 cm³ e o útero é menor que 4 cm³. No sexo feminino, a ultrassonografia pélvica permite a verificação das dimensões do útero e dos ovários e a detecção de cistos e processos neoplásicos nos ovários[6,8].

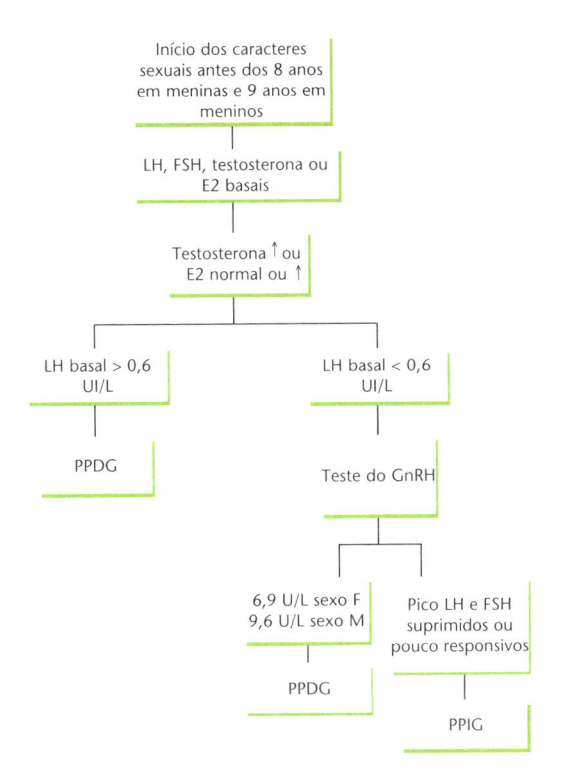

Figura 14.2 Fluxograma da investigação laboratorial para o diagnóstico diferencial da puberdade precoce (valores hormonais correspondem ao método imunofluorométrico)[9,10].
LH: hormônio luteinizante; FSH: hormônio foliculoestimulante; E2: estradiol; PPDG: puberdade precoce dependente de gonadotrofinas; GnRH: hormônio hipotalâmico estimulador da secreção de gonadotrofinas; PPIG: puberdade precoce independente de gonadotrofinas; F: feminino; M: masculino.

Após a confirmação laboratorial de PPDG, deve ser realizada ressonância nuclear magnética de crânio e hipófise para descartar lesões orgânicas de sistema nervoso central[6].

Tratamento

O tratamento da puberdade precoce central objetiva detectar e tratar lesões expansivas intracranianas, interromper a maturação sexual até a idade normal para o início da puberdade, regredir ou estabilizar os caracteres sexuais presentes, suprimir a aceleração da maturação esquelética, prevenir os problemas emocionais da criança, aliviar a ansiedade dos pais, reduzir o risco de abuso sexual e o início precoce da atividade sexual, prevenir gestações, preservar a fertilidade e diminuir o risco de câncer de mama associado à menarca precoce[10].

Embora não haja consenso sobre o tratamento de PPDG, vários estudos correlacionam a eficiência terapêutica à menor idade de manifestação e de tratamento da puberdade precoce, especialmente antes dos 6 anos de idade. Nas crianças entre 6 e 8 anos, com rápido avanço de idade óssea, perda de mais de 1 DP na previsão de altura final e probabilidade de ocorrência da menarca antes dos 10 anos de idade, deve-se considerar indicação de tratamento. Não existe indicação concreta para o tratamento de pacientes com progressão lenta da puberdade, sem perda do potencial de altura final[6].

Os análogos de GnRH de ação prolongada constituem o tratamento clínico de escolha da PPDG. O sítio de ação de tais agentes é hipofisário, levando a uma redução do número de receptores de GnRH na hipófise (*down regulation*)[12].

Várias opções de análogos de GnRH estão atualmente disponíveis, como acetato de leuprolide, triptorrelina e goserelina. Um implante subepidérmico de histrelina também tem sido utilizado, garantindo o bloqueio da secreção de gonadotrofinas por até 12 meses. No nosso meio, o uso de acetato de leuprolide na dose de 3,75 mg, via subcutânea ou intramuscular, a cada 28 dias, tem sido amplamente empregado, com resultados satisfatórios. Os análogos de GnRH de aplicação trimestral, com o triplo da dose dos análogos de uso mensal (acetato de leuprolide 11,25 mg ou triptorrelina 11,25 mg), representam uma opção eficaz e mais confortável para o paciente[13-15].

Reação alérgica local pode ser encontrada em até 10% dos pacientes. A formação de abscessos estéreis no local da aplicação da injeção pode levar à falha da absorção do medicamento e da supressão hormonal desejada. Outros efeitos colaterais incluem sangramento vaginal após a primeira dose, cefaleia, náuseas e sintomas vasomotores em razão do hipoestrogenismo, em 2 a 5% das pacientes. Os efeitos dos análogos do GnRH sobre ganho de peso são controversos. Não parece haver efeitos adversos em longo prazo em relação ao potencial reprodutivo e à densidade mineral óssea[10,13].

A avaliação hormonal durante o tratamento com análogos de GnRH inclui a avaliação em condição basal dos esteroides sexuais e das gonadotrofinas a cada 3 meses. Demonstrou-se, em um grupo de meninas com PPDG clinicamente bem bloqueadas, que o valor de LH < 6,6 U/L, 2 horas após administração de acetato de leuprolide pode indicar um bom controle hormonal. A idade óssea deve ser avaliada anualmente durante o tratamento[10,11].

A idade cronológica de suspensão do tratamento deve ser analisada com a idade óssea e o perfil psicológico do paciente e de seus familiares. Os melhores resultados são obtidos com a suspensão do tratamento com análogos de GnRH entre 12 e 12,5 anos de idade óssea nas meninas e entre 13 e 13,5 anos nos meninos[10].

A associação de hormônio de crescimento (GH) pode ser útil em um subgrupo de crianças com PPDG que apresentam baixa velocidade de crescimento (abaixo do percentil 25 para idade cronológica ou < 4 cm/ano), com comprometimento da predição de altura final, durante o tratamento com análogos de GnRH. A dose de GH recomendada é de 0,15 U/kg/dia[10].

PUBERDADE PRECOCE INDEPENDENTE DE GONADOTROFINAS

Etiologia

As principais causas de PPIG estão listadas no Quadro 14.2[6,10].

Quadro 14.2 Causas de puberdade precoce independente de gonadotrofinas

Gonadal:
- Síndrome de McCune-Albright
- Testotoxicose (mutação ativadora do receptor de LH)
- Cistos ovarianos autônomos
- Tumores ovarianos
- Tumores testiculares

Adrenal:
- Hiperplasia adrenal congênita
- Adenoma adrenal
- Carcinoma adrenal

Tumores produtores de hCG:
- Sistema nervoso central: corioepitelioma, disgerminoma, teratoma
- Coriocarcinoma, hepatoma, hepatoblastoma, teratoma

Genéticas:
- Mutações ativadoras no gene do receptor do LH (testotoxicose)
- Mutações no gene da subunidade alfa da proteína Gs (síndrome de McCune-Albright)
- Mutações no gene CYP21
- Mutações nos genes CYP11 e 3-beta-HSD 2
- Mutações no gene da aromatase (CYP19)
- Mutações no gene do receptor de glicocorticoide

Outros:
- Hipotireoidismo primário
- Iatrogênico

Síndrome de McCune-Albright

A tríade clássica da síndrome de McCune-Albright inclui manchas café com leite, displasia fibrosa poliostótica e PPIG isossexual. É resultante de uma mutação ativadora no gene GNAS1, que codifica a subunidade alfa da proteína G estimulatória. Devem ser investigadas outras hiperfunções endócrinas, como hipertireoidismo, hiperplasia adrenal autônoma, adenoma hipofisário secretor de GH e hiperparatireoidismo. A cintilografia óssea é necessária nesses casos[6].

Testotoxicose

A mutação ativadora do gene do receptor de LH (testotoxicose familiar) é uma condição de padrão autossômico dominante, limitada ao sexo masculino. Os sinais puberais aparecem em torno de 1 a 4 anos, com virilização progressiva, avanço da idade óssea e aumento peniano associado a aumento testicular bilateralmente, embora os testículos sejam menores em relação ao esperado para o grau de aumento de pênis[8].

Cisto Folicular Ovariano Autônomo

Nas meninas, é a causa mais comum de PPIG isossexual. Os cistos foliculares podem secretar estrógenos de forma flutuante, causando desenvolvimento mamário e hemorragia vaginal. O diagnóstico é feito por ultrassonografia pélvica e dosagens hormonais (gonadotrofinas suprimidas e estradiol elevado). O tratamento pode ser cirúrgico nos casos mais graves[6].

Tumores Ovarianos

São tumores raros na infância, na maioria dos casos palpáveis, benignos e unilaterais. O tumor das células da granulosa secreta hormônio antimülleriano e inibina. A ultrassonografia pélvica e as dosagens hormonais geralmente permitem o diagnóstico[10].

Tumores Testiculares

Os tumores de células de Leydig geralmente são unilaterais e benignos, porém 10% podem apresentar comportamento maligno. O testículo pode ter componente nodular, o que pode ser confirmado pela ultrassonografia testicular. A ressecção cirúrgica do tumor é o tratamento de escolha[10].

Tumores Produtores de hCG

O hCG é uma glicoproteína com atividade biológica muito semelhante à do LH. Assim, os tumores produtores de hCG estimulam os receptores de LH, o que causa aumento da produção de testosterona e puberdade precoce nos meninos. As concentrações de hCG estão elevadas, sem aumento de LH e FSH. Podem ocorrer nas gônadas, no sistema nervoso central, no fígado, no retroperitônio e no mediastino posterior[8].

Hipotireoidismo Primário

Aumento significativo do TSH em crianças pré-puberes pode levar ao aumento da concentração de FSH e desenvolvimento puberal, porém com baixa estatura e atraso da idade óssea[6].

Hiperplasia Adrenal Congênita e Tumores Adrenais

Doenças virilizantes que surgem na glândula adrenal, especialmente hiperplasia adrenal congênita, estão entre os fatores etiológicos mais comuns de puberdade precoce periférica. Tumores adrenais também podem ser produtores de andrógenos, o que resulta em um padrão de puberdade precoce isossexual nos meninos e heterossexual nas meninas[6,8].

Tratamento

O tratamento deve ser direcionado de acordo com a causa da precocidade sexual. O tratamento cirúrgico está indicado para os casos de tumores, cuja remoção resulta em regressão do processo puberal. O tratamento clínico é constituído pela administração de medicamentos que atuam bloqueando a síntese ou a ação dos esteroides sexuais. As opções terapêuticas são: agentes progestacionais, antiandrogênicos (espironolactona e acetato de ciproterona), derivados imidazólicos (cetoconazol), moduladores seletivos do receptor do estrógeno (tamoxifeno) e inibidores de aromatase (anastrozol e letrozol)[10].

CONCLUSÕES

É fundamental distinguir a puberdade precoce das variantes do processo puberal normal. Uma vez estabelecido o diagnóstico de puberdade precoce, deve-se diferenciar entre dependente e independente de gonadotrofinas, investigar a causa e definir o tratamento adequado. O acompanhamento periódico e o menor intervalo entre o estabelecimento do diagnóstico e o início da terapêutica resultam em preservação do potencial genético da estatura final.

REFERÊNCIAS BIBLIOGRÁFICAS

1. Sorensen K, Mouritsen Aksglaede L, Hagen CP, et al. Recent secular trends in pubertal timing: implications for evaluation and diagnosis of precocious puberty. Horm Res Paediatr. 2012;77:137-45.
2. Marshall WA, Tanner JM. Variations in the pattern of pubertal changes in girls. Arch Dis Child. 1969;44(235):291-303.
3. Marshall WA, Tanner JM. Variations in the pattern of pubertal changes in boys. Arch Dis Child. 1970;45(239):13-23.
4. Ojeda SR, Lomniczi A. Puberty in 2013: Unravelling the mystery of puberty. Nat Rev Endocrinol. 2014;10(2):67-9.
5. Sempere MT. Deciphering puberty: novel partners, novel mechanisms. Eur J Endocrinol. 2012;167 733-47.
6. Berberoglu, M. Precocious puberty and normal variant puberty: definition, etiology, diagnosis and current management. J Clin Res Ped Endo. 2009;1(4):164-74.

7. Biro FM, Greenspan LC, Galvez MP. Puberty in girls of the 21st century. Pediatr Adolesc Gynecol. 2012; 25(5):289-94.

8. Brämswig J, Dübbers A. Disorders of pubertal development. Dtsch Arztebl Int. 2009;106(17):295-304.

9. Brito VN, Batista MC, Borges MF, et al. Diagnostic value of fluorometric assays in the evoluation of precocious puberty. J Clin Endocrinol Metab. 1999;84(10):3539-44.

10. Brito VN, Latronico AC, Arnhold IJP, et al. Update on the etiology, diagnosis and therapeutic management of sexual puberty. Arq Bras Endocrinol Metab. 2008;52(1):18-31.

11. Brito VN, Latronico AC, Arnhold IJ, et al. A single luteinizing hormone determination 2 hours after depot leuprolide is useful for therapy monitoring of gonadotropin-dependent precocious puberty in girls. J Clin Endocrinol Metab. 2004;89(9):4338-42.

12. Heger S, Sippell WG, Partsch CJ. Gonadotropin-releasing hormone analogue treatment for precocious puberty. Twenty years of experience. Endocr Dev. 2005;8:94-125.

13. Mul D, Hughes IA. The use of GnRH agonists in precocious puberty. Eur J Endocrinol. 2008;159 S3-S8.

14. Lee PA, Klein K, Mauras N, et al. Efficacy and safety of leuprolide acetate 3-month depot 11.25 milligrams or 30 milligrams for the treatment of central precocious puberty. J Clin Endocrinol Metab. 2012;97(5):1572-80.

15. Chiocca E, Dati E, Baroncelli GI, et al. Central precocious puberty: treatment with triptorelin 11.25 mg. Scientific World Journal. 2012;2012:583751. doi: 10.1100/2012/583751.

Puberdade atrasada 15

Leandra Steinmetz
Caroline de Gouveia Buff Passone
Mariana da Costa Rose Paulino
Thais Della Manna

Após ler este capítulo, você estará apto a:

1. Fazer o diagnóstico de puberdade atrasada.
2. Compreender a etiologia da puberdade atrasada.
3. Proceder à avaliação clínica e ao exame físico do paciente.
4. Solicitar exames laboratoriais e de imagem pertinentes.
5. Indicar e realizar o acompanhamento da reposição hormonal nessa situação.

INTRODUÇÃO

A puberdade é uma consequência da sincronização do amadurecimento do sistema nervoso central (SNC) com o desenvolvimento físico. Os eventos puberais são considerados a continuação da diferenciação sexual iniciada na vida fetal e determinam-se pela "reativação" ou "desinibição" dos pulsos de GnRH (hormônio liberador das gonadotrofinas). O GnRH é liberado pelos neurônios secretores hipotalâmicos após ter permanecido bloqueado pelo *feedback* negativo dos hormônios sexuais e pela ação neuroinibitória da via gabaérgica e de alguns peptídios opioides durante a segunda infância[1].

Esse aumento na amplitude e na intensidade dos pulsos de GnRH é influenciado por fatores genéticos e ambientais como nutrição, nível socioeconômico, altitude, além dos chamados interferentes endócrinos (componentes químicos com estrutura semelhante aos esteroides sexuais presentes no ambiente).

Define-se como puberdade atrasada a ausência de sinais de maturação sexual em idade superior a 2,5 desvios-padrão (DP) acima da idade média para o início da puberdade em determinada população[2,3]. Na prática clínica, isso corresponde à ausência do broto mamário em meninas após os 13 anos de idade e à ausência de aumento do volume testicular (< 4 mL) em meninos com mais de 14 anos.

Além da idade de início da puberdade, deve-se considerar o ritmo de progressão dos caracteres sexuais secundários. O desenvolvimento puberal normal acontece progressivamente em um período de 3,2 ± 1,8 anos no sexo masculino, até que se atinja o volume testicular adulto (20 a 25 mL), e de 2,4 ± 1,1 anos no sexo feminino, até que ocorra a primeira menstruação. Portanto, qualquer interrupção nesse processo contínuo pode ser patológica[4,5].

O atraso puberal pode afetar o bem-estar psicossocial de pacientes, suas famílias e da equipe de saúde, preocupados no quanto esse atraso pode afetar a estatura adulta final, especialmente nos casos associados à baixa estatura familiar[6].

ETIOLOGIA

A puberdade atrasada pode ser classificada como (Quadro 15.1)[1]:

- Atraso puberal: trata-se de um grupo de patologias com atraso puberal temporário, que inclui causas funcionais, como o atraso constitucional do crescimento e da puberdade (ACCP), e causas secundárias, como as doenças crônicas.
- Hipogonadismo hipogonadotrófico (HH): anomalias do eixo hipotálamo-hipofisário que cursam com níveis extremamente baixos de gonadotrofinas (LH/FSH).
- Hipogonadismo hipergonadotrófico: associado à insuficiência gonadal primária, gerado por falta de *feedback* exercido pelos hormônios gonadais; altos níveis de gonadotrofinas.

Quadro 15.1 Classificação etiológica da puberdade

Atraso puberal secundário a doenças crônicas

- Anemia falciforme
- Fibrose cística
- Aids
- Doença intestinal crônica
- Doença renal crônica
- Doença de Gaucher
- Anorexia nervosa/bulimia

(continua)

Quadro 15.1 Classificação etiológica da puberdade (continuação)

- Exercícios físicos excessivos
- Hipotireoidismo
- Diabete melito
- Doença de Cushing
- Hiperprolactinemia
- Drogas (maconha)
- Desnutrição
- Psicogênica

Hipogonadismo hipogonadotrófico

Distúrbios do SNC

- Tumores (craniofaringiomas, germinomas, gliomas, tumores de hipófise)
- Histiocitose de Langerhans
- Lesões pós-infecciosas ou granulomatosas
- Anomalias vasculares
- Radioterapia
- Malformações, principalmente associadas a anomalias craniofaciais
- Trauma encefálico

Deficiência isolada de gonadotrofinas

- Com e sem anosmia: síndrome de Kallmann
- Sem anosmia
- Hipoplasia adrenal congênita (mutação do DAX-1)
- Deficiência isolada de LH e FSH

Deficiências hipofisárias múltiplas

Hipogonadismo hipergonadotrófico

Meninas

- Síndrome de Turner
- Disgenesia gonadal XX – Disgenesia gonadal pura familiar ou idiopática
- Disgenesia gonadal XY – resistência completa a andrógenos e hiperplasia congênita
- Formas de insuficiência ovariana primária
    - Radioterapia/quimioterapia
    - Ooforite autoimune
    - Hiperandrogenismo ovariano funcional
    - Mutações dos receptores LH e FSH
    - Síndrome de Noonan

Meninos

- Síndrome de Klinefelter e suas variantes
- Disgenesia gonadal mista

(continua)

Quadro 15.1 Classificação etiológica da puberdade (continuação)

- Lesão testicular bilateral (criptorquidia, atresia, torção)
- Síndromes associadas a criptorquidia: Noonan, Prader-Willi, Laurence-Moon, Bardet-Biedl

Outras formas de insuficiência testicular:

- Resistência ao LH
- Irradiação
- Drogas (ciclofosfamida)

Atraso puberal

Atraso puberal primário ou ACCP

O atraso puberal simples ou primário, também conhecido como ACCP, é considerado uma variante normal do desenvolvimento humano, uma vez que o paciente completa seu desenvolvimento sexual 2 a 4 anos mais tarde do que a média populacional, sem anomalias orgânicas associadas. O ACCP ocorre em 65% dos meninos e em 30% das meninas com puberdade atrasada. A história familiar revela que em até 50 a 70% dos casos houve, em um dos genitores, demora em entrar na puberdade[6]. Os indivíduos afetados, em geral, são baixos (-2 DP abaixo do valor médio para a altura na idade) na avaliação e, durante a infância, mantiveram altura e velocidade de crescimento compatíveis com a idade óssea[1]. A diminuição da densidade mineral óssea e o desconforto emocional podem afetar secundariamente alguns casos[7].

Atraso puberal secundário a doenças crônicas

Todas as doenças crônicas da infância podem resultar em atraso puberal e diminuição da velocidade de crescimento. Quando se iniciam na puberdade, podem provocar desaceleração do estirão do crescimento e interrupção ou regressão do desenvolvimento dos caracteres sexuais secundários. Os principais mecanismos envolvidos são: desnutrição (doença inflamatória intestinal, fibrose cística), uso crônico de glicocorticoides (em asma e doenças reumatológicas), processos inflamatórios sistêmicos (insuficiência renal crônica) e endocrinopatias (hipotireoidismo e diabete melito com mau controle glicêmico)[4,5,7].

Cabe ressaltar desordens decorrentes da prática de atividade física intensa (como a amenorreia da atleta em bailarinas, ginastas e atletas de alto desempenho, que é revertida com a redução da atividade) e secundária à anorexia nervosa. Pacientes com anorexia nervosa apresentam níveis reduzidos de leptina, com consequente diminuição da secreção e da pulsatilidade das gonadotrofinas, acrescidas da condição de estresse psíquico gerado pela patologia e da atividade física intensa. Mesmo após o ganho de peso, a amenorreia pode persistir apenas pelo distúrbio psiquiátrico em algumas meninas[1,4].

Hipogonadismo hipogonadotrófico (HH)

É caracterizado por anormalidades do hipotálamo ou da glândula hipofisária, com consequente deficiência da secreção gonadotrófica. Se somente as gonadotrofinas estão afetadas, o paciente irá desenvolver altura normal, mas com proporções eunucoides (com aumento dos membros em relação ao tronco, em uma relação segmento superior/inferior abaixo de 0,9 na idade adulta). Se houver deficiência de GH associada, a velocidade de crescimento também será reduzida na infância.

As causas de HH são divididas em deficiência isolada de gonadotrofinas, anormalidades do SNC, hipopituitarismo idiopático e associação com outras síndromes.

Hipogonadismo hipogonadotrófico congênito isolado

É caracterizado pela parcial ou completa falta de desenvolvimento puberal secundário à deficiência de GnRH, na ausência de anormalidade anatômica na região. Essa condição genética tem prevalência de 1/4.000 a 1/10.000 homens, com frequência de 2 a 5 vezes menor em mulheres.

O HH congênito é classicamente dividido em dois subgrupos: com anosmia/hiposmia e sem disfunção olfatória. Na atualidade há uma lista crescente de genes envolvidos na migração neuronal, os quais controlam diferentes estágios da função do GnRH.

Mutações no KAL-1, FGFR1, FGF8, PROK2/PROKR2, NELF, CHD7, HS6ST1, WDR1 estão associadas aos defeitos de migração neuronal, chamados de síndrome de Kallmann. Esta é decorrente da falta de migração dos neurônios produtores de GnRH da região anterior do bulbo olfatório primitivo nasal na vida fetal para o hipotálamo médio-basal. Dos indivíduos com anosmia, 50 a 60% apresentam a síndrome de Kallmann, a qual inclui características fenotípicas adicionais como defeitos craniofaciais de linha média (palato arqueado, hipertelorismo ocular, agenesia dentária), surdez neurossensorial, anomalias digitais (clinodactilia, sindactilia, camptodactilia), agenesia renal e defeitos neurológicos[7]. A herança genética pode ser ligada ao cromossomo X (Xp22.3), com mutações do gene KAL-1 (KAL1), que codifica uma molécula de adesão chamada anosmina-1, funcionando como um guia para a migração neuronal. A forma autossômica dominante é conhecida como KAL-2, cujo gene associado é o FGFR1, sendo característica a fenda palatal e a agenesia dentária; a forma recessiva é o KAL3, relacionada a outros genes com peculiar aplasia renal[5,8].

Defeitos no FGFR1, FGF8, PROKR2 e CHD7 também podem ser associados a HH congênito sem anosmia em menor frequência. Mutações no KISS1, KISSR, TAC3, TACR3 e GNRH1/GNRHR são exclusivas sem anosmia. Em 30% dos casos não é detectada a causa molecular[8].

Outras causas genéticas de HH incluem mutações do receptor do GnRH (herança autossômica recessiva), do gene da subunidade beta do FSH (responsável pela especificidade dos hormônios glicopeptídicos), do gene da subunidade beta do LH e do gene DAX (Xp21) associada à regulação gonadotrófica e à hipoplasia adrenal. A duplicação desse gene no menino pode levar ao sexo reverso[5].

Anormalidades do sistema nervoso central

Tumores do SNC são os principais responsáveis pelas anormalidades. A deficiência hipofisária, em geral, é de início tardio, com falha no crescimento e parada do desenvolvimento puberal, além da combinação de defeitos da hipófise anterior e posterior.

Os mais frequentes são os craniofaringiomas, tumores da bolsa de Rathke, originários da hipófise, que se espalham na região suprasselar, até o interior da sela túrcica. Esses tumores são diagnosticados entre 6 e 14 anos, e os sintomas relatados são cefaleia, perda visual, poliúria e polidipsia. No exame clínico os pacientes são baixos e, à tomografia de crânio, observam-se múltiplas calcificações, com imagem cística e erosão da sela[5].

Outros tumores de SNC extrasselares, como o germinoma da pineal, o astrocitoma e os gliomas (associado à neurofibromatose), também são causas de HH. Adenomas intrasselares são raros, mas também podem alterar a função pituitária.

Outras causas incluem histiocitose X, granuloma por tuberculose, sarcoidose, hipofisite pós-infecciosa, lesões vasculares, traumas por acidente, cirurgia, hidrocefalia e defeitos do período neonatal como a displasia septo-óptica, com agenesia do septo pelúcido (mutação do gene HESX-1)[5]. O tratamento com radioterapia em alta dose (maior que 50 Gy) pode estar implicado no HH, assim como na deficiência de GH. Hemocromatose no adulto pode levar a HH progressivo; assim, cabe considerar a dosagem de ferritina.

Hipopituitarismo idiopático

Mutações autossômicas recessivas em genes homeobox codificadores de fatores de transcrição envolvidos no início do desenvolvimento hipofisário podem levar ao HH, além do HESX-1. Mutações no PROP1 causam, além da puberdade atrasada, deficiência de GH e TSH, e mutações do LHX3 levam a deficiência múltipla associada à restrição a rotação da cabeça. As formas familiares e autossômicas ligadas ao X são menos comuns[1].

Síndromes

Destacam-se:

- Síndrome de Prader-Willi: ocorre a partir da deleção ou translocação do cromossomo 15q11.3, microdeleções de origem paterna (70%) ou dissomia uniparental materna (20 a 25% dos casos). Apresenta fácies características (olhos amendoados, boca triangular, diâmetro bifrontal estreito), início tardio de atividade fetal, hipotonia infantil central e letargia seguida por início precoce de hiperfagia na segunda infância, baixa estatura, retardo mental, obesidade grave, mãos e pés pequenos[1]. Hipogonadismo está presente em ambos os sexos e é evidente ao nascimento com hipoplasia genital. Adrenarca precoce ocorre em 20% dos pacientes. Infertilidade é a regra em ambos os sexos e em um grande estudo foram encontrados em meninos: criptorquidismo em 100%, testículos pequenos em 76% e escroto hipoplásico em 69%. Em meninas: 76% de hipoplasia genital (menor clitóris e lábio menor), 56% de amenorreia primária, 44% de menarca após os 15 anos. Tratamento com hCG para testículos não descidos pode melhorar o quadro[9].

■ Síndrome de Laurence-Moon (SLM) e síndrome de Bardet-Biedl (SBB): a SLM cursa com atraso puberal associado à herança autossômica recessiva, baixa estatura, retinite pigmentosa, atraso mental e ataxia. Em parte desses pacientes encontram-se mutações no gene BBS5 (responsável pela SBB) e no gene SMKK (responsável pela síndrome de McKusick-Kaufman). Como resultado, a SLM é por vezes referida como síndrome de Laurence-Moon-Bardet-Biedl. A síndrome de Bardet-Biedl também pode ser uma entidade distinta, sendo decorrente de mutações em no mínimo 14 genes distintos. É caracterizada por distrofia retiniana, polidactilia, obesidade, atraso mental e hipogenitalismo. Embora a maioria dos pacientes apresente hipogonadismo hipogonadotrófico, 25% podem apresentar insuficiência testicular primária[1].

Hipogonadismo hipergonadotrófico

É caracterizado pela falência gonadal primária. Os níveis de gonadotrofinas estão elevados, geralmente acima de 10 UI/L, pela falta de *feedback* inibitório das gônadas.

A síndrome de Turner é a forma mais comum de disgenesia gonadal em mulheres, com incidência de 1/1.500 mulheres nascidas vivas. Essa síndrome é causada pela perda ou anormalidade do cromossomo X (ou porção deste). Aproximadamente metade das pacientes afetadas tem cariótipo 45,X, e 20 a 30% são mosaicos. O gene SHOX no braço curto do cromossomo X, próximo à região pseudoautossômica, está ausente. A perda desse gene está associada a baixa estatura encontrada, gônadas em fita e deformidade de Madelung. As características físicas incluem retrognatia, palato arqueado, ptose, pescoço alado, implantação baixa de cabelos e quarto metacarpo curto (Figura 15.1). Outras alterações incluem: cardiopatia esquerda (mais frequente: válvula aórtica bicúspide), tireoidite de Hashimoto e outras autoimunidades, al-

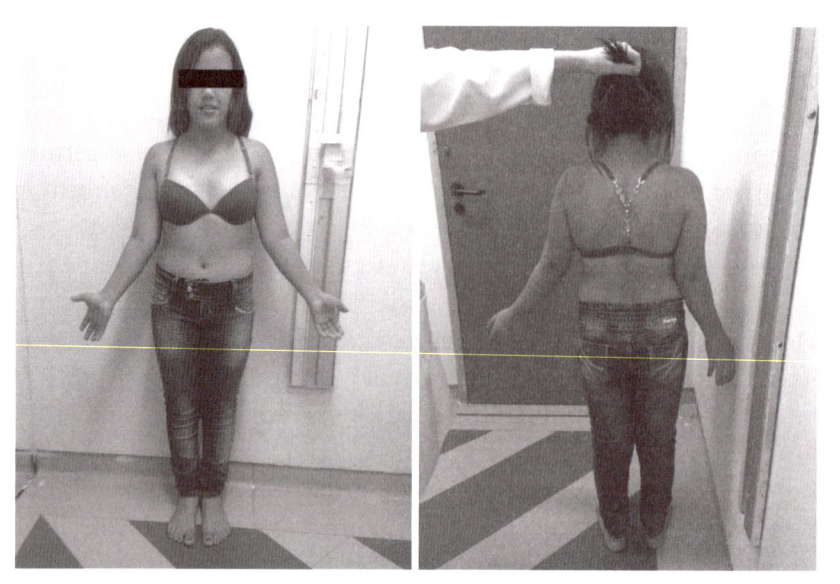

Figura 15.1   Aspecto clínico de paciente com Síndrome de Turner. Pescoço alado, cúbito valgo e baixa estatura são características marcantes da síndrome.

teração renal, otite média aguda recorrente e hipertensão[10]. A inteligência é normal, podendo haver comprometimento da percepção espacial. Na presença de fragmentos do cromossomo Y, a gonadectomia deve ser indicada pelo risco de malignização[11].

A síndrome de Noonan pode ocorrer nos dois sexos em uma frequência de 1:2.500 nascimentos, apresentando estigmas como baixa estatura, estenose pulmonar, miocardiopatia hipertrófica, baixa implantação dos cabelos, pescoço alado, deformidades da caixa torácica, cúbito valgo, linfedema, distúrbios da coagulação (trombocitopenia, disfunção plaquetária, deficiência de fatores de coagulação), alteração renal e retardo mental variável. A puberdade costuma estar atrasada em ambos os sexos. A fertilidade costuma ser normal no sexo feminino, enquanto no masculino pode estar prejudicada em consequência da criptorquidia[10].

A síndrome de Klinefelter ou disgenesia do túbulo seminífero é a forma mais frequente de hipogonadismo hipergonadotrófico no sexo masculino, com incidência de 1:500 a 1:1.000 nascidos vivos, decorrente da ausência de disjunção dos cromossomos sexuais, associando-se com idade materna avançada. O cariótipo clássico é 47,XXY, porém há muitas variantes, como XXYY, XXXY, XXXXY e mosaicismo 46,XY/47,XXY. Outros pacientes são descritos com características semelhantes àqueles com Klinefelter, mas com um cariótipo XX (homens XX); nesses casos, a translocação do SRY por intermédio do Y para o cromossomo X é uma das causas[5].

Nessa síndrome, o início da puberdade geralmente é normal; entretanto, as características sexuais secundárias não progridem até o estágio adulto. A função dos túbulos seminíferos está invariavelmente afetada, e os níveis de testosterona são baixos. Na puberdade e na vida adulta, os testículos são endurecidos e não crescem mais de 3,5 cm ou 5 mL, com alterações histológicas de hialinização e fibrose dos túbulos seminíferos. Alguns pacientes com mosaicismo podem apresentar tamanho testicular normal e espermatogênese na puberdade, porém as células germinativas são progressivamente deterioradas. Os níveis séricos de LH, e particularmente de FSH, são muito elevados[5,12].

A estatura é acima da média, e a relação segmento superior/inferior é reduzida, porém a envergadura não é necessariamente maior que a altura. Ginecomastia é um achado comum e há um risco 20 vezes maior de desenvolvimento de câncer de mama, com maior frequência de linfomas não Hodgkin[5,12].

Muitos pacientes são encaminhados para avaliação por desordens de personalidade ou dificuldade de aprendizagem no estagio pré-puberal. Denota-se um baixo QI verbal, com temperamento explosivo e dificuldade de controlar o nervosismo.

A disgenesia gonadal 46,XX, 46,XY, ou mosaicismos 45,X/XY estão implicados no hipogonadismo hipergonadotrófico e merecem atenção.

Outras etiologias incluem: insuficiência ovariana autoimune nas meninas portadores das síndromes poliglandulares autoimunes tipos 1 e 2; orquite determinada pelo vírus da caxumba ou como parte de uma doença autoimune, associando-se a insuficiência testicular primária em 30% dos casos; torção testicular; trauma; defeitos na síntese de testosterona (deficiência da 17-beta-hidroxiesteroide-desidrogenase e 17-hidroxilase).

A disfunção gonadal pode estar presente após quimioterapia. A ciclofosfamida pode determinar uma lesão dose-dependente e reversível. Os ovários são mais resistentes que os testículos, onde as células de Leydig são menos afetadas que as de Sertoli. Radioterapia na região gonadal pode causar oligo/azoospermia com doses de 6 Gy, podendo haver lesão nas células de Leydig após dose total maior que 20 Gy[13].

AVALIAÇÃO CLÍNICA

Uma anamnese detalhada deve ser realizada, incluindo dados pregressos sobre crescimento, presença de doenças crônicas e tipo de tratamento utilizado, ocorrência de micropênis e/ou criptorquidia unilateral ou bilateral, orquidopexia, irradiação gonadal e/ou central, presença de galactorreia, dificuldades escolares e atraso no desenvolvimento da linguagem e neuropsicomotor[6].

Deve-se pesquisar anormalidades congênitas, como defeitos da linha média que possam sugerir deficiência de GnRH e a presença de hiposmia/anosmia sugestiva de síndrome de Kallman[6,8].

A história familiar inclui menarca materna, história familiar de atraso do crescimento e da puberdade em pai e irmãos, estatura e consanguinidade dos pais.

Ao exame físico, deverão ser realizadas medidas de peso, estatura, relação entre segmentos superior e inferior (relação determinada pela subtração da altura púbis--chão da altura total ou dessa menos a altura sentada), envergadura (medida da distância entre a extremidade dos dedos médios das duas mãos obtida com o paciente em pé e contra uma parede com os dois braços estendidos), assim como o estadiamento das características sexuais pela escala de Tanner e a pesquisa de traços dismórficos que possam sugerir síndromes e outras anormalidades associadas a doenças crônicas. Na presença de obesidade, as síndromes de Prader-Willi e Bardet-Biedl deverão ser lembradas. A presença de galactorreia é um sinal presente em 50% das meninas com hiperprolactinemia.

Nos meninos devem ser avaliados a consistência do testículo e o tamanho (volume inferior a 2 mL ou eixo longitudinal menos que 1,5 cm indicam ausência de estímulo puberal), presença de ginecomastia, padrão da voz, distribuição de gordura e da pilificação. Se ocorrer parada da progressão no decorrer da puberdade, observam-se características como volume testicular diminuído (< 15 mL), com comprimento peniano normal, e proporção corpórea normal, além de osteoporose.

AVALIAÇÃO LABORATORIAL/IMAGEM

Para investigação inicial são indicados:

- Exames gerais para detecção de doenças crônicas como: hemograma, ferritina, ureia, creatinina, perfil osteometabólico (cálcio, fósforo, fosfatase alcalina), anticorpos para doença celíaca (antiendomísio, antitransglutaminase IgG e IgA, com níveis séricos de IgA), TSH, T4 livre, IGF-1, urina tipo 1, urocultura[6,8,12].
- Exames específicos: idade óssea, DHEAS (principal marcador da adrenarca), gonadotrofinas (LH basal considerado púbere valores > 0,6 UI por IFMA/FSH; no estado basal, considerar ambas sob estímulo de GnRH), dosagens de prolactina, estradiol (meninas) ou testosterona (meninos, basal ou sob estímulo de hCG)[13,14].

Deve-se considerar a realização de ultrassonografia pélvica em meninas e da região escrotal nos meninos.

A idade óssea geralmente é atrasada em mais de dois anos em ACCP. No entanto, um atraso maior que 4 anos está associado a uma previsão de estatura final superestimada em 8 cm[15].

O cariótipo deve ser considerado em meninos com proporção eunucoide, testículos pequenos e de consistência firme, ginecomastia, atraso de desenvolvimento e linguagem e níveis elevados de gonadotrofinas. Nas meninas, solicita-se quando há baixa estatura ou outras evidências de síndrome de Turner.

Na presença de hipogonadismo hipogonadotrófico, deve-se avaliar o cortisol às 8 horas da manhã e o IGF-1 basal, além da função tireoidiana. O teste de estímulo com GnRH deve ser reservado a situações com fortes evidências clínicas de múltiplas deficiências hormonais. A solicitação de ressonância nuclear magnética de hipófise pode demonstrar uma malformação, expansão ou desordem infiltrativa na região hipotálamo-pituitária, sendo sempre recomendada se houver associação com múltiplas deficiências, na presença de hiperprolactinemia persistente e sintomas com efeito de massa[14]. Na suspeita de síndrome de Kallmann ou presença de hiposmia/anosmia, pode-se fazer um teste olfatório e/ou ressonância de bulbos olfatórios. No entanto, mais de 20% dos pacientes podem apresentar bulbo olfatório normal à ressonância. A ultrassonografia renal é recomendada em hipogonadismos centrais sindrômicos e suspeitas de síndrome de Kallman[8].

A avaliação com densitometria óssea de coluna lombar e corpo inteiro é recomendada no diagnóstico inicial de puberdade atrasada e nos pacientes com diagnóstico de osteoporose após 1 a 2 anos de tratamento com esteroides sexuais.

No menino, na presença de baixos níveis gonadotróficos e criptorquidia, está indicado o teste de estímulo com hCG. Há diferentes esquemas sugeridos; na Unidade de Endocrinologia Pediátrica do ICR-HC-FMUSP, orienta-se a aplicação do hCG 50 a 100 UI/kg/dia, 2 a 4 vezes a cada 4 dias, e colher 72 horas após a última dose. Níveis maiores que 170 ng/dL, obtidos após 24 a 72 horas da última aplicação, indicam função testicular preservada[15]. Nas meninas, a inibina A e o hormônio antimülleriano indicam reserva ovariana.

DIAGNÓSTICOS DIFERENCIAIS POR SEXO EM RELAÇÃO À CONDUTA

No menino

O diagnóstico diferencial de HH e ACCP pode ser difícil e, em alguns casos, somente a evolução espontânea da puberdade permitirá excluir o diagnóstico de HH patológico. Entretanto, mesmo nos HH congênitos, espera-se uma reversão sustentada em aproximadamente 10% após a descontinuação do tratamento.

Geralmente, o ACCP cursa com atraso da idade óssea e do crescimento, encontrados desde antes da puberdade e compatíveis com a estatura, com atraso da adrenarca. No HH o paciente apresenta proporção eunucoide e proporcional alta estatura na evolução, além de adrenarca em tempo normal.

Vários testes foram propostos para esse diagnóstico diferencial, incluindo o estímulo com GnRH, que segue controverso. Recentemente, no entanto, Countant demonstrou que níveis de inibina B menores que 35 pg/mL foram capazes de diferenciar HH de ACCP com 100% de sensibilidade e especificidade em pacientes com testículo menor que 3 mL, sendo ferramenta útil na prática clínica[6,8].

TRATAMENTO

No menino

As metas do tratamento são a indução e a manutenção de uma puberdade normal e a indução de fertilidade quando o paciente desejar. Esse deve ser considerado após os 12 anos de idade óssea ou 14 anos de idade cronológica; antes disso, existe possibilidade de aceleração da maturidade óssea e prejuízo da estatura final.

A testosterona é a primeira modalidade de tratamento para induzir e manter as características sexuais secundárias e a função sexual em homens, porém não é capaz de restaurar a fertilidade.

Utiliza-se para indução puberal a dose inicial de 50 mg/mês de éster de testosterona (enantato ou cipronato), com o aumento da dose a cada 6 meses para 100 a 150 mg. Ciclos de 3 a 6 meses, alternados com períodos semelhantes de observação, são recomendados para permitir a vigilância da progressão espontânea da puberdade por meio do avanço testicular. No esquema de manutenção para homens utilizam-se 200 a 250 mg a cada 2 a 3 semanas ou 1.000 mcg de undecanoato a cada 3 meses. A meta é manter os níveis de testosterona no intervalo médio normal de referência para a idade[8].

A opção transdérmica inclui a forma em gel, de 5 a 10 g/dia (gel a 1%) ou 5 mg de testosterona em *patch* aplicado durante a noite. Recentemente, encontram-se disponíveis formas como axilar (solução a 2%) e mastigável. No entanto, para a indução puberal não há dados suficientes que suportem o uso das formas alternativas[8,12-14].

Os efeitos colaterais da terapia androgênica dependem da dose e do tipo de esteroide utilizados, sendo os mais comumente encontrados: de hepatotoxicidade com alteração das transaminases até tumor em altas doses, alteração do perfil lipídico com redução dos níveis de HDL, acne, virilização, desenvolvimento ou agravamento de apneia do sono. No monitoramento da terapia cabe a realização de teste de enzimas hepáticas e colesterol. Nos casos das doenças crônicas, o tratamento deve ser voltado para a doença de base e o protocolo de indução e manutenção, quando necessário, é semelhante, com especial atenção aos efeitos colaterais[14,16].

Se a fertilidade for desejada, deve ser iniciada terapia com gonadotrofinas para induzir a espermatogênese de pacientes com hipogonadismo hipogonadotrófico. O regime combina hCG 1.000 U e FSH 75 U a cada dois dias em pacientes sem puberdade. Os níveis devem ser titulados baseados nos valores de testosterona. Os níveis de testosterona alcançam seus valores normais após seis meses, e a espermatogênese é obtida em mais de 80% dos casos. Outra opção é iniciar hCG isolado por seis meses e depois iniciar FSH se a azoospermia persistir. Os fatores preditivos de melhor resposta incluem maior volume testicular, ausência de criptorquidismo e altos níveis séricos de inibina B na avaliação inicial. Os efeitos são a inconveniência da administração, o custo, o desenvolvimento de ginecomastia e de anticorpos ao hCG[8,16].

Na menina

A indução da puberdade feminina com estrógeno deve ser realizada gradualmente para evitar a fusão epifisária prematura, geralmente a partir dos 13 anos de idade cronológica e dos 11 a 12 anos de idade óssea, com estrógenos conjugados ou etinilestradiol por via oral, e, alternativamente, sistemas transdérmicos de liberação de estrógeno em baixas dosagens, em especial para pacientes pouco aderentes ou com antecedentes familiares de tromboembolismo. Alguns esquemas propostos são apresentados a seguir:

- Estrógenos conjugados por via oral na dose de 0,3 mg em dias alternados, ou 0,1625 mg/dia, durante 6 meses a 1 ano, passando para 0,3 mg/dia, podendo ser aumentada a cada 6 meses a 1 ano, até atingir a dose total de reposição de 0,625 a 1,25 mg/dia no final de um período de dois anos. Posteriormente, iniciar a reposição cíclica com acetato de medroxiprogesterona na dose de 5 a 10 mg/dia por 12 dias (dias 10 a 21 do ciclo), visando a reduzir o risco de neoplasia uterina, seguido de uma semana sem hormônios para induzir o sangramento mensal[4].
- Etinilestradiol por via oral na dose de 2 a 2,5 mcg/dia por 6 meses a 1 ano, seguido de 5 mcg/dia por mais um ano, passando a 10 a 15 mcg /dia em intervalos de seis meses no terceiro ano de reposição até atingir a dose de reposição total de 20 mcg/dia, quando será acrescentada a reposição cíclica com progestágeno, como o acetato de medroxiprogesterona ou com a norestisterina na dose de 0,7 a 1 mg/dia durante o 12º/14º ao 21º dia de cada mês. Apresenta toxicidade hepática, aumento das proteínas de ligação plasmáticas e maior risco de tromboembolismo e hipertensão arterial que os estrógenos naturais.
- 17-beta-estradiol oral: dose inicial de 5 mcg/kg/dia, com aumento para 10 mcg/kg/dia após 6 a 12 meses. Estrógeno natural preferido aos sintéticos.
- Sistemas transdérmicos com 17-betaestradiol: utilizado *patch* de 25 mcg para uso noturno, sendo a dose de 3,1 a 6,2 mcg (0,05 a 0,07 ou 0,08 a 0,12 mcg/kg, equivalente a 1/7 ou 1/8 a 1/4 do *patch*), aumentando mais 3,2 a 6,2 mcg (1/8 a 1/4 do *patch*) a cada seis meses (Figura 15.2). É orientado colocar o *patch* na região superior glútea antes de dormir e removê-lo pela manhã, com aproximadamente 10 horas de tratamento. Após duas semanas de tratamento é recomendada a dosagem de estradiol pela manhã com o *patch* ainda *in situ* para ajuste de dose[17].

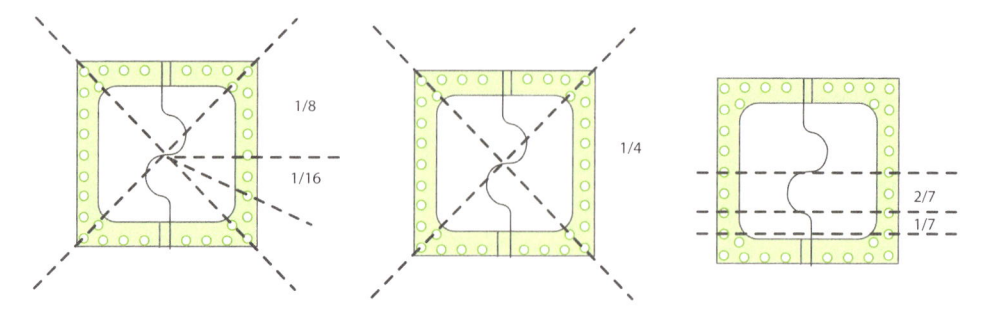

Figura 15.2 Orientação para recorte do *patch* de 25 mcg de 17-betaestradiol.

A terapêutica de reposição cíclica de manutenção pode incluir os anticontraceptivos orais de baixa dosagem.

O tratamento de meninas com deficiência hipofisária múltipla e síndrome de Turner necessita da inclusão da terapêutica com hormônio de crescimento.

REFERÊNCIAS BIBLIOGRÁFICAS

1. Grumbach MM, Styne DM. Puberty: ontogeny, neuroendocrinology, physiology and disorders. In: Larsen PR, Kronenberg HM, Melmed S, Polonsky KS, Wilson JP, Fosler DW. Williams textbook of endocrinology. 11th ed. Philadelphia: Saunders; 2010. p.830-87.
2. Setian, N. Endocrinologia pediátrica: aspectos físicos e metabólicos do recém-nascido ao adolescente. 2. ed. São Paulo: Sarvier; 2002. p.501-14.
3. Sedlmeyer I, Palmert M. Delayed puberty; analysis of a large case series from an academic center. J Clin Endocrionol Metab. 2002;87(4):1613-20.
4. Lee PA, Houk CP. Puberty and its disorders. In: Lifshitz F. Pediatric endocrinology. 5th ed. New York: Informa Healthcare; 2007. p.275-303.
5. Styne DM. Pediatric endocrinology. Philadelphia: Lippincott Williams & Wilkins; 2004. p.159-95.
6. Palmert MR, Dunkel L. Delayed puberty. N Engl J Med. 2012;366:443-53.
7. Argente J. Diagnosis of late puberty. Horm Res. 1999;51(Suppl3):95-100.
8. Silveira LFG, Latronico C. Approach to hypogonadotropic hypogonadism. J Clin Endocrinol Metab. 2013;98(5):1781-8.
9. Miller J. Approach to the child with Prader-Willi syndrome. J Clin Endocrinol Metab. 2012;97(11):3837-44.
10. Chacko E, Graber E, Regelmann MO, Wallach E, Costin G, Rapaport R. Up date on Turner and Noonan syndrome. Endocrinol Metabol Clin N Am. 2012;41(4):713-34.
11. Donaldson MD, Gault EJ, Tan KW, Dunger DB. Optimising management in Turner syndrome: from infancy to adult transfer. Arch Dis Child. 2006;91(6):513-20.
12. Basaria S. Male hypogonadism. Lancet. 2013;383: 1250-63.
13. Traggiai C, Stanhope R. Delayed puberty. Best Pract Res Clin Endocrinol Metab. 2002;16(1):139-51.
14. Bhasin S, Cunninham GR, Hayes FJ, Matsumoto AM, Snyder PJ, Swerdloff RS, et al. Testosterone therapy in men with androgen deficiency syndromes: an Endocrine Society clinical practice guide-

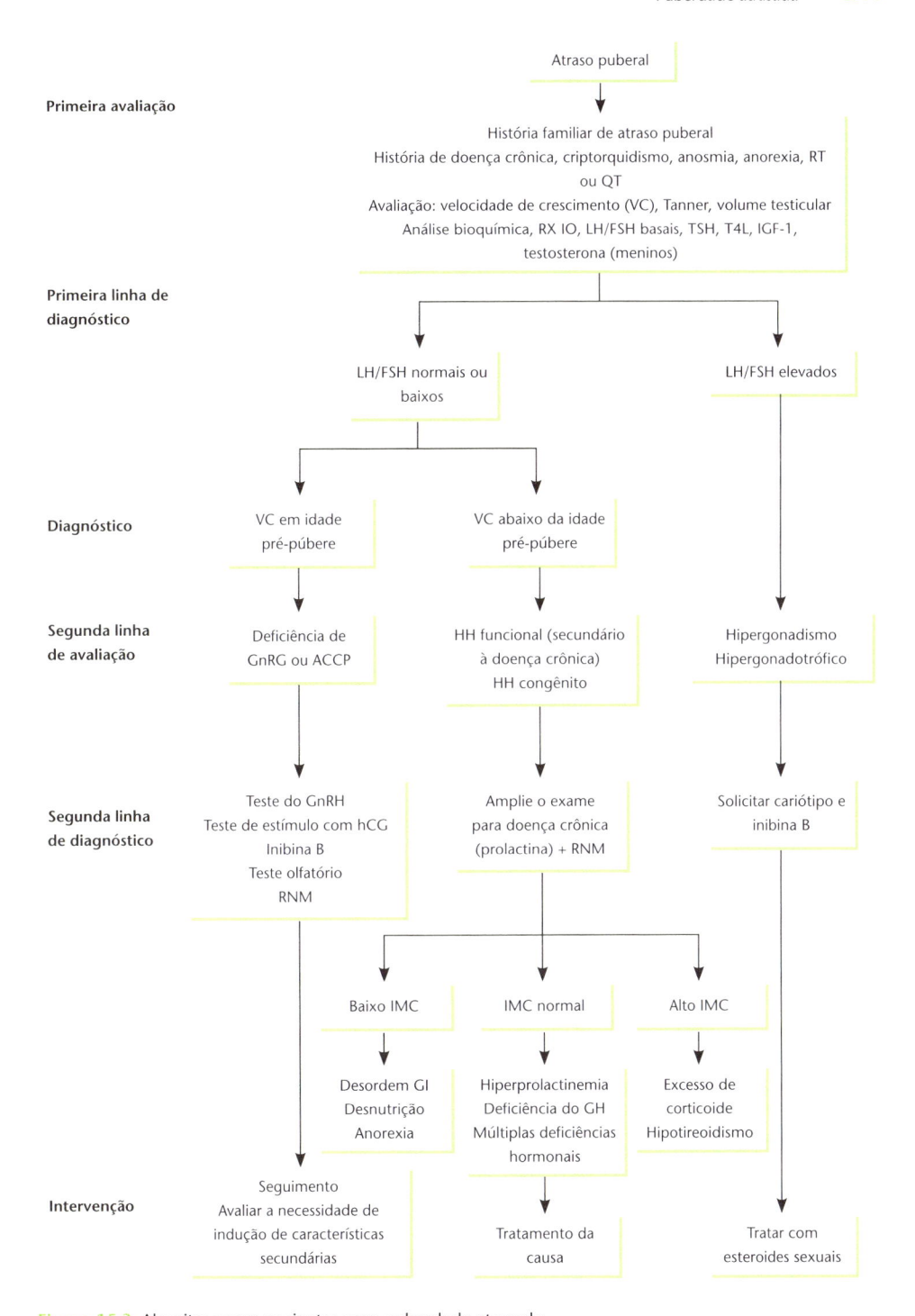

Figura 15.3 Algoritmo para pacientes com puberdade atrasada.

RT: radioterapia; QT: quimioterapia; RXIO: RX para idade óssea; VC: velocidade de crescimento; ACCP: atraso constitucional de crescimento e puberdade; HH: hipogonadismo hipogonadotrófico; RNM: ressonância nuclear magnética; IMC: índice de massa corpórea; GI: gastrointestinal; GH: hormônio de crescimento; hCG: gonadotrofina coriônica humana.

line. J Clin Endocrinol Metabol. 2010;95(6):2536-59.

15. Forest MG, David M, Lecoq A, Jeune M, Bertrans J. Kinetics of the HCG-induced steroidogenic response of the human testis. III. Studies in children of the plasma levels of testosterone and HCG: rationale for testicular stimulation test. Pediatric Res. 1980;14(6)819-24.

16. Pozo J, Argente J. Ascertainment and treatment of delayed puberty. Horm Res. 2003;60(Suppl 3):35-48.

17. Ankarberg-Lindgren C, Kristom B, Norjavaara. Physiological estrogen replacement. Therapy for puberty induction in girls: a clinical observational study. Horm Res Paediatric. 2014:81(4):239-44.

Seção VI

Diabete melito e distúrbios tireoidianos

Diabete melito: fisiopatologia, diagnóstico e tratamento

16

Luis Eduardo P. Calliari
Renata Maria de Noronha

Após ler este capítulo, você estará apto a:

1. Compreender a importância do diabete na faixa pediátrica.
2. Diagnosticar o diabete.
3. Estabelecer diagnóstico diferencial do tipo de diabete.
4. Conhecer os tipos de insulina atuais e os esquemas de insulinoterapia.
5. Auxiliar o endocrinologista pediátrico na condução de pacientes com diabete.

INTRODUÇÃO

O diabete melito (DM) é uma síndrome metabólica crônica que apresenta a hiperglicemia como aspecto bioquímico principal. Essa hiperglicemia decorre de defeitos na secreção de insulina, na ação da insulina ou em ambas[1].

Os critérios recomendados da Federação Internacional de Diabetes (IDF) e da International Society of Paediatric and Adolescents Diabetes (ISPAD) para o diagnóstico de DM encontram-se no Quadro 16.1[2].

Quadro 16.1 – Critérios para diagnóstico de diabete melito [2]

Sintomas de diabete + glicemia ao acaso* ≥ 200 mg/dL

- (*"Ao acaso" é definido como a qualquer hora do dia, sem nenhuma correlação com o horário de refeição)

ou

- Glicemia de jejum ≥ 126 mg/dL. Jejum sendo definido como ausência de ingestão alimentar por, no mínimo, 8 horas

ou

- Glicemia no tempo 2 horas após a ingestão de glicose ≥ 200 mg/dL durante teste de tolerância oral à glicose (TTOG). O teste deve ser realizado de acordo com as recomendações da WHO (World Health Organization), administrando-se uma solução que contenha 75 g de anidroglicose dissolvida em água ou 1,75 g/kg de peso até o máximo de 75 g
- HbA1c ≥ 6,5. Entretanto, há dificuldades com a padronização desse teste para DM1, especialmente na pediatria, podendo haver variação individual na relação entre glicose plasmática e HbA1c, o que pode superestimar a conveniência do teste
  - Pré-diabete, incluindo intolerância à glicose (IOG) ou glicemia de jejum alterada (GJA)

IOG: glicemia de 2 horas 140 a 199 mg/dL
GJA: glicemia de jejum plasmática 100 a 125 mg/dL

Uma vez confirmado o diagnóstico de DM e estabilizado o quadro metabólico do paciente, pode-se iniciar a pesquisa etiológica para classificação quanto ao tipo de DM. A classificação do DM recomendada pela Associação Americana de Diabetes (American Diabetes Association – ADA) baseia-se na etiologia da doença, incluindo quatro classes clínicas: DM tipo 1 (DM1), DM tipo 2 (DM2), outros tipos específicos de DM e DM gestacional (Quadro 16.2)[3].

Quadro 16.2 – Classificação etiológica das desordens da glicemia

Diabete melito tipo 1
- 1A (autoimune)
- 1B (idiopático)

Diabete melito tipo 2

Outros tipos específicos de diabete
- Defeitos genéticos funcionais da célula beta
- Doenças do pâncreas exócrino
- Endocrinopatias
- Induzidos por fármacos e agentes químicos
- Infecções
- Formas incomuns de diabete imunomediado
- Outras síndromes genéticas geralmente associadas ao diabete

Diabete gestacional

EPIDEMIOLOGIA

Estima-se que em 1985 havia 30 milhões de adultos portadores de DM; esse número cresceu para 135 milhões em 1995, atingindo 382 milhões em 2013, com projeção de 592 milhões em 2035[4]. Esse aumento se deve ao crescimento e ao envelhecimento populacional, à maior urbanização, ao aumento da prevalência de obesidade e sedentarismo, especialmente para DM2, que corresponde a aproximadamente 90% de todas as formas de diabete[5].

No Brasil, dados do final da década de 1980 estimavam uma prevalência de DM de 7,6%[6], porém estudos recentes, regionais, encontraram valores mais elevados como 13,5% em São Paulo[7] e 15% em Ribeirão Preto/SP[8]. Segundo último relatório da IDF, a prevalência de DM no Brasil, em 2013, estaria em torno de 10,3[4]. Na infância, o DM1 é o tipo de diabete mais frequente, correspondendo a 90% dos casos[3], com um aumento expressivo principalmente na população abaixo de 5 anos de idade[9].

Dados da IDF, de 2013, estimam que a quantidade de portadores de DM1 no mundo, em crianças com menos de 15 anos, seja de aproximadamente 500 mil pessoas, e os maiores números encontram-se na Europa (129 mil) e na América do Norte (108.700). Os países com maior número de novos casos anuais são Estados Unidos (13 mil), Índia (10.900) e Brasil (5 mil)[10].

A incidência de DM1 apresenta variação geográfica importante, com taxas por 100 mil indivíduos, na faixa etária abaixo de 15 anos, de 38,4 na Finlândia e 7,6 no Brasil, enquanto em países como a Coreia esse valor passa a ser bem mais baixo, de 0,5[3].

Apesar de o DM1 ser o mais frequente na população infantojuvenil, vem ocorrendo também aumento na incidência de DM2 em jovens, em consequência de aumento paralelo da obesidade nessa faixa etária[12]. Contudo, essa tendência de aumento do DM2 em jovens no Brasil ainda não parece ser uma realidade preocupante[11].

TIPOS DE DIABETE NA INFÂNCIA E ADOLESCÊNCIA

Diabete Melito tipo 1

Etiopatogenia

O DM1, forma mais comum de diabete na infância e na adolescência, ocorre em decorrência da destruição parcial ou total das células beta das ilhotas de Langerhans, com consequente diminuição progressiva da produção e da secreção de insulina, culminando com hiperglicemia. A destruição das células beta ocorre geralmente de forma mais rápida em crianças[12] e deve-se a uma reação autoimune desencadeada pela interação de fatores ambientais e genéticos.

Vários estudos vêm tentando explicar o processo autoimune, o qual leva à destruição das células beta, e sabe-se que tanto a imunidade celular como a humoral estão envolvidas nessa destruição.

Desde o início do desenvolvimento do processo autoimune até o aparecimento clínico da doença, pode haver um hiato de vários anos, existindo, portanto, marcadores imunológicos no soro do paciente desde a fase pré-hiperglicêmica (Figura 16.1)[13,14].

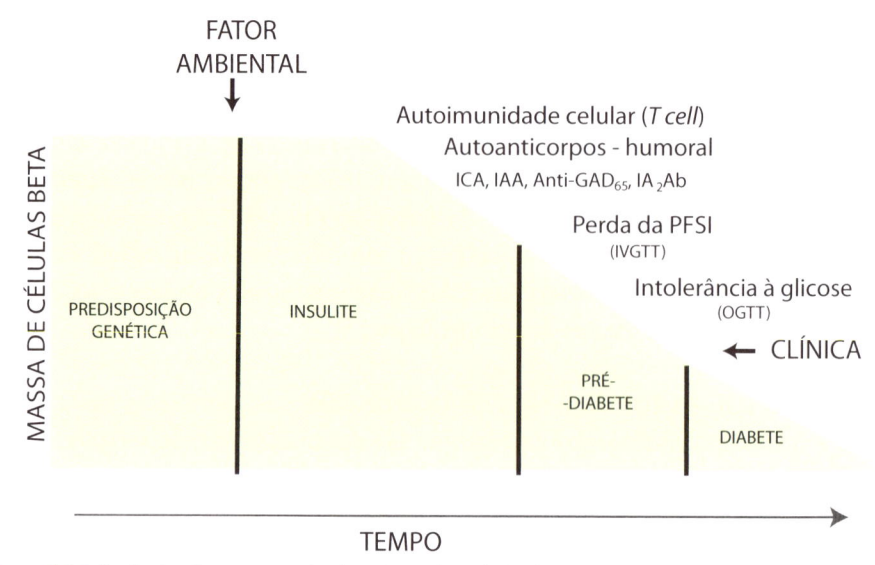

Figura 16.1 Evolução do processo de destruição das células beta no DM1.
ICA: anticorpos anti-ilhotas pancreáticas; IAA: anti-insulina antidescarboxilase do ácido glutâmico; GAD_{65}: antidescarboxilase do ácido glutâmico; IA_2: antitirosina-fosfatase; PFSI: primeira fase de secreção de insulina; IVGTT: teste de tolerância à insulina intravenoso OGTT: teste de tolerância à glicose oral.

Os marcadores mais utilizados, do ponto de vista clínico, são os anticorpos anti-ilhotas pancreáticas (ICA), autoanticorpos anti-insulina (IAA), anticorpos antidescarboxilase do ácido glutâmico (GAD_{65}) e antitirosina-fosfatase (IA_2). Em 90% dos indivíduos, mais de um desses marcadores estarão presentes no momento do diagnóstico. A presença de mais de dois desses marcadores, em estudos de pacientes não diabéticos, representa um aumento do risco de evolução da doença ao longo dos anos[15].

O padrão de herança do DM1 não se encaixa nos modelos habituais, sendo considerada uma doença de herança poligênica. Os fatores genéticos no DM1 estão relacionados tanto com a suscetibilidade como com a proteção à doença. Os genes localizados na região do HLA de classe II do MHC, no cromossomo 6p21, são responsáveis por 60% do risco de desenvolvimento do DM1. Por volta de 95% dos pacientes com DM1 apresentam antígenos de classe II do HLA DR3 ou DR4; contudo, 40% dos indivíduos não portadores de diabete também podem expressar esses alelos, o que sugere que deve haver composição genética para que a doença se desenvolva de fato. A região DQ também é associada à suscetibilidade, podendo estar relacionada tanto ao aumento como à proteção do risco de evolução do DM1[16,17]. Genes não HLA também estão envolvidos com a gênese do DM1, como gene da insulina, do CTLA4, do PTPN22 e outros.

Estudos epidemiológicos indicam contato com infecções virais como gatilho para o desenvolvimento do DM1. Existe a possibilidade de associação com parvovírus, citomegalovírus, enterovírus e coxsackie, com comprovação científica dessa correlação em 20% no caso de pacientes que apresentaram rubéola congênita. Outras hipóteses, ainda sem comprovação científica conclusiva, incluem curto período de aleitamento materno, contato precoce com proteína do leite de vaca, deficiência de vitaminas D e E ou introdução precoce de cereais na dieta infantil[12].

A destruição das células beta, causada pelo processo autoimune, evolui de forma progressiva para a redução da produção de insulina, detectável, inicialmente, pela redução da primeira fase de secreção insulínica. Essa redução da produção de insulina leva à intolerância à glicose (em geral não detectada em crianças e adolescentes por ser assintomática) e depois ao diabete clinicamente manifesto.

Quadro Clínico e Diagnóstico

Os sintomas típicos de DM na infância são: poliúria, polidipsia, perda de peso, visão turva em associação com glicosúria e cetonúria. A elevação nos valores da glicemia (Quadro 16.1) confirma o diagnóstico. Caso o paciente apresente cetona no sangue ou na urina, o início do tratamento com insulinoterapia deve ser recomendado imediatamente no intuito de evitar o desenvolvimento de cetoacidose.

A cetoacidose diabética (CAD) é um distúrbio metabólico grave, caracterizado por hiperglicemia, distúrbios hidroeletrolíticos, acidose metabólica, hiperosmolalidade e cetose. Dependendo do serviço, 25 a 67% dos casos de DM1 na infância ainda são diagnosticados em vigência de CAD[18]. Clinicamente o paciente pode apresentar desidratação, vômitos, dor abdominal, hálito cetônico (com aroma de frutas), respiração de Kussmaul e diminuição do nível de consciência[5].

O diagnóstico do DM não pode ser definido com base somente em uma medida de glicemia plasmática, devendo-se repetir os exames para confirmação.

Tratamento do DM1

A terapêutica no diabete tipo 1 (DM1) historicamente tem seguido a tríade insulina/alimentação/atividade física. Com os novos avanços tecnológicos e terapêuticos e novos conhecimentos dos fatores psicológicos e sociais que envolvem o diabete, poder-se-ia dizer que hoje a tríade deveria mudar para insulina/monitorização/educação em diabete, incluindo em educação a alimentação, a atividade física e a orientação para os pacientes e suas famílias[19].

Insulinoterapia[2]

A insulina deve ser iniciada assim que for feito o diagnóstico de DM1. A escolha do tipo de insulina e do esquema terapêutico deve levar em consideração as características das insulinas, a idade, o estádio puberal, o horário da escola/do trabalho, as atividades físicas, o padrão de alimentação e, mais importante, a aceitação do esquema proposto pelo paciente e pela família.

- Insulinas humanas
  – Insulina regular (R)

Insulina humana R deve ser usada para correções de glicemias elevadas ou como insulina pré-prandial, com aplicação 30 minutos antes da refeição para que o pico de ação coincida com a absorção do alimento.
  – Insulina intermediária (NPH – *Neutral Protamine Hagedorn*)

A NPH é baseada na adição de protamina à insulina humana, que retarda a absorção da insulina após aplicação subcutânea. Seu aspecto é de suspensão de aspecto turvo, a qual exige mistura prévia à aplicação para homogeneização para estabilização.

- Análogos da insulina[20]

São produtos sintéticos, provenientes de modificações na estrutura da molécula da insulina, desenvolvidos com o objetivo de aproximar o tratamento à fisiologia da secreção de insulina (Figura 16.2).

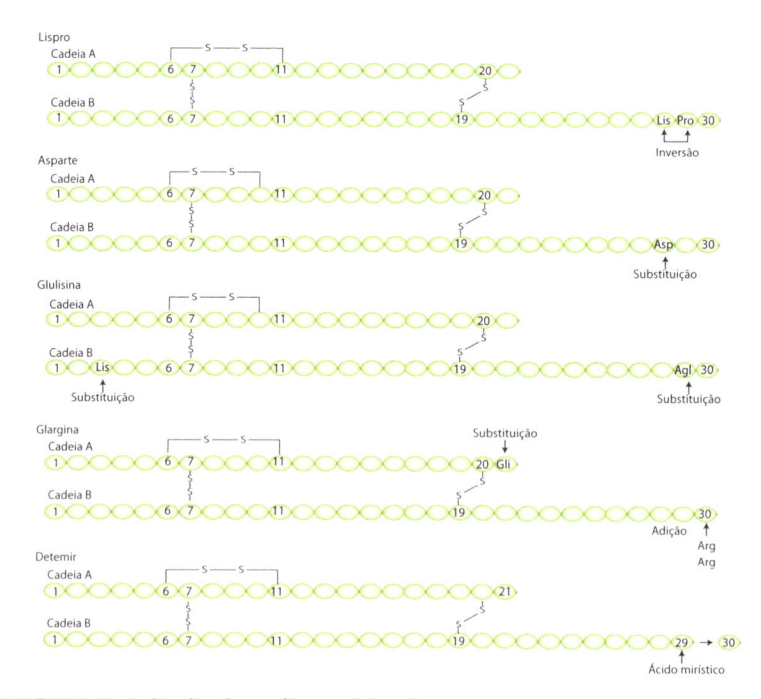

Figura 16.2 Estrutura molecular dos análogos da insulina.

■ Análogos da insulina de ação ultrarrápida

Os análogos de ação ultrarrápida existentes são a insulina asparte, lispro e glulisina. Essas insulinas possuem início de ação mais rápido, pico mais precoce e tempo de duração mais curto que a insulina R.

Pelo seu rápido início de ação, pode ser administrada imediatamente antes das refeições, para controle da glicemia pós-prandial. Em crianças muito pequenas, ou em situações em que houver dúvida de quanto será a ingestão alimentar, pode-se atrasar a aplicação para imediatamente após a refeição.

A comparação com a R mostra menos excursões hiperglicêmicas pós-prandiais, menor risco de hipoglicemias e redução discreta da hemoglobina glicosilada, permitindo maiores flexibilidade e conveniência para crianças e adolescentes.

■ Análogos de ação prolongada

Insulina glargina, detemir e degludeca são análogos que tentam imitar a secreção basal de insulina. Comparadas com a NPH, apresentam ação mais prolongada, menor elevação (sem picos) e redução da variabilidade glicêmica, promovendo redução de hipoglicemias (principalmente noturnas) com manutenção ou discreta melhora da A1C.

As insulinas glargina e degludeca devem ser aplicadas uma vez ao dia, pela manhã ou à noite. A detemir pode ser aplicada uma (pela manhã ou à noite) ou duas vezes ao dia. Está também associada a menor ganho ponderal. As insulinas de ação prolongada não devem ser misturadas com outras insulinas na mesma seringa pelo risco de modificação da farmacocinética de uma delas.

■ Apresentações com pré-misturas de insulinas e análogos

São preparações com pré-mistura de insulinas de ação prandial com insulinas de ação basal e porcentagens específicas – NPH + regular (70/30); NPL + lispro (50/50 e 75/25) e asparte protaminada + asparte (70/30). Pouco utilizadas em pacientes com DM1.

Vantagens – menor risco de erro ao misturar insulinas, menor número de picadas, maior adesão ao tratamento.

Desvantagens – dificuldade para titular a dose em bolo, menor flexibilidade de horários, risco de hipoglicemia pelo pico da insulina intermediária.

As propriedades farmacocinéticas das insulinas e análogos encontram-se resumidas na Tabela 16.1. A Figura 16.3 é a representação esquemática dos tempos de ação das insulinas e dos análogos.

Tabela 16.1 – Propriedades farmacocinéticas das insulinas e dos análogos

Insulina	Início de ação	Pico de ação	Duração do efeito terapêutico
Longa duração			
Glargina (Lantus)	2 a 4 h	Sem pico	20 a 24 h
Detemir (Levemir)	1 a 3 h	6 a 8 h/sem pico	18 a 22 h
Degludeca (Tresiba)	0,5 a 1,5	sem pico	> 24 h
Ação intermediária			
NPH	2 a 4 h	4 a 10 h	10 a 18h
Ação rápida			
Regular	0,5 a 1 h	2 a 3 h	5 a 8 h
Ação ultrarrápida			
Asparte (Novorapid)	5 a 15 min	0,5 a 2 h	3 a 5 h
Lispro (Humalog)	5 a 15 min	0,5 a 2 h	3 a 5 h
Glulisina (Apidra)	5 a 15 min	0,5 a 2 h	3 a 5 h
Insulinas em pré-misturas			
70% NPH/30% regular	0,5 a 1 h	3 a 12 h (duplo)	10 a 16 h
75% NPL/25% lispro	5 a 15 min	1 a 4 h (duplo)	10 a 16 h
50% NPL/50% lispro	5 a 15 min	1 a 4 h (duplo)	10 a 16 h
70% NPA/30% asparte	5 a 15 min	1 a 4 h (duplo)	10 a 16 h

NPH = protamina neutra Hagedorn; NPL = protamina neutra lispro; NPA = protamina neutra asparte
Fonte: Hahr AJ, Molitch ME. Optimizing insulin therapy in patients with type 1 and type 2 diabetes mellitus: optimal dosing and timing in the outpatient setting. Disease-a-Month. 2010;56:148-62.

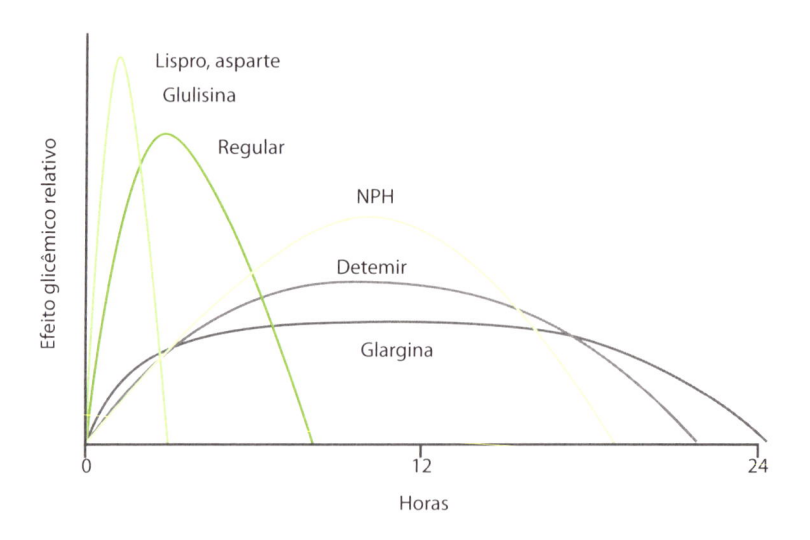

Figura 16.3 Representação gráfica dos tempos de ação das insulinas.

Aplicação

Para aplicação de insulina podem-se utilizar seringas, encontradas com apresentações de 30, 50 e 100 U, ou canetas aplicadoras. As seringas permitem mistura de insulina para aplicação única, enquanto as canetas são mais precisas e mais práticas e estão associadas a melhor aceitação pelo paciente. As agulhas das seringas são de 6, 8 ou 12 mm, enquanto para as canetas podem-se utilizar agulhas de 4, 5, 6, 8 ou 12 mm.

Esquemas de insulinização

A proposta atual de insulinoterapia objetiva mimetizar a secreção endógena pancreática, em regime basal-bolo, a fim de controlar a glicemia durante os vários períodos do dia, com menor risco de hipoglicemia. Na prática, porém, nem sempre é possível utilizar esquemas intensivos, que dependem de muitas picadas para insulina e monitorização. Além disso, o acesso a diferentes tipos de insulina varia muito no país; por isso, descrevem-se a seguir os esquemas mais utilizados[2,21].

- Esquema com NPH e regular (R) ou ultrarrápida (UR)

Nesse esquema, o paciente utiliza de 2 a 4 doses de insulina NPH diariamente, em horários e doses prefixados, geralmente antes de grandes refeições, associadas à insulina R ou UR.

- Vantagens: possibilidade de misturar insulinas na mesma seringa, quando a aplicação da NPH for pré-refeição. Insulina NPH e R são distribuídas gratuitamente no país todo.
- Desvantagens: tendência a apresentar hiperglicemias, principalmente no período pós-prandial, e hipoglicemias mais tardias, em decorrência da ação da R e do somatório dos efeitos dos dois tipos de insulina. Maior risco de hipoglicemias noturnas, pelo uso da NPH no jantar ou ao se deitar. A NPH também está associada a maior ganho ponderal.

- Esquema com glargina ou detemir e UR

Esse esquema pretende ajustar a dose de insulina durante o dia, de acordo com a necessidade do paciente. A proposta é manter dois tipos de insulina, uma para os períodos inter-refeições, como uma insulina basal, e outra para impedir a elevação da glicemia após as refeições. Nesse tipo de tratamento, também chamado de basal-bolo, utilizam-se insulinas de ação prolongada (glargina ou detemir), como insulina basal, e os análogos ultrarrápidos (lispro ou asparte) para ação prandial. A dieta é mais flexível, já que a glicemia pode ser controlada com a aplicação de insulina de acordo com a quantidade de alimentação ingerida. O cálculo da dose é baseado no valor de glicemia capilar antes da refeição, somado à dose de insulina necessária para cobrir a refeição.

– Vantagens: melhor controle glicêmico, menos hipoglicemias, maior flexibilidade na alimentação e atividade física, menor ganho ponderal (especialmente com detemir).

– Desvantagens: maior número de picadas e maior dificuldade nos cálculos de dose de bolo.

■ Aspectos práticos da insulinoterapia

Importante: as doses de insulina devem ser individualizadas. As doses informadas devem ser consideradas apenas um guia de doses que habitualmente são utilizadas nos respectivos esquemas.

■ Requerimentos médios de insulina (dose total diária – DTD)

– Paciente recém-diagnosticado: dose inicial (NPH ou ação prolongada) ~ 0,3 a 0,5 U/kg/dia tendendo a ser mais baixa nas crianças mais novas e maior nos adolescentes ou adultos jovens). Ajustar diariamente em 10 a 20%, com base nos controles de glicemia capilar. Introduzir a insulina de ação rápida ou ultrarrápida para refeições e correção de hiperglicemias.

– Fase de remissão parcial (lua de mel): DTD < 0,5 U/kg/dia.

– Crianças pré-púberes: DTD – 0,7 a 1,0 U/kg/dia.

– Puberdade: DTD – 1 a 2 U/kg/dia.

A dose "correta" ou ideal de insulina é aquela que atinge o melhor controle glicêmico possível sem causar problemas óbvios com hipoglicemia e possibilita um crescimento normal.

Distribuição da dose de insulina

■ Esquema com NPH de 2 doses/dia:

– 2/3 da dose pela manhã e 1/3 à noite.

■ Basal-bolo:

– Com NPH, a dose de insulina basal varia de 40% (associado com insulina R) a 50 a 60% (com UR) da dose total diária (DTD). NPH em 3 doses/dia: antes do café da manhã ~ 40%, antes do almoço ~ 30% e ao deitar ~ 30%, com ajustes individuais constantes, baseados na glicemia da refeição seguinte.

– Quando se utiliza a UR em bolo, a proporção de dose é maior, pois a R também produz algum efeito basal (mais duradouro).

– A dose diária de UR ou R deve ser dividida em 3 ou 4 em bolo pré-refeição.

– Glargina pode ser dada antes do café da manhã, antes do jantar ou ao se deitar, mas o risco de hipoglicemia noturna é menor com a aplicação matutina.

- Transferência de NPH para glargina: reduzir a dose basal em 20% para evitar hipoglicemia.
- Detemir pode ser utilizada 1 ou 2 vezes por dia em crianças.
- Transferência de NPH para detemir: manter a mesma dose basal (exceto se houver troca de 2 doses de NPH para 1 de detemir, reduzir a dose basal em 20%).

Sistema de infusão contínua de insulina (SICI – bomba de infusão de insulina)

É considerado o padrão de referência do tratamento do DM1. Sistema composto por uma bomba de infusão de insulina, acoplada a um cateter, que se conecta a uma cânula fixada no subcutâneo. Permite liberação de insulina basal durante as 24 horas do dia, que pode ser programada em diferentes quantidades de acordo com o horário (por exemplo, menor dose na madrugada, maior dose de manhã). Além do basal, pré-programado, o paciente pode infundir insulina em bolo no momento das refeições. O cateter é trocado a cada 3 ou 4 dias, o que representa grande vantagem para o paciente, já que há redução do número de picadas. O sistema pode utilizar insulinas R ou, preferencialmente, UR[22].

- Vantagens: o uso do SICI está associado à melhora do controle glicêmico, à melhor qualidade de vida (menos contas nas bombas inteligentes, menos picadas) e ao menor risco de hipoglicemia.
- Desvantagens – necessita de boa seleção do paciente para que o tratamento tenha bons resultados. Risco de elevação rápida da glicemia por problema na infusão de insulina, que requer automonitoração frequente, em decorrência da falta de insulina residual circulante.

Recente consenso realizado pela Sociedade Europeia de Endocrinologia Pediátrica, pela Sociedade de Endocrinologia Pediátrica Lawson Wilkins e ISPAD, e endossado pela Associação Americana de Diabetes e pela Associação Europeia de Estudos em Diabetes, traz o resumo e as principais indicações do uso de infusão contínua de insulina no paciente pediátrico[23].

Resumo das situações nas quais se deve considerar a indicação da terapia com SICI:[23]

- recorrência de hipoglicemia severa;
- grande variabilidade glicêmica, mesmo em pacientes com HbA1c adequada;
- complicações microvasculares e/ou fatores de risco para complicações macrovasculares;
- bom controle metabólico, mas em regime de aplicação de insulina que comprometa a qualidade de vida;
- outras circunstâncias para a indicação da SICI: pacientes muito jovens e neonatos, adolescentes com desordens alimentares, crianças e adolescentes com *dawn*

phenomenon, crianças com fobia de agulhas, gestantes adolescentes, indivíduos propensos a cetose e atletas de nível competitivo.

Automonitoração e Metas Glicêmicas

Desde o estudo do DCCT, sabe-se que o bom controle metabólico de DM em adultos e adolescentes, comprovado por valores menores de hemoglobina glicada (HbA1c), está associado ao menor risco de complicações microvasculares[24].

Apesar de os estudos do DCCT não incluírem a faixa etária pediátrica, estudo recentes demonstraram que o controle glicêmico no primeiro ano de doença, avaliado pela HbA1c, é um bom preditor de controle a longo prazo, enfatizando a importância de incentivar um tratamento mais intensivo desde o diagnóstico, mesmo em crianças pequenas[25].

É importante enfatizar a necessidade de individualização dos objetivos glicêmicos, evitando-se tanto sequelas de hipoglicemias como as alterações no sistema nervoso central decorrentes de hiperglicemias alternadas com hipoglicemias[26]. A Tabela 16.2 mostra as metas glicêmicas segundo recomendações da ISPAD.

Tabela 16.2. Metas glicêmicas ótimas proposta pela ISPAD

	Glicemia pré--prandial (mg/dL)	Glicemia pós--prandial (mg/dL)	Glicemia ao se deitar (mg/dL)	Glicemia na madrugada (mg/dL)	HbA1c (%)
Todas as idades	90 a 145	90 a 180	120 a 180	80 a 162	7,5

Já a Associação Americana de Diabetes aceita valores maiores de acordo com a faixa etária, na tentativa de evitar hipoglicemias mais graves, conforme se observa na Tabela 16.3[27].

Tabela 16.3 – Metas glicêmicas proposta pela Associação Americana de Diabetes

	Glicemia pré-prandial (mg/dL)	Glicemia ao se deitar (mg/dL)	HBA1C (%)
Lactentes, pré-escolares	100 a 180	110 a 200	7,5 a 8-5
Escolares	90 a 180	100 a 180	< 8
Adolescentes	90 a 130	90 a 150	< 7,5

Fonte: DCCT Research Group. Long-term effect of diabetes and its treatment on cognitive function. N Engl J Med. 2007;356:1842-52[28].

Para que se atinja tal controle da HbA1c, a medida da glicemia capilar domiciliar tem se tornado ferramenta essencial. A recomendação atual é que se realizem, ao menos, quatro glicemias capilares ao dia, em geral distribuídas em períodos pré-prandiais (antes do café da manhã, almoço, jantar e ceia). Tais medidas permitem ao paciente tomar condutas imediatas de ajustes de doses de insulina, assim como adequar a dose ideal ao consumo de carboidratos.

DIABETE MELITO TIPO 2

O aumento da incidência do diabete melito tipo 2 (DM2) em crianças e adolescentes vem sendo observado em várias regiões do mundo[29], contudo ainda não são conhecidos todos os motivos pela eclosão da doença nessa faixa etária[8].

Dados de prevalência de DM2 no jovem têm encontrado maior frequência da doença em minorias étnicas, sobretudo americanos de origem afro-hispânica e adolescentes japoneses, apesar de haver novos relatos de DM2 em jovens europeus[11].

No Brasil existem poucos estudos em DM2 no jovem e estes não confirmam grande prevalência da doença nesse grupo[11,30].

O DM2 clássico caracteriza-se pela combinação de resistência à ação da insulina (RI) e incapacidade da célula beta em manter secreção adequada desse hormônio. Tem-se demonstrado, em jovens portadores de DM2, um comprometimento tanto da sensibilidade insulínica como da função da célula beta, além de aumento da produção de glicose hepática[31].

Assim como observado no adulto, a ação da insulina pode ser dificultada também pela presença de obesidade. Quando comparados a jovens obesos não diabéticos, parece que o maior prejuízo na função da célula beta se deve à sensibilidade insulínica, e já se comprovou que alguns fatores (genéticos, raciais, fase puberal e peso ao nascimento) têm correlação com maior expressão de resistência insulínica[32].

O antecedente familiar também apresenta, no grupo pediátrico, papel fundamental no desenvolvimento do DM2 . Observou-se em irmãos de jovens com DM2 com sobrepeso, um risco quatro vezes maior de apresentar intolerância à glicose quando comparados com outras crianças com sobrepeso[33]. Tal fato alerta para uma abordagem preventiva específica a ser adotada em determinados grupos de alto risco[11].

Diagnóstico do DM2

Na maioria das vezes o diagnóstico de DM2 na infância poderá ser baseado na apresentação clínica e no curso da doença. Deve-se suspeitar sobretudo em pacientes adolescentes, obesos, de raça negra, com história familiar positiva para a doença (especialmente em parentes de primeiro ou segundo grau). Muitas vezes não há relato de queixa clínica[11].

Segundo recomendação da ADA,[34] deve-se considerar o diagnóstico típico de DM2 no jovem, quando houver:

- sobrepeso ou obesidade;
- forte história familiar de DM2;
- capacidade residual de secreção de insulina substancial (comprovada por concentração elevada ou normal de peptídio C);
- início insidioso da doença.;
- presença de resistência insulínica (evidência clínica de SOP, hipertensão arterial, dislipedemia);
- exclusão de diabete autoimune.

Tratamento do DM2 no jovem

As metas para tratamento do DM2 no jovem não diferem das propostas para o DM1. Deve-se ter como objetivo manter o paciente assintomático; prevenir complicações agudas e crônicas da hiperglicemia, tentando alcançar normoglicemia, sem hipoglicemias frequentes, mantendo um ritmo de crescimento e desenvolvimento normais; e controlar o peso[34].

É recomendado que se oriente uma modificação do estilo de vida, incluindo orientação alimentar adequada para a idade, associada a aumento da prática de atividade física, no intuito de obter perda ponderal equilibrada.

A metformina é a primeira droga de escolha, por sua ação na diminuição da produção hepática de glicose, aumentando a sensibilidade do fígado à insulina e a captação de glicose no músculo[11]. A dose recomendada é de 1 a 2,5 mg/dia, dividida em 2 a 3 tomadas. Efeitos colaterais comuns como desconforto abdominal, diarreia, anorexia e náuseas podem ser evitados realizando-se a titulação da dose de forma lenta e progressiva, sempre nas refeições[34].

A introdução de tratamento com insulina deve ser recomendada em pacientes que apresentem cetose ou cetoacidose diabética; pacientes nos quais a distinção entre DM1 e DM2 não for evidente; e/ou pacientes que apresentem glicose plasmática ou venosa em coleta aleatória ≥ 250 mg/dL ou HbA1c > 9[11].

OUTROS TIPOS ESPECÍFICOS DE DIABETE

Estão incluídas nesta categoria formas menos comuns de diabete, com apresentação clínica bem variada, de acordo com o tipo de defeito e com o processo causal da doença.

Pertencem a essa classificação os tipos de diabete causados por defeitos genéticos na função das células beta, defeitos genéticos na ação da insulina e secundário às doenças do pâncreas exógeno[3].

Defeitos genéticos da célula beta

Maturity Onset Diabetes of The Youth[3]

MODY é a denominação utilizada para os tipos de diabete associados aos defeitos monogênicos na função da célula beta. Essas formas frequentemente caracterizam-se pelo aparecimento de hiperglicemia na juventude (geralmente antes dos 25 anos) e apresentam secreção da insulina alterada com defeito mínimo ou ausente em sua ação. Apresentam herança autossômica dominante e, portanto, importante história familiar de DM.

Oito diferentes tipos de MODY já foram identificados. MODY-1, 3, 4, 5, 6 e 7 são causados por mutações em genes de fatores de transcrição nuclear que regulam a expressão de genes nas células beta do pâncreas. Esses genes são *HNF4A* (fator hepatocítico nuclear 4, alfa) no MODY-1; *HNF1A* (HNF1 homeobox A) no MODY-3; *HNF1B* (*HNF1 homeobox B*) no MODY-5; *PDX1*(homeobox 1 pancreático e duodenal), formalmente conhecido como IPF1, no MODY-4; *NEUROD1* (diferenciação neurogênica 1; assim como NeuroD e BETA2) no MODY-6; e *KLF1* (fator 1 Kruppel-like – *erythroid*) no MODY-7. Mutações no gene da glicoquinase (GCK) ocasionam o MODY-2, levando a um defeito parcial na secreção de insulina. Mutações no CEL (carboxil ester lipase – lipase estimulada por sal biliar) levam ao MODY-8.

O diagnóstico do diabete do tipo MODY deve ser considerado quando houver a seguinte apresentação clínica:

- diabete neonatal ou diagnosticado nos primeiros 6 meses de vida;
- diabete na família, com um dos pais afetados;
- moderada hiperglicemia de jejum (90 a 144 mg/dL) no jovem ou na família;
- bom controle glicêmico com pequenas doses de insulina e ausência de desenvolvimento de cetoacidose na falta do uso da insulina;
- diabete associado a características extrapancreáticas.

Evidências laboratoriais que comportam a suspeita clínica:

- peptídio C detectável com glicemia elevada depois de três anos de diabete;
- anticorpos pancreáticos negativos.

De acordo com as características apresentadas pelo paciente, pode-se pensar no diagnóstico diferencial entre os vários tipos de DM já discutidos: DM1, DM2 e diabete monogênico (Quadro 16.3).

Quadro 16.3 – Características clínicas de DM1, DM2 e DM monogênico em crianças e adolescentes

Característica	DM1	DM 2	DM monogênico
Herança genética	Poligênica	Poligênica	Monogênica
Idade de início	6 meses a adulto jovem	Geralmente puberdade (ou mais tarde)	Geralmente pós-puberdade, exceto glicoquinase e DM neonatal
Quadro clínico	Frequentemente agudo e rápido	Variável – de lento (insidioso) a severo	Variável (pode ser acidental na glicoquinase)
Autoimunidade	Sim	Não	Não
Cetose	Comum	Incomum	Comum no DM neonatal e em outras formas raras
Glicemia	Alta	Variável	Variável
Obesidade	Igual à taxa populacional	Frequente	Igual à taxa populacional
Acantose *nigricans*	Não	Sim	Não
Frequência (% de todos os DM na população jovem)	mais de 90%	Maioria dos países menos de 10% (Japão 60 a 80%)	1 a 2%
Pais com DM	2 a 4%	80%	90%

Tratamento – MODY

O tratamento da criança com HNF-1A (MODY-3) ou HNF-4 A (MODY-1) pode ser realizado com baixas doses de sulfonilureias, que resultam em diminuição das taxas de glicose quatro vezes maior que com a metformina[35]. A dose de sulfonilureia deve ser baixa, em média um quarto da dose recomendada para adultos para evitar hipoglicemias. Caso ocorram hipoglicemias apesar da titulação de preparados, em 1 a 2 doses diárias de sulfonilureia com glicazida, um preparado de liberação lenta ou doses nas refeições com agentes de ação curta, como nateglinida, podem ser considerados[36].

Crianças com deficiência de glicoquinase não precisam de tratamento em idade pediátrica[37].

Diabete Neonatal

Essa forma de diabete é dependente de insulina e em geral diagnosticada nos primeiros 3 meses de vida. Clinicamente são reconhecidos dois subgrupos: transitório e permanente. A forma transitória está associada ao retardo de crescimento intrauterino e a uma anormalidade de *imprinting* dos genes *ZAC* e *HYMAI* no cromossomo 6q. A forma transitória normalmente se resolve em doze semanas, mas cerca de 50% dos casos apresentam recorrência[38].

A forma permanente geralmente necessita de tratamento com insulina desde o diagnóstico. Mutações no *KCNJ11* no componente Kir6.2 do canal de potássio sensível ao ATP da célula beta são a causa mais comum dessa forma permanente de DM neonatal. Outras alterações, como mutação homozigótica do fator promotor da insulina-1 (IPF-1), deficiência completa da enzima glucocinase, mutações do gene *FOXP3* (síndrome IPEX) e do gene *EIF2AK3* (síndrome de Wolcott-Rallison) também são associadas a esse tipo de DM[39,40].

Diabete Mitocondrial[3]

Este diabete de herança materna é resultante da transmissão de um DNA mitocondrial (mtDNA) mutado ou de sua deleção. O DM mitocondrial é comumente associado a deficiência neurossensorial e baixa estatura. Pode apresentar outras manifestações clínicas que envolvem disfunções mitocondriais em múltiplos órgãos, como oftalmoplegia, hipotireoidismo e bloqueio cardíaco. Esse tipo de diabete evolui para falência progressiva não autoimune de células beta, levando à necessidade urgente de reposição insulínica.

Defeitos genéticos na ação da insulina[3]

Grupo de doenças em que predomina a presença de resistência insulínica. Entre elas, a síndrome de Berardinelli, de herança autossômica recessiva, apresenta, clinicamente, lipodistrofia congênita generalizada, ausência de tecido adiposo, hipertrofia muscular, feições faciais grosseiras, acantose *nigricans* em região de flexuras, crescimento acelerado, DM associado à hipertrigliceridemia.

Doenças do pâncreas exógeno

Qualquer processo que provoque destruição do pâncreas pode causar DM. Processos adquiridos incluem pancreatites, trauma, infecções, pancreatectomia e carcinoma de pâncreas. Com exceção do carcinoma, o prejuízo do pâncreas deve ser bem extenso para que se desenvolva o DM[3].

Fibrose cística (FC) e hemocromatose são exemplos de doenças que podem causar lesões de células beta, levando a alterações na secreção de insulina[3].

Diabete relacionado à fibrose cística (DRFC) é a principal complicação em portadores de FC, apresentando incidência elevada a partir dos 14 anos, e chega a acometer 50% da população adulta[41].

No DRFC há uma deficiência primária na secreção de insulina, podendo ocorrer também aumento da resistência insulínica, secundário a períodos de exacerbação e infecção pulmonar. O mau controle do diabete interfere na resposta imune às infecções e promove catabolismo. A terapia insulínica pode ser utilizada inicialmente apenas durante episódios de infecção pulmonar agudos ou crônicos; mas, em geral, a insulinoterapia contínua será necessária. Em portadores de DRFC, as doses iniciais de insulina são baixas; contudo, a introdução precoce da terapia (antes do aparecimento de sintomas de hiperglicemia) proporciona efeitos metabólicos benéficos ao crescimento, à manutenção do peso e da função pulmonar[41,42].

A recomendação é que se realize busca ativa do diagnóstico de DM em pacientes portadores de FC, a partir de 10 anos de idade, pela realização anual do teste de tolerância oral à glicose. Seguir essa recomendação pode antecipar o diagnóstico do DRFC em até 8 anos[43].

Endocrinopatias[3]

Vários hormônios antagonizam a ação da insulina, como o hormônio do crescimento, cortisol, glucagon e epinefrina. Doenças que causem a produção excessiva deles, como acromegalia, síndrome de Cushing, glucagonoma e feocromocitoma, podem causar DM. Isso ocorre mais comumente em indivíduos que apresentam preexistência de defeitos na secreção de insulina; contudo, a hiperglicemia se resolve assim que o tratamento da doença de base reduz a produção em excesso desses hormônios.

Induzido por fármacos

Na oncologia, protocolos que utilizam L-asparaginase, altas doses de glicocorticoides, ciclosporina ou tacrolimo (FK506) podem estar associados ao desenvolvimento de DM. Frequentemente o DM é cíclico e associado aos ciclos de quimioterapia, em especial se associados a altas doses de glicocorticoide.

A L-asparaginase está mais associada ao desenvolvimento de DM transitório[44], já o uso de tacrolimo e ciclosporina pós-transplante pode causar uma forma permanente de DM. Isso decorre da destruição das células das ilhotas de Langerhans, pacientes com história de obesidade prévia apresentam um risco ainda maior[45].

O uso de antipsicóticos atípicos, como olanzapina (Zyprexa®), risperidol (Risperidol®), quetiapine (Seroquel®), e ziprasidona (Geodon®), em associação ao ganho de peso, também pode causar DM[46].

Infecções

Determinados vírus podem causar lesão nas células betapancreáticas, por meio da ativação do sistema autoimune ou por efeito citolítico direto (vírus coksackie)[47]. Outras infecções por enteroviroses e citomagalovírus também apresentam correlação positiva com desenvolvimento de DM[48,49].

Outras síndromes genéticas geralmente associadas ao diabete[28,50]

Algumas síndromes genéticas são acompanhadas pelo aumento da incidência de DM. Anormalidades cromossômicas como síndrome de Down (trissomia do 21), síndrome de Klinefelter e síndrome de Turner são comumente associadas a maior frequência de DM.

A síndrome de Wolfran, desordem de transmissão autossômica recessiva, apresenta um diabete insulinodeficiente com ausência de células beta em autópsia. O gene *WSF-1* responsável pela síndrome está localizado no cromossomo 4. Outras manifestações clínicas associadas à síndrome são diabete insípido, atrofia de nervo óptico, surdez neurossensorial, degeneração neurológica e distúrbios psiquiátricos.

Outras síndromes genéticas que cursam com obesidade podem apresentar formas de DM associadas à resistência insulínica, principalmente na adolescência, como as síndromes de Prader-Willi, Bardet-Biede e Alstrom.

CONCLUSÕES

DM é uma doença que está aumentando na idade pediátrica, sendo necessário o pediatra conhecer suas características, etiopatogenia e a forma de lidar com o paciente e sua família após o diagnóstico. Os pilares do bom tratamento e do controle do diabete são insulinoterapia associada à orientação alimentar adequada, prática de atividade física e automonitoração. Para que isso ocorra de forma ideal, é necessário que haja conhecimento sobre o tratamento e grande comprometimento da família e da equipe de saúde.

REFERÊNCIAS

1. Albert KGMM, Zimmet PZ, for the World Health Organization Consultation. Definition, diagnosis and classification of diabetes mellitus and its complications. Part 1: diagnosis and classification of diabetes mellitus. Report of a WHO consultation. Geneva: WHO; 1999.
2. Danne T, Bagnstad H-J, Deeb L, Jarosz-Chabot P, Mungaie L, Saboo B et al. Insulin treatment in children and adolescents with diabetes. Pediatric Diabetes. 2014;15(Suppl. 20):115-134.
3. American Diabetes Association. Diagnosis and classification of diabetes mellitus. Diabetes Care. 2013;36(Suppl. 1):S67-74.

4. International Diabetes Federation. IDF Diabetes atlas. 6th ed. Brussels, Belgium: International Diabetes Federation, 2013. Available at: http://www.idf.org/diabetesatlas.

5. Sociedade Brasileira de Diabetes. Epidemiologia e prevenção do diabetes mellitus: Diretrizes da Sociedade Brasileira de Diabetes – 2013-2014. Rio de Janeiro: AC Farmacêutica; 2013.

6. Malerbi D, Franco LJ, The Brazilian Cooperative Group on the Study of Diabetes Prevalence. Multicenter study of the prevalence of diabetes mellitus and impaired glucose tolerance in the urban Brazilian population aged 30 a 69 years. Diabetes Care. 1992;15(11):1509-16.

7. Bosi PL, Carvalho AM, Contrera D, Casale G, Pereira MA, Gronner M, et al. Prevalência de diabetes mellitus e tolerância à glicose diminuída na população urbana de 30-79 anos da cidade de São Carlos, São Paulo. Arq Bras Endocrinol Metab. 2009;53(6):726-32.

8. Moraes AS, Freitas ICM, Gimeno SGA, Mondini L. Prevalência de diabetes mellitus e identificação de fatores associados em adultos residentes em área urbana de Ribeirão Preto, São Paulo, Brasil 2006: Projeto Obediarp. Cad Saúde Pública. 2010;26(5):929-41.

9. Karkonen M, Viik-Kajander M, Moltchanova E, Libman I, LaPorte R, Tuomilehto J for the Diabetes Mondiale (DiaMond) Project Group. Incidence of the childhood type1 diabetes worldwilde. Diabetes Care. 2000;23:1516-26.

10. Patterson CC, Guariguata L, Dahlquist G, Soltész G, Ogle G, Silink M. Diabetes in the young – a global view and worldwide estimates of numbers of children with type 1 diabetes. Diabetes Res Clin Pract. 2013;pii: S0168-8227(13)00388-4. doi: 10.1016 /j.diabres. 2013.11.005. [Epub ahead of print].

11. Sociedade Brasileira de Diabetes. Diabetes mellitus tipo 2 no jovem: Diretrizes da Sociedade Brasileira de Diabetes – 2013-2014. Rio de Janeiro: AC Farmacêutica; 2013.

12. Frederiksen B, Kroehl M, Lamb MM, Seifert J, Barriga K, Eisenbarth GS, et al. Infant exposures and development of type 1 diabetes mellitus: The Diabetes Autoimmunity Study in the Young (DAISY). JAMA Pediatr. 2013;167(9):808-15. doi: 10.1001/jamapediatrics.2013.317.

13. Skyler JS, Krischer JP, Wolfsdorf J, Cowie C, Palmer JP, Greenbaum C, et al. Effects of oral insulin in relatives of patients with type 1 diabetes: The Diabetes Prevention Trial – Type 1. Diabetes Care. 2005;28(5):1068-76.

14. Verge CF, Gianani R, Kawasaki E, Yu L, Pietropaolo M, Jackson RA, et al. Prediction of type I diabetes in first-degree relatives using a combination of insulin, GAD, and ICA512bdc/IA-2 autoantibodies. Diabetes. 1996;45(7):926-33.

15. Monte O. Etiopatogenia do diabetes mellitus tipo 1. Endocrinologia para o pediatra. 3. ed. São Paulo: Atheneu, 2006.

16. Concannon P, Chen WM, Julier C, Morahan G, Akolkar B, Erlich HA, et al. Genome-wide scan for linkage to type 1 diabetes in 2,496 multiplex families from the Type 1 Diabetes Genetics Consortium. Diabetes. 2009;58(4):1018-22.

17. Lambert AP, Gillespie KM, Thomson G, Cordell HJ, Todd JA, Gale EA, et al. Absolute risk of childhood-onset type 1 diabetes defined by human leukocyte antigen class II genotype: a population-based study in the United Kingdom. J Clin Endocrinol Metab. 2004;89(8):4037-43.

18. Maruichi MD, Takamune DM, Noronha RM, Schechtman HP, Belhaus MS, Kochi C, et al. Características de crianças e adolescentes portadores de DM1 ao diagnóstico. Comparação entre dois períodos com dez anos de diferença em serviço universitário. Arq Med Hosp Fac Cien Med Santa Casa SP. 2012;57(2):55-8.

19. Calliari LEP. Diabetes mellitus tipo 1 – Tratamento. In: Monte O, Longui A, Calliari LEP, Kochi C. Endocrinologia para o pediatra. 3. ed. São Paulo: Atheneu. Cap. 31, p. 341-53.

20. Hirsch IB. Insulin analogues. N Engl J Med. 2005;352:174-83.

21. Sprinks JJ et al. Type 1 diabetes mellitus – management. In: Allgrove J, Swift PG, Greene S (eds.). Evidence-based pediatric and adolescente diabetes. Oxford: Blackwell; 2007. Chapter 4, p. 42-62.

22. Kordonouri O, Hartmann R, Danne T. Treatment of type 1 diabetes in children and adolescents using modern insulin pumps. Diabetes Res Clin Pract. 2011;93(Suppl 1):S118-24.

23. Phillip M, Battelino T, Rodriguez H, Danne T, Kaufman F; European Society for Paediatric Endocrinology, et al. Use of insulin pump therapy in the pediatric age-group. Consensus statement from the European Society for Paediatric Endocrinology, the Lawson Wilkins Pediatric Endocrine Society, and the International Society for Pediatric and Adolescent Diabetes, endorsed by the American Diabetes Association and the European Association for the Study of Diabetes. Diabetes Care. 2007;30(6):1653-62.

24. Diabetes Control and Complications Trial Research Group. The effect of intensive treatment of diabetes on the development and progression of long-term complications in insulin-dependent diabetes mellitus. N Engl J Med. 1993;328:977-86.

25. Global IDF/ISPAD. Guideline for diabetes in childhood and adolescence. Assessment and monitoring in glicaemic control diabetes. International Diabetes Federation; 2011.

26. Martin DD, Davis EA, Jones TW. Acute effects of hyperglycaemia in children with type 1 diabetes mellitus: the patient's perspective. J Pediatr Endocrinol. 2006;19:927-36.

27. Diabetes Control and Complications Trial Research Group. Long-term effect of diabetes and its treatment on cognitive function. N Engl J Med. 2007;356:1842-52.

28. Summar K, Lee B. Síndrome de Down e outras anomalias do número de cromossomos. In: Kliegman, Stanton, St. Geme, Schor, Berman (eds.). Nelson, Tratado de pediatria. 19. ed. Rio de Janeiro: Elsevier; 2014. p.399-403.

29. Pinhas-Hamel O, Zeitler P. The global spread of type 2 diabetes mellitus in children and adolescents. J Pediatr. 2005;146:693-700.

30. Silva RCQ, Miranda WL, Xhacra AR, Dib SA. Metabolic syndrome and insulin resistance in normal glucose tolerance Brazilian adolescents with family history of type 2 diabetes. Diabetes Care. 2005;28:716-8.

31. Zimmet P, Collins V, Dowse G, Knight L. Hyperinsulinemia in youth is a predictor of type 2 (non-insulin dependent) diabetes mellitus. Diabetologia. 1992;35:534-41.

32. Gungor N, Bacha F, Saad R, Janosky J, Arslanian S. Youth type 2 diabetes: insulin resistance, beta cell faiure or both? Diabetes Care. 2005;28:638-44.

33. Magge SN, Stettler N, Jawad AF, Katz LEL. Increased prevalence of abnormal glucose tolerance among obese siblings of children with type 2 diabetes. J Pediatr. 2009;154:562-6.

34. Copeland KC, Silverstein J, Moore KR, Prazar GE, Raymer T, Shiffman RN, et al. Management of newly diagnosed type 2 diabetes mellitus in children. Pediatrics. 2012;131:364-82.

35. Pearson ER, Starkey BJ, Powell RJ, Gribble FM, Clark PM, Hattersley AT. Genetic cause of hyperglycaemia and response to treatment in diabetes. Lancet. 2003;362(9.392):1.275-81.

36. Tuomi T, Honkanen EH, Isomaa B, Sarelin L, Groop LC. Improved prandial glucose control with lower risk of hypoglycaemia with nateglinide than with glibenclamide in patients with maturity-onset diabetes of the young type 3. Diabetes Care. 2006;29(2):189-94.

37. Global IDF/ISPAD Guideline for Diabetes in Childhood and Adolescence. Monogenic Diabetes. International Diabetes Federation.

38. Temple IK, Gardner RJ, Mackay DJ, Barber JC, Robinson DO, Shield JP. Transient neonatal diabetes: widening the understanding of the etiopathogenesis of diabetes. Diabetes. 2000;49(8):1.359-66.

39. Polak M, Shield J. Neonatal and very-early-onset diabetes mellitus. Semin Neonatol. 2004;9(1):59-65.

40. Gloyn AL, Pearson ER, Antcliff JF, Proks P, Bruining GJ, Slingerland AS, et al. Activating mutations in the gene encoding the ATP-sensitive potassium-channel subunit Kir6.2 and permanent neonatal diabetes. N Engl J Med. 2004;350(18):1.838-49.

41. Noronha RM, Calliari LEP, Damaceno N, Muramatu LH, Monte O. Update on diagnosis and monitoring of cystic fibrosis related diabetes mellitus (CFRD). Arq Bras Endocrinol Metab. 2011;55(8):613-21.

42. Kelly A, Moran A. Update on cystic fibrosis-related diabetes. J Cyst Fibros. 2013;12(4):318-31.

43. Noronha RM, Damaceno N, Muramatu LH, Monte O, Calliari LE. Importance of screening with oral glucose tolerance test for early diagnosis of cystic fibrosis-related diabetes mellitus. Pediatr

Diabetes. 2014;15:309-12.

44. Pui CH, Burghen GA, Bowman WP, Aur RJ. Risk factors for hyperglycemia in children with leukemia receiving L-asparaginase and prednisone. J Pediatr. 1981;99(1):46-50.

45. Drachenberg CB, Klassen DK, Weir MR, Wiland A, Fink JC, Bartlett ST, et al. Islet cell damage associated with tacrolimus and cyclosporine: morphological features in pancreas allograft biopsies and clinical correlation. Transplantation. 1999;68(3):396-402.

46. Levitt Katz LE, Swami S, Abraham M, Murphy KM, Jawad AF, McKnight-Menci H, et al. Neuro--psychiatric disorders at the presentation of type 2 diabetes mellitus in children. Pediatr Diabetes. 2005;6(2):84-9.

47. Dotta F, Censini S, van Halteren AG, Marselli L, Masini M, Dionisi S, et al. Coxsackie B4 virus infection of beta cells and natural killer cell insulitis in recent-onset type 1 diabetic patients. Proc Natl Acad Sci USA. 2007;104(12):5.115-20.

48. Lönnrot M, Salminen K, Knip M, Savola K, Kulmala P, Leinikki P, et al. Enterovirus RNA in serum is a risk factor for beta-cell autoimmunity and clinical type 1 diabetes: a prospective study. Childhood Diabetes in Finland (DiMe) Study Group. J Med Virol. 2000;61(2):214-20.

49. Yeung WC, Rawlinson WD, Craig ME. Enterovirus infection and type 1 diabetes mellitus: systematic review and meta-analysis of observational molecular studies. BMJ. 2011;342:d35.

50. Daryl AS, Brendan L. Padrões de transmissão genética. In: Kliegman, Stanton, St. Geme, Schor, Berman (eds.). Nelson. Tratado de pediatria. 19. ed. Rio de Janeiro: Elsevier; 2014. p.383-93.

Hipo e hipertireoidismo

Hamilton Cabral de Menezes Filho
Márcia Regina Bedin
Thais Della Manna

Após ler este capítulo, você estará apto a:

1. Fazer o diagnóstico de hipo e hipertireoidismo na infância e adolescência.
2. Entender os mecanismos fisiopatológicos dessas condições.
3. Proceder ao histórico clínico e exame físico do paciente com distúrbio tireoidiano.
4. Indicar quais exames laboratoriais serão úteis para o diagnóstico diferencial dos estados de hipo e hipertireoidismo.
5. Proceder ao tratamento do hipo e hipertireoidismo na infância.

INTRODUÇÃO

A glândula tireoide produz dois hormônios importantes, a tetraiodotironina ou tiroxina (T_4) e a tri-iodotironina (T_3). Essa produção é regulada pelo hormônio tireotrófico ou tireotrofina (TSH) secretado pela porção anterior da hipófise sob controle do hormônio liberador da tireotrofina (TRH) de produção hipotalâmica; sabe-se também que centros cerebrais superiores exercem influência sobre a atividade hipotalâmica. T_4 e T_3 exercem efeito de *feedback* na secreção de TSH via hipófise e também hipotálamo, de modo que níveis elevados de T_4 e T_3 suprimirão a secreção do TSH (*feedback* negativo), enquanto os níveis baixos dos hormônios tireoidianos estimularão a liberação do TSH (*feedback* positivo). Os hormônios tireoidianos (HT) têm efeitos moduladores importantes no processo de diferenciação, maturação e crescimento do organismo, sendo essenciais para o metabolismo celular e produção de energia (Quadro 17.1)[1,2].

Quadro 17.1 – Efeitos dos HT em sistemas específicos

Aumentam a utilização celular de glicose por tecidos extra-hepáticos

Estimulam neoglicogênese hepática

Estimulam degradação lipídica

Participam da síntese de proteínas estruturais, enzimas e hormônios

Aumentam a contratilidade e frequência cardíacas

Exercem efeitos críticos sobre a formação do sistema nervoso central

Controlam a termogênese

Regulam o eixo GH-IGF-I

HT: hormônios tireoidianos; GH-IGF-I: fator de crescimento semelhante à insulina tipo 1.

DESENVOLVIMENTO DA TIREOIDE

A glândula tireóidea humana desenvolve-se a partir da 3ª semana de gestação, como invaginação e espessamento do endoderma ventral mediano do assoalho da faringe primitiva, entre o primeiro e o segundo arco branquial. Na 7ª semana, o primórdio mediano recebe material epitelial bronquiogênico, prolifera-se e penetra no mesênquima subjacente como um divertículo e entra em contato com o coração primitivo. Percorre a face anterior do osso hioide e da laringe, em direção ao pescoço. O divertículo fica ligado ao assoalho da faringe na base da língua pelo ducto tireoglosso temporariamente. Até a 6ª ou 7ª semana o ducto transforma-se em cordão sólido e inicia processo de atrofia. Após a 7ª semana, o broto mediano assume a forma bilobular e atinge a posição definitiva na face anterior da traqueia. Os brotos epiteliais laterais desenvolvem-se ao mesmo tempo que o broto mediano[3].

Os folículos tireoidianos desenvolvem-se nesse estágio. Células do último arco branquial são incorporadas pela tireoide em desenvolvimento, dando origem às células parafoliculares ou células C, que produzirão a calcitonina, hormônio relacionado ao metabolismo ósseo. Por volta dos 45 e 50 dias, a glândula pesa entre 1 e 2 mg e o seu aumento ocorre proporcionalmente ao peso e à idade[4].

Entre a 8ª e a 12ª semana do desenvolvimento fetal, as glândulas tireoide e hipófise diferenciam-se histológica e funcionalmente. O TSH começa a ser produzido pela hipófise na 10ª semana, havendo um aumento de sua síntese e secreção associado com a maturação do suprimento sanguíneo hipotálamo-hipofisário, assim como com a produção de TRH pelo hipotálamo. Por volta da 12ª semana, os níveis circulantes de T_4 e da globulina carreadora da tiroxina (TBG) elevam-se rapidamente, atingindo um *plateau* no final do segundo trimestre da gestação. Os níveis de T_3 são baixos durante toda a gestação em virtude da baixa capacidade de conversão periférica do T_4 ao T_3 pela enzima 5'deiodinase do tipo 1 durante toda a vida fetal, enquanto os níveis de T_3 reverso (rT3), que correspondem a iodotironina inativa, estão aumentados até a 24ª semana de gestação. Ao final da gestação, as concentrações do T_3 aumentam, provavelmente por causa do incremento da secreção fetal de cortisol, capaz de promover a conversão de T_4 para T_3. Por outro lado, os níveis teciduais de T_3, particularmente no cérebro, são semelhantes aos do adulto[4].

Por volta da 16ª semana, os níveis de TSH já serão semelhantes aos do termo da gestação, mais elevados no feto que na criança ou no soro materno. Os receptores fetais dos HT estão presentes e ocupados pelo T_3 durante o segundo e o terceiro trimestre[1].

Os níveis de TSH, T_4 e T_3 modificam-se rapidamente após o nascimento, ocorrendo um pico de secreção de TSH, entre 70 e 100 mcU/mL, aproximadamente 30 minutos após o parto, que diminui rapidamente nas próximas 4 horas e, a partir daí, cai mais lentamente, por cerca de 48 horas, até atingir os níveis normais dentro da primeira semana de vida. A persistência de concentrações elevadas de TSH, superiores a 50 mcU/mL, além dos 5 dias de vida, acontecem no hipotireoidismo congênito. O T_4 eleva-se rapidamente nas primeiras 48 horas de vida, atingindo níveis de hipertireoidismo e daí cai aos níveis normais do adulto dentro de 2 semanas. O T_3 é baixo ao nascimento, elevando-se rapidamente em decorrência do aumento da conversão periférica do T_4 ao T_3 pós-natal. Seu pico máximo acontece após as primeiras 24 horas de vida, baixando às concentrações normais do adulto nos dias subsequentes[1,3].

A tireoide normal do adulto consiste de dois lobos cônicos laterais unidos centralmente pelo istmo, situada sobre o segundo e o terceiro anel da traqueia, na altura das 5ª, 6ª e 7ª vértebras cervicais. Essa glândula consiste em numerosas unidades funcionais, denominadas de folículos, de diversos tamanhos, separados por tecido conectivo. Cada folículo é esférico e circundado por células epiteliais em volta de um espaço coloide central. A superfície basal de cada célula folicular está adjacente a um capilar, enquanto no ápice celular existem microvilos apontados em direção ao coloide[1].

SÍNTESE E SECREÇÃO DOS HORMÔNIOS TIREOIDIANOS

Os HT são sintetizados a partir dos resíduos de tirosina na molécula de tireoglobulina (TG) e serão estocados no coloide, ainda ligados à TG, para serem liberados na circulação pelas células foliculares. A TG é a principal proteína produzida pela tireoide, correspondendo a 70 a 80% do seu conteúdo proteico. Ela é sintetizada no retículo endoplasmático e exportada para a luz folicular (coloide); cada molécula de TG contém 70 resíduos de tirosina que constituem o substrato de ligação do iodo para a síntese dos HT. As etapas envolvidas na síntese do HT são:

concentração e transporte do iodeto; oxidação; acoplamento e secreção; reabsorção do coloide, proteólise e deiodinação[1].

O iodo é essencial para a produção dos HT, estimando-se que as necessidades dietéticas sejam de 100 a 200 mcg de iodo ao dia. O iodeto absorvido no trato gastrintestinal será captado da circulação pela célula folicular por transporte ativo através da membrana, mediado pelo cotransportador de sódio e iodeto (CNaI)[4,5] Esse transporte é estimulado pelo TSH e ajustado pelo mecanismo de autorregulação, isto é, a ativação do CNaI será inversamente proporcional ao conteúdo glandular de iodo[5]. O iodeto é então rapidamente transferido da membrana basal da célula folicular para a luz coloidal pela ação de uma proteína cotransportadora de cloreto--iodeto, anteriormente denominada de pendrina, que também se expressa nos rins e no ouvido interno. Na síndrome de Pendred, mutações no gene do cotransportador de cloreto-iodeto resultam em bócio e surdez neurossensorial pelo comprometimento da secreção dos HT e da presença de malformação coclear[4,5].

O iodeto captado será oxidado pela enzima tireoperoxidase (TPO) na presença da H_2O_2 e será incorporado aos resíduos de tirosinas da TG (etapa da organificação do iodeto), formando as monoiodotirosinas (MIT) e diiodotirosinas (DIT) que não são metabolicamente ativas, mas darão origem aos HT que serão liberados na corrente sanguínea. A TPO está situada na membrana apical da célula folicular e participa dos processos de oxidação do iodeto e da iodação ou organificação da TG com a formação das iodotirosinas[4].

O acoplamento de duas moléculas de DIT forma a 3,5,3',5'-tetraiodotironina (T_4) e de uma molécula de DIT com uma de MIT forma a 3,5,3'-triiodotironina (T_3) ainda incorporados à molécula de TG no espaço coloidal. Pelo processo de endocitose estimulado pelo TSH, a TG contendo T_3 e T_4 é reabsorvida para dentro da célula folicular onde será metabolizada, liberando T_4 e T_3 para a circulação. O MIT e o DIT não combinados serão deiodinados, liberando tirosina e iodeto que será reciclado e reutilizado novamente na síntese dos HT. Uma fração da tireoglobulina intacta também é secretada na circulação (Figura 17.1).[1]

Altas concentrações de iodo na tireoide provocam o bloqueio do processo da organificação, fenômeno denominado de efeito Wolff-ChaiKoff, em decorrência do bloqueio das oxidases tireoidianas (NADPH oxidases) geradoras de H_2O_2, não havendo porém bloqueio da ação da enzima TPO[5].

Apesar de a glândula tireoide produzir tanto T_3 quanto T_4, a maior parte do T_3 circulante é derivada da deiodinação periférica do anel-β do T_4, a não ser na situação do hipertireoidismo quando uma secreção tireoidiana excessiva do T_3 poderá ocorrer. Três tipos de 5'deiodinases foram descritas: a do tipo 1 é a mais amplamente distribuída nos tecidos, sendo responsável pela maior parte da geração do T_3, entretanto tem sua atividade diminuída em situações de jejum prolongado ou

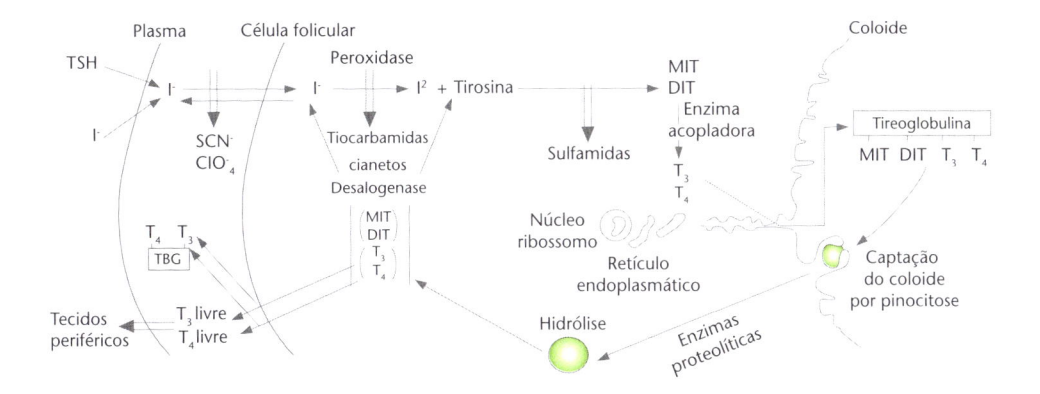

Figura 17.1 Metabolismo do Iodo e síntese dos HT.
DIT: diiodotirosinas; MIT: monoiodotirosinas; TBG: globulina carregadora de tiroxina; TSH: hormônio tireotrófico; T_3: triiodotironina; T_4: tiroxina; SCN^-: tiacianato; CIO^-_4; percolato; I^-: iodeto; I^2: iodo.

doença grave; a do tipo 2 está presente no cérebro e na hipófise, sendo importante para a geração local do T_3; a do tipo 3 é encontrada no tecido fetal e na placenta[2].

O T_3 é a forma metabolicamente ativa do HT, enquanto o T_3 reverso (rT3) ou 3,3',5'-triiodotironina é um produto metabolicamente inerte da deiodinação periférica do anel-α do T_4. O rT3 é a forma mais abundante no feto e durante doenças graves.

O T_4 circula predominantemente ligado a proteínas séricas, sendo que 75% do total está ligado à globulina carreadora da tiroxina (TBG), 20% à pré-albumina carreadora da tiroxina (TBPA), 5% à albumina; apenas 0,02 a 0,06% estão presentes na circulação como tiroxina livre (T_4L) e 0,03% do T_3 circulam como T_3 livre (T_3L). As formas metabolicamente ativas dos HT são as livres, enquanto aquelas combinadas às proteínas são consideradas reservatórios hormonais em equilíbrio com as formas livres.

A ação dos HT depende dos receptores de hormônios tireoidianos (RHT) codificados por dois genes distintos localizados nos cromossomos 17 e 3, respectivamente, responsáveis pela produção dos RHT α e de suas isoformas ($\alpha 1$, $\alpha 2$, $\Delta\alpha 1$ e $\Delta\alpha 2$), e dos RHT β e de suas isoformas ($\beta 1$, $\beta 2$, $\beta 3$ e $\Delta\beta 3$). Somente as isoformas $\alpha 1$, $\beta 1$, $\beta 2$ e $\beta 3$ se ligam ao HT. Esses receptores têm afinidade por sequências específicas do DNA denominadas elementos responsivos aos HT. Ligam-se também ao receptor retinoide podendo formar monômeros, homodímeros ou heterodímeros. O RHT é capaz de modular a atividade transcricional por meio da interação com correpressores e coativadores na ausência ou presença do T_3.[6]

SÍNDROME DA DOENÇA EUTIREOIDIANA

A síndrome da doença eutireoidiana (SDE) representa a alteração da função tireoidiana mais frequentemente observada nas unidades de terapia intensiva.[7] A SDE representa resposta tireoidiana a doenças e distúrbios não tireoidianos de natureza aguda ou crônica.[7] Na etiologia da SDE acredita-se que o aumento de citocinas inflamatórias, como o TNF-α por exemplo, leve à redução da atividade da deiodinase-5' (que é responsável pela deiodinação do anel externo e, portanto, pela conversão de T_4 em T_3)[7]. Desse modo, haverá redução da concentração plasmática do T_3 e aumento do T_3 reverso (forma inativa de T_3). Na SDE as concentrações plasmáticas do T_4 e do T_4 livre são normais ou pouco diminuídas. Do mesmo modo, o TSH plasmático é normal ou pouco diminuído[7]. Em alguns casos, no entanto, pode haver discreto aumento do TSH plasmático. A SDE também pode ser causada por medicamentos capazes de inibir a atividade da deiodinase-5', como glicocorticoides, amiodarona, meios de contraste iodados, propiltiouracil (PTU) e propranolol (em doses elevadas)[7]. A SDE é considerada a princípio uma resposta fisiológica com o propósito de se reduzir o consumo energético basal do organismo, de forma a se priorizar o gasto energético em outras atividades que, no momento, sejam mais importantes (como o combate à infecção, por exemplo). No entanto, em pacientes com doença crítica prolongada a persistência da SDE pode contribuir para o agravamento do catabolismo. O tratamento da SDE é especialmente considerado em lactentes com cardiopatia congênita e com idade inferior a 5 meses, nas quais o tratamento com T_3 pode estar associado com melhor evolução clínica[7].

HIPOTIREOIDISMO CONGÊNITO

O hipotireoidismo congênito (HC) é considerado uma das causas preveníveis de retardo mental, além de representar a doença endocrinológica congênita mais frequente[8,9].

Epidemiologia e genética

O HC acomete 1 em cada 3.000 a 4.000 nascidos vivos[8]. Dados nacionais indicam incidência entre 1 em cada 3.670 a 1 em cada 2.453 nascidos vivos[10]. A incidência do HC é maior no sexo feminino (proporção de 2:1), nos hispânicos e nos pacientes com síndrome de Down, sendo menor entre os negros[9]. O HC primário, decorrente de doenças localizadas primariamente na glândula tireoide, é responsável por 96% dos casos de HC. Problemas localizados na adeno-hipófise ou no hipotálamo causam HC secundário ou terciário, respectivamente. O hipotireoidismo secundário ou terciário é também conhecido como hipotireoidismo central. O hipotireoidismo central responde por 4% dos casos de HC, acometendo 1 em cada 25.000 a 50.000 recém-nascidos[11]. Embora a maioria dos casos de HC ocorra de forma esporádica, as doenças que causam disormonogênese frequentemente são transmitidas de forma autossômica recessiva e cerca de 2% das disgenesias tireoidianas são familiares[8].

Os genes relacionados ao HC são divididos em dois grupos principais: genes associados à disgenesia tireoidiana e genes associados aos defeitos na organificação do iodeto e à disormonogênese. Os genes associados à disgenesia tireoidiana podem levar ao HC não sindrômico (quando não há outras alterações congênitas associadas ao HC) ou ao HC sindrômico[8].

A disgenesia tireoidiana no HC não sindrômico é causada por mutações no gene do receptor do TSH (TSH-R) localizado em 14q31[8]. O TSH-R é um receptor acoplado à proteína G, presente na superfície das células foliculares, sendo importante para o desenvolvimento e funcionamento da tireoide. As mutações homozigóticas (ou heterozigóticas compostas) inativadoras do TSH-R levam à resistência ao TSH e interferem no desenvolvimento embrionário da tireoide e, de acordo com a intensidade do distúrbio, associam-se a três fenótipos: resistência ao TSH completamente compensada (caracterizada por hipertirotrofinemia eutireoidiana e tireoide de dimensões normais ou hipoplástica); resistência ao TSH parcialmente compensada; e resistência ao TSH descompensada grave (caracterizada por hipotireoidismo grave associado à tireoide hipoplástica ou à atireose). Mutações inativadoras heterozigóticas do TSH-R podem levar ao hipotireoidismo subclínico de herança autossômica dominante[8].

As mutações nos genes *TTF-1*, *TTF-2*, *PAX-8* e *GNAS1* são responsáveis pelo HC sindrômico com disgenesia tireoidiana. A fosfoproteína TTF-2 é um fator de transcrição com papel no padrão de formação e na especificação regional do embrião, cujo gene localiza-se em 9q22. As mutações homozigóticas inativadoras do TTF-2 causam HC por agenesia tireoidiana, palato fendido, alteração nos cabelos (cabelos arrepiados), atresia de coanas bilateral e epiglote bífida e hipoplástica[8]. A proteína TTF-1, cujo gene está localizado em 14q13, participa da regulação da transcrição dos genes da tireoglobulina (TG), da tireoperoxidase (TPO) e do TSH-R nas células foliculares da tireoide, além de regular o gene da proteína surfactante B nas células do epitélio pulmonar. As mutações heterozigóticas inativadoras do gene *TTF-1* causam HC compensado e desconforto respiratório neonatal em recém-nascidos de termo, além de alterações neurológicas como hipotonia, ataxia, disartria, microcefalia, coreoatetose e retardo global do desenvolvimento[8]. A proteína PAX-8 é importante para a diferenciação inicial, a manutenção do estado diferenciado e a proliferação das células tireoidianas, atuando também na ativação da transcrição dos genes da TPO, da TG (ação sinergística com o TTF-1) e do cotransportador de sódio e iodeto (CNaI). As mutações heterozigóticas do gene *PAX-8* (situado em 2q12-q14) levam ao HC por ectopia ou hipoplasia da tireoide, além de reduzirem a expressão do gene da TPO, levando a defeito parcial da organificação. Pode haver hemiagenesia renal ipsilateralmente à hemiagenesia tireoidiana, com ou sem hipercalciúria, de modo que as mutações do *PAX-8* associam-se a HC tanto sindrômico quanto não sindrômico[8]. O gene *GNAS1* localiza-se em 20q13 e é responsável pela codificação da subunidade α da proteína G. Mutações inativadoras heterozigóticas que afetam o gene *GNAS1* de origem materna resultam em pseudo-hipoparatireoidismo tipo Ia caracterizado por resistência ao PTH (levando à elevação do PTH plasmático, hipocalcemia e hiperfosfatemia) e pela osteodistrofia hereditária de Albright (baixa estatura, obesidade, face arredondada e encurtamento do quarto metacarpo). No pseudo-hipoparatireoidismo tipo Ia pode haver resistência a outros hormônios que atuam mediante subunidade α da proteína G, entre eles o TSH (a resistência ao TSH geralmente é leve, de forma que o hipotireoidismo clínico nem sempre está presente) (Figura 17.2)[8].

O HC por defeitos da organificação do iodeto e por disormonogênese pode decorrer de mutações nos genes da TPO, da TG, do CNaI e das NADPH oxidases. Esses defeitos, geralmente transmitidos de forma autossômica recessiva, manifestam-se com bócio, além dos sinais e sintomas de hipotireoidismo. A TPO é responsável pela oxidação do iodeto e sua organificação e pelo acoplamento das iodotirosinas. As

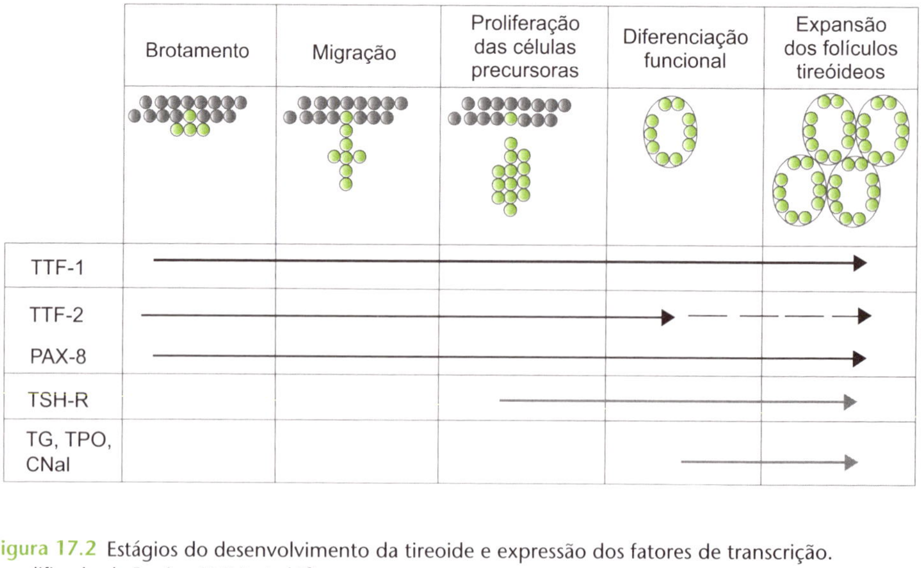

	Brotamento	Migração	Proliferação das células precursoras	Diferenciação funcional	Expansão dos folículos tireóideos
TTF-1					→
TTF-2				→ --- →	
PAX-8					→
TSH-R			→		→
TG, TPO, CNaI			→		→

Figura 17.2 Estágios do desenvolvimento da tireoide e expressão dos fatores de transcrição. (modificado de Repiso AMM et al.)[2].

mutações inativadoras do gene da TPO (localizado em 2p25) representam a causa mais comum de disormonogênese.[8] O gene da TG localiza-se em 8q24 e mutações que o inativam levam ao HC moderado a grave com baixa concentração plasmática de TG, presença de iodoproteínas anormais no sangue (como albumina iodinada) e excreção de iodopeptídeos de baixo peso molecular pela urina[8]. As mutações inativadoras do gene do CNaI (cuja posição é 19p) resultam em HC de gravidade variável (desde HC completamente compensado até HC grave) em que o bócio nem sempre está presente e a cintilografia da tireoide demonstra ausência de captação do radioiodo. Essa forma de HC deve ser tratada preferencialmente com suplementação de iodo do que com hormônios tireoidianos[8]. A síndrome de Pendred (SP) é uma doença de herança autossômica recessiva causada por mutações que afetam o cotransportador de cloreto-iodeto na porção apical da célula folicular, impedindo o transporte do iodeto até o coloide, podendo haver também leve defeito da organificação[8]. Caracteriza-se pela presença de bócio difuso ou multinodular observado geralmente a partir da segunda década de vida e pela concomitância de surdez neurossensorial. A maior parte dos pacientes são eutireoidianos, de modo que a SP raramente manifesta-se como HC. A SP tem incidência de 7,5 a 10 casos em cada 100.000 indivíduos e corresponde a até 10% dos casos de surdez hereditária (é a causa mais comum de surdez sindrômica). A SP decorre de mutações que afetam o gene da SP (pendrina), localizado em 7q[8].

As enzimas NADPH oxidases são codificadas pelos genes *THOX1* e *THOX2*, localizam-se na porção apical das células epiteliais da tireoide e são importantes para a oxidação do iodeto pela TPO. As mutações heterozigóticas do gene *THOX2* levam ao HC transitório leve e ao defeito parcial da organificação, enquanto as mutações homozigóticas do *THOX2* estão associadas ao HC grave e a um defeito completo da organificação, com ausência de bócio[8].

Além dos genes relacionados às disgenesias tireoidianas e aos defeitos da organificação e à disormonogênese, o HC pode decorrer de alterações do transportador de iodotironina por mutações do gene *MCT8* (localizado em Xq13.2), que reduzem a passagem transmembrana do hormônio tireoidiano e o seu acesso aos receptores nucleares[12]. As alterações laboratoriais são notadas dentro dos dois primeiros anos de vida (o rastreamento neonatal pode ser normal) e incluem redução do T_4 livre e elevação do T_3 livre e do TSH séricos. Esses pacientes cursam com quadro neurológico caracterizado por hipotonia central, hipertonia periférica, distonia, nistagmo, movimentos oculares não conjugados, dificuldades alimentares, vômitos, aspirações frequentes, irritabilidade, com evolução para quadriplegia espástica e grave retardo do desenvolvimento motor e intelectual[12].

O Quadro 17.2 apresenta as principais características das causas genéticas de HC.

Quadro 17.2 – Características das diferentes causas genéticas de hipotireoidismo congênito

	Proteína alterada	Características
Hipotireoidismo congênito não sindrômico por disgenesia tireoidiana	Receptor do TSH	Resistência ao TSH (completamente compensada, parcialmente compensada ou descompensada grave)
Hipotireoidismo congênito sindrômico por disgenesia tireoidiana	TTF-2	Agenesia tireoidiana, palato fendido, cabelos arrepiados, atresia bilateral de coanas, epiglote bífida e hipoplástica
	TTF-1	Desconforto respiratório em RN de termo, alterações neurológicas (hipotonia, ataxia, disartria, microcefalia, coreoatetose, retardo do DNPM)
	PAX-8	Hemiagenesia renal com ou sem hipercalciúria
	Subunidade a da proteína G	Pseudo-hipoparatireoidismo, osteodistrofia de Albright (baixa estatura, face arredondada, obesidade, encurtamento do quarto metacarpo)
Hipotireoidismo congênito por defeitos da organificação do iodeto ou por disormonogênese	Tireoperoxidase	Bócio
	Tireoglobulina	Bócio Tireoglobulina plasmática reduzida, presença de iodoproteínas anormais no sangue (albumina iodada), excreção urinária de iodopeptídeos
	Cotransportador de sódio e iodeto	Bócio presente ou não Ausência de captação do radioiodo
	Cotransportador de iodeto-cloreto	Bócio difuso ou multinodular, surdez neurosensorial (Síndrome de Pendred)
	NADPH oxidase	Hipotireoidismo transitório leve (heterozigotos) Hipotireoidismo congênito grave, sem bócio (homozigotos)
Hipotireoidismo congênito por alterações do transportador de iodotironina	Transportador de iodotironina	Alterações neurológicas: hipotonia central, hipertonia periférica, distonia, nistagmo, movimento ocular não conjugado, irritabilidade, quadriplegia espástica, retardo do DNPM Redução do T4 livre, elevação do T3 livre e do TSH

Patogênese

A principal causa de HC são as disgenesias tireoidianas, responsáveis por 85% dos casos de HC. As disgenesias tireoidianas decorrem de defeitos no desenvolvimento da tireoide e envolvem a agenesia da tireoide, a incapacidade da glândula em migrar normalmente durante o período embrionário (levando ou não à ectopia da glândula) e a hipoplasia tireoidiana. A agenesia, a ectopia e a hipoplasia são responsáveis por 40, 40 e 20% das disgenesias tireoidianas, respectivamente. A disormonogênese representa a segunda principal causa de HC, geralmente cursando com bócio. As disgenesias e a disormonogênese tireoidianas são causas primárias de HC[8].

Manifestações clínicas

Geralmente o HC é uma doença esporádica, de forma que não há história familiar na maior parte dos casos. Por outro lado, as etiologias genéticas podem ser suspeitadas a partir de anamnese detalhada com avaliação de: consanguinidade parental, acometimento de outros familiares, presença de anomalias congênitas extratireoidianas (como palato fendido, alterações renais, desconforto respiratório neonatal e distúrbios do movimento ou neurológicos)[8]. No recém-nascido com HC grave podem ser observados icterícia prolongada, macroglossia, choro rouco, hérnia umbilical, hipoatividade, sucção fraca e comprometimento do crescimento. O bócio pode estar presente ou não, dependendo da etiologia do HC. Bócios volumosos podem comprometer a via aérea superior. É importante salientar que o diagnóstico clínico de HC é possível apenas na minoria dos recém-nascidos acometidos[13]. A presença de alterações faciais em linha média, micropênis ou alterações visuais sugerem HC de causa central[9]. Sete porcento dos pacientes com HC apresentam outras alterações congênitas ao nascimento e 1,5% apresentam alterações cromossômicas[8].

Diagnóstico

Rastreamento neonatal do HC

A elevada prevalência do HC, a importância do seu diagnóstico e tratamento precoces visando à preservação cognitiva e intelectual das crianças acometidas, assim como a frequente ausência de sinais e sintomas sugestivos da doença durante as primeiras semanas de vida, motivaram a implantação de programas de rastreamento neonatal do HC. Esses programas têm alcançado o principal objetivo de erradicar o retardo mental causado pelo HC. Deve ser lembrado que o HC tem incidência 4 a 5 vezes maior do que a fenilcetonúria e que o custo do rastreamento neonatal do HC é muito menor do que o custo relacionado ao diagnóstico do HC em anos posteriores[9].

Os programas de rastreamento neonatal foram inicialmente introduzidos no Quebec (Canadá) e na na Pensilvânia (Estados Unidos), em 1974. Acredita-se que atualmente mais de 5 milhões de recém-nascidos sejam rastreados anualmente na América do Norte, com detecção de cerca de 1.400 casos de HC por ano[9]. Na América Latina o primeiro programa de rastreamento neonatal para erros inatos do metabolismo foi estabelecido em 1976 pela Associação de Pais e Amigos de Excepcionais (APAE) em São Paulo, pelo Dr. Benjamim Schmidt, a fim de detectar a fenilcetonúria[10,14]. Cuba, em 1986, foi o primeiro país da América Latina a instituir um programa nacional para o rastreamento neonatal[10].

No Brasil, o Programa Nacional de Triagem Neonatal (PNTN) foi criado pela portaria publicada em 6 de junho de 2001 com os seguintes objetivos: permitir que 100% dos recém-nascidos em todo o território brasileiro sejam rastreados; estabelecer o rastreamento neonatal para o HC e a fenilcetonúria como o modelo mínimo a ser adotado em todos os Estados; ampliar as doenças a serem investigadas de acordo com a realidade de cada Estado; criar os Serviços de Referência em Triagem Neonatal, responsáveis em cada Estado pela coleta da amostra, pela realização dos exames de triagem e dos exames para confirmação diagnóstica e pelo acompanhamento e tratamento das crianças diagnosticadas[15]. A implantação do PNTN levou à melhora significativa da cobertura nas regiões com pior desempenho[15]. Atualmente a triagem neonatal para HC é realizada em todos os Estados brasileiros e no Distrito Federal[16].

O rastreamento neonatal do HC é realizado em papel de filtro, devendo-se obter as amostras entre 48 e 96 horas de vida com o intuito de se reduzir falsos-positivos relacionados ao aumento fisiológico da secreção do TSH nas primeiras horas de vida. No entanto, justifica-se a coleta em período inferior a 48 horas de vida nos casos de alta precoce ou de hemotransfusão. Nos prematuros e nos recém-nascidos gravemente doentes a amostra deve ser obtida por volta dos 7 dias de vida. Três diferentes métodos podem ser utilizados no rastreamento neonatal do HC:

■ Dosagem inicial do TSH, com avaliação também do T_4 total nos indivíduos com valores de TSH elevados: método utilizado na maior parte da Europa, no Japão, Canadá, México e nos Estados Unidos. Esse método não permite o diagnóstico da elevação tardia do TSH associada à hipotebegenemia, do hipotireoidismo secundário ou terciário e da hipotiroxinemia. A vantagem do método consiste na elevada sensibilidade dos ensaios para dosagem do TSH, capazes de discernir entre níveis de TSH normais e anormais. Os valores de corte do TSH a partir dos quais os recém-nascidos devem ser convocados variam entre os diversos programas[16]. Valores do TSH obtidos em recém-nascidos com mais de 48 horas de vida e inferiores a 10 mUI/L são considerados normais, ao passo que valores situados entre 10 e 20 mUI/L indicam a necessidade de segunda amostra obtida em calcanhar (com resultado normal na maior parte das vezes). Por outro lado, diante de valores do TSH superiores a 20 mUI/L o recém-nascido deverá ser convocado para avaliação clínica e para a avaliação da função tireoidiana no soro[16]. Na maior parte dos recém-nascidos com valores do TSH superiores a 20 mUI/L na triagem o diagnóstico de HC é confirmado na avaliação laboratorial sérica[16]. O valor de corte de TSH adotado no PNTN é de 10 mUI/L[16].

■ Dosagem inicial do T_4 total, com avaliação também do TSH nos indivíduos com valores de T_4 total reduzidos: o ponto de corte para a avaliação do TSH consiste nos valores do T_4 total inferiores ao percentil 10 em relação às amostras obtidas no mesmo dia; esse método permite o diagnóstico do HC primário nos recém-nascidos com T_4 total reduzido ou naqueles em que o T_4 total situa-se no limite inferior do normal e o TSH encontra-se elevado; permite também o reconhecimento dos pacientes com hipotebegenemia (cuja prevalência varia entre 1 em 5.000 e 1 em 10.000 recém-nascidos) e com HC secundário ou terciário (valores de T_4 total baixos ou no limite inferior do normal e valores de TSH normais); este método não permite o diagnóstico dos pacientes com T_4 total normal inicialmente e elevação tardia do TSH[9].

- Dosagem simultânea do TSH e do T_4 total: representa o método ideal para rastreamento neonatal do HC.

A acurácia do rastreamento depende da coleta correta da amostra e do manuseio do papel de filtro, devendo-se observar que: o sangue capilar deve preencher completamente e saturar a área circular delimitada, sendo aplicado em apenas um lado do papel de filtro; o sangue não deve ser depositado sobre áreas que já contêm sangue; a amostra deve ser secada em temperatura ambiente, mas não submetida ao calor excessivo; o papel não deve ser mantido sobre superfícies úmidas, nem contaminado por café, leite ou outras substâncias. Amostras insatisfatórias ou que contenham quantidade insuficiente de sangue não devem ser encaminhadas para avaliação laboratorial[9].

É importante destacar que, entre 2 e 6 semanas de idade, valores de TSH sérico entre 1,7 e 9,1 mU/L podem ser considerados normais[9]. Os resultados do rastreamento neonatal e da avaliação laboratorial confirmatória nem sempre permitem a confirmação ou a exclusão do HC com certeza. Nesses casos, as seguintes situações poderão estar presentes:

- Hipertirotropinemia (valores normais de T_4 total e elevados de TSH): decorre de alterações tireoidianas transitórias ou permanentes ou do retardo da maturação do eixo hipotalâmico-hipofisário-tireoidiano ou de mutações inativadoras do receptor do TSH. Pacientes portadores da síndrome de Down ou da síndrome de Williams-Beuren também podem cursar com hipertirotrofinemia[17]. Valores de TSH sérico superiores a 10 mU/L após a idade de 2 semanas são considerados anormais, indicando necessidade de tratamento com levo-tiroxina[9].
- Valores reduzidos de T_4 total e normais de TSH: esse padrão é observado em 3 a 5% dos recém-nascidos e acomete com maior frequência os prematuros (por causa da imaturidade hipotalâmica) e lactentes criticamente enfermos (síndrome da doença eutireoidiana). No entanto, pode estar associado também à hipotebegenemia, ao hipotireoidismo secundário ou terciário, à infusão de dopamina ou à administração de glicocorticoide em dose elevada. O tratamento com levo-tiroxina está indicado no hipotireoidismo secundário ou terciário[9].

- Valores reduzidos de T_4 total e elevação tardia do TSH[9]: essas características são encontradas em 1 em cada 100.000 recém-nascidos, estando presentes nos recém--nascidos de baixo peso e muito baixo peso ou nos recém-nascidos criticamente doentes. Nesses grupos de recém-nascidos, as alterações laboratoriais têm elevada incidência, ocorrendo em 1 em cada 250 recém-nascidos de muito baixo peso e 1 em cada 1.589 recém-nascidos de baixo peso, sendo comum também nos recém--nascidos cardiopatas em UTI. A elevação do TSH sérico ocorre durante as primeiras semanas de vida, atingindo valores característicos do hipotireoidismo primário. Não se sabe se as alterações decorrem de anomalia do *feedback* tireoide-hipófise-hipotálamo, de hipotireoidismo transitório ou de HC leve e permanente. Por outro lado, a inexistência de relatos a respeito do seguimento desses pacientes a longo prazo é responsável pela incerteza quanto ao seu prognóstico cognitivo e de desenvolvimento. Acredita-se que a maioria desses pacientes não apresente HC permanente.
- Elevação transitória do TSH[9]: a elevação transitória do TSH, caracterizada por valores normais do TSH e do T_4 total na avaliação laboratorial confirmatória, é rara nos Estados Unidos (1 em cada 50.000 recém-nascidos), mas comum nas áreas endêmicas para carência de iodo. É muito mais comum nos prematuros, mas também pode ser observada nos recém-nascidos de termo saudáveis. Pode ser causada por: exposição intrauterina a drogas antitireoidianas, anticorpos maternos antirreceptor do TSH, deficiência heterozigótica da THOX2, mutações inativadoras do TSH-R, deficiência endêmica de iodo e exposição perinatal excessiva a iodetos. A transferência transplacentária de anticorpos maternos antirreceptor do TSH é rara (1 caso em cada 180.000 recém-nascidos), devendo ser suspeitada diante de história materna de doença tireoidiana autoimune ou de irmão acometido anteriormente. O desaparecimento dos anticorpos do lactente leva de 3 a 6 meses. O tratamento inicial deve ser o mesmo estabelecido para o HC permanente. No recém-nascido com hipotireoidismo transitório causado pela passagem transplacentária de drogas antitireoidianas maternas a normalização laboratorial é rápida, sendo notada em 1 a 3 semanas.

Acredita-se que até 5% dos recém-nascidos com HC não sejam diagnosticados pelo rastreamento neonatal por erros ocorridos na manipulação da amostra, na quantificação hormonal, na análise dos dados, na comunicação dos resultados ou pela ausência de elevação do TSH (HC central ou elevação tardia do TSH)[17].

Exames laboratoriais confirmatórios

Assim que o rastreamento neonatal sugerir HC (redução do T_4 total e elevação do TSH), a doença deve ser confirmada pela dosagem sérica do TSH e do T_4 total ou livre. É fundamental que os resultados sejam comparados aos valores normais para a faixa etária. Haverá confirmação do HC quando os valores séricos do TSH e do T_4 total (ou T_4 livre) situarem-se respectivamente acima e abaixo dos valores referenciais para a idade (exceto para o HC central, em que o TSH sérico pode situar-se dentro dos valores referenciais). Entre os lactentes com HC confirmado, 90% apresentam TSH sérico superior a 50 mU/L e 75% apresentam T_4 total sérico inferior a 6,5 µg/dL[17]. Na investigação etiológica a determinação da tireoglobulina sérica auxilia na distinção entre a agenesia da tireoide e outras causas de HC.

Exames radiológicos

Sugere-se que após a confirmação laboratorial do HC sejam realizados exames de imagem para a sua caracterização etiológica[17]. O ultrassom é considerado um exame de primeira linha no reconhecimento da etiologia do HC. A ausência de tecido tireoidiano detectado pelo ultrassom na posição habitual da glândula, juntamente com T_4 e tireoglobulina séricas mensuráveis, sugerem a existência de algum tecido tireoidiano funcionante em posição ectópica[17]. A investigação radiológica pode ser complementada pela cintilografia com ^{99m}Tc ou ^{123}I ou ^{131}I. O ^{99m}Tc é o radioisótopo mais facilmente disponível e o de menor custo. Entre os radioisótopos de iodo, o ^{123}I expõe o organismo a uma dose de radiação ionizante muito menor do que o ^{131}I, devendo ser utilizado na dose de 25 µCi (essa dose representa a radiação equivalente à de 2 a 3 radiografias de tórax). A cintilografia pode demonstrar tecido tireoidiano em posição ectópica, enquanto a ausência de captação sugere hipoplasia ou aplasia da tireoide. Por outro lado, a falta de captação radioisotópica em tireoide com aspecto ecográfico normal é compatível com defeito do TSH-R, defeito do transporte de iodeto ou a presença de anticorpos maternos antirreceptor do TSH[9]. A reduzida sensibilidade do ultrassom em relação à cintilografia para a detecção de tireoide ectópica pode ser corrigida pelo ultrassom com Doppler colorido[9]. Independentemente da conduta adotada em relação à investigação radiológica, é importante destacar que esta não deve retardar o início do tratamento hormonal.

O teste com perclorato será positivo quando houver defeito da organificação, como nas mutações do gene da TG e na síndrome de Pendred e principalmente nas mutações do gene da TPO e do gene *THOX2*, nos quais o defeito da organificação é completo.

Abordagem do recém-nascido, tratamento e seguimento clínico

Os recém-nascidos que apresentarem valores de T_4 total baixos e de TSH elevados na triagem neonatal devem ser considerados portadores de HC, até que prova em contrário seja obtida. O manejo clínico desses recém-nascidos e lactentes envolve os seguintes passos[9]:

a. Avaliação pediátrica o mais rapidamente possível, recomendando-se, sempre que possível, a consulta com endocrinologista pediátrico com o intuito de se facilitar a avaliação diagnóstica e o estabelecimento do tratamento ideal. Cuidado deve ser tomado tanto na anamnese, que deverá considerar o uso de medicamentos durante a gestação e a história familiar de doença tireoidiana e de autoimunidade, quanto no exame físico minucioso.

b. A confirmação laboratorial deve ser realizada pela dosagem sérica de T_4 livre ou total e TSH. É fundamental que os resultados sejam comparados aos valores normais para a faixa etária.

c. Orientação dos pais a respeito de: etiologia do HC; ausência de correlação entre o estilo de vida dos pais durante a gestação e a doença do seu filho; benefícios da precocidade do diagnóstico e do tratamento adequado na prevenção de retardo mental; forma adequada de administração da levo-tiroxina, incluindo informações sobre substâncias (soja, ferro, cálcio e fibras) capazes de interferir na absorção do hormônio tireoidiano; importância da aderência ao plano de tratamento e de seguimento clínico.

d. Investigação diagnóstica opcional pela ultrassonografia e captação com ^{123}I ou [99m]Tc. Essa investigação não deve interferir no início do tratamento hormonal.

Tratamento

Em todos os recém-nascidos e lactentes com HC, o tratamento com levo-tiroxina deve levar ao eutireoidismo o mais rapidamente possível. O objetivo do tratamento consiste na normalização dos níveis séricos de T_4 em 2 semanas e do TSH em 1 mês, recomendando-se dose inicial de levo-tiroxina de 10 a 15 μg/kg/dia.[9] O comprimido de levo-tiroxina deve ser macerado e misturado no leite ou na água, e não deve ser administrado concomitantemente a soja, fibras ou ferro. Espera-se que após 2 semanas de tratamento o T_4 total e o T_4 livre séricos sejam superiores a 10 μg/dL e a 2 ng/dL, respectivamente[9]. A dose da levo-tiroxina deve ser ajustada de acordo com a resposta clínica e os níveis séricos de T_4 livre e de TSH. O objetivo do tratamento, especialmente durante o primeiro ano de vida, é manter o T_4 livre na metade superior dos valores referenciais e o TSH dentro dos valores de referência (e preferencialmente entre 0,5 e 2,0 mU/L).[9] A biodisponibilidade da levo-tiroxina é reduzida por alimentos (soja e fibras), por medicamentos (ferro, cálcio), pela síndrome de má-absorção ou por aumento da sua degradação (uso de anticonvulsivantes).

Seguimento clínico

O seguimento clínico adequado dos pacientes com HC exige, como em toda doença crônica, o comparecimento às consultas agendadas e a adesão dos pais ou responsáveis ao tratamento proposto. Esses pacientes devem ser acompanhados cuidadosamente em relação ao ritmo de crescimento, à evolução ponderal e ao desenvolvimento neurológico (devendo-se estar atento à presença de alterações cognitivas). É importante também a avaliação anual da idade óssea com o intuito de se detectar atrasos ou avanços significativos da maturação óssea decorrentes de reposição hormonal insuficiente ou excessiva, respectivamente. Do mesmo modo, devem ser pesquisados sinais ou sintomas de hipo ou hipertireoidismo. O hipertireoidismo pode levar à craniossinostose. Quanto à avaliação laboratorial, sugere-se avaliação do TSH e do T_4 livre séricos: 2 e 4 semanas após a introdução do tratamento; a cada 1 a 2 meses durante os primeiros 6 meses de vida; a cada 3 a 4 meses entre os 6 meses e os 3 anos de vida; e a cada 6 a 12 meses entre os 3 anos de vida e o final do crescimento[9]. A avaliação será mais frequente se houver dúvidas quanto à aderência ao tratamento ou quando forem detectados resultados anormais, e deverá ser realizada 4 semanas após qualquer reajuste na dose de levo-tiroxina.

O HC é considerado permanente quando a avaliação ultrassonográfica revelar ausência ou ectopia da tireoide, ou quando níveis de TSH superiores a 10 mU/L forem detectados após o primeiro ano de vida (por provável insuficiência do tratamento com levo-tiroxina)[9]. Por outro lado, a condição permanente ou transitória do HC deve ser avaliada a partir dos 3 anos de idade pela dosagem sérica do TSH e do T_4 total e livre após suspensão da levo-tiroxina por 30 dias. Valores séricos do TSH elevados e do T_4 reduzidos diagnosticam HC permanente (nesses casos o tratamento deverá ser reinstituído), enquanto valores normais são compatíveis com HC transitório (nesses casos deve-se suspender o tratamento e manter o paciente sob seguimento clínico)[9].

Complicações

As principais complicações do HC estão relacionadas a diagnóstico e tratamento tardios e à inadequação do tratamento por falta de aderência ou pela utilização de doses de levo-tiroxina inferiores às recomendadas. As complicações mais significativas incluem o comprometimento do desenvolvimento neurológico e do crescimento, que podem resultar em retardo mental e baixa estatura graves.

Prognóstico

Nos pacientes com HC tratados de forma correta, o desenvolvimento neurológico e cognitivo é normal, podendo, no entanto, haver pequenas diferenças em relação a indivíduos normais quanto à inteligência, rendimento escolar e testes neuropsicológicos, além de déficits visoespaciais, sensoriomotores e de memória seletiva[9]. O tratamento precoce (a partir de 2 semanas de vida) com doses adequadas de levo-tiroxina permite que a velocidade de crescimento e a altura final dos pacientes com HC sejam normais[17]. Por outro lado, nos casos de hipotireoidismo da gestante o tratamento precoce do recém-nascido com HC pode não ser capaz de evitar comprometimento cognitivo[9].

HIPOTIREOIDISMO ADQUIRIDO

A deficiência na produção ou na ação dos hormônios tireoidianos leva ao quadro de hipotireoidismo, que representa uma das endocrinopatias mais frequentes, afetando 2% das mulheres e 0,2% dos homens. A prevalência na infância é cerca de 0,15%, numa proporção de 2,8 meninas para 1 menino[18,19].

O hipotireoidismo adquirido também é bastante comum, acometendo 1 a cada 500 crianças em idade escolar, repercutindo principalmente no crescimento e no comportamento com diminuição da atividade física, o que não raramente melhora seu rendimento na escola[20]. Situações de hipotireoidismo adquirido geralmente apresentam início insidioso, o que retarda seu reconhecimento clínico[21]. As causas mais frequentes de hipotireoidismo adquirido primário (secreção deficiente dos hormônios tireoidianos por defeito na glândula tireoide), secundário (secreção deficiente de TSH por defeito hipofisário) e terciário (produção deficiente de TRH por defeito hipotalâmico) são apresentadas no Quadro 17.3.

Quadro 17.3 – Classificação etiológica do hipotireoidismo adquirido.

Classificação	Etiologia
Primário	Deficiência de iodo Alimentos bociogênicos Tireoidite autoimune (Hashimoto) Irradiação/radioterapia em pescoço Radioiodoterapia Drogas antitireoidianas
Secundário ou terciário	Tumores hipotálamo-hipofisários Neurocirurgia Radioterapia em SNC

Deficiência de iodo

A deficiência de iodo está presente em 84 países do mundo, sendo ainda um problema de grande impacto socioeconômico por afetar cerca de 30 milhões de pessoas, podendo determinar atraso do desenvolvimento e sequelas neurológicas. Quando as necessidades mínimas diárias de iodo não são atingidas podem surgir diversas anormalidades, principalmente atraso no desenvolvimento pôndero-estatural, além de alterações funcionais de produção dos hormônios tireoidianos, aumento da glândula tireoide determinando inicialmente um bócio difuso que pode assumir aspecto nodular se a deficiência se tornar crônica (bócio endêmico), cursando com uma secreção preferencial de T_3 e aumento da síntese e liberação do TSH. No Brasil, constituem áreas de risco os Estados do Maranhão, Tocantins, Mato Grosso do Sul, Amazonas, Rondônia e Acre. A dosagem quantitativa de iodo na urina permite avaliar o grau de carência iódica. A correção da deficiência de iodo é regulamentada por leis, sendo realizada por meio da adição do iodato de potássio ao sal de cozinha, numa proporção mínima de 10 mg de iodo por kg de sal e máxima de 60 mg/kg.[22]

Alimentos bociogênicos

Várias substâncias químicas que interferem na síntese dos hormônios tireoidianos são encontradas em produtos naturais comestíveis, como é o caso do tiocianato presente num tipo de mandioca (cassava) e dos flavanoides em sementes oleaginosas como o pinhão e o babaçu[22].

O consumo exagerado ou exclusivo de alimentos como repolho, brócolis, soja ou com conteúdo excessivo de iodeto já foram associados com o quadro de bócio com hipotireoidismo.

Hipotireoidismo iatrogênico

Pode ser decorrente da tireoidectomia total ou parcial, da terapêutica antitireoidiana com drogas, como o propiltiuracil e o metimazol, ou da irradiação da região do pescoço. O uso prolongado de medicamentos que contenham iodo como expectorantes ou do antiarrítmico amiodarona podem ocasionar causar hipotireoidismo. O carbonato de lítio utilizado no tratamento das psicoses bipolares também causa diversos distúrbios tireoidianos, incluindo o bócio e o hipotireoidismo.

Tireoidite autoimune (Hashimoto)

Corresponde à causa mais frequente de hipotireoidismo adquirido no mundo ocidental, inclusive na faixa etária pediátrica[18,20]. É mais comum no sexo feminino, principalmente a partir da adolescência, existindo um forte histórico familiar. Na tireoidite de Hashimoto formam-se clones autóctones de linfócitos timo-dependente direcionados contra a glândula tireoide, causando um infiltrado linfocítico no parênquima; os linfócitos B, tanto por interação com os linfócitos T, quanto por estímulos ligados à destruição celular, produzem autoanticorpos antitireoidianos como os anticorpos antitireoperoxidase e antitireoglobulina. Tal distúrbio autoimune parece acontecer num mesmo espectro com a doença de Graves e ambas podem coexistir numa mesma família, às vezes num mesmo indivíduo[20]. A apresentação clínica costuma iniciar-se pelo bócio com hipotireoidismo subclínico ou descompensado ou pela atrofia da tireoide. Os autoanticorpos antitireoidianos estão presentes em 95% dos casos. A coexistência de outras doenças autoimunes como diabete melito tipo 1, doença de Addison, vitiligo, alopecia areata deve ser pesquisada. Também é bastante frequente nas síndromes de Turner e de Down, na qual está indicada a triagem anual com TSH, a partir do segundo ano de vida.

Outras causas de hipotireoidismo adquirido

Doenças infiltrativas como a histiocitose de células de Langerhans, linfomas, a hemocromatose em decorrência da infiltração da tireoide pelo ferro, e a cistinose podem causar o hipotireoidismo primário. O hemangioma hepático por causar elevação da atividade da 5'deiodinase do tipo 3, responsável pela conversão do T_4 ao T_3 reverso e do T_3 ao T_2, pode causar diminuição das formas ativas dos hormônios tireoidianos circulantes levando ao hipotireoidismo adquirido. Qualquer doença da região hipotálamo-hipofisária pode diminuir os níveis do TSH circulante levando ao hipotireoidismo secundário e terciário.

Manifestações clínicas

As manifestações clínicas do hipotireoidismo adquirido podem ter um início muito insidioso, desde meses até 2 a 3 anos após a instalação do processo patogênico. A sintomatologia pode ser bastante diversificada, refletindo as múltiplas ações dos hormônios tireoidianos nos diferentes tecidos. O quadro mais avançado pode compreender sintomas como cansaço, astenia, sonolência, ganho de peso e os sinais físicos clássicos de bócio difuso, baixa estatura, palidez e face mixedematosa. A puberdade geralmente é atrasada, porém, existem casos em que a reatividade cruzada entre o TSH e as gonadotrofinas (LH e FSH) podem determinar um quadro de puberdade precoce incompleta, caracterizando a síndrome de Van Wyk-Grumbach (Quadro 17.4)[21].

Quadro 17.4 – Manifestações clínicas do hipotireoidismo adquirido.

Anamnese	Exame Físico
Sonolência, cansaço, astenia	Face mixedematosa
Constipação intestinal	Baixa estatura
Intolerância ao frio	Bócio
Ganho de peso	Pele seca, vitiligo
Desaceleração do crescimento	Obesidade
Atraso puberal	Palidez
Irregularidade menstrual	Hirsutismo
Presença de outras doenças autoimunes	Fraqueza muscular, hiporreflexia
História familiar de tireoidite autoimune	Epifisiólise femoral

Na tireoidite de Hashimoto, o bócio é uma das principais queixas. A glândula está difusamente aumentada de volume (duas a cinco vezes o normal) e geralmente não é nodular. A história natural da doença costuma seguir a sequência: 1) tireoidite tóxica, transitória e autolimitada; 2) bócio eutireoidiano; 3) hipotireoidismo com ou sem bócio. O paciente deverá ser reavaliado periodicamente, com especial atenção para o aparecimento de nódulos à ultrassonografia, e possivelmente uma punção biópsia para investigar tumor, uma vez que 10 a 25% dos nódulos podem ser carcinomas[18].

A forma mixedematosa grave do hipotireoidismo com hipotensão, insuficiência cardíaca, derrame pericárdico, hiponatremia, hipoventilação é uma complicação pouco usual, geralmente precipitada por algum processo infeccioso. Redução do nível de consciência e coma podem agravar o quadro[23].

Diagnóstico e exames complementares

A investigação inicial deverá incluir as dosagens de T_4 livre e TSH e idade óssea. O perfil T_4 livre baixo e TSH elevado, com atraso da maturação esquelética, confirmarão o diagnóstico do hipotireoidismo primário, enquanto TSH elevado associado a níveis normais de T_4 configuram o hipotireoidismo subclínico. A presença dos anticorpos antitireoperoxidase (anti-TPO) e antitireoglobulina (anti-TG) indicarão a etiologia autoimune, caso contrário, estará indicado o mapeamento e a captação com radioisótopos para pesquisa de alguma disgenesia da tireoide.

O perfil T_4 livre baixo com TSH normal ou baixo sugere a existência de uma causa hipofisária ou hipotalâmica. A realização do teste de estímulo do TRH esclarecerá o nível da lesão, uma vez que a resposta do TSH estará ausente se a causa for hipofisária e normal se a causa for hipotalâmica. A realização da ressonância magnética da região da sela túrcica deverá ser indicada para a pesquisa de tumores.

As dosagens do T_3 total ou livre geralmente não são úteis, uma vez que existe uma conversão periférica aumentada do T_4 ao T_3 compensatória, de modo que os níveis de T_3 costumam estar discretamente diminuídos em pacientes portadores de sinais e sintomas francos de hipotireoidismo. Níveis baixos de T_3 são mais frequentemente vistos em doenças graves não relacionadas à tireoide, assim como na utilização de certas drogas, principalmente em pacientes hospitalizados[23].

Tratamento-acompanhamento-prognóstico

O objetivo do tratamento do hipotireoidismo é a normalização dos níveis circulantes de T_4 e TSH. Recomenda-se a reposição hormonal com levo-tiroxina em dose única de 100 $\mu g/m^2/dia$, por apresentar meia-vida longa, de aproximadamente

7 dias[21,23]. A melhora da sintomatologia acontecerá dentro de 2 a 3 semanas, porém serão necessárias cerca de 6 semanas de tratamento em dose plena para que se atinja a normalização dos níveis do TSH[23]. Ao contrário de recém-nascidos portadores de hipotireoidismo congênito, nas crianças maiores a titulação das doses da levo--tiroxina pode ser feita com segurança até a normalização dos níveis de TSH.

Em crianças mixedematosas ou com sinais clínicos de hipotireoidismo de longa duração, a reposição será iniciada com um quarto da dose total e elevação gradativa, a cada 10 a 15 dias, por conta do risco de descompensação cardíaca.

O *catch-up* de crescimento será completo nos casos mais leves e moderados de hipotireoidismo, entretanto, nos casos mais graves e prolongados poderá haver comprometimento da estatura final.

Portadores de tireoidite autoimune deverão receber reposição hormonal se apresentarem bócio e TSH > 6 mUI/L ou TSH > 15 mUI/L isoladamente. O prognóstico da tireoidite autoimune é muito bom, a não ser pelas outras doenças autoimunes que possam acompanhá-la. A remissão espontânea é rara, sendo necessária a reposição hormonal ao longo da vida.

Visitas clínicas e exames da função tireoidiana deverão ser realizados a cada 4 a 6 meses, sendo que os níveis do TSH dosados pelos métodos ultrassensíveis representam o melhor marcador da eficácia terapêutica.

O estado de hipotireoidismo subclínico pode evoluir lentamente para a insuficiência tireoidiana, principalmente após a radioiodoterapia ou na presença dos anticorpos antitireoidianos, havendo indicação de reposição com levo-tiroxina quando o paciente mantiver níveis de TSH acima de 10 mUI/L, uma vez que ainda não existem evidências quanto aos benefícios da terapêutica na faixa entre 5 e 10 mUI/L. Os exames controles devem ser repetidos a cada 6 a 12 meses para documentar a evolução[23].

Níveis suprimidos de TSH associados ao T_4 no limite superior da normalidade, ou mesmo discretamente elevado, sugerem dose excessiva da levo-tiroxina, existindo evidências sugestivas de aumento do risco cardiovascular associado à superdosagem. Por outro lado, pacientes pouco aderentes à terapêutica que costumam utilizar o medicamento imediatamente antes dos controles laboratoriais apresentam níveis de T_4 normais ou elevados com TSH paradoxalmente aumentado[23].

HIPERTIREOIDISMO

Hipertireoidismo ou tireotoxicose é a síndrome clínica que resulta da exposição dos tecidos a altas concentrações circulantes de hormônio tireóideo. Diversas condições, como doença de Graves, doença de Hashimoto, tireotoxicose neonatal, doença de Plummer, resistência hipofisária aos HT, bócio multinodular tóxico, tireotoxicose factícia, síndrome de McCune-Albright e adenoma hipofisário produtor de tireotrofina (TSH), podem ter como manifestação clínica a tireotoxicose.

DOENÇA DE GRAVES

A doença de Graves (DG) caracteriza-se pela presença de bócio, exoftalmia e hipertireoidismo, sendo rara a dermopatia na faixa etária pediátrica[24].

Epidemiologia

É a forma mais comum de tireotoxicose em crianças e adolescentes, sendo responsável por 10 a 15% dos distúrbios da tireoide nessa faixa etária. Sua prevalência é baixa antes dos 5 anos, mas aumenta na puberdade, com um pico entre 11 e 15 anos. As meninas são 4 a 5 vezes mais acometidas do que os meninos[25].

Patogenia

A DG é uma doença autoimune que resulta da produção de autoanticorpos anti-TPO, anti-TG e anticorpos dirigidos contra o receptor de TSH, conhecidos como *Thyrotropin Receptor Antibody* (TRAb), que mimetizam os efeitos do TSH nas células foliculares da tireoide estimulando a produção excessiva de T_3 e T_4 e a hiperplasia da glândula[26]. Aproximadamente 60% dos pacientes apresentam antecedentes familiares para doença autoimune de tireoide e a taxa de concordância entre gêmeos dizigóticos e monozigóticos é de 5% e 30 a 50%, respectivamente, o que sugere a participação de fatores genéticos no controle dessa autoimunidade[24]. Alguns haplotipos do HLA (A1, B8, DR3) e o CTLA-4 (antígeno citotóxico de linfócito T_4) já foram implicados na susceptibilidade para a DG[25].

Considera-se que o processo de agressão autoimune exercido pelos anticorpos antitireoidianos bloqueadores e estimulantes aconteça num *continuum* que apresenta o hipotireoidismo e a tireoidite de Hashimoto num extremo e o hipertireoidismo e a DG no outro.

Existe associação da DG com outras doenças autoimunes como diabete melito tipo 1, doença de Addison, vitiligo e *miastenia gravis* e, além disso, a presença do infiltrado linfocitário na musculatura ocular de pacientes com oftalmopatia e no tecido subcutâneo de pacientes com dermopatia enfatiza o comprometimento sistêmico do processo imunológico[26].

Manifestações clínicas

O quadro clínico é geralmente insidioso e os sintomas podem ser sutis por vários meses. Hiperatividade, nervosismo, baixo rendimento na escola, perda de peso, palpitações, tremores, fadiga e fraqueza muscular proximal podem ser relatados. Outros achados clínicos são: taquicardia, tremor fino, aumento da pressão de pulso e pele quente. As manifestações oculares são pouco frequentes na infância e mais leves do que nos adultos e podem incluir retração palpebral, edema de conjuntiva e periorbitário, lacrimejamento, dor e diplopia. O bócio geralmente é pequeno, com aumento difuso, simétrico e elástico e está presente em 95% dos pacientes[24].

Diagnóstico

O perfil laboratorial característico do hipertireoidismo é a supressão do TSH concomitante à elevação do T_4 total, T_4 livre e do T_3, podendo haver alteração mais significativa dos níveis do T_3 do que do T_4. Anticorpos contra o receptor de TSH (TRAb) são encontrados em 95% dos pacientes não tratados, enquanto os anticorpos anti-TG e anti-TPO estão elevados em cerca de 80% das crianças, mas seus títulos séricos costumam ser inferiores àqueles observados na tireoidite de Hashimoto[24].

Tratamento

Ainda não existe consenso a respeito do melhor tratamento para a DG. As drogas antitireoidianas, a radioiodoterapia e a cirurgia oferecem vantagens e desvantagens, de maneira que fatores como a idade do paciente, as dimensões da tireoide e a possibilidade de se trabalhar com uma equipe de cirurgia de cabeça e pescoço experiente costumam influenciar a indicação da terapêutica. O objetivo do tratamento da DG consiste em restabelecer o estado de eutireoidismo. O uso de drogas beta-bloqueadoras melhora os sintomas relacionados à ativação do sistema nervoso autônomo simpático pela ação excessiva do hormônio tireoidiano, na dose de 2 a 3 mg/kg de peso dividida em 2 ou 3 vezes ao dia, ou 5 a 10 mg a cada 6 horas como dose inicial[20,27].

As drogas antitireoidianas (DAT), como o metimazol (MMZ) e o propiltiouracil (PTU), bloqueiam a incorporação do iodo oxidado à TG, o acoplamento de DIT e MIT, sendo que o PTU também inibe a conversão periférica do T_4 em T_3[24]. É importante lembrar que as DAT não têm efeito curativo, mas aliviam os sinais e sintomas decorrentes do hipertireoidismo até que a doença remita espontaneamente ou que tratamento definitivo tenha sido instituído[28]. Pacientes pediátricos são mais propensos à hepatotoxicidade associada ao uso do PTU[28]. Estima-se que a insuficiência hepática grave, que leva ao transplante hepático, seja observada em 1 em cada 2.000 crianças ou adolescentes tratados com PTU, ao passo que em adultos esse efeito adverso grave ocorre em 1 em cada 10.000 indivíduos[28]. O número de pacientes pediátricos com doença hepática reversível induzida pelo PTU é pelo menos 10 vezes superior ao número de pacientes pediátricos nos quais o uso do PTU resultou em doença hepática grave, requerendo transplante[28]. O PTU pode levar à hepatopatia de rápida instalação e progressão, de forma que a avaliação da função hepática e das enzimas hepáticas não são úteis na monitoração do risco de hepatotoxicidade em pacientes em tratamento com esse medicamento[28]. Com base no melhor conhecimento a respeito da hepatotoxicidade associada ao PTU, recomenda-se que esta droga não seja prescrita para o tratamento de crianças e adolescentes[28]. Nesses pacientes o MMZ representa o tratamento medicamentoso de eleição, devendo ser administrado por via oral, normalmente na dose de 0,2 a 0,5 mg/kg/dia (embora a dose possa variar entre 0,1 a 1,0 mg/kg/dia)[28]. Recomenda-se que o MMZ seja administrado em dose única diária[28]. O MMZ também pode causar efeitos adversos, menos graves que o PTU[28]. Os efeitos adversos associados ao MMZ incluem agranulocitose e reações alérgicas[28]. A agranulocitose é observada em 0,3% dos adultos, e sua ocorrência é dose-dependente, sendo rara em doses baixas[28]. Em 95% dos pacientes com agranulocitose, esta ocorreu dentro dos primeiros 100 dias de uso do MMZ[28]. A agranulocitose pode se manifestar através de febre, dor de garganta ou da sensação "de doença" pelo paciente[28]. Diante dessas manifestações o uso do MMZ deverá ser interrompido, o paciente deverá ser submetido à avaliação médica e o seu leucograma deverá ser avaliado[28]. Não se recomenda o uso concomitante de MMZ e de levotiroxina[28]. Não há recomendação bem definida quanto ao tempo de uso do MMZ. Desse modo, o tratamento definitivo do hipertireoidismo por meio do uso de tireoidectomia ou radioiodoterapia pode ser considerado nos casos em que a doença não remitiu após 1 a 2 anos de tratamento com MMZ, enquanto outros autores defendem a manutenção do MMZ por períodos mais prolongados, desde que o tratamento não esteja associado a efeitos adversos e não haja aumento progressivo da tireomegalia[28].

A tireoidectomia total representa tratamento definitivo para o hipertireoidismo e a DG, sendo especialmente indicada para bócios grandes (superiores a 80 gramas) ou pacientes com idade inferior a 5 anos, quando houver refratariedade ao tratamento medicamentoso. No momento da cirurgia os pacientes devem estar eutireoidianos pelo tratamento com iodo na forma de lugol ou solução saturada de iodeto de potássio, associado ao MMZ. O tratamento com iodo auxilia também na redução da vascularização da glândula. A tireoidectomia total tem taxa de mortalidade baixa (0,08%) quando realizada por equipe competente e experiente, e leva à cura definitiva em 80% dos casos. Suas principais complicações incluem a lesão das glândulas paratireoides e do nervo laringo-recorrente durante o ato cirúrgico e a hipocalcemia[28]. Essas complicações podem ser mais frequentes em crianças com idade inferior a 6 anos, e são menos frequentes quando a cirurgia é realizada por cirurgião experiente (ou seja, o cirurgião que realiza ao menos 30 tireoidectomias ao ano)[28]. Evidentemente, após a tireoidectomia total o paciente necessitará de tratamento de manutenção com levotiroxina.

Outra opção de tratamento definitivo do hipertireoidismo e da DG é a radioio-doterapia, forma segura e econômica de tratar o hipertireoidismo na infância e adolescência. O objetivo da radioiodoterapia com [131]I é promover ablação da tireoide[28]. Para isso, o ^{131}I deve ser administrado em dose adequada, calculada a partir do peso da glândula e da sua capacidade em captar iodo. Normalmente o [131]I é administrado na dose de 150 a 200 µCi/grama de tecido tireoideano[27,29]. O tratamento com ^{131}I induzirá hipotireoidismo em 95% dos pacientes[28]. O hipotireoidismo é diagnosticado normalmente 2 a 3 meses após a radioiodoterapia[28]. Raramente, pacientes podem apresentar hipertireoidismo grave (*tempestade tireoideana*) após a administração do ^{131}I, o que pode estar relacionado à progressão de hipertireoidismo prévio não controlado[28]. Para se prevenir essa complicação, crianças com T_4 total superior a 20 µg/dL ou T_4 livre superior a 5 ng/dL devem ser tratadas com MMZ para que esses valores sejam normalizados, antes de serem submetidas à radioiodoterapia[28]. A radioiodoterapia com [131]I não aumenta o risco de doenças congênitas na prole de pacientes previamente tratadas[28]. A dose ablativa de [131]I não parece aumentar o risco futuro de carcinogênese tireoideana[28]. Embora o risco de carcinogênese tireoidiana após exposição à irradiação externa seja maior em indivíduos com idade inferior a 5 anos, não se sabe ainda se a radioiodoterapia com ^{131}I deve ser evitada em pacientes muito novos[28]. O uso de dose ablativa de ^{131}I, capaz de eliminar todo o tecido tireoidiano funcionante, representa a estratégia mais eficiente para reduzir o risco futuro de carcinogênese tireoidiana[28]. Por outro lado, a preocupação com a carcinogênese em outros órgãos sugere que a radioiodoterapia com ^{131}I seja evitada em pacientes com idade inferior a 5 anos e que doses superiores a 10 mCi sejam evitadas em pacientes com menos de 10 anos de idade[28].

DOENÇA DE GRAVES NEONATAL

É uma condição rara que acomete um recém-nascido a cada 70 gestações complicadas por DG. O hipertireoidismo resulta da passagem transplacentária de anticorpo estimulante de TSH (TSA) da gestante com DG ativa para o feto durante a segunda metade da gestação, quando a tireoide do feto encontra-se totalmente responsiva ao TSH. A tireotoxicose fetal leva à taquicardia (>160 bpm), craniossinostose, bossa frontal, retardo mental, RCIU e parto prematuro, com taxa de mortalidade de 16%. A gestante com altos níveis de TSA deve ser tratada com PTU 150 a 300 mg/dia até que os batimentos cardíacos fetais estejam < 160 bpm, devendo-se então reduzir rapidamente essa dose para evitar bócio e hipotireoidismo fetal.

A forma transitória é a mais comum, com sintomas leves e duração de 2 a 3 meses, ocorrendo remissão espontânea. A forma persistente compreende a forma mais grave, na qual o RN apresenta sinais e sintomas como bócio, taquicardia ou arritmia, exoftalmia, diarreia, perda de peso, hipertensão, tremores e avanço da idade óssea. O tratamento deve ser feito com MMZ com ou sem reposição de iodo, devendo-se usar beta-bloqueadores se necessário. O tratamento medicamentoso deverá ser suspenso assim que se obtiver o controle do hipertireoidismo, sugerindo-se o controle laboratorial por meses ou mesmo anos. O MMZ passa através do leite materno, portanto mães que recebem essa medicação devem ser advertidas quanto ao risco da inibição da tireoide do RN[24,27].

HIPERTIREOIDISMO INDUZIDO PELO IODO

Ingestão excessiva de iodo pode causar hipertireoidismo por aumento da síntese de T_4 e T_3 em pacientes com deficiência crônica de iodo ou em pacientes com nódulo de tireoide autônomo ou DG. A intoxicação pode ocorrer após administração de contraste radiográfico ou uso de amiodarona. O tratamento consiste na descontinuidade da administração do iodo[24].

INGESTÃO DE HORMÔNIOS TIREOIDIANOS

Sinais e sintomas de tireotoxicose ocorrem com frequência variada. Predominam sintomas como taquicardia, febre, irritabilidade, vômito e diarreia, presentes a partir de 12 a 48 horas após a ingestão, podendo persistir por até 10 dias. Nem sempre os sintomas se correlacionam aos níveis do T_4 livre. O tratamento consiste na lavagem gástrica quando da ingestão aguda e no uso de beta-bloqueadores se houver sinais de hipertireoidismo[24].

SÍNDROME DE McCUNE ALBRIGHT

É caracterizada por uma tríade: displasia fibrosa poliostótica, puberdade precoce independente de gonadotrofinas e manchas café-com-leite. Outras endocrinopatias associadas são hipertireoidismo, acromegalia, síndrome de Cushing e hiperparatireoidismo. Clinicamente há aumento difuso da tireoide e os pacientes podem desenvolver bócio multinodular. Laboratorialmente há elevação dos hormônios tireoidianos, supressão do TSH e ausência do TRAb. De acordo com cada caso, o tratamento pode ser realizado por meio de DAT, radioiodoterapia ou cirurgia.

SÍNDROME DE RESISTÊNCIA AOS HT

A resistência generalizada aos HT (RGHT) é um distúrbio autossômico dominante decorrente da mutação no gene β do receptor dos HT, no cromossomo

3. Acredita-se que a resistência hipofisária aos HT represente em uma forma de RGHT, na qual a sensibilidade aos HT é menor na hipófise do que nos tecidos periféricos. A maior parte dos pacientes não necessita de tratamento, podendo ser utilizado, quando necessário, o 3,5,3'-triiodoacético (TRIAC) que apresenta alta afinidade pelo TR β1.

ADENOMAS PRODUTORES DE TSH

Causa rara de hipertireoidismo em crianças, os adenomas podem secretar excessivamente prolactina, hormônio de crescimento e a subunidade α do TSH. O atraso no seu diagnóstico faz com que atinjam grandes proporções. Laboratorialmente, destacam-se a elevação plasmática dos HT e a ausência de supressão do TSH, cujos valores plasmáticos são normais ou pouco aumentados. Na maior parte das vezes, esses adenomas não são completamente ressecados, sendo necessária a radioterapia.

DOENÇA DE PLUMMER (ADENOMA TÓXICO)

É causada geralmente por adenoma funcionante único, tendo como origem mais frequente as mutações ativadoras no receptor do TSH. Com o crescimento progressivo do adenoma, ocorre produção autônoma de hormônio tireoidiano, o que suprime progressivamente o restante da glândula. Raramente acontece antes dos 20 anos de idade[25].

BÓCIO MULTINODULAR TÓXICO

Apesar de raro no grupo pediátrico, é mais frequentemente encontrado em associação com a síndrome de McCune Albright e no sexo feminino. As manifestações cardiovasculares geralmente sugerem a presença do hipertireoidismo. A tireoidectomia total ou subtotal tem sido o tratamento de escolha para crianças e adolescentes.

CONCLUSÃO

Os distúrbios da tireoide podem afetar a criança desde o período neonatal até o final da adolescência, podendo interferir drasticamente no desenvolvimento neuromotor, no crescimento, na puberdade e no bem-estar geral. A compreensão da fisiologia dos hormônios tireoidianos, bem como a correta interpretação dos testes laboratoriais nas diversas faixas etárias, são de fundamental importância para a instituição da terapêutica adequada, capaz de evitar graves sequelas futuras.

REFERÊNCIAS BIBLIOGRÁFICAS

1. DeGroot LJ. Thyroid physiology and hypothyroidism. In: Besser GM, Thorner MO eds. Clinical Endocrinology. 2nd ed. Wolfe. London: UK; 1994. p15.2-15.16.
2. Repiso AMM, Coleon, AH, Pellizas CG. Biossíntese, transporte e mecanismo de ação dos hormônios tireóideos. In: Carvalho MB. Tratado de tireoide e paratireoide. Rio de Janeiro: Editora Rubio, 2007. p.39-59.
3. Knobel M, Medeiros Neto, G.A. Embriologia da glândula tireóide. In: Setian N. Endocrinologia Pediátrica: aspectos físicos e metabólicos do RN ao adolescente. 2ª ed. São Paulo: Savier; 2002. p.253-254.
4. Larsen PR, Davies TF, Schlumberger MJ, Hay ID. Thyroid physiology and diagnostic evaluation of patients with thyroid disorders. In: Larsen PR, Kronenberg HM, Melmed S, Polonsky KS, editors. *Williams' textbook of endocrinology*. 10th ed. Philadelphia: W.B. Saunders; 2003.p.331-73.
5. Vaisman M, Rosenthal D, Carvalho DP. Enzimas envolvidas na organificação tireoidiana de Iodo. Arq Bras Endocrinol Metab. 2004; 48(1):9-15.
6. Barra GB, Velasco LFR, Pessanha RP, Campos AM, Moura FN, Dias SMG, et al. Mecanismo Molecular de Ação do Hormônio Tireoidiano. Arq Bras Endocrinol Metab. 2004; 48(1):25-39.
7. Arnim AVSA, Farris R, Roberts JS, Yanay O, Brogan TV, Zimmerman JJ. Common endocrine issues in the pediatric intensive care unit. Crit Care Clin. 2013;29(2):335-8.
8. Park SM, Chatterjee VKK. Genetics of congenital hypothyroidism. J Med Genet. 2005;42(5):379-89.
9. American Academy of Pediatrics, Rose SR; Section on Endocrinology and Committee on Genetics, American Thyroid Association, Brown RS; Public Health Committee, Lawson Wilkins Pediatric Endocrine Society, Foley T, Kaplowitz PB, Kaye CI, Sundararajan S, Varma SK. Update of newborn screening and therapy for congenital hypothyroidism. Pediatrics. 2006;117(6):2290-303.
10. Borrajo GJC. Newborn screening in Latin America at the beginning of the 21st century. J Inherit Metab Dis. 2007;30(4):466-81.
11. Djemli A, Vliet GV, Delvin EE. Congenital hypothyroidism: from Paracelsus to molecular diagnosis. Clin Biochem. 2006;39(5):511-8.
12. Menezes-Filho HC, Marui S, Manna TD, Brust ES, Radonsky V, Kuperman H, Dichtchekenian V, Setian N, Damiani D. Novel mutation in MCT8 gene in a Brazilian boy with thyroid hormone resistance and severe neurologic abnormalities. Arq Bras Endocrinol Metabol. 2011;55(1):60-6.
13. Vliet GV. Thyroid disorders in infancy. In: Lifshitz F. Pediatric Endocrinology. 4th ed. New York: Marcel Dekker; 2003. p. 347-58.
14. Giusti MMCG. A iniciativa pioneira da APAE em São Paulo. In: Medeiros-Neto G. Hipotireoidismo congênito no Brasil: "Como era, como estamos, para onde vamos". São Paulo: Instituto da tiroide; 2004. p.31-3.
15. Carvalho TM. Programa Nacional de Triagem Neonatal: um novo enfoque como programa de saúde pública. In: Medeiros-Neto G. Hipotireoidismo congênito no Brasil: "Como era, como estamos, para onde vamos". São Paulo: Instituto da tiroide; 2004. p.15-21.
16. Nascimento ML. Current situation of neonatal screening for congenital hypothyroidism: criticisms and perspectives. Arq Bras Endocrinol Metab. 2011;55(8):528-33.
17. Grüters A, Krude H. Update on the management of congenital hypothyroidism. Horm Res. 2007; 68(suppl 5):107-11.
18. Setian N. Hypothyroidism in children: diagnosis and treatment. J Pediatr (Rio J) 2007; 83:S209-16.
19. Huang AS. Hypothyroidism. In: Lifshitz F. Pediatric endocrinology. 5th ed. New York: Informa Healthcare; 2007. p 405-13
20. Styne DM. Pediatric Endocrinology. Philadelphia: Lippincott Williams & Wilkins; 2004. Cap 6, p.83-109: Disorders of thyroid gland (Core Handbooks Series in Pediatrics).
21. Raine JE, Donaldson MDC, Gregory JW, Savage MO, Hintz RL. Practical endocrinology and diabetes in children. 2ª ed. Blackwell Publishing; 2006. Chapter 6. p.91-108: Thyroid disorders.

22. Knobel M, Medeiros-Neto G. Moléstias associadas à carência crônica de iodo. Arq Bras Endocrinol Metab. 2004;48(1):53-61.

23. Franklyn JA. Hypothyroidism. Medicine 2005; 33(11):27-9.

24. Zimmerman D, Lteif A.N. Thyrotoxicosis in children. Endocrinol Metab Clin N Am. 1998;27(1);109-126.

25. Monte O, Scalissi N M, et al. Classificação e Fisiopatologia das Tireotoxicoses. In: Carvalho MB. Tratado de Tireoide e Paratireoide. Rio de Janeiro: Editora Rubio; 2007. p123-9.

26. McIver B, Morris JC. The pathogenesis of Graves disease. Endocrinol Metab Clin N Am. 1998; 27(1);73-89.

27. Setian N. Hipertireoidismo. In: Endocrinologia Pediátrica: aspectos físicos e metabólicos do RN ao adolescente. 2ª ed. São Paulo: Savier; 2002. Parte VI, p.289-298.

28. Rivkees SA. Pediatric Graves' disease: controversies in management. Horm Res Paediatr. 2010; 74(5):305-11.

29. Sandrini R, França SN, Lacerda L, Graf H. Tratamento do hipertireoidismo na infância e adolescência. Arq Bras Endocrinol Metab. 2001;45(1);32-6.

30. Cooper DS. The side effects of antithyroid drugs. Endocrinologist. 1999; 9(6):457-67.

31. Sandrini R, França SN, Lacerda L, Graf H. Tratamento do hipertireoidismo na infância e adolescência. Arq Bras Endocrinol Metab. 2001;45(1);32-6.

Seção VII

Tópicos especiais

Tumores do sistema nervoso central com repercussão endócrina

18

Hilton Kuperman
Glaucimar Martins Michetti Baságlia
Claudilene Battistin
Ana Cristina Rolim Fraga Moreira

Após ler este capítulo, você estará apto a:

1. Reconhecer os sinais e os sintomas dos tumores das regiões selar e parasselar.
2. Solicitar os exames subsidiários (laboratoriais e de imagem) adequados para estabelecer o diagnóstico diferencial dos tumores das regiões selar e parasselar.
3. Reconhecer situações de urgência/emergência e iniciar as medidas terapêuticas convenientes.
4. Aplicar as diversas modalidades de tratamento, bem como o seguimento clínico adequado para cada caso.

INTRODUÇÃO

De particular interesse para o endocrinologista, a região hipotálamo-hipofisária, coordenadora de grande parte das funções endócrinas, pode ser alvo de tumores que, independentemente de serem benignos ou malignos do ponto de vista histológico, comprometem os sistemas de regulação, podendo resultar em excesso ou falta de produção de hormônios ou de fatores de liberação, com interferência clínica mais ou menos acentuada.

O hipotálamo localiza-se na base do cérebro, mais especificamente no diencéfalo, acima da sela túrcica e da hipófise (Figura 18.1); compreende o túber cinéreo, o infundíbulo, o quiasma óptico, os corpos mamilares e a neuro-hipófise. A hipófise, por sua vez, localiza-se no interior da sela túrcica, no osso esfenoide na base do crânio, sendo conectada ao hipotálamo pela haste hipofisária. No ser humano, ela é dividida em dois lobos, o lobo anterior (ou adeno-hipófise) e o lobo posterior (ou neuro-hipófise) e a pars intermedia[1].

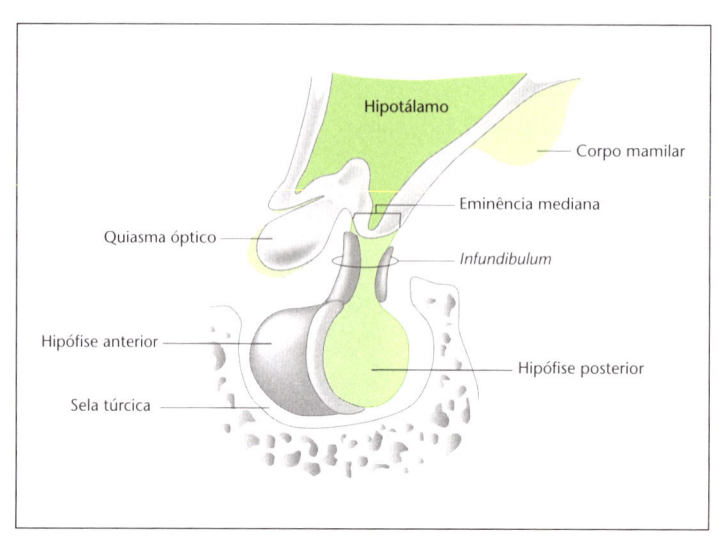

Figura 18.1 Anatomia da região hipotálamo-hipofisária.

O sistema nervoso central (SNC), a hipófise e os respectivos órgãos-alvo (gônadas, adrenais, mamas, tireoide etc.) agem em conjunto, integrando os diversos processos que ocorrem em diferentes níveis do eixo hipotálamo-hipofisário[2]. O eixo hipotálamo-hipofisário funciona proporcionando a regulação da temperatura corporal e a disponibilidade de substratos energéticos e estruturais, gera padrões funcionais ou comportamentais que adaptam o organismo a eventuais situações de estresse, bem como controla eventos relacionados à reprodução e à perpetuação da espécie[3].

A hipófise, a sela túrcica e a região perisselar podem ser acometidas por uma série de lesões como tumores benignos e malignos e uma ampla variedade de lesões não neoplásicas[3]. O diagnóstico diferencial de lesões selares envolve numerosos distúrbios, abrangendo desde adenomas hipofisários, lesões inflamatórias e vasculares, até mesmo uma série de tumores não hipofisários, muitos deles extremamente raros[4]. As lesões selares e perisselares podem provocar síndromes clínicas associadas ao aumento ou à diminuição da secreção de diversos hormônios hipofisários, efeitos neuroanatômicos relacionados ao local onde se situam ou, ainda, podem estar relacionadas a manifestações ou doenças de característica sistêmica, como as neoplasias, as infecções ou as doenças inflamatórias[4].

TUMORES HIPOFISÁRIOS (ADENOMAS HIPOFISÁRIOS)

Dados históricos

Entre as estruturas envolvidas no controle do sistema endócrino, a glându-la pineal foi considerada pelo filósofo francês Descartes, no século XVII, como o "centro da alma"[3]. Segundo Schreiber (1963), na Grécia antiga já se acreditava que a haste hipofisária teria a função de transportar produtos do *spiritus vitalis* do san-gue para o *spiritus animalis*, no cérebro. Claude Bernard, em 1849, vinculou lesão hipotalâmica a distúrbios endócrinos como poliúria e glicosúria. A associação de tumores hipofisários com anomalias endocrinológicas já era conhecida desde o século IX[2].

Epidemiologia

Os tumores hipofisários são as neoplasias intracranianas mais comumente en-contradas em adultos[4] e são raros em crianças, com apenas 3,5 a 8,5% dos casos diagnosticados antes dos 20 anos de idade. Entre todos os adenomas descritos na literatura médica, apenas 2 a 10% ocorrem em crianças e adolescentes[2,5-8]. Esses tumores correspondem a menos de 6% de todos os tumores intracranianos em ado-lescentes[8]. Uma característica desses tumores nessa faixa etária é que a grande maio-ria deles são secretores de hormônios hipofisários, enquanto nos adultos os tumores não funcionantes são bem mais frequentes[5-7].

Classificação

Os tumores pituitários são classificados quanto ao tamanho em microadeno-mas, quando forem menores que 10 mm e estiverem restritos à sela túrcica[2]. Por sua vez, os tumores grandes (> 10 mm) são chamados de macroadenomas e podem ser totalmente intrasselares embora, em geral, apresentem componente extrasselar[2]. Eles podem se estender inferiormente para dentro do seio esfenoidal, porém insi-nuam-se com mais frequência superiormente no espaço suprasselar, comprimindo o aparato óptico, ou lateralmente, em direção ao seio cavernoso[2].

Manifestações clínicas

O comportamento biológico, as opções, as complicações e os resultados te-rapêuticos dos adenomas hipofisários na faixa etária pediátrica ainda são pouco conhecidos[5]. A literatura é controversa no que diz respeito à invasibilidade e agres-sividade dos tumores hipofisários em crianças jovens, e alguns autores têm descrito os tumores infantis como bem mais agressivos, mais invasivos, maiores e com envolvimento frequente das estruturas adjacentes parasselar e/ou suprasselar quando comparados aos dos adultos[5,6].

Pacientes com tumores pituitários apresentam uma variedade de sinais e sintomas que podem ser divididos em três categorias:

- Os causados pela produção excessiva de hormônios, como os sinais e sintomas de hipercortisolismo em paciente portador de adenoma produtor de hormônio adrenocorticotrófico (ACTH) ou sinais de acromegalia em paciente portador de adenoma produtor de hormônio do crescimento (GH)[2].
- Os decorrentes do efeito mecânico expansivo do tumor dentro da sela túrcica. Esses sintomas incluem cefaleia, distúrbios visuais e paralisia dos nervos cranianos[2].
- Os decorrentes do prejuízo da função hipofisária normal; um exemplo é a deficiência hipofisária parcial ou pan-hipopituitarismo[2], frequente em pacientes com macroadenomas[2].

Em séries pediátricas, observa-se que predominam os tumores funcionantes (95,2%) e macroadenomas[8]. Entre os tumores funcionantes, os prolactinomas respondem por 33,3 a 47,6%, a doença de Cushing por 26,1 a 38,1% e os tumores secretores de GH correspondem a aproximadamente 20%[8]. A apresentação clínica mais comum nesses pacientes incluiu deficiências hormonais e distúrbios visuais[8,9].

O Quadro 18.1 apresenta com mais detalhes as manifestações clínicas, o diagnóstico e o tratamento de cada um dos adenomas hipofisários.

Quadro 18.1 – Adenomas hipofisários[4]

Tumor	Secreção hormonal	Epidemiologia	Manifestação clínica	Diagnóstico	Tratamento
Prolactinoma	Prolactina	40 a 45% dos tumores hipofisários em adultos Raros em crianças 4,5♀: 1♂ Microprolactinomas mais comuns em ♀ Macroprolactinomas mais comuns em ♂	Sintomas de compressão e hipopituitarismo nos macroprolactinomas ♀ amenorreia e galactorreia ♂ ginecomastia e galactorreia ♂ ↓ libido, infertilidade	PRL > 200 ng/mL/ campo visual RM hipófise--hipotálamo PRL 20 a 200 ng/mL pode ser decorrente de compressão da haste hipofisária por outros tumores não produtores de PRL	Cirurgia transesfenoidal ou transcraniana Agonista dopaminérgico (bromocriptina, cabergolina ou pergolide)

(continua)

Quadro 18.1 – Adenomas hipofisários[4] (*continuação*)

Tumor	Secreção hormonal	Epidemiologia	Manifestação clínica	Diagnóstico	Tratamento
Adenomas secretores de GH	GH prolactina	20% dos tumores hipofisários em adultos Pico de incidência: 4ª a 5ª década Adultos – acromegalia Crianças – gigantismo	Acromegalia: crescimento das extremidades, edema dos tecidos moles, alta morbidade (DM, HAS, complicações CV e pulmonar), sintomas de compressão/ hipopituitarismo, hiper-hidrose, artralgia, cefaleia e alterações visuais Gigantismo: crescimento linear excessivo	↑ GH e IGF-1 basais, não supressão do GH após sobrecarga de glicose, campo visual/RM hipófise	Cirurgia transesfenoidal/ transcraniana Agonista dopaminérgico (bromocriptina/ cabergolina) Análogos da somatosmatina de longa duração (octreotide-LAR e o lanreotide-SR), radioterapia
Adenomas secretores de corticotrofina	ACTH	10 a 12% dos tumores hipofisários em adultos 8♀:1♂ Raros em crianças Maioria microadenomas	Síndrome de Cushing: hipercortisolismo, fraqueza, astenia, obesidade centrípeta, HAS, miopatia proximal, estrias, hisurtismo, irregularidade menstrual, mudança de humor, hiperglicemia, osteoporose, aumento da gordura supracla- vicular e dorsocervical	ACTH e cortisol séricos Cortisol urinário de 24 h Teste de supressão – 1 mg dexametasona Ritmo de cortisol/ teste com CRH RM hipófise- -hipotálamo Cateterismo do seio petroso	Adenomectomia transesfenoidal, hemi-hipofisectomia, radioterapia/ radiocirurgia, adrenalectomia bilateral, cetoconazol
Adenomas secretores de gonadotrofinas	LH FSH (subunidades alfa e beta)	10 a 15% dos tumores hipofisários em adultos 5 a 10% são não funcionantes, maioria são macroadenomas	Sintomas compressivos (alterações visuais e cefaleia), hipopituitarismo ♂ secreção de LH – hiperestimulação ovariana secreção de LH – ↑ testosterona e ↑ libido	LH/FSH Subunidade alfa Subunidade beta Campo visual/ RM hipófise	Adenomectomia transesfenoidal, radioterapia e agonista dopaminérgico
Adenomas secretores de tireotrofina	TSH GH	1% dos tumores hipofisários em adultos 1,7 :1♂ Maioria são macroadenomas muito grandes	Bócio, leves sintomas de hipertireoidismo, sem sinal de doença de Graves, sinais de compressão/ hipopituitarismo	TSH normal, mas inapropriado para os hormônios tireoidianos circulantes Teste de estímulo com TRH sem ↑ TSH Campo visual/ RM hipófise	Adenomectomia transesfenoidal, iodoterapia, drogas anti- tireoidianas/ octreotide e radioterapia

(continua)

Quadro 18.1 – Adenomas hipofisários[4] (*continuação*)

Tumor	Secreção hormonal	Epidemiologia	Manifestação clínica	Diagnóstico	Tratamento
Adenomas não funcionantes	Ausente		Sinais de compressão/ hipopituitarismo	Dosar hormônios hipofisários e suas subunidades para descartar tumores secretores Campo visual/ RM hipófise	Adenomectomia transesfenoidal e radioterapia

ACTH: hormônio adrenocorticotrófico; CRH: fator liberador de ACTH; CV: cardiovasculares; DM: diabete melito; FSH: hormônio folículo estimulante; GH: hormônio do crescimento; HAS: hipertensão arterial sistêmica; LH: hormônio luteinizante; RM: ressonância magnética; TRH: hormônio liberador da tireotrofina; TSH: hormônio tireoestimulante.
A segurança e a eficácia de algumas drogas, como lanreotide, octreotide, cabergolina e bromocriptina, ainda não estão estabelecidas em crianças[12-16].

Diagnóstico e exames complementares

A avaliação diagnóstica deve se basear no quadro clínico apresentado pelo paciente. Como um ou mais setores endócrinos podem estar acometidos, muitas vezes necessita-se de uma avaliação hormonal completa que pode incluir dosagem sérica de GH, IGF-1, TSH, T3, T4, T4 livre, cortisol, prolactina, LH, FSH, de testosterona (meninos), de estradiol e progesterona (meninas) e de ACTH (quando da suspeita de hipercortisolismo)[5]. No entanto, a clínica deve ser a grande orientadora dos exames a serem solicitados com o objetivo de elucidar o que está ocorrendo com aquele paciente em particular.

Exames de neuroimagem são obrigatórios para o diagnóstico dos tumores da região selar e suprasselar[5]. A radiografia simples da região selar pode apresentar alterações nos macroadenomas, como sela túrcica alargada (Figura 18.2), calcificações e erosão selar; no entanto, a ausência dessas alterações não descarta a possibilidade de presença de tumor[5]. A tomografia computadorizada (TC) da região hipotálamo-hipofisária pode ser útil na identificação da massa selar e da sua relação com as estruturas vizinhas e também para avaliar a presença de calcificações tumorais presentes em outros tumores da região, como o craniofaringioma[5]. A ausência de imagem tumoral na tomografia não exclui tumor da região selar[5]. Nas últimas duas décadas, a ressonância magnética nuclear (RMN) tem sido o exame de imagem de escolha no diagnóstico dos adenomas hipofisários (Figuras 18.2 e 18.3)[5].

Complicações

Ainda não está claro por que ocorre hemorragia nos adenomas hipofisários, e a apoplexia tumoral não é um evento raro em crianças e adolescentes[5]. A apoplexia tipicamente ocorre em macroadenomas secretores ou não funcionantes[5]. Alguns

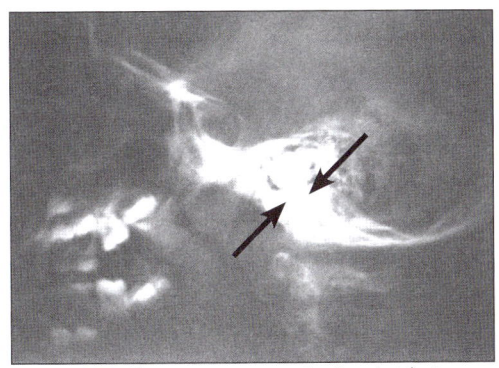

Figura 18.2 Alargamento e erosão da sela túrcica por macroadenoma hipofisário observado na radiografia simples de crânio em perfil.

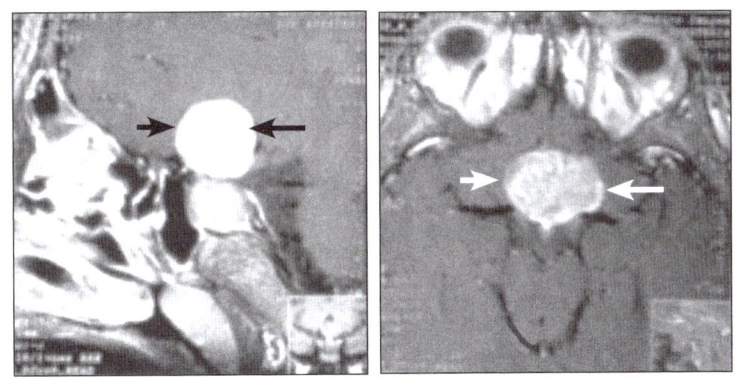

Figura 18.3 Macroadenoma hipofisário secretor de hormônio de crescimento e prolactina em menina com clínica de gigantismo visto na ressonância magnética.

fatores aumentam o risco de apoplexia tumoral como a radioterapia e o uso de bromocriptina e cabergolida[5].

TUMORES NÃO HIPOFISÁRIOS DAS REGIÕES SELAR, PERISSELAR E SUPRASSELAR

Localização

Os tumores não hipofisários são os que acometem a região da sela túrcica, adjacência e outras regiões do cérebro. Podem ser suprasselares, localizados tanto na região supra como infratentorial, conforme Figura 18.4.

Epidemiologia

Entre as neoplasias sólidas da infância, os tumores suprasselares e parasselares são as formas mais comumente encontradas. Sua incidência é de 4,3:100.000

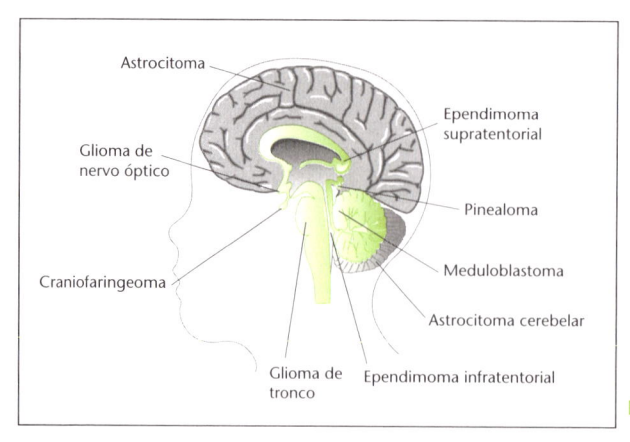

Figura 18.4 Tumores suprasselares[10].

pessoas/ano, sendo discretamente maior nas meninas (4,5:100.000) que nos meninos (4:100.000). A incidência é maior nos mais jovens (0 a 4 anos), ocorrendo em 5:100.000, enquanto nas faixas etárias de 10 a 14 anos e de 14 a 19 anos ocorre em 3,9:100.000[6].

Classificação

Os tumores não hipofisários da região selar, parasselar e suprasselar podem ser classificados em:

1. Gliomas: é o tipo mais comum de tumor suprasselar correspondendo a 56% dos tumores supra e parasselares em pacientes abaixo de 14 anos, e 45% entre os de 15 a 19 anos de idade. Origina-se de células gliais, que são o tecido de sustentação do cérebro[1]. Há vários tipos de gliomas, classificados por sua localização e por tipo de células[1]:

a. Astrocitomas: são tumores gliais derivados de células do tecido conjuntivo (astrócitos)[1]. Essas células são encontradas em praticamente todo o cérebro ou cordão espinal. Constituem a forma mais comum de tumor com localização nos hemisférios cerebrais na infância[1]. Podem apresentar alto ou baixo grau de malignidade[1]. Os astrocitomas também podem ser classificados pela apresentação de sintomas e de sinais, bem como pelo tratamento e prognóstico, características dependentes da localização do tumor[1]. A mais comum dessas localizações é no cerebelo (astrocitoma cerebelar)[1]. Geralmente, ocorrem sintomas de aumento de pressão intracraniana (PIC), como cefaleia e vômitos[1]; também podem surgir problemas de marcha e coordenação, assim como visão dupla[1].

b. Gliomas de tronco: a maioria dos tumores de tronco não pode ser removida cirurgicamente em razão da localização remota e de funções complexas que essa área controla[1]. Acometem quase exclusivamente crianças. O paciente atingido não tem aumento da PIC, mas pode ter problemas de visão dupla, problemas para movimentar a face ou um lado do corpo ou dificuldade de marcha e coordenação[1] (Figura 18.5).

c. Ependimomas: são também tumores gliais que se desenvolvem na linha dos ventrículos ou na coluna espinal[1]. Correspondem a 10% de todos os tumores da infância[18] e são o terceiro tipo mais frequente de tumores de SNC (depois dos astrocitomas e dos meduloblastomas), com pico de incidência desde o nascimento até os 4 anos de idade. O local mais comum onde são encontrados em crianças é próximo ao cerebelo[1]. O tumor bloqueia com frequência o fluxo do liquor, causando aumento da PIC[1]. Ocorre mais comumente em crianças menores de 10 anos[1]. Os ependimomas podem ter crescimento lento quando comparado a outros tumores e podem recidivar após o fim do tratamento, sendo mais invasivos e apresentando maior resistência ao tratamento[1]. A radioterapia pode ser aplicada como adjuvante ao tratamento, sobretudo nas crianças mais velhas[11].

d. Gliomas de nervo óptico: são encontrados no ou próximo aos nervos ópticos[1]. São frequentes em pacientes com neurofibromatose[1]. Geralmente, há perda de visão, assim como interferência na produção hormonal[1]. São difíceis de tratar pelo fato de estarem circundados por estruturas cerebrais sensíveis e passíveis de lesão se forem manipuladas ou irradiadas[1]. De forma geral, os gliomas podem apresentar, além das alterações neurológicas, manifestações endócrinas como alterações na estatura com perda na velocidade de crescimento (aproximadamente 60% dos pacientes) e obesidade (aproximadamente 30% dos pacientes). Outra manifestação descrita é o diabete insípido, que pode ocorrer em até 20% dos pacientes ao diagnóstico[12].

2. Tumor neuroectodérmico primitivo (PNET): pode ocorrer em qualquer lugar do cérebro da criança, embora o local mais comum seja a parte posterior, próximo

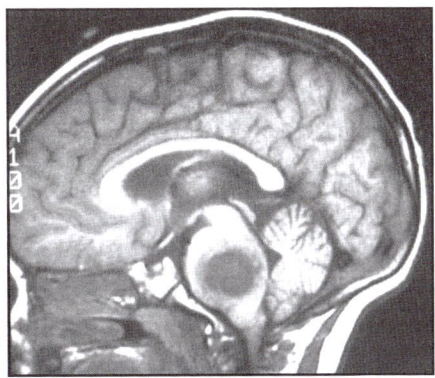

Figura 18.5 Ressonância magnética nuclear mostrando massa expansiva na ponte glioma pontino.

ao cerebelo[1], onde são chamados de meduloblastomas[1]. Os sintomas dependem da localização do tumor, mas tipicamente os pacientes apresentam PIC aumentada. Esses tumores têm crescimento rápido e, com frequência, são malignos, com disseminação pelo cérebro ou corda espinal[1].

a. Meduloblastomas: é um dos tipos de PNET encontrado próximo à linha média do cerebelo[1]. Corresponde a 20% dos tumores do SNC na infância, com pico de incidência entre 4 e 7 anos de idade. Esse tumor cresce de forma rápida e normalmente bloqueia a drenagem do liquor, levando a sintomas de aumento da PIC[1]. O meduloblastoma pode metastatizar para outras áreas do SNC, especialmente o cordão espinal[1]. A combinação de cirurgia, irradiação e quimioterapia é geralmente necessária para controlar tais tumores, o que pode levar a alterações endócrinas tardias[1] (Figura 18.6).

3. Craniofaringioma: são tumores benignos que ocorrem na base do crânio, próximo aos nervos ópticos e centros hormonais[1]. São derivados da bolsa de Rathke e, na população pediátrica, destaca-se o componente cístico (ou adamantinoso) do tumor[9]. A maioria dos pacientes desenvolve esses tumores antes dos 20 anos[1]; corresponde a cerca de 3% dos tumores do SNC nessa faixa etária. Os sintomas incluem cefaleia e alterações visuais[1]. Distúrbios hormonais são comuns, incluindo baixa estatura, obesidade e alterações puberais. Sintomas de aumento da PIC também são vistos[1]. Embora esses tumores sejam benignos, são difíceis de remover em razão das estruturas sensíveis ao seu redor[1,6].

4. Germinomas e tumores da região pineal: muitos tumores diferentes podem originar-se próximos à glândula pineal, que é, entre outras funções, responsável pelos ciclos de sono e despertar[1]. Gliomas e tumores de células germinativas são comuns nessa região (principalmente no sexo masculino), embora os germinomas também

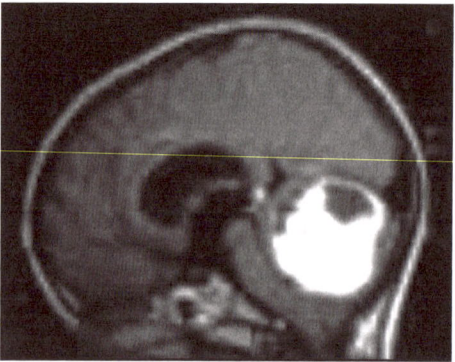

Figura 18.6 Ressonância magnética nuclear de meduloblastoma de fossa posterior.

possam ser suprasselares (principalmente no sexo feminino), assim como blasto-mas pineais[1]. Os germinomas são mais comuns em adolescentes com pico de inci-dência entre 10 e 12 anos de idade e constituem de 3 a 8% dos tumores cerebrais pediátricos[1,13]. Ciscos pineais benignos são também vistos nesse local, o que torna difícil o diagnóstico diferencial entre benignidade e malignidade[1]. A realização de biópsia ou remoção do tumor são frequentemente necessárias para diferenciar os tipos tumorais[1]. Os sintomas mais comuns são cefaleia decorrente de aumento da PIC[1,13] e aqueles decorrentes da compressão do quiasma óptico, como hemianopsia bitemporal[6].

A manifestação endócrina mais comum dos gliomas é o diabete insípido, que pode apresentar-se antes das manifestações neurológicas. Portanto, recomenda-se a realização de exame de imagem em caso de manifestação clínica de diabete insí-pido (polidipsia/polinúria), principalmente em crianças maiores e adolescentes[12].

Etiologia

A maioria dos tumores cerebrais pode ter por etiologia alguma anormalidade de genes envolvidos na regulação do ciclo celular, o que causa um crescimento ce-lular incontrolável[11]. Essas anormalidades são causadas por alterações diretamente nos genes ou por rearranjos cromossômicos que mudam a função do gene. Porém, a frequência das alterações genéticas responsáveis pela gênese desses tumores não ultrapassa 4%[13].

As síndromes genéticas com maior predisposição a tumores cerebrais são a neurofibromatose tipo 1 e tipo 2, a síndrome de Von-Hippel-Lindau, a síndrome de Li-Fraumeni e o retinoblastoma[6]. Há relatos de algumas crianças da mesma família com tumores cerebrais, mas sem nenhuma ligação com síndromes genéticas[10].

Crianças que receberam terapia por irradiação na cabeça como parte de trata-mento anterior para tumores malignos têm também risco aumentado para novos tumores cerebrais[10].

Sinais e sintomas

Os sinais e sintomas são decorrentes da localização do tumor, conforme pode ser observado no Quadro 18.2.

Diagnóstico

Além de uma história médica completa e exame físico da criança (com ênfase na avaliação neurológica: reflexo, força muscular, movimentos de olhos e boca, co-

Quadro 18.2 – Sinais e sintomas e sua relação com a localização tumoral[17,22]

Localização	Sintomas
Geral (↑ pressão intracraniana)	Cefaleia, vômitos (geralmente matutinos), distúrbios de comportamento, irritabilidade, tontura e depressão
Fronte do cérebro	Convulsões, distúrbios visuais, fala arrastada, paralisia ou fraqueza da hemiface ou do hemicorpo, aumento da pressão intracraniana, tontura e/ou confusão mental e mudança de personalidade
Cerebelo	Aumento da pressão intracraniana, vômitos (geralmente, matutino, sem náusea), cefaleia, movimentos não coordenados de músculos, problemas no andar (ataxia)

ordenação, grau de vigília), os procedimentos diagnósticos para um tumor cerebral devem incluir:

- Exames laboratoriais: os exames solicitados devem incluir dosagens hormonais sempre que houver suspeita de comprometimento hipotálamo-hipofisário. A avaliação hormonal completa inclui dosagem sérica de GH, IGF-1, TSH, T3, T4, T4 livre, cortisol, prolactina, LH e FSH, testosterona (para meninos), estradiol e progesterona (para meninas) e ACTH (quando da suspeita de hipercortisolismo)[6]. Na suspeita de diabete insípido ou outros distúrbios eletrolíticos, a dosagem de eletrólitos séricos e urinários faz-se necessária[10,14].
- Exames de imagem: a TC e especialmente a RMN são os recursos diagnósticos essenciais na localização e extensão do tumor[2].

TRATAMENTO

O tratamento dos tumores hipofisários e não hipofisários da região selar, parasselar e suprasselar deve ser individualizado e ter como objetivos:

1. Controle clínico e bioquímico dos sinais de excesso de secreção hormonal[2].
2. Preservação da função pituitária normal, quando possível[2].
3. Reversão ou tratamento do prejuízo da função hipofisária[2].
4. Controle do crescimento tumoral e do seu efeito de compressão mecânica das estruturas vizinhas[2].
5. Controle oncológico do tumor.
6. Manutenção da vida.

O sucesso do tratamento, tanto nos micro como nos macroadenomas, depende do tipo, do tamanho, da extensão e da invasibilidade tumoral, além, é claro, da experiência da equipe multiprofissional[2].

De maneira geral, o tratamento pode ser feito por meio de cirurgia, radioterapia e quimioterapia[2].

Tratamento cirúrgico

Tumores hipofisários

Em uma primeira abordagem, a adenomectomia por via transesfenoidal é bastante efetiva, com baixa morbidade e mortalidade tanto em adultos como em crianças[2,5,8]. A função hipofisária normal, muitas vezes, é preservada, e pode ocorrer recuperação após a cirurgia[2,8]. A despeito do tamanho exacerbado de alguns tumores, a abordagem transesfenoidal é preferida pela maioria dos neurocirurgiões, mas uma craniotomia subsequente pode ser necessária em alguns pacientes com resíduos tumorais suprasselares que não "desceram" durante a abordagem transesfenoidal[2,5]. As complicações são mais frequentes nas cirurgias transcranianas do que nas transesfenoidais[8]. A completa remoção do tumor pode ser atingida em alguns pacientes, mas não em todos, e a invasão do seio cavernoso está geralmente associada com a remoção incompleta do tumor[2]. Nas primeiras 24 horas, os pacientes devem permanecer em unidades de terapia intensiva e, não ocorrendo complicações agudas, podem ser transferidos para outra unidade de internação hospitalar[5].

A recorrência dos adenomas hipofisários após aparente ressecção completa do tumor pode ocorrer em 10 a 25% dos pacientes, usualmente nos primeiros 4 anos[2]. Entretanto, a recorrêcia e o crescimento tumoral têm sido observados após longos períodos de seguimento. Por esse motivo, devem-se fazer testes hormonais periódicos e recomenda-se a repetição dos exames de imagem anualmente[2]. A primeira RMN não deve ser feita antes de 3 meses, para que ocorra a cicatrização da ferida cirúrgica e a remoção dos fragmentos cirúrgicos[2]. As complicações em cirurgia transesfenoidal são raras em mãos de cirurgiões experientes e dependem do tamanho e da localização do tumor[2]. Pode ocorrer diabete insípido em 5 a 15% dos pacientes com tumores, que em geral é transitório. Mais raramente observa-se a ocorrência de infecção e vazamento do fluido cerebroespinal[2].

O pan-hipopituitarismo encontrado na maioria dos pacientes já na abertura do quadro clínico é com frequência reversível, e a recuperação da função hipofisária pode ser documentada imediatamente após a cirurgia, em especial em pacientes com apoplexia (sangramento) tumoral[2].

Tumores não hipofisários das regiões selar, parasselar e suprasselar

De modo geral, a cirurgia é o primeiro passo no tratamento de tumores cerebrais[15]. O objetivo é remover o máximo de tecido possível, mantendo a função neurológica[15]. A biópsia é feita também para diagnosticar o tipo celular[15]. Esse procedimento é feito comumente se o tumor está em uma área com estruturas sensíveis ao redor e que podem ser agredidas durante a remoção[15].

Radioterapia

A radioterapia é recomendada como uma opção terapêutica mas, com os avanços das técnicas microcirúrgicas, raramente é indicada como terapia primária nos tumores hipofisários[2]. Além disso, a irradiação da hipófise pode estar associada a um alto índice de efeitos adversos, com resultados questionáveis no controle dos adenomas hipofisários[2].

Para os tumores não hipofisários da região selar, parasselar e suprasselar, a radioterapia faz parte do tratamento com doses variadas, chegando a doses elevadas de até 54 Gy nos meduloblastomas[15].

Tratamento clínico

Tratamentos medicamentosos podem ser utilizados nos tumores hipofisários e não hipofisários da região selar, parasselar e suprasselar[2,15]. Geralmente, são bem tolerados, mas requerem muitos anos de terapia[2]. A escolha da terapêutica medicamentosa depende dos diferentes hormônios secretados e do nível específico da ação da droga ao longo do eixo hipotálamo-hipofisário[2]. As terapias específicas serão discutidas individualmente para cada tipo de tumor. Para os tumores hipofisários, o tratamento está discutido na Tabela 10.1[2]. Para os tumores não hipofisários, o tratamento inclui: quimioterapia (são utilizadas drogas como etoposide e cisplatina), irradiação (a irradiação pode iniciar com dose baixa, podendo chegar a doses elevadas de 54 Gy, como no caso de meduloblastoma), esteroides (para tratar e prevenir edema cerebral), medicação anticonvulsivante, transplante de medula óssea, tratamento de apoio (para os efeitos colaterais do tumor ou seu tratamento) e reabilitação (para a reaquisição de força e habilidades musculares perdidas – fisioterapeutas, fonoaudiólogos e terapeutas ocupacionais podem fazer parte da equipe)[15].

EFEITOS TARDIOS DECORRENTES DO TRATAMENTO

Os efeitos podem ocorrer devido à localização do tumor e ao tratamento, especialmente em razão da radioterapia[16]. Decorre que esse tratamento pode levar a efeitos secundários endócrinos, como se verá a seguir.

A taxa de sobrevivência após 5 anos é de aproximadamente 65%. Sobreviventes de tumores cerebrais na infância têm um alto risco de efeitos tardios médicos, neurocognitivos e psicossociais[16,17]. Os efeitos endócrinos podem chegar a 20 a 50% entre os sobreviventes. Esses efeitos podem levar a impacto negativo no crescimento, na composição corpórea, na fertilidade, entre outros[16,17].

Os efeitos tardios endócrinos podem seguir-se à irradiação craniana, levando à deficiência de um ou mais hormônios da adeno-hipófise[24,25]. Isso depende da dose total de irradiação[17]. As crianças mais jovens são mais sensíveis à radioterapia que as mais velhas e os adultos[17]. As principais alterações endócrinas estão listadas a seguir.

Deficiência de hormônio de crescimento

Essas alterações estão ligadas à dose de irradiação e, de modo menos frequente, à quimioterapia, podendo ocorrer até 1 ano após a radioterapia[18]. Geralmente, doses menores que 50 Gy levam a deficiência isolada de GH, porém doses maiores que 60 Gy podem levar a deficiências múltiplas, como deficiência de gonadotrofinas, ACTH e TSH. O diabete insípido é pouco comum[19]. A deficiência de GH é diagnosticada com testes de estimulação hormonal – teste de tolerância à insulina, clonidina, glucagon, arginina, entre outros[19]. Outra forma menos prática é feita por meio da secreção espontânea de GH durante 12 ou 24 horas, que pode detectar alterações antes que se modifiquem as provas de estímulo farmacológico[20].

Alteração na secreção de gonadotrofinas

Doses menores que 50 Gy podem levar à puberdade precoce, por liberação de influências corticais no hipotálamo, acarretando um aumento na frequência e na amplitude da liberação do GnRH[21]. Doses maiores que 50 Gy podem levar à puberdade atrasada, cuja manifestação inicial pode ser subclínica, chegando à deficiência gonadotrófica, com manifestações clínicas até 18 anos depois[10,22].

Deficiência de hormônio adenocorticotrófico

Essa deficiência pode ocorrer em até 20% dos pacientes que foram submetidos à irradiação craniana e pode ocorrer após mais de 10 anos dessa exposição[22]. Testes de avaliação hormonal incluem o teste de tolerância à insulina (ITT), o teste do glucagon e o teste de ACTH em baixa dose[22].

Deficiência de hormônio tireoestimulante

Da mesma forma que os outros eixos, esta deficiência também é dependente da dose e do tempo de irradiação; porém é o eixo menos vulnerável à radioterapia. De 71 crianças estudadas por um período de 12 anos, 6% apresentaram hipotireoidismo central[23].

Outras deficiências

Insuficiência gonadal primária

Essa alteração está associada à quimioterapia, especialmente pela associação de agentes alquilantes como a procarbazina, cisplatina e vimblastina[24]. A radioterapia na região espinal pode acarretar também dano gonadal. Nas mulheres, ocorre perda da produção dos hormônios esteroides e da função germinativa[24]. Nos homens, ocorre especialmente perda da função germinativa, com infertilidade[24].

Alterações da tireoide

A tireoide é o órgão mais sensível à irradiação em crianças. A radioterapia pode ocasionar nódulos tireoidianos, hipo ou hipertireoidismo. O hipotireoidismo pode ocorrer em 20 a 60% dos sobreviventes, dependendo do tipo de tratamento e seguimento clínico. Nódulos tireoidianos podem ocorrer em 14 a 40% dos pacientes, entre 5 e 10 anos após o tratamento. Os tumores mais comuns são os carcinomas papilíferos, mas podem ocorrer carcinomas foliculares da tireoide[10,23].

Obesidade e risco cardiovascular

A irradiação é um fator que aumenta o índice de massa corpórea até 10 anos após a terapia em doses maiores que 50 Gy, causando dano hipotalâmico[25]. Esse dano pode estar associado a lesão no núcleo ventromedial, que normalmente integra informação periférica dos hormônios leptina, ghrelina e insulina. Essa informação é traduzida em regulação do balanço de energia[13,25]. Distúrbios desse núcleo levam à ingestão calórica excessiva e à diminuição de gasto energético, acarretando ganho ponderal incontrolável[13,25]. Outros fatores ligados são o uso de glicocorticoides e a deficiência de GH secundária à irradiação[15].

Esses pacientes tendem a apresentar aumento do risco de obesidade, aumento da pressão arterial sistólica, aumento da relação cintura-quadril e alterações no perfil lipídico e glicêmico, levando a um quadro de síndrome metabólica com aumento do risco cardiovascular[26].

TRATAMENTO DOS EFEITOS TARDIOS

O tratamento vai envolver o uso de GH nos casos de deficiência desse hormônio, de agonistas do LHRH em casos de puberdade precoce, de esteroides sexuais nas insuficiências gonadais, de corticosteroides e de hormônio tireoidiano nos casos de deficiência hormonal específica.

CONSIDERAÇÕES FINAIS

Com o aumento de sobreviventes de tumores hipofisários e não hipofisários da região selar, parasselar e suprasselar, que estão atingindo a vida adulta, torna-se essencial o conhecimento de efeitos tardios decorrentes do tratamento, especialmente os efeitos endócrinos. Essas alterações endócrinas podem causar impacto na qualidade de vida, na morbidade e na mortalidade. Torna-se importante fazer o acompanhamento desses pacientes durante toda a vida para que sua condição clínica e de bem-estar seja a melhor possível.

REFERÊNCIAS BIBLIOGRÁFICAS

1. Valença MM, Elias LLK, Elias PCL, Picanço-Diniz DLW, Castro M, Martins C, et al. Anatomia e fisiologia do hipotálamo e da glândula pituitária. In: Cukiert A, Liberman B. Neuroendocrinologia clínica e cirúrgica. São Paulo: Lemos Editorial; 2002. p.21-80.
2. Huayllas MKP. Adenomas hipofisários clinicamente não funcionantes e secreção de subunidade alfa. In: Cukiert A, Liberman B. Neuroendocrinologia clínica e cirúrgica. São Paulo: Lemos Editorial; 2002. p.367-70.
3. Czepielewiski MA, Rollin GAFS, Casagrande A, Ferreira MP, Ferreira NP. Tumores não hipofisários da região selar. Arq Bras Endocrinol Metab. 2005;49(5):674-90.
4. Arafah BM, Nasrallah MP. Pituitary tuors: pathophysiology, clinical manifestations and management. Endocr-Relate Cancer. 2001;8(4):287-305.
5. Melmed S. Mechanisms for pituitary tumorigenesis: the plastic pituitary. J Clin Invest. 2003;112(11):1603-18.
6. Delman BN. Imaging of pediatric pituitary abnormalities. Endocrinol Metab Clin North Am. 2009;38(4):673-98.
7. Preston-Martin S. Epidemiology of primary CNS neoplasms. Neurol Clin. 1996;14(2):273-90.
8. Knoepfelmarcher M, Gomes MC, Melo ME, Mendonça BB. Pituitary apoplexy during therapy with cabergoline in an adolescentmale with prolactin secreting macroadenoma. Pituitary. 2004;7(2):83-7.
9. Mehrazin M. Pituitary tumors in children: clinical analisis of 21 cases. Childs Nerv Syst 2007;23(4):391-8.
10. Levy AS. Brain Tumors in children: Evaluation and management. Curr Probe Pediatr Adolesc Health Care. 2005;35(6):230-45.3.
11. Karajannis M, Allen JC, Newcomb EW. Treatment of pediatric brain tumors. J Cell Physiol. 2008;217(3):584-9.
12. Aslan IR, Cheung CC. Early and late endocrine effects in pediatric central nervous system. J Pediatr Rehabil Med. 2014;7:281-94.
13. Schwartz MW, Woods SC, Porte D Jr, Seeley RJ, Baskin DG. Central nervous system control of food intake. Nature. 2000;404(6778):661-71.
14. Duffner PK. Diagnosis of brain tumors in children. Expert Rev Neurother. 2007;7(7):875-85.
15. Tataranni PA, Larson DE, Snitker S, Young JB, Flatt JP, Ravussin E. Effects of glucocorticoids on cnergy metabolism and food intake in humans. Am J Physiol. 1996;271(2Pt1):E317–E325.
16. Gleeson HK, Shalet SM. The impact of cancer therapy on the endocrine system in survivors of childhood brain tumours. Endocr-Relate Cancer. 2004;11(4):589-602.

17. Duffner PK, Cohen ME, Voorhess ML, MacGillivray MH, Brecher ML, Panahon A, et al. Long-term effects of cranial irradiation on endocrine function in children with brain tumors. A prospective study. Cancer. 1985;56(9):2189-93.
18. Clayton PE, Shalet SM. Dose dependency of time of onset of radiation-induced growth hormone deficiency. J Pediatr. 1991;118(2):226-8.
19. Albertsson-Wikland K, Lannering B, Marky I, Mellander L, Wannholt U. A longitudinal study on growth and spontaneous growth hormone (GH) secretion in children with irradiated brain tumors. Acta Paediatr Scand. 1987;76(6):966-73.
20. Bercu BB, Diamond Jr FB. Growth hormone neurosecretory dysfunction. J Clin Endocrinol Metab. 1986;15(3):537-90.
21. Roth C, Lakomek M, Schmidberger H, Jarry H. Cranial irradiation induces premature activation of the gonadotropinreleasing-hormone. Klin Padiatr. 2001;213(4):239-43.
22. Constine LS, Woolf PD, Cann D, Mick G, McCormick K, Raubertas RF, et al. Hypothalamic–pituitary dysfunction after radiation for brain tumors. N Engl J Med. 1993;328(7):87-94.
23. Schmiegelow M, Feldt-Rasmussen U, Rasmussen AK, Poulsen HS, Muller J. A population-based study of thyroid function after radiotherapy and chemotherapy for a childhood brain tumor. J Clin Endocrinol Metab. 2003;88(7):136-40.
24. Livesey EA, Brook CG. Gonadal dysfunction after treatment of intracranial tumours. Arch Dis Child. 1988;63(5):495-500.
25. Lustig RH, Post SR, Srivannaboon K, Rose SR, Danish RK, Burghen GA, et al. Risk factors for the development of obesity in children surviving brain tumors. J Clin Endocrinol Metab. 2003;88(6):611-6.
26. Heikens J, Ubbink MC, van der Pal HP, Bakker PJ, Fliers E, Smilde TJ, et al. Long term survivors of childhood brain cancer have an increased risk for cardiovascular disease. Cancer 2000;88(9):2116-21
27. Vilar L, Navis NA. Tumores hipofisários – uma visão clínica geral. In: Vilar L, Castellar E, Moura E, Leal E, Machado AC, Teixeira L, et al. Endocrinologia clínica. 2ª ed. Recife; 2001. p.3-10.
28. Pandey P, Ojha BK, Mahapatra AK. Pediatric pituitary adenoma: a serie of 42 patients. J Clin Neurosci. 2005;12(2):124-7.
29. Cabergolina. Drugdex®Evaluation, March 2010. Disponível em: http://www.thomson.com/hcs/librarian.
30. Octreotide. Drugdex®Evaluation, March 2010. Disponível em: http://www.thomson.com/hcs/librarian.
31. Bromopride. Drugdex®Evaluation, March 2010. Disponível em: http://www.thomson.com/hcs/librarian.
32. Lanreotide. Drugdex®Evaluation, March 2010. Disponível em: http://www.thomson.com/hcs/librarian.
33. Mueller S, Chang S. Pediatric brain tumors: current tratment strategies and future therapeutic approaches. Neurotherapeutics. 2006;6(3):570-86.
34. Echevarría ME, Fangusaro J, Goldman S. Pediatric central nervous system germ cells tumors: a review. Oncologist. 2008;13(6):690-9.
35. Cabergolina. Drugdex®DrugPoint. Thomson Reuters. Disponível em: http://www.thomson.com/hcs/librarian. 2010.

Metabolismo de cálcio e raquitismos 19

Hamilton Cabral de Menezes Filho
Ana Cristina Rolim Fraga Moreira

Após ler este capítulo, você estará apto a:

1. Entender a fisiologia e a fisiopatologia do metabolismo mineral e do raquitismo.
2. Identificar pacientes pediátricos sob risco de distúrbios da mineralização e de raquitismo.
3. Desenvolver estratégia para a investigação e o tratamento dos distúrbios da mineralização e do raquitismo de diversas etiologias.

INTRODUÇÃO E DEFINIÇÃO

A homeostasia dos íons minerais cálcio, magnésio e fosfato tem como objetivos principais a manutenção de concentrações adequadas desses íons nos ambientes intra e extracelular e a disponibilização dos minerais em quantidades que assegurem a formação e a mineralização do tecido ósseo. A homeostasia mineral depende do trato gastrointestinal, responsável pela absorção dos minerais provenientes da dieta, dos rins, que atuam na excreção dos minerais, e do esqueleto, que representa a maior reserva corporal desses minerais[1]. Os principais hormônios responsáveis pela homeostase mineral são o hormônio da paratireoide (PTH) e a forma ativa da vitamina D, a 1,25(OH)$_2$ vitamina D. Nos anos recentes, tem sido reconhecido o importante papel do fator de crescimento dos fibroblastos-23 (proteína FGF-23), capaz de atuar como hormônio e de regular tanto a excreção renal do fosfato quanto a ativação da vitamina D.

Os principais tipos celulares do tecido ósseo são os osteoblastos, os osteoclastos e os osteócitos. Os osteoblastos são formados a partir de células progenitoras mesenquimatosas, estão localizados na superfície óssea e são responsáveis pela formação do tecido ósseo. Os osteoclastos têm origem a partir das células precursoras dos fagócitos mononucleares, localizam-se na superfície óssea e são responsáveis pela reabsorção do tecido ósseo. Os osteócitos representam o estágio final de diferenciação dos osteoblastos, localizam-se no interior da matriz óssea e respondem pela sua manutenção e pelo controle da formação e da reabsorção do tecido ósseo. De acordo com a intensidade das tensões mecânicas que atuam sobre o osso, os osteócitos, a partir de comunicações que mantêm com a superfície óssea, irão estimular os osteoclastos a reabsorver o tecido ósseo e os osteoblastos a introduzir um tecido ósseo renovado e com melhor qualidade.

Segundo a sua estrutura, os ossos são classificados em osso cortical (ou compacto) e osso trabecular (ou esponjoso). A calcificação do osso cortical é de 80 a 90%, enquanto apenas 15 a 25% do osso trabecular é calcificado. O osso cortical exerce funções mecânica e protetora, enquanto o osso trabecular, por estar em íntimo contato com a medula óssea e com a sua vascularização, desempenha atividade metabólica. A formação do tecido ósseo depende da síntese e da mineralização da matriz orgânica, que é constituída por fibras de colágeno tipo I, por proteínas não colágenas e pela substância amorfa composta por proteoglicanos e glicoproteínas. A matriz orgânica não mineralizada é denominada osteoide. A parte inorgânica do tecido ósseo, responsável pela mineralização do osteoide, é composta especialmente pelos íons cálcio e fosfato que se agrupam formando os cristais de hidroxiapatita, assim constituídos: $[3Ca_3(PO4)_2](OH)_2$. Outros íons presentes na matriz são o bicarbonato, o magnésio, o potássio, o sódio e o citrato.

A inadequada mineralização da matriz óssea resulta no raquitismo e na osteomalacia. O primeiro é definido como doença resultante da inadequada mineralização da placa de crescimento, enquanto o segundo tipo resulta da inadequada mineralização do osso cortical e trabecular. Nos adultos, o defeito de mineralização resulta em osteomalacia, mas não em raquitismo, pois nessa população não existe placa de crescimento. Por sua vez, a osteoporose é definida como doença esquelética caracterizada por redução da massa óssea e deterioração da microarquitetura do tecido ósseo com consequente aumento da sua fragilidade e da suscetibilidade à ocorrência de fraturas[2]. A diferença entre raquitismo e/ou osteomalacia e osteoporose situa-se no fato de que no raquitismo e/ou osteomalacia existe desproporção entre o osteoide e a matriz mineralizada, enquanto na osteoporose o osteoide formado é adequadamente mineralizado.

EPIDEMIOLOGIA E GENÉTICA

O raquitismo é considerado a doença metabólica óssea mais comum da infância, tendo sido descrito, inicialmente, em meados do século XVII, por Whistler, Boate e Glisson, na Holanda, na Irlanda e na Inglaterra, respectivamente. Desde então, a sua importância tem aumentado e diminuído ao longo das décadas, para novamente receber mais atenção nos últimos 20 a 30 anos[3,4]. O raquitismo nutricional tem sido considerado um problema de saúde pública em países do Oriente Médio, da Ásia, da África e também nos Estados Unidos e no Reino Unido. O pico de incidência da doença ocorre entre 6 e 18 meses e também na adolescência[4]. Além da deficiência da vitamina D, o raquitismo nutricional também pode estar relacionado à ingestão deficiente de cálcio, agravada pela ingestão excessiva de fitatos na África e na Ásia. Nos Estados Unidos, o raquitismo é mais comum entre os negros em razão da menor concentração da vitamina D no leite materno de mulheres negras do que de mulheres brancas, e da menor produção de vitamina D na pele em razão da maior concentração de melanina. No Reino Unido, a doença acomete mais comumente os imigrantes provenientes do sudeste da Ásia e do Oriente Médio. Seus fatores de risco são: residência em lugares de alta latitude, uso de roupas que cobrem a maior parte do corpo, ausência de exposição solar, aumento da pigmentação da pele (a melanina absorve os raios ultravioleta, diminuindo a síntese da vitamina D na pele), consumo de dietas ricas em vegetais e pobres em cálcio, aleitamento materno exclusivo prolongado sem que a vitamina D seja suplementada e incremento do uso de protetores solares[4,5].

No Brasil, a exposição solar é possível durante a maior parte do ano e a radiação ultravioleta que atinge a pele é adequada para estimular a síntese da vitamina D. Apesar desses aspectos, estudos brasileiros identificaram elevada incidência de deficiência da vitamina D (caracterizada por valores plasmáticos de 25OH Vitamina D inferiores a 10 ng/mL) e de insuficiência dessa vitamina (valores plasmáticos de 25OH vitamina D entre 10 e 20 ng/mL) afetando pacientes hospitalizados e idosos institucionalizados e não institucionalizados[6-8]. Verificou-se que, na cidade de São Paulo, a 25OH vitamina D plasmática nessa última faixa etária varia com a época do ano, com valores mais elevados no início do outono (média de 27 ng/mL) e mais baixos no início da primavera (média de 11,6 ng/mL)[7]. Em outro estudo, foi verificado que a prevalência da deficiência de vitamina D em mulheres brasileiras pós--menopausa foi semelhante à observada nas americanas, e superior à das canadenses e à dos países escandinavos[9]. Esses resultados sugerem que no Brasil a possibilidade de adequada exposição solar pode não ser suficiente para evitar a deficiência ou a insuficiência da vitamina D, enquanto no Canadá e na Escandinávia a ingestão de peixes gordurosos, ricos nesse tipo de vitamina, e a suplementação de leite ou outros alimentos com vitamina D (ainda não realizada no Brasil) são capazes de compensar a reduzida exposição solar[9,10]. Em estudo realizado na cidade do Recife, os valores da média ± desvio-padrão (DP) da 25OH vitamina D no plasma em crianças e adolescentes de famílias com condições socioeconômicas boas e precárias foram, respectivamente, 41 ± 10 e 45 ± 12 ng/mL. Nesse estudo, não houve diferença entre os valores das amostras obtidas durante o verão e o inverno[11].

O raquitismo hipofosfatêmico ligado ao cromossomo X (RHX) representa a etiologia hereditária mais comum de raquitismo e de aumento da perda renal de fosfato, com prevalência de 1 caso para cada 20.000 indivíduos[12,13], sendo considerado a principal causa de raquitismo nos países desenvolvidos. É uma doença de herança dominante ligada ao X, causada por mutações inativadoras do gene PHEX, regulador do fosfato (P) com homologia (H) para as endopeptidases (E), localizado no cromossomo (X). Este gene situa-se em Xp22.1[14]. O raquitismo hipofosfatêmico autossômico dominante (RHAD) é raro e decorrente de mutações ativadoras do gene FGF-23, que impedem a sua degradação. O gene do FGF-23 localiza-se em 12p13[15]. Recentemente, foram descritas mutações no gene da proteína da matriz da dentina-1 (proteína DMP-1), responsáveis pelo raquitismo hipofosfatêmico autossômico recessivo (RHAR)[16]. O raquitismo hipofosfatêmico hereditário com hipercalciúria (RHHH) representa outra forma rara de raquitismo hipofosfatêmico, de herança autossômica recessiva, causado por mutações inativadoras no gene SLC34A3, localizado em 9p. Esse gene, juntamente com o SLC34A1, é importante para a função adequada do cotransportador de sódio e fosfato tipo II (NPT-II), que realiza a absorção de fosfato no túbulo renal proximal[17]. As causas genéticas de raquitismo dependente da vitamina D também são raras e incluem o raquitismo dependente da vitamina D tipo I, doença de herança autossômica recessiva causada por mutações inativadoras da enzima 1-alfa-hidroxilase, cujo gene situa-se em 12q13.1-q13.3 (essas mutações reduzem a formação da $1,25(OH)_2$ Vitamina D), e o raquitismo dependente da vitamina D tipo II (ou raquitismo hereditário vitamina D-resistente), também autossômica recessiva causada por mutações que inativam o gene do receptor da $1,25(OH)_2$ vitamina D, localizado em 12q12-q14, criando um cenário de resistência à $1,25(OH)_2$ vitamina D[18,19].

FISIOPATOLOGIA

Na fisiologia mineral, a $1,25(OH)_2$ vitamina D, o PTH, o receptor-sensor de cálcio (RSCa) e o FGF-23 são fundamentais para a manutenção da calcemia e da fosfatemia.

Forma ativa da vitamina D

A 1,25(OH)$_2$ vitamina D é sintetizada a partir dos precursores 7-dehidrocolesterol (pró-vitamina D$_3$) ou ergosterol (pró-vitamina D$_2$). Esses precursores, localizados na pele, ao sofrerem as ações da luz ultravioleta, são convertidos em pré-vitamina D$_3$ e pré-vitamina D$_2$ e então em vitamina D$_3$ (colecalciferol) e vitamina D$_2$ (ergocalciferol). As vitaminas D$_3$ e D$_2$ são raras nos alimentos, sendo encontradas em peixes gordurosos como o salmão (400 UI/100 g), no óleo de fígado de peixes como o bacalhau (vitamina D$_3$) e em vegetais e cogumelos (vitamina D$_2$), de modo que a exposição solar constitui a principal fonte do organismo para ambas as vitaminas. A eficácia da vitamina D$_2$ corresponde a 30% da eficácia da vitamina D$_3$[20]. A contínua exposição da pele à luz ultravioleta resulta em conversão da pré-vitamina D$_3$ e da vitamina D$_3$ em compostos inertes, como o lumisterol e o taquisterol. Alguns fatores influenciam significativamente a formação da vitamina D$_3$ na pele. A melanina, por exemplo, reduz a formação dessa vitamina por competir com o 7-dehidrocolesterol pelos fótons da luz ultravioleta, de forma que os negros necessitam de exposição solar cinco a dez vezes superior aos brancos para produzirem a mesma quantidade de vitamina D$_3$[20]. Outros fatores incluem a idade (os idosos possuem menor quantidade de 7-dehidrocolesterol na epiderme), a latitude, o horário do dia durante a exposição solar, a estação do ano e o uso de protetores solares (protetores com fator de proteção solar 8 reduzem a produção cutânea da vitamina D$_3$ em 95%)[20]. A ingestão recomendada de vitamina D$_3$ para crianças, adolescentes e adultos até a idade de 50 anos é de 200 UI ou 5 mg por dia, enquanto adultos entre 50 e 70 anos e acima de 70 anos devem ingerir 400 e 600 UI por dia, respectivamente[20]. No entanto, esses valores podem ser maiores para crianças e adultos, até 1.000 UI/dia, quando não houver exposição solar[20].

As vitaminas D$_3$ e D$_2$ sofrem a mesma metabolização, de forma que a partir de agora será utilizado apenas o termo vitamina D. Após ser formada na pele, a vitamina D é translocada para a circulação, onde se liga à sua proteína. A vitamina D circulante é levada até o fígado, onde sofre a ação da enzima 25-hidroxilase, sendo convertida em 25OH vitamina D, também conhecida como calcidiol, cuja importância reside no fato de representar a principal forma circulante da vitamina D. A 25OH vitamina D é encaminhada até os rins, onde o complexo 25OH vitamina D – proteína ligante da vitamina D – é transportado pela megalina até o túbulo renal proximal, onde a 25OH vitamina D será convertida em 1,25(OH)$_2$ vitamina D pela enzima 1-alfahidroxilase[20]. A atividade dessa enzima é estimulada pelo PTH, pela hipocalcemia e pela hipofosfatemia. A 1,25(OH)$_2$ vitamina D, também conhecida como calcitriol, representa a forma ativa da vitamina D. A metabolização da 25OH vitamina D e da 1,25(OH)$_2$ vitamina D é feita no intestino, no osso, no fígado e nos rins a partir da

24-hidroxilase. O Quadro 19.1 descreve as principais etapas envolvidas no metabolismo da vitamina D.

A 1,25$(OH)_2$ vitamina D é um hormônio esteroide cujo receptor se localiza no citoplasma. A 1,25$(OH)_2$ vitamina D complexada ao seu receptor é translocada para o núcleo onde se juntam ao receptor X do ácido retinoico, formando-se um complexo heterodimérico capaz de atuar nos elementos responsivos à vitamina D (VDRE) e assim estimular a transcrição do gene responsivo à vitamina D[20,21]. Polimorfismos do receptor da vitamina D podem interferir nas ações da 1,25$(OH)_2$ vitamina D no intestino e nos ossos, com influência na aquisição do pico de massa óssea e na predisposição à osteoporose[20]. A 1,25$(OH)_2$ vitamina D exerce importante papel no controle da calcemia e da fosfatemia. A absorção intestinal de cálcio ocorre, especialmente, no duodeno e depende dos canais de cálcio epiteliais TRPV6 e TRPV5, da calbindina D (responsável pelo transporte transcelular de cálcio), da cálcio-ATPase (PMCA1b) e do transportador de sódio e cálcio (NCX1), responsáveis pelo deslocamento de cálcio da célula para a circulação. A etapa limitante da absorção intestinal de cálcio é a inicial, que envolve os canais TRPV6 e TRPV5. Essa etapa é altamente dependente da ação da 1,25$(OH)_2$ vitamina D, indutora desses mesmos canais[21]. O cálcio possui ação própria sobre o seu transporte no intestino, independentemente da 1,25$(OH)_2$ vitamina D, estimulando as proteínas TRPV6, calbindina D e PMCA1b[21]. A 1,25$(OH)_2$ vitamina D também participa da absorção de fósforo no jejuno mediante o estímulo do cotransportador de sódio e fosfato[21]. No osso, a 1,25$(OH)_2$

Quadro 19.1 – Síntese e metabolismo da vitamina D

1. Síntese da vitamina D_3

Pele: 7-dehidrocolesterol (pró-vitamina D_3) $\xrightarrow{\text{luz ultravioleta}}$ Pré-vitamina D_3 $\longrightarrow$ Vitamina D_3 (colecalciferol)

2. Circulação da vitamina D_3

Complexo vitamina D_3 – proteína ligante da vitamina D

3. Hidroxilação hepática da vitamina D_3

Vitamina D_3 $\xrightarrow{\text{25-hidroxilase}}$ 25(OH) Vitamina D_3 (calcidiol)

4. Hidroxilação renal da vitamina D_3 (túbulo renal proximal)

25(OH)Vitamina D_3 $\xrightarrow{\text{1-alfa-hidroxilase}}$ 1,25$(OH)_2$ Vitamina D_3 (calcitriol)

5. Metabolização da vitamina D_3 (fígado, intestino, osso, rins)

25(OH)Vitamina D_3 $\longrightarrow$ 24,25$(OH)_2$Vitamina D_3

$\xrightarrow{\text{24-hidroxilase}}$

1,25$(OH)_2$Vitamina D_3 $\longrightarrow$ 1,24,25$(OH)_3$Vitamina D_3

Obs.: A vitamina D_2 (ergocalciferol) é sintetizada na pele a partir do precursor ergosterol, passando pelos mesmos processos que os apresentados para a vitamina D_3.

vitamina D tem papel no desenvolvimento da placa de crescimento, na formação óssea pelos osteoblastos, na reabsorção óssea pelos osteoclastos e na ação integrada de ambos os tipos celulares na remodelação óssea[21].

Diante da redução da ingestão e/ou da absorção intestinal de cálcio, a $1,25(OH)_2$ vitamina D, atuando juntamente com o PTH, estimula a diferenciação e a ação dos osteoclastos com o intuito de aumentar a reabsorção óssea e a disponibilização do cálcio presente no osso[20]. Esses efeitos sobre a linhagem osteoclástica decorrem do aumento da expressão do ligante do receptor ativador do fator nuclear κB (RANKL) pelos osteoblastos estimulados pela $1,25(OH)_2$ vitamina D e pelo PTH[20,21]. Além disso, a $1,25(OH)_2$ vitamina D também inibe a expressão da osteoprotegerina (OPG) pelos osteoblastos[21]. O sistema RANK-RANKL-OPG controla a diferenciação dos osteoclastos, em que o RANKL expressado pelos osteoblastos se liga ao seu receptor (RANK) presente nos precursores dos osteoclastos, estimulando essas células a se diferenciarem em osteoclastos maduros[20,21]. A OPG, também expressada pelos osteoblastos, liga-se ao RANKL, impedindo a interação RANKL-RANK e a maturação dos osteoclastos[21]. A Figura 19.1 ilustra o sistema RANK-RANKL-OPG.

Nas paratireoides, a $1,25(OH)_2$ vitamina D, atuando em cooperação com o íon cálcio, inibe a proliferação celular e a síntese do PTH, e modula a resposta das paratireoides ao cálcio por meio da indução do gene do RSCa[21]. A proliferação celular das paratireoides na doença renal crônica está relacionada ao aumento da expressão celular do fator de crescimento TGF-alfa e do seu receptor EGFR (receptor do fator

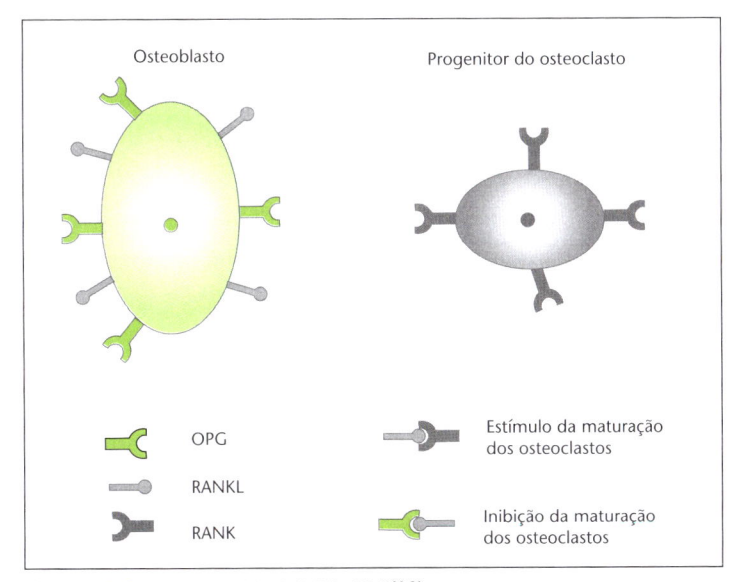

Figura 19.1 Sistema RANK-RANKL-OPG[20,21].
OPG: osteoprotegerina; RANKL: ligante do receptor ativador do fator nuclear κB; RANK: receptor ativador do fator nuclear κB (vide texto para detalhes do sistema RANK-RANKL-OPG).

epidérmico do crescimento), à hipocalcemia e à hiperfosfatemia[21]. Na doença renal crônica, o tratamento com 1,25(OH)$_2$ vitamina D restringe a proliferação das paratireoides mediante a redução da expressão dos genes TGF-alfa e EGFR e da ação do TGF-alfa e do EGFR, além de promover aumento da calcemia e da expressão do *RSCa*[21].

As principais ações da 1,25(OH)$_2$ vitamina D nos rins consistem na inibição da 1-alfa-hidroxilase e no estímulo da 24-hidroxilase, por meio das quais o hormônio reduz a sua formação e aumenta a sua degradação[21]. A 1,25(OH)$_2$ vitamina D aumenta a reabsorção de cálcio no túbulo distal mediante estímulo do canal de cálcio TRPV5 e da calbindina, além de acelerar o transporte de cálcio PTH-dependente[21]. A 1,25(OH)$_2$ vitamina D também aumenta a reabsorção de fosfato no túbulo renal proximal e distal. Além das ações em relação ao metabolismo osteomineral, a 1,25(OH)$_2$ vitamina D exerce papel na diferenciação dos queratinócitos, na apoptose dos melanócitos, na produção de melanina e na função muscular. Ela também tem ação antiproliferativa, estimuladora da diferenciação celular, imunomoduladora (reduzindo a produção de citocinas e a proliferação linfocitária) e controladora da secreção de renina e de insulina[22]. O Quadro 19.2 sumariza as principais ações da 1,25(OH)$_2$ vitamina D em relação ao metabolismo osteomineral.

Quadro 19.2 – Principais ações da 1,25(OH)$_2$ vitamina D em relação ao metabolismo osteomineral[21]

Trato gastrointestinal
- ↑ absorção intestinal de cálcio (duodeno): ↑ TRPV6, ↑ TRPV5
- ↑ absorção intestinal de fosfato (jejuno): ↑ cotransportador de sódio e fosfato

Tecido ósseo
- Desenvolvimento da placa de crescimento
- ↑ osteoblastos, ↑ osteoclastos
- Importante para ação integrada dos osteoblastos e osteoclastos na remodelação óssea
- ↑ atividade osteoclástica e ↑ reabsorção óssea na prevenção da hipocalcemia:
  - ↑ expressão do RANKL nos osteoblastos
  - ↓ expressão da OPG nos osteoblastos

Paratireoides
- ↓ proliferação celular, ↓ síntese de PTH, ↑ do gene do receptor-sensor de cálcio (ações integradas com o íon cálcio)
- Prevenção do hiperparatireoidismo secundário na doença renal crônica

Rins
- ↓ 1-alfa-hidroxilase (túbulo proximal) e ↑ 24-hidroxilase: ↓ formação e ↑ da degradação da 1,25(OH)$_2$ Vitamina D
- ↑ reabsorção de cálcio (túbulo distal): ↑ TRPV5, ↑ calbindina, ↑ transporte de cálcio PTH-dependente
- ↑ reabsorção de fosfato (túbulo proximal e túbulo distal)

TRPV5 e TRPV6: canais de cálcio; PTH: hormônio da paratireoide; RANKL: ligante do receptor ativador do fator nuclear κB; OPG: osteoprotegerina.

Hormônio da paratireoide

O hormônio da paratireoide (PTH) é um hormônio peptídico secretado pelas paratireoides, cujo gene se localiza em 11p15. O PTH é sintetizado inicialmente na forma de um pré-pró-hormônio que contém 115 aminoácidos e sofre clivagem no citoplasma, dando origem ao pró-PTH e ao PTH, que contêm 90 e 84 aminoácidos, respectivamente. O terço proximal da molécula do PTH, contendo a extremidade aminoterminal, representa a porção biologicamente ativa. Esse hormônio atua no receptor do PTH/PTHrP (peptídio relacionado ao PTH), que é um receptor acoplado à proteína G. Esse receptor está presente nos principais sítios de ação do PTH (rins e ossos), e também nos condrócitos da placa de crescimento, cuja proliferação e diferenciação são controladas pelo PTHrP[23]. Os receptores acoplados à proteína G possuem um domínio extracelular, um sítio de ligação do hormônio e um domínio transmembrana constituído por sete hélices que formam três alças extracelulares, três alças intracelulares, e um domínio intracelular. As alças intracelulares, principalmente a terceira, e o domínio intracelular, representam os locais de interação com a proteína G[24], que é uma proteína trimérica constituída pelas subunidades alfa, beta e gama.

A ligação do hormônio ao receptor acoplado à proteína G leva à ativação da subunidade alfa, responsável pela ativação dos efetores intracitoplasmáticos, o que resultará na ação do hormônio[24]. O RSCa também é acoplado à proteína G, assim como os receptores de outros hormônios peptídicos como o LH, FSH, TSH e GHRH. A ligação do PTH ao receptor do PTH/PTHrP resulta em ativação da adenilciclase ou da fosfolipase C e em aumento da concentração intracelular do segundo mensageiro, representado pelo AMP-cíclico ou pelo íon cálcio, respectivamente. A Figura 19.2 exemplifica a estrutura dos receptores acoplados à proteína G.

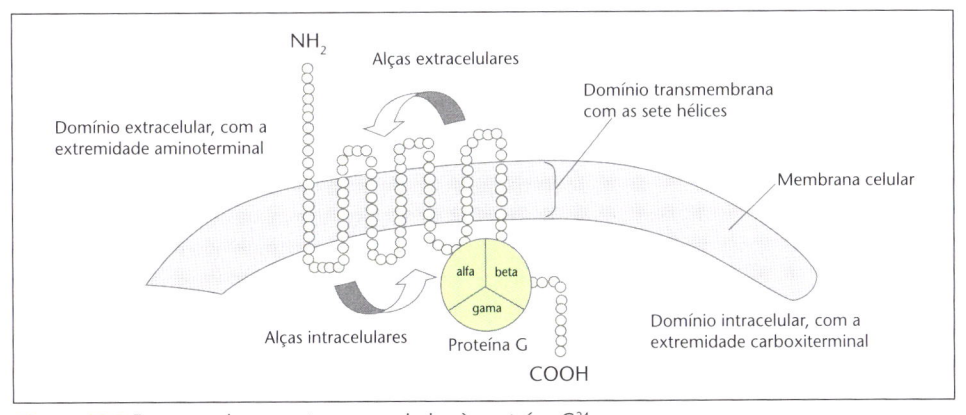

Figura 19.2 Estrutura dos receptores acoplados à proteína G[24].

O PTH e a 1,25(OH)$_2$ vitamina D são os principais reguladores da homeostase do cálcio. Por sua vez, o íon cálcio extracelular (Ca^{2+}), atuando no RSCa, é o principal controlador da secreção do PTH. Assim, a ativação do RSCa a partir do Ca^{2+} leva à redução da proliferação das células das paratireoides e à diminuição da síntese e da secreção do PTH. Em relação às paratireoides e à secreção do PTH, a 1,25(OH)$_2$ vitamina D e a hipofosfatemia (direta ou indiretamente) têm ações semelhantes às do RSCa[23]. O PTH estimula a reabsorção óssea e a liberação de cálcio e fosfato do osso mediante a indução da diferenciação e da função dos osteoclastos, decorrentes do aumento da expressão do RANKL e redução da expressão da OPG na superfície dos osteoblastos (ver texto e Figura 19.2)[23]. Curiosamente, o PTH também exerce ação anabólica sobre o osso mediante a inibição da apoptose dos pré-osteoblastos e dos osteoblastos e do estímulo da proliferação dos osteoblastos, especialmente quando administrado de forma intermitente[23]. Nos rins, o PTH inibe a reabsorção de fosfato nos túbulos proximal e distal. No túbulo proximal, a reabsorção do fosfato depende da ação da Na$^+$/K$^+$ ATPase, responsável pelo aumento do gradiente de sódio a partir do seu deslocamento para fora da célula, e dos transportadores de sódio e fosfato (NPTs) localizados na membrana, que permitem a re-entrada do sódio para o interior da célula, juntamente com o fosfato[23]. O PTH aumenta a internalização e a degradação lisossomal e reduz a síntese do NPT-IIa e do NPT-IIc[23].

Ainda não está esclarecido o mecanismo de transporte do fosfato no túbulo distal. As ações do PTH levam à redução da fosfatemia, já que a fosfatúria suplanta a quantidade de fosfato mobilizado do osso. Embora a maior parte da reabsorção de cálcio ocorra no túbulo proximal, apenas a reabsorção de cálcio no néfron distal é PTH-dependente[23]. No ramo ascendente espesso da alça de Henle, a reabsorção de NaCl, de Ca^{2+} e de Mg^{2+} ocorre por via paracelular, sendo dependente do potencial transepitelial lúmen positivo. O PTH aumenta o valor do potencial por meio de um mecanismo dependente de AMP-cíclico, assim estimulando a reabsorção de Ca^{2+} [23]. Nesse segmento, como no túbulo distal, o PTH também estimula a reabsorção do cálcio por via transcelular por meio do TRPV5[23].

No túbulo proximal, o PTH estimula a enzima 1-alfa-hidroxilase e inibe a 24-hidroxilase, aumentando a formação da 1,25(OH)$_2$ vitamina D e reduzindo sua degradação. É importante lembrar que a ação da 1-alfa-hidroxilase é controlada também pela fosfatemia e pela calcemia, e é estimulada pela hipofosfatemia e inibida pela hipercalcemia. Apesar das ações renais do PTH, a sua elevação no plasma resulta em hipercalciúria em decorrência do aumento da absorção intestinal de cálcio pela 1,25(OH)$_2$ vitamina D e do aumento da reabsorção óssea. O Quadro 19.3 sumariza as principais ações do PTH.

Quadro 19.3 – Principais ações do hormônio da paratireoide[23]

Tecido ósseo

■ ↑ atividade osteoclástica e ↑ reabsorção óssea:
  – ↑ expressão do RANKL nos osteoblastos
  – ↓ expressão da OPG nos osteoblastos

■ Ação anabólica:
  – ↓ apoptose dos pré-osteoblastos e osteoblastos
  – ↑ proliferação dos osteoblastos

Rins

■ ↓ reabsorção de fosfato no túbulo proximal: ↑ internalização e degradação lisossomal do NPT-IIa e do NPT-IIc, ↓ síntese do NPT-IIa e do NPT-IIc

■ ↓ reabsorção de fosfato no túbulo distal

■ ↑ reabsorção de cálcio no néfron distal: ↑transporte paracelular, ↑ transporte transcelular (através do TRPV5)

■ ↑ 1-alfa-hidroxilase (túbulo proximal) e ↓ 24-hidroxilase: ↑ formação e ↓ da degradação da 1,25(OH)$_2$ vitamina D

RANKL: ligante do receptor ativador do fator nuclear κB; OPG: osteoprotegerina; NPT-II: cotransportador de sódio e fosfato tipo II; TRPV5: canal de cálcio.

Receptor-sensor de cálcio

O receptor-sensor de cálcio (RSCa) tem papel fundamental no controle da calcemia. Trata-se de um receptor acoplado à proteína G, na qual o Ca^{2+} extracelular atua como um hormônio, ligando-se ao domínio extracelular do receptor. Quando o RSCa é ativado, ativam-se também as fosfolipases A$_2$, C e D e as proteínas cinases mitógeno-ativadas (MAPKs) e ocorre a inibição da adenilciclase[23]. Além do Ca^{2+}, seu principal ligante, o RSCa também pode ser ativado pelo Mg^{2+} e por alguns aminoácidos aromáticos[23]. O RSCa pode ser considerado o "calciostato" do organismo, capaz de controlar a secreção do PTH e a calciúria, entre outros efeitos, para manter a calcemia dentro de valores restritos[23]. O RSCa está presente na superfície das células das paratireoides, nas células C da tireoide, nos rins, no intestino delgado e nos ossos, além de outros tecidos[25]. De modo geral, a ativação do RSCa a partir da ligação do Ca^{2+} resulta em ações que evitam a progressiva elevação da calcemia, incluindo nas paratireoides a inibição da proliferação celular e da síntese e secreção do PTH; nas células C da tireoide, o estímulo da secreção de calcitonina (que reduz a reabsorção óssea por meio da inibição da atividade dos osteoclastos); no tecido ósseo, o estímulo da formação óssea pela promoção da quimiotaxia, da proliferação dos precursores dos osteoblastos, a inibição dos osteoclastos nos locais onde está havendo neoformação óssea (ação parácrina) e no duodeno o estímulo para a formação de calbindina D[25].

O RSCa está presente em diversos segmentos do néfron, onde, entre outras ações, participa da modulação dos efeitos do PTH[23]. As ações renais do RSCa incluem: bloqueio da ação fosfatúrica do PTH no túbulo proximal; inibição da reabsorção de NaCl na porção medular do ramo ascendente espesso da alça de Henle, levando à redução da hipertonicidade medular; inibição da reabsorção de cálcio na porção cortical do ramo ascendente espesso da alça de Henle e no túbulo distal; inibição da reabsorção tubular de Mg^{2+}; inibição da ação do hormônio antidiurético no ducto coletor mediante a redução tanto da tonicidade do interstício medular, quanto do tráfico da aquaporina-2 até a porção apical da célula[23]. Mutações inativadoras do RSCa levam à hipercalcemia e à hipocalciúria, características do hiperparatireoidismo neonatal grave (herança autossômica recessiva), da hipercalcemia hipocalciúrica familial benigna (herança autossômica dominante) ou de formas intermediárias do distúrbio[23,26]. As mutações ativadoras do RSCa levam ao hipoparatireoidismo autossômico dominante com hipercalciúria[23].

Ativadores do RSCa (ou calcimiméticos), capazes de restringir a secreção do PTH, têm sido desenvolvidos com o objetivo de se tratar o hiperparatireoidismo secundário decorrente da insuficiência renal crônica ou o hiperparatireoidismo primário, enquanto inibidores do RSCa (ou calcilíticos), por estimularem a secreção do PTH, têm sido pesquisados como anabólicos do tecido ósseo, que poderiam ser utilizados no tratamento da osteoporose[27]. O Quadro 19.4 sumariza as ações decorrentes da ativação do RSCa.

Quadro 19.4 – Principais ações decorrentes da ativação do receptor-sensor de cálcio[23,25]

Paratireoides
- ↓ proliferação celular
- ↓ síntese e secreção do hormônio da paratireoide

Células C da tireoide
- ↑ calcitonina → ↓ atividade dos osteoclastos → ↓ reabsorção óssea

Tecido ósseo
- ↑ formação óssea:
  - ↑ quimiotaxia e ↑ proliferação dos precursores dos osteoblastos
  - ↓ osteoclastos nos locais de neoformação óssea

Trato gastrointestinal
- ↑ calbindina D no duodeno (↑ transporte transcelular de cálcio)

Rins
- ↓ ação fosfatúrica do hormônio da paratireoide no túbulo proximal
- ↓ tonicidade medular (↓ reabsorção de NaCl na porção medular do ramo ascendente espesso da alça de Henle)
- ↓ reabsorção de cálcio no ramo ascendente espesso da alça de Henle e no túbulo distal
- ↓ reabsorção tubular de magnésio
- ↓ ação do hormônio antidiurético no ducto coletor:
  - ↓ tonicidade do interstício medular
  - ↓ tráfico da aquaporina-2 até a porção apical da célula

Fator de crescimento dos fibroblastos-23

O FGF-23 é uma proteína com importante papel na homeostasia mineral, principalmente do fosfato; é considerado um hormônio, uma vez que sua principal fonte são os osteoblastos e os osteócitos e seu principal sítio de ação é o túbulo renal proximal, onde inibe a ação dos NPTs e a atividade da enzima 1-alfa-hidroxilase, além de aumentar a ação da 24-hidroxilase[28]. Portanto, o FGF-23 reduz a fosfatemia diminuindo a reabsorção tubular de fosfato (RTP) e a 1,25(OH)$_2$ vitamina D sérica, cuja ação é importante para a absorção jejunal de fosfato. O FGF-23 atua mediante um complexo formado pelo seu receptor e pela proteína klotho[28]. As proteínas secretadas pelos osteócitos regulam a transcrição do FGF-23 nos mesmos. Entre elas, o PHEX e o DMP-1 inibem a transcrição do FGF-23, enquanto a fosfoglicoproteína da matriz extracelular (MEPE) atua indiretamente, inibindo o PHEX[28]. O aumento da ação do FGF-23, decorrente de mutações que inativam o gene *PHEX* ou o gene *DMP-1*, leva ao RHX ou ao RHAR, respectivamente, enquanto no RHAD mutações na molécula do FGF-23 a tornam resistente à degradação pelas convertases[28].

A ação aumentada do FGF-23 também é observada em outras causas de raquitismo e/ou osteomalacia hipofosfatêmicos: raquitismo e/ou osteomalacia induzidos por tumores, em que há aumento da secreção de FGF-23 por tumores mesenquimatosos, geralmente benignos e localizados na face ou em ossos longos; displasia fibrosa poliostótica, na qual há aumento da expressão do FGF-23 por células imaturas da linhagem osteoblástica; síndrome dos *nevus* epidérmicos, em que há aumento da secreção do FGF-23 por células epidérmicas[28]. A insuficiência renal crônica (IRC) cursa com o aumento do FGF-23 sérico em decorrência tanto do estímulo da secreção do FGF-23 pela hiperfosfatemia quanto pela redução do *clearance* do FGF-23[23]. A elevação dessa proteína na IRC pode ter importante papel no hiperparatireoidismo secundário, uma vez que o FGF-23 pode estimular a secreção do PTH agindo diretamente nas paratireoides ou indiretamente, por meio da supressão da 1-alfa-hidroxilase e da formação da 1,25(OH)$_2$ vitamina D[28]. A Figura 19.3 ilustra a interação entre as principais proteínas com papel na homeostase do fosfato, bem como as causas hereditárias de raquitismo hipofosfatêmico.

Patogénese do raquitismo

O raquitismo representa a doença causada pela inadequada mineralização (deposição dos cristais de hidroxiapatita) da matriz osteoide da placa de crescimento. Os osteoblastos são responsáveis pela síntese da matriz osteoide e pela sua mineralização, da qual participam diversas proteínas osteoblásticas: proteínas nucleadoras, formadoras do mineral ósseo, representadas pelo colágeno e fosfopro-

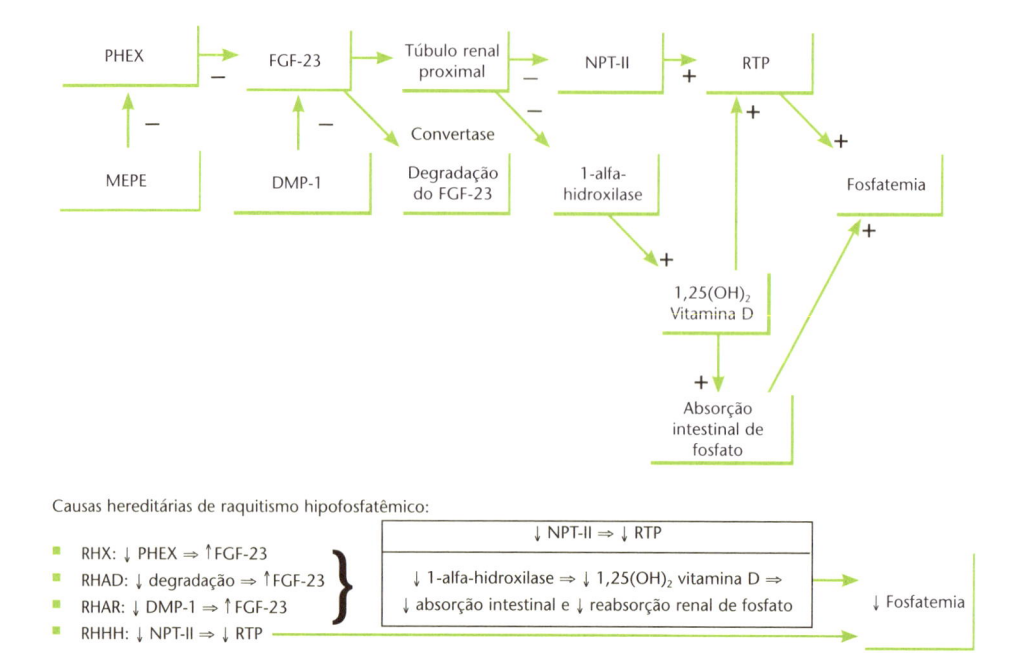

Causas hereditárias de raquitismo hipofosfatêmico:

- RHX: ↓ PHEX ⇒ ↑FGF-23
- RHAD: ↓ degradação ⇒ ↑FGF-23
- RHAR: ↓ DMP-1 ⇒ ↑FGF-23
- RHHH: ↓ NPT-II ⇒ ↓ RTP

}

| ↓ NPT-II ⇒ ↓ RTP |
| ↓ 1-alfa-hidroxilase ⇒ ↓ 1,25(OH)₂ vitamina D ⇒ ↓ absorção intestinal e ↓ reabsorção renal de fosfato |

→ ↓ Fosfatemia

Figura 19.3 Ações das principais proteínas responsáveis pela homeostase do fosfato e causas hereditárias de raquitismo hipofosfatêmico[17,28].
PHEX: proteína reguladora do fosfato com homologia para as endopeptidases, localizada no cromossomo X; MEPE: fosfoglicoproteína da matriz extracelular; DMP-1: proteína da matriz da dentina-1; FGF-23: fator de crescimento dos fibroblastos-23; NPT-II: co-transportador de sódio e fosfato tipo II; RTP: reabsorção tubular de fosfato; RHX: raquitismo hipofosfatêmico ligado ao cromossomo X; RHAR: raquitismo hipofosfatêmico autossômico recessivo; RHAD: raquitismo hipofosfatêmico autossômico dominante; RHHH: raquitismo hipofosfatêmico hereditário com hipercalciúria; – e + indicam ação fisiológica inibidora e estimuladora, respectivamente.

teínas; enzimas reguladoras da fosforilação e desfosforilação das fosfoproteínas, como as quinases e a fosfatase alcalina (FA)[29]. A FA estimula a mineralização pelo aumento da concentração local de fosfato a partir do incremento da hidrólise de ésteres de fosfato[29]; e pode ter outras funções, como a remoção de inibidores do crescimento da apatita ou a modificação das fosfoproteínas, permitindo que elas atuem como nucleadoras[29]. O raquitismo é caracterizado pela expansão da zona hipertrófica da placa de crescimento decorrente da redução da apoptose dos condrócitos nessa zona[30].

Recentemente, foi demonstrado que o fosfato circulante participa do controle da apoptose dos condrócitos na zona hipertrófica, sendo responsável pela ativação da caspase-9, considerada enzima-chave da via apoptótica mitocondrial[30]. Em três modelos de raquitismo estudados em animais, ou seja, por deleção do gene do receptor da 1,25(OH)$_2$ vitamina D, induzido por dieta rica em cálcio e pobre em fosfato e hipofosfatêmico por mutações no gene PHEX, a redução do fosfato sérico foi a única alteração comum aos três modelos[30]. Acredita-se que o controle da apoptose dos condrócitos hipertrofiados pelo fosfato seja feito de forma direta, provavelmente por meio de sensor ou de transportador de fosfato, ainda não identificados[30].

O defeito da mineralização observado no raquitismo pode estar relacionado à vitamina D, à redução do fosfato extracelular, à redução do cálcio extracelular ou aos defeitos primários da mineralização. Em diversas situações há a concomitância de dois ou mais desses fatores. O Quadro 19.5 apresenta as principais causas de raquitismo.

Quadro 19.5 – Principais causas de raquitismo[4,17,20,28,31]

Raquitismo relacionado à vitamina D

- Exposição solar deficiente
- Ingestão deficiente de vitamina D
- Síndrome de má absorção
- Alterações do metabolismo da vitamina D: hepatopatias crônicas, insuficiência renal crônica, uso crônico de anticonvulsivantes (fenobarbital, difenil-hidantoína), acidose prolongada
- Causas genéticas: raquitismo dependente da vitamina D tipo I (deficiência da 1-alfa-hidroxilase), raquitismo dependente da vitamina D tipo II (defeito no receptor da 1,25[OH]$_2$ vitamina D)

Raquitismo relacionado à redução do fosfato extracelular

- Doenças que cursam com aumento da fosfatúria:
  - ↑ da fosfatúria FGF-23 independente: tubulopatias, síndrome de Fanconi
  - ↑ da fosfatúria FGF-23 dependente: tumores mesenquimatosos, displasia fibrosa poliostótica, síndrome dos nevus epidérmicos
- Síndrome de má absorção
- Drogas: hidróxido de alumínio, glicocorticosteroides
- Causas genéticas:
  - Doenças com ↑ da ação do FGF-23: RHX, RHAD, RHAR
  - Doenças com ↓ da ação do FGF-23: RHHH

Raquitismo relacionado à redução de cálcio extracelular

- Síndrome de má absorção
- Drogas: glicocorticoides, colestiramina
- Ingestão deficiente de cálcio

Raquitismo relacionado aos defeitos primários da mineralização

- Drogas: etidronato, fluoretos, alumínio, chumbo
- Causas genéticas: hipofosfatasia autossômica recessiva, hipofosfatasia autossômica dominante

FGF-23: fator de crescimento dos fibroblastos-23; RHX: raquitismo hipofosfatêmico ligado ao cromossomo X; RHAD: raquitismo hipofosfatêmico autossômico dominante; RHAR: raquitismo hipofosfatêmico autossômico recessivo; RHHH: raquitismo hipofosfatêmico hereditário com hipercalciúria.

Causas de raquitismo relacionado à vitamina D

- Exposição solar deficiente.
- Ingestão insuficiente de colecalciferol (vitamina D_3) ou de ergocalciferol (vitamina D_2).
- Síndrome de má absorção: a vitamina D proveniente da dieta é lipossolúvel, e sua absorção, realizada principalmente no jejuno, depende da formação de quilomícrons e é facilitada pelos sais biliares e pelos ácidos graxos. Desse modo, pacientes com má absorção decorrente de doença celíaca, de doença inflamatória intestinal crônica, de colestase hepática e de fibrose cística estão sob risco de raquitismo.
- Alterações do metabolismo da vitamina D: por hepatopatias crônicas (que interferem na atividade da 25-hidroxilase); pela IRC (que interfere na atividade da 1-alfa-hidroxilase); pelo uso de anticonvulsivantes como o fenobarbital e a difenil--hidantoína, indutores da degradação da $1,25(OH)_2$ vitamina D pelo sistema microssomal hepático (os anticonvulsivantes também podem reduzir o transporte celular de cálcio e aumentar a ação da calcitonina, inibindo a mobilização de cálcio a partir do osso); pela acidose prolongada (decorrente de acidose tubular renal, síndrome de Fanconi, anastomose uretero-sigmoide), que inibe a mineralização diretamente, além de reduzir a formação da $1,25(OH)_2$ vitamina D.
- Causas genéticas: incluem a deficiência hereditária da 1-alfa-hidroxilase (raquitismo dependente da vitamina D tipo I) ou a resistência hereditária à $1,25(OH)_2$ vitamina D (raquitismo dependente da vitamina D tipo II)[20,31].

Causas de raquitismo relacionado à redução do fosfato extracelular

- Doenças que cursam com aumento da fosfatúria: o aumento da fosfatúria pode ser considerado FGF-23 independente, conforme o observado nas tubulopatias e na síndrome de Fanconi, por exemplo, em que a hipofosfatemia reduz a síntese de FGF-23, ou FGF-23 dependente, em que a hipofosfatemia decorre da redução da RTP induzido pelo aumento da secreção do FGF-23 por tumores mesenquimatosos, por células osteoblásticas imaturas na displasia fibrosa poliostótica ou por células epidérmicas na síndrome dos nevus epidérmicos.
- Síndrome de má absorção: compromete a absorção de fosfato diretamente ou indiretamente (por redução da absorção da vitamina D, responsável pela absorção de fosfato no jejuno).
- Drogas: com destaque para o antiácido hidróxido de alumínio e para os glicocorticosteroides, que reduzem a absorção intestinal de fosfato.
- Causas genéticas, em que a redução da RTP que leva à hipofosfatemia é causada por aumento da ação do FGF-23, conforme observado no RHX, RHAR e RHAD ou por mutações inativadoras do NPT-II que cursam com redução da ação do FGF-23, como no RHHH[17,28,31].

Causas de raquitismo relacionado à redução do cálcio extracelular

- Síndrome de má absorção, especialmente quando há acometimento duodenal (como na giardíase, p. ex.), principal sítio de absorção do cálcio.
- Drogas: com destaque para os glicocorticosteroides (que reduzem a absorção intestinal de cálcio e aumentam a calciúria) e a colestiramina (por ligação do cálcio intestinal aos ácidos graxos não absorvidos).
- Ingestão deficiente de cálcio: fator importante em alguns países africanos, onde a ingestão deficiente de cálcio é acompanhada por ingestão excessiva de fitatos e oxalatos[4,31]. A Tabela 19.1 apresenta a recomendação da ingestão diária de cálcio elementar pela Academia Nacional de Ciências (Estados Unidos). Embora o teor em cálcio do leite materno seja menor do que das fórmulas infantis ou do leite de vaca (35, 43 e 120 mg/100 mL, respectivamente), a quantidade é suficiente para suprir as necessidades nos primeiros meses de vida, exceto em prematuros[3].

Tabela 19.1 – Ingestão diária de cálcio elementar recomendada[20]

Idade	Quantidade de cálcio elementar (mg/dia)
0 a 6 meses	210
6 a 12 meses	270
1 a 3 anos	500
4 a 8 anos	800
9 a 18 anos	1.300
Estirão	1.500 (meninas)/1.700 (meninos)
Adultos	1.000

1 mL de leite de vaca = 1,2 mg de cálcio elementar; 30 g de queijo branco = 250 mg de cálcio elementar.

Causas de raquitismo relacionado aos defeitos primários da mineralização

- Drogas: etidronato, fluoretos, alumínio e chumbo.
- Causas genéticas: hipofosfatasia autossômica recessiva ou dominante.

MANIFESTAÇÕES CLÍNICAS

As manifestações clínicas do raquitismo dependem da etiologia, da idade em que o distúrbio se manifesta inicialmente e da intensidade da doença. A doença afeta a placa de crescimento, manifestando-se, portanto, durante a infância e a adolescência, até a fusão da placa de crescimento. Os sintomas costumam ser frustros no início da doença, incluindo retardo ponderoestatural e da erupção dentária, irritabilidade e sudorese cefálica. As deformidades ósseas costumam ser mais intensas nos lactentes do que nas crianças maiores e aparecem, inicialmente, nos membros que estão submetidos às maiores cargas[5]. No lactente que engatinha, as lesões se manifestam nos antebraços, ao passo que nas crianças que andam, acometem principalmente os membros inferiores[5]. Ao exame físico, além do alargamento de punhos, de joelhos e de tornozelos, decorrentes da expansão metafisária, podem estar presentes deformidades em membros superiores e inferiores (*genu varus*, *genu valgus*), fronte proeminente, rosário raquítico (observado na extremidade anterior das costelas, por expansão da junção costocondral), deformidade torácica por projeção do esterno para a frente (tórax em peito de pombo) e sulco de Harrison (deformidade observada entre o tórax e o abdome, causada pela retração diafragmática durante a respiração)[5].

A Figura 19.4 mostra algumas características observadas no exame físico de pacientes com raquitismo. Embora o comprimento ao nascer seja normal, o comprometimento da velocidade de crescimento durante os primeiros anos de vida, afetando predominantemente os ossos longos, leva à baixa estatura desproporcionada (com aumento da relação segmento superior/inferior)[5]. No RHX e no RHAD, existe tendência para a formação de abscessos dentários[5,13,32]. No raquitismo relacionado à vitamina D, uma importante característica clínica consiste na fraqueza muscular, capaz de levar à hipotonia e ao retardo do desenvolvimento motor[5]. Por sua vez, no RHX, a força muscular está preservada, enquanto no RHAD, no RHHH e no raquitismo hipofosfatêmico induzido por tumores pode haver comprometimento da força muscular[5,13,32].

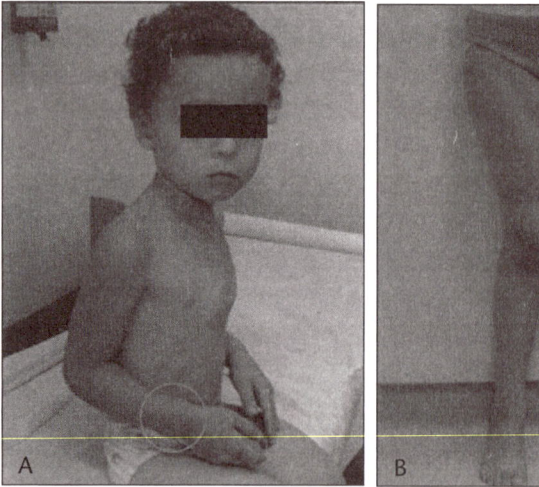

Figura 19.4 Características observadas no exame físico de pacientes com raquitismo hipofosfatêmico em seguimento na Unidade de Endocrinologia do Instituto da Criança do HC-FMUSP. A: fronte proeminente, deformidade torácica (tórax em peito de pombo) e alargamento de punhos (círculo); B: deformidades em membros inferiores (*genu valgus* bilateralmente).

No RHX, não há correlação entre o fenótipo e o genótipo, de modo que as manifestações clínicas variam entre pacientes com a mesma mutação do PHEX[5,13]. No RHAD, existe variabilidade quanto à idade de manifestação dos sintomas, que podem estar presentes apenas durante a adolescência ou mesmo na idade adulta, sugerindo que nessa doença a hipofosfatemia pode não ser tão acentuada durante os primeiros anos de vida e na infância[32]. Raramente, o raquitismo por deficiência da vitamina D manifesta-se por meio de fraturas, tetania e crise convulsiva[33]. Pacientes com raquitismo dependente da vitamina D tipo II podem apresentar alopécia universal[5]. Adultos com osteomalacia hipofosfatêmica ligada ao cromossomo X podem evoluir com entesopatia (ossificação dos tendões, dos ligamentos e da cápsula articular), pseudofraturas, dor articular e osteoartrite (principalmente em membros inferiores)[13].

O Quadro 19.6 apresenta as principais características clínicas do raquitismo.

Quadro 19.6 – Principais características clínicas do raquitismo[5,13,32]

Características do raquitismo observadas na anamnese

- Comprimento normal ao nascer
- Comprometimento da velocidade de crescimento durante os primeiros anos de vida
- Retardo ponderoestatural
- Retardo da dentição
- Irritabilidade
- Sudorese cefálica
- Fraqueza muscular: presente no raquitismo relacionado à vitamina D, no RHAD, no RHHH e no raquitismo hipofosfatêmico induzido por tumores; ausente no RHX

Características do raquitismo observadas no exame físico

- Baixa estatura desproporcionada (aumento da relação segmento superior/inferior)
- Alargamento de punhos, joelhos e tornozelos
- Deformidades em membros superiores e inferiores (*genu varus*, *genu valgus*)
- Fronte proeminente
- Rosário raquítico
- Deformidade torácica (tórax em peito de pombo)
- Sulco de Harrison
- Hipotonia muscular e fraqueza muscular: presentes no raquitismo relacionado à vitamina D, no RHAD, no RHHH e no raquitismo hipofosfatêmico induzido por tumores; ausentes no RHX
- Abscessos dentários: presentes no RHX e no RHAD
- Tetania e crise convulsiva: podem estar presentes no raquitismo por deficiência da vitamina D
- Alopécia universal: característica do raquitismo dependente da vitamina D tipo II

RHAD: raquitismo hipofosfatêmico autossômico dominante; RHHH: raquitismo hipofosfatêmico hereditário com hipercalciúria; RHX: raquitismo hipofosfatêmico ligado ao cromossomo X.

DIAGNÓSTICO

O diagnóstico do raquitismo é feito a partir de características clínicas, laboratoriais e radiológicas.

Características laboratoriais

Os raquitismos hipofosfatêmicos decorrentes de aumento da ação do FGF-23, ou seja, o RHX, o RHAD, o RHAR e o raquitismo hipofosfatêmico induzido por tumores, caracterizam-se por hipofosfatemia e concomitante redução da RTP (geralmente, inferior a 85%), calcemia normal, elevação da FA sérica, ausência de hiperparatireoidismo secundário (o PTH sérico é normal) e calciúria normal ou diminuída. Apesar da hipofosfatemia, a ação do FGF-23 sobre a 1-alfa-hidroxilase impede a elevação do calcitriol sérico, cujos valores são inapropriadamente normais ou mesmo reduzidos[5,13]. No RHHH, a hipofosfatemia reduz a secreção do FGF-23 e estimula a formação da 1,25(OH)$_2$ vitamina D, que será responsável pela redução do PTH sérico (também influenciado pela hipofosfatemia) e pela hipercalciúria[13]. É importante lembrar que a fosfatemia varia de acordo com a idade, sendo tanto maior quanto menor a criança. Desse modo, os valores normais da fosfatemia nos lactentes até 3 meses, nas crianças entre 1 e 5 anos, nas crianças entre 6 e 12 anos e nos adultos jovens, variam entre 4,8 – 7,4 mg/dL; 4,5 – 6,2 mg/dL; 3,6 – 5,8 mg/dL e entre 2,5 – 4,5mg/dL, respectivamente[34]. Embora o RHX seja a forma mais comum de raquitismo hereditário, o seu diagnóstico nos primeiros meses de vida é difícil, mesmo quando há antecedentes familiares para a doença. Nesses pacientes, as alterações laboratoriais compatíveis com o diagnóstico, envolvendo a elevação da FA sérica, a hipofosfatemia e a redução da RTP, tornam-se mais evidentes a partir do sexto mês de idade[35]. A RTP é calculada a partir da seguinte fórmula:

$$RTP = (1 - \text{fração de excreção de fosfato}) \times 100 = \left[1 - \left(\frac{Pu \times Cr.p}{Pp \times Cr.u} \right) \right] \times 100$$

Pu, Cr.u, Pp, Cr.p: concentração de fosfato e creatinina na urina e no plasma, respectivamente. Todas as concentrações devem estar na mesma unidade.

No raquitismo relacionado à vitamina D, com exceção das causas genéticas, as alterações laboratoriais dependem da intensidade da deficiência da vitamina, avaliada pelo calcidiol plasmático. Em adultos, a deficiência, a insuficiência e a suficiência em vitamina D são caracterizadas por concentrações plasmáticas de calcidiol inferiores a 10, entre 10 e 20, e superiores a 40 ng/mL, respectivamente[8]. Em crianças, apesar de poucos estudos a esse respeito, valores de calcidiol plasmático inferiores a 10 ou 12 ng/mL são indicativos de deficiência em vitamina D, ao passo que na maioria daquelas com raquitismo por deficiência em vitamina D, os valores são inferiores a 5 ng/mL[4]. As manifestações laboratoriais iniciais da deficiência da vitamina D envolvem o hiperparatireoidismo secundário (capaz de manter normais a calcemia e o calcitriol plasmático), a tendência à hipofosfatemia e a elevação da FA sérica[4,20]. No entanto, a manutenção ou o agravamento da deficiência da vitamina D resultam em alterações laboratoriais evidentes, com hipocalcemia, hipofosfatemia, elevação da FA sérica, redução do calcitriol plasmático e hipocalciúria, além do hiperparatireoidismo secundário[4,20]. Nas formas genéticas de raquitismo relacionado à vitamina D, as alterações laboratoriais são mais intensas, envolvendo hipocalcemia acentuada, hipofosfatemia, acentuada elevação da FA sérica, hipocalciúria e elevação significativa do PTH. Nas formas genéticas, o calcidiol sérico é normal, enquanto o calcitriol sérico é muito reduzido (até indetectável) no raquitismo dependente da vitamina D tipo I e muito elevado no raquitismo dependente da vitamina D tipo II[18,19]. A Tabela 19.2 apresenta as principais características laboratoriais das diversas causas de raquitismo relacionado à vitamina D e do RHX.

Tabela 19.2 – Principais características laboratoriais dos raquitismos relacionados à vitamina D e do RHX[4,5,13,18,20]

Parâmetro laboratorial	Raquitismo relacionado à vitamina D*	Raquitismo dependente da vitamina D tipo I	Raquitismo dependente da vitamina D tipo II	RHX
Calcemia	Normal / ↓	↓↓	↓↓	Normal
Fosfatemia	Normal / ↓	↓↓	↓↓	↓↓
Calcidiol	↓	Normal	Normal	Normal
Calcitriol	Normal / ↓	↓↓↓	↑↑↑	Normal
Fosfatase alcalina	↑	↑↑	↑↑	↑
PTH	Normal / ↑	↑↑	↑↑	Normal
Calciúria	Normal / ↓	↓	↓	Normal ↓

*Causas de raquitismo relacionado à vitamina D diferentes do raquitismo dependente da vitamina D tipos I e II. ↑ / ↓: Níveis acima/abaixo dos valores de referência; Normal: níveis dentro dos valores de referência; PTH: hormônio da paratireoide; RHX: Raquitismo hipofosfatêmico ligado ao cromossomo X.

Características radiológicas

As manifestações radiológicas mais precoces de raquitismo são mais bem observadas na extremidade metafisária dos ossos longos que estão em rápido processo de crescimento, como o fêmur distal, a tíbia proximal e o rádio e ulna distais[36]. A principal característica radiológica consiste no desaparecimento da fina linha rádio-opaca que demarca a zona provisória de calcificação[36]. O acúmulo do osteoide não mineralizado e da cartilagem tornam as metáfises espessas, alargadas, irregulares e côncavas[36]. No osso cortical, observam-se afinamento e textura grosseira[36]. Frequentemente, os ossos longos enfraquecidos apresentam deformidades e encurvamento, originando o *genu varus* e/ou o *genu valgus*[36]. Nos casos mais graves, podem ocorrer fraturas por insuficiência, observadas como hipotransparências corticais lineares e bilaterais[36]. Pode haver osteopenia generalizada. No tórax, o rosário raquítico manifesta-se radiologicamente como retificação e alargamento da extremidade esternal anterior das costelas[36]. Deve ser ressaltado que no raquitismo o raio X de mão e punho revela, além da idade óssea atrasada, as alterações próprias do raquitismo. A Figura 19.5 mostra as principais características radiológicas do raquitismo.

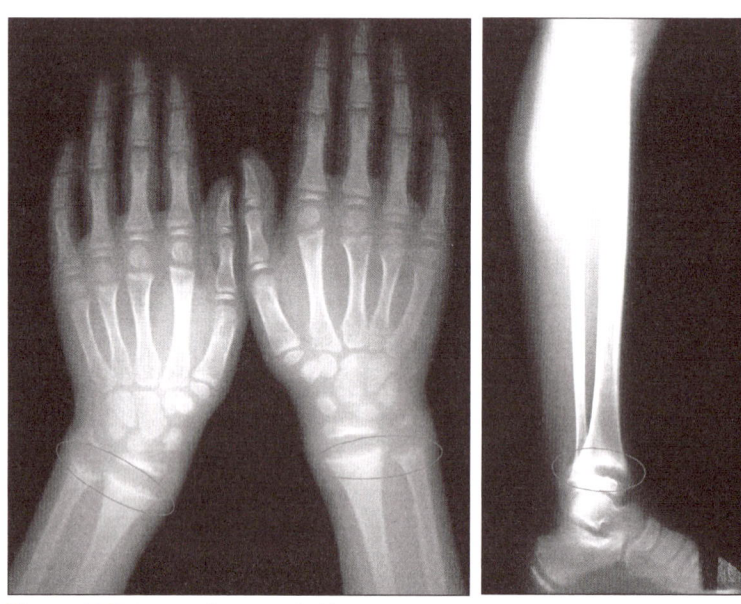

Figura 19.5 Características radiológicas do raquitismo. Desaparecimento da linha demarcatória da zona de cartilagem provisional calcificada e alterações metafisárias (espessamento, alargamento, irregularidade e concavidade) (elipses), além do adelgaçamento da cortical diafisária de membros em paciente com raquitismo hipofosfatêmico em seguimento na Unidade de Endocrinologia do Instituto da Criança do HC-FMUSP.

TRATAMENTO

Os principais objetivos do tratamento do raquitismo são a redução dos distúrbios metabólicos das deformidades ósseas e a melhora do ritmo de crescimento. O tratamento depende da etiologia do raquitismo e deve ser mantido ao menos até o término do crescimento.

Raquitismo relacionado à redução do fosfato extracelular

O tratamento dependerá da etiologia do raquitismo e da existência ou não de ação aumentada do FGF-23. Quando não há aumento da ação do FGF-23, o tratamento consiste na reposição de fosfato por via oral na dose de 30 a 60 mg de fósforo elementar/kg/dia. É importante o fracionamento do fosfato a cada 6 horas, com o objetivo de se restringir o estímulo da secreção do PTH e reduzir a possibilidade de hiperparatireoidismo secundário. Deve-se iniciar o tratamento com dose de 30 mg de fósforo elementar/kg/dia, aumentando-se a dose gradativamente, quando necessário.

Também é importante a orientação ao paciente para que não haja a ingestão de alimentos que contenham cálcio (leite e derivados) concomitantemente à administração do fosfato, a fim evitar a formação de complexos fosfato-cálcio no intestino, capazes de reduzir a absorção de ambos os minerais. Quando há aumento da ação do FGF-23, a forma ativa da vitamina D, a $1,25(OH)_2$ vitamina D (calcitriol), deverá ser acrescentada ao fosfato, uma vez que o FGF-23 reduz a atividade da enzima 1-alfa-hidroxilase. A $1,25(OH)_2$ vitamina D incrementará a absorção intestinal e a reabsorção renal de cálcio e fósforo, além de atuar no próprio tecido ósseo, onde reduzirá o defeito da mineralização[37], devendo ser administrada por via oral na dose de 30 a 70 ng/kg/dia[37]. Sua ação em relação à absorção intestinal de cálcio é bifásica, de forma que a ação rápida ocorre a partir de 2 horas, com pico em 6 horas, enquanto a ação lenta tem início após 12 horas, com pico em 24 horas[20].

Acredita-se que as ações rápida e lenta representem, respectivamente, ação não genômica e ação genômica da $1,25(OH)_2$ vitamina D. Desse modo, sugere-se o seu fracionamento de forma que a sua ação rápida possa, sempre que possível, coincidir com a ingestão de leite ou derivados (pode-se administrar, por exemplo, metade da dose pela manhã e metade no almoço), o que pode favorecer o metabolismo do cálcio nesses pacientes. As formulações de fosfato na forma de cápsula ou drágea permitem que o fosfato seja absorvido mais lentamente e possuem menor conteúdo em sódio, aspectos que as tornam mais interessantes do que o uso de formas líquidas[37]. Efeitos colaterais transitórios relacionados à reposição do fosfato incluem dor abdominal e diarreia osmótica[37].

O tratamento adequado do RHX leva à queda progressiva da FA plasmática, cujos níveis devem atingir a faixa da normalidade ou situar-se pouco acima dela, devendo-se ajustar a dose de fosfato e/ou de calcitriol se a FA sérica permanecer elevada[38]. No RHX, a redução da FA sérica durante o primeiro ano de tratamento é maior nos pacientes tratados desde os primeiros meses de vida do que nos pacientes tratados após a idade de 2 anos, nos quais pode não haver normalização da FA, apesar do tratamento adequado[38]. O tratamento do RHX deve ser interrompido 1 semana antes de cirurgias ortopédicas eletivas com o objetivo de se evitar a hipercalcemia causada pelo aumento da reabsorção óssea decorrente da imobilização prolongada no pós-operatório, devendo ser reiniciado assim que o paciente voltar a deambular[5].

Raquitismo relacionado à vitamina D

Diversos esquemas terapêuticos podem ser utilizados para o tratamento da deficiência da vitamina D. O tratamento pode ser realizado pela administração oral de vitamina D_2 ou de vitamina D_3, na dose de 1.500 a 3.000 UI/dia até que tenham sido obtidas queda da FA sérica e normalização da calcemia, da fosfatemia e do PTH plasmático[5]. Alguns autores recomendam o tratamento com dose semanal de 50.000 UI de vitamina D_2 ou 15.000 UI de vitamina D_3 durante 8 semanas[20]. Se ao final desse período o calcidiol plasmático for inferior a 20 ng/mL, o tratamento pode ser repetido por mais 8 semanas[20]. Nos pacientes em que há dificuldade em relação à adesão ao tratamento, pode-se optar por tratamento com dose única de 200.000 UI de vitamina D_3, por via oral ou intramuscular[4,20]. É importante lembrar que a exposição à radiação solar ou a outras fontes de ultravioleta B é altamente eficiente na normalização dos estoques corporais de vitamina D e na prevenção da sua deficiência, recomendando-se a exposição de parte do corpo (face e membros superiores ou membros superiores e inferiores), previamente à aplicação de protetor solar, três vezes por semana por período equivalente a um quarto do necessário para que se produza eritema leve[20].

Essa orientação pode ser especialmente útil para crianças e adolescentes com má absorção ou para neuropatas. É importante também avaliar se a ingestão de cálcio corresponde às recomendações em cada faixa etária. Com o tratamento adequado da deficiência da vitamina D, os sintomas melhoram em poucas semanas, o espessamento metafisário desaparece em torno de 6 meses, enquanto a correção das deformidades pode levar até 2 anos (nos adolescentes é frequente a persistência de deformidade residual requerendo correção cirúrgica)[5]. O tratamento da deficiência da vitamina D deve possibilitar que o calcidiol plasmático seja superior a 20 ng/mL e, idealmente, superior a 30 ng/mL, por levar ao melhor resultado em relação à redução do PTH plasmático[20].

O raquitismo dependente da vitamina D tipo I deve ser tratado com doses fisiológicas de 1,25(OH)$_2$ vitamina D (10 a 15 ng/kg/dia) por via oral, administradas em uma ou duas tomadas, e com 1 a 1,5 g de cálcio elementar por dia[39]. O tratamento do raquitismo dependente da vitamina D tipo II é mais difícil, devendo utilizar-se doses elevadas de 1,25(OH)$_2$ vitamina D (até 10 mcg/dia) em duas tomadas ao dia, ou de vitamina D_3 ou D_2 (até 600.000 UI/dia), além de 2 a 3 g/dia de cálcio elementar[39].

A Tabela 19.3 sumariza o tratamento das diversas etiologias de raquitismo.

Tabela 19.3 – Tratamento das diversas etiologias de raquitismo[4,20,37,39]

Etiologia do raquitismo	Tratamento
Raquitismo hipofosfatêmico sem aumento da ação do FGF-23	Fósforo elementar[A]: 30 a 60 mg/kg/dia, VO, 6/6 h
Raquitismo hipofosfatêmico com aumento da ação do FGF-23	Fósforo elementar: 30 a 60 mg/kg/dia, VO, 6/6 h Calcitriol[B]: 30 a 70 ng/kg/dia, VO, 2x/dia
Raquitismo relacionado à vitamina D[C]	Vitamina D_3 ou vitamina D_2: 1.500 a 3.000 UI/dia, VO, 1x/dia Vitamina D_3 (15.000 UI/dia) ou Vitamina D_2 (50.000 UI/dia), VO, 1x/dia, por 8 semanas Vitamina D_3: 200.000 UI, dose única, VO ou IM (nos pacientes com pouca adesão ao tratamento)
Raquitismo dependente da vitamina D tipo I	Calcitriol: 10 a 15 ng/kg/dia, VO, 2x/dia Cálcio elementar[D]: 1,0 a 1,5 g/dia, VO, 2 a 3x/dia
Raquitismo dependente da vitamina D tipo II	Calcitriol: doses elevadas (até 10 mcg/dia), VO, 2x/dia Cálcio elementar: 2,0 a 3,0 g/dia, VO, 2 a 3x/dia

A: deve ser administrado longe do cálcio ou de alimentos que contenham cálcio; B: forma ativa da vitamina D, ou seja, 1,25 $(OH)_2$Vitamina D; C: causas de raquitismo relacionado à vitamina D diferentes do raquitismo dependente da vitamina D tipos I e II; D: deve ser oferecido na forma de carbonato de cálcio, sendo administrado durante ou logo após as refeições. FGF-23: fator de crescimento de fibroblastos-23.

Complicações

O tratamento precoce das diversas etiologias de raquitismo leva ao aumento do ritmo de crescimento e à melhora das deformidades no tórax e nos membros. No entanto, no RHX (e, provavelmente, também nos raquitismos de outras causas), pode não haver recuperação completa do crescimento, e o comprometimento da altura final tem sido atribuído, ao menos em parte, ao prejuízo do crescimento durante os primeiros anos de vida e à falta de aderência ao tratamento[38]. Diversos estudos têm avaliado os efeitos do uso do hormônio de crescimento humano recombinante (rhGH) como terapia adjuvante ao tratamento convencional do RHX, com resultados variáveis em relação à homeostase do fosfato e ao crescimento. Uma revisão sistemática recente concluiu não haver evidências científicas de que o rhGH possa beneficiar o crescimento longitudinal, o metabolismo mineral, a densidade mineral óssea ou as proporções corporais dos pacientes com RHX[40].

O hiperparatireoidismo terciário representa uma complicação rara, porém grave, do tratamento do RHX, evoluindo a partir de um quadro inicial de hiperparatireoidismo secundário. Este último representa a resposta fisiológica à hipocalcemia leve e transitória, à redução da atividade da 1-alfa-hidroxilase e à elevação transitória da fosfatemia causada pela reposição do fósforo[41,42]. Quando presente por períodos prolongados, o hiperparatireoidismo secundário é capaz de induzir a secreção autônoma de PTH pelas paratireoides, característica do hiperparatireoidismo terciário. Ambas as formas de hiperparatireoidismo distinguem-se a partir do cálcio sérico, uma vez que o terciário cursa com hipercalcemia, enquanto no secundário a calcemia é normal ou diminuída[41]. O hiperparatireoidismo terciário pode cursar com intensa reabsorção óssea, nefrocalcinose e insuficiência renal. No tratamento do RHX, podem favorecer a evolução para hiperparatireoidismo terciário: tratamento iniciado precocemente, maior duração do tratamento, uso de fósforo em doses elevadas (>100 mg/kg/dia) e níveis elevados de PTH plasmático (próximos de 400 pg/mL)[41]. Durante o tratamento do raquitismo, o PTH sérico, a princípio deve ser avaliado a cada 3 meses, e a cada 6 meses posteriormente.

A nefrocalcinose é outra complicação que pode estar associada ao tratamento do raquitismo de diversas etiologias. No RHX, a nefrocalcinose intersticial, ocorre por deposição de fosfato de cálcio nas pirâmides renais e não está relacionada à deterioração da função do órgão[37]. Seu risco, nos pacientes em tratamento por raquitismo, justifica a avaliação periódica da calciúria (a cada 3 a 6 meses) e a realização de ultrassonografia de rins e de vias urinárias (a cada 6 a 12 meses). A hipercalciúria é caracterizada por excreção urinária de cálcio superior a 4 mg/kg/dia ou pela relação entre cálcio e creatinina em amostra urinária superior a 0,7 durante o primeiro ano de vida ou superior a 0,3 nos anos seguintes[42].

Diante das complicações citadas, deve-se alterar o tratamento do raquitismo. A elevação do PTH plasmático indica a necessidade de se diminuir a dose do fósforo e/ou de se aumentar a dose do calcitriol. A hipercalciúria implica em redução da dose de calcitriol e/ou de cálcio.

CONSIDERAÇÕES FINAIS

O metabolismo do cálcio é fundamental para a função celular adequada, para o crescimento e para a prevenção de doenças ósseas na idade adulta. É importante, portanto, que os pediatras tenham conhecimento suficiente para entender a sua fisiologia e a sua fisiopatologia. Neste capítulo, apresentam-se os principais hormônios e proteínas que exercem um papel fundamental na fisiologia mineral, incluindo a $1,25(OH)_2$ vitamina D, o PTH, o receptor-sensor de cálcio e o FGF-23. O conteúdo está atualizado e permite aprimorar o entendimento a respeito da imbricada e fascinante tarefa exercida pelo organismo, visando à manutenção da calcemia e da fosfatemia. Apresenta-se também uma atualização a respeito das diversas etiologias do raquitismo, que permitirá suspeitar, investigar e traçar um plano terapêutico para essas doenças.

REFERÊNCIAS BIBLIOGRÁFICAS

1. Favus MJ, Bushinsky DA, Lemann Jr J. Regulation of calcium, magnesium, and disorders of mineral metabolism. In: Favus MJ. Primer on the metabolic bone diseases and disorders of mineral metabolism. 6ᵗʰ ed. Washington DC: The American Society for Bone and Mineral Research; 2006. p.76-83.
2. Harvey N, Earl S, Cooper C. Epidemiology of osteoporotic fractures. In: Favus MJ. Primer on the metabolic bone diseases and disorders of mineral metabolism. 6. ed. Washington DC: The American Society for Bone and Mineral Research; 2006. p.244-8.
3. Wharton B, Bishop N. Rickets. Lancet. 2003;362(9393):1389-400.
4. Pettifor JM. Rickets and vitamin D deficiency in children and adolescents. Endocrinol Metab Clin North Am. 2005;34(3):537-53.
5. Mughal Z. Rickets in childhood. Semim Musculoskelet Radiol. 2002;6(3):183-90.
6. Premaor MO, Alves GV, Crossetti LB, Furlanetto TW. Hyperparathyroidism secondary to hypovitaminosis D in hypoalbuminemic is less intense than in normoalbuminemic patients: a prevalence study in medical inpatients in southern Brazil. Endocrine. 2004;24(1):47-54.
7. Saraiva GL, Cendoroglo MS, Ramos LR, Araújo LM, Vieira JG, Kunii I et al. Influence of ultraviolet radiation on the production of 25 hydroxyvitamin D in the elderly population in the city of São Paulo (23 degrees 34'S), Brazil. Osteoporos Int. 2005;16(12):1649-54.
8. Saraiva GL, Cendoroglo MS, Ramos LR, Araújo LMQ, Vieira JG, Maeda SS, et al. Prevalência da deficiência, insuficiência de vitamina D e hiperparatireoidismo secundário em idosos institucionalizados e moradores na comunidade da cidade de São Paulo, Brasil. Arq Bras Endocrinol Metab. 2007;51(3):437-42.
9. Bandeira F, Bandeira C, Freese E. Occult vitamin D deficiency and its relationship with bone mineral density among postmenopausal women in Recife, Brazil. J Bone Miner Res. 2003;18(Suppl 2):S407.
10. Bandeira F, Griz L, Dreyer P, Eufrazino C, Bandeira C, Freese C. Vitamin D deficiency: a global perspective. Arq Bras Endocrinol Metab. 2006;50(4):640-6.
11. Linhares ER, Jones DA, Round JM, Edwards RHT. Effect of nutrition on vitamin D status: studies on healthy and poorly nourished Brazilian children. Am J Clin Nutr. 1984;39(4):625-30.
12. Tenenhouse HS, Econs MJ. Mendelian hypophosphatemias. In: Scriver CR. The Metabolic and Molecular Bases of Inherited Disease. 8ᵗʰ ed. New York: McGraw-Hill; 2001. p.5039-67.
13. Jan de Beur SM, Levine MA. Molecular pathogenesis of hypophosphatemic rickets. J Clin Endocrinol Metab. 2002;87(6):2467-73.
14. The HYP Consortium. A gene (PEX) with homologies to endopeptidases is mutated in patients with X?linked hypophosphatemic rickets. Nat Genet. 1995;11(2):130-6.
15. Econs MJ, McEnery PT, Lennon F, Speer MC. Autosomal dominant hypophosphatemic rickets is linked to chromosome 12p13. J Clin Invest. 1997;100(11):2653-7.
16. Feng JQ, Ward LM, Liu S, Lu Y, Xie Y, Yuan B et al. Loss of DMP1 causes rickets and osteomalacia and identifies a role for osteocytes in mineral metabolism. Nat Genet. 2006;38(11):1310-5.
17. Lorenz-Depiereux B, Benet-Pages A, Eckstein G, Tenenbaum-Rakover Y, Wagenstaller J, Tiosano D et al. Hereditary hypophosphatemic rickets with hypercalciuria is caused by mutations in the sodium-phosphate cotransporter gene SLC34A3. Am J Hum Genet. 2006;78(2):193-201.
18. Kitanaka STK, Murayama A, Sato T, Okumura K, Nogami M, Hasegawa Y et al. Inactivating mutations in the 25-hydroxyvitamin D 1 alpha hydroxylase gene in patients with pseudovitamin D--deficiency rickets. N Engl J Med. 1998;338(10):653-61.
19. Brooks MH, Bell NH, Love L, Stern PH, Orfei E, Queener SF, et al. Vitamin D-dependent rickets type II: resistance of target organs to 1,25-dihydroxyvitamin D. N Engl J Med. 1978;298(18):996-9.
20. Holick MF, Garabedian M. Vitamin D: photobiology, metabolism, mechanism of action, and clinical applications. In: Favus MJ. Primer on the metabolic bone diseases and disorders of mineral metabolism. 6ᵗʰ ed. Washington DC: The American Society for Bone and Mineral Research; 2006. p.106-14.

21. Dusso AS, Brown AJ, Slatopolsky E. Vitamin D. Am J Physiol Renal Physiol. 2005;289(1):F8-F28.
22. Holick MF. High prevalence of Vitamin D inadequacy and implications for health. Mayo Clin Proc. 2006;81(3):353-73.
23. Brown EM, Jüppner H. Parathyroid hormone: synthesis, secretion, and action. In: Favus MJ. Primer on the metabolic bone diseases and disorders of mineral metabolism. 6th ed. Washington DC: The American Society for Bone and Mineral Research; 2006. p.90-9.
24. Farfel Z, Bourne H, Iiri T. The expanding spectrum of G protein diseases. N Engl J Med. 1999;340(13):1012-20.
25. Brown EM. Physiology and pathophysiology of the extracellular calcium-sensing receptor. Am J Med. 1999;106(2):238-53.
26. Miyashiro K, Kunii I, Manna TD, de Menezes Filho HC, Damiani D, Setian N, et al. Severe hypercalcemia in a 9-year-old Brazilian girl due to a novel inactivating mutation of the calcium-sensing receptor. J Clin Endocrinol Metab. 2004;89(12):5936-41.
27. Nemeth EF. Pharmacological regulation of parathyroid hormone secretion. Curr Pharm Des. 2002;8(23):2077-87.
28. Liu S, Quarles LD. How fibroblast growth factor 23 works. J Am Soc Nephrol. 2007;18(6):1637-47.
29. Robey PG, Boskey AL. Extracellular matrix and biomineralization of bone. In: Favus MJ. Primer on the metabolic bone diseases and disorders of mineral metabolism. 6th ed. Washington DC: The American Society for Bone and Mineral Research; 2006. p.12-9.
30. Sabbagh Y, Carpenter TO, Demay MB. Hypophosphatemia leads to rickets by impairing caspase-mediated apoptosis of hypertrophic chondrocytes. Proc Natl Acad Sci. 2005;102(27):9637-42.
31. Sylvester FA. Bone abnormalities in gastrointestinal and hepatic disease. Curr Opin Pediatr. 1999;11(5):402-7.
32. Econs MJ, McEnery PT. Autosomal dominant hypophosphatemic rickets/osteomalacia: clinical characterization of a novel renal phosphate-wasting Disorder. J Clin Endocrinol Metab. 1997; 82(2): 674-81.
33. Bloom E, Klein EJ, Shushan D, Feldman KW. Variable presentations of rickets in children in the emergency department. Pediatr Emerg Care. 2004;20(2):126-30.
34. Portale AA. Blood calcium, phosphorus, and magnesium. In: Favus MJ. Primer on the metabolic bone diseases and disorders of mineral metabolism. 5th ed. Washington DC: The American Society for Bone and Mineral Research; 2003. p.151-4.
35. Moncrieff MW. Early biochemical findings in familial hypophosphataemic, hyperphosphaturic rickets and response to treatment. Arch Dis Child. 1982;57(1):70-2.
36. Gilsanz V. Imaging in children and adults. In: Favus MJ. Primer on the metabolic bone diseases and disorders of mineral metabolism. 6th ed. Washington DC: The American Society for Bone and Mineral Research; 2006. p.133-50.
37. Glorieux FH. Hypophosphatemic vitamin D-resistant rickets. In: Favus MJ. Primer on the metabolic bone diseases and disorders of mineral metabolism. 5th ed. Washington DC: The American Society for Bone and Mineral Research; 2003. p.414-7.
38. Mäkitie O, Doria A, Kooh SW, Cole WG, Daneman A, Sochett E. Early treatment improves growth and biochemical and radiographic outcome in X-linked hypophosphatemic rickets. J Clin Endocrinol Metab. 2003;88(8):3591-7.
39. Mechica JB. Raquitismo e osteomalácia. Arq Bras Endocrinol Metab. 1999;43(6):457-66.
40. Huiming Y, Meng M, Chaomin W, Fan Y. Recombinant growth hormone therapy for X-linked hypophosphatemia in children (Cochrane Review). In: The Cochrane Library, Issue 1, 2006. Oxford: Update Software.
41. Mäkitie O, Kooh SW, Sochett E. Prolonged high-dose phosphate treatment: a risk factor for tertiary hyperparathyroidism in X-linked hypophosphatemic rickets. Clin Endocrinol. 2003;58(2):163-8.
42. Kruse K, Hinkel GK, Griefahn B. Calcium metabolism and growth during early treatment of children with X-linked hypophosphataemic rickets. Eur J Pediatr. 1998;157(11):894-900.

Ações não calcêmicas da vitamina D

20

Hamilton Cabral de Menezes Filho
Durval Damiani

Após ler este capítulo, você estará apto a:

1. Determinar as diversas ações não calcêmicas (ações não relacionadas ao controle da calcemia e da fosfatemia) que a vitamina D exerce.
2. Identificar quais são as principais ações não calcêmicas da vitamina D.
3. Identificar, à luz de conhecimentos atuais, qual a importância das ações não calcêmicas da vitamina D.

INTRODUÇÃO

As ações clássicas, ou ações calcêmicas, da vitamina D estão bem estabelecidas. Por meio das ações clássicas, a vitamina D ativa, ou seja, a $1,25(OH)_2$ vitamina D, exerce papel relevante no controle da calcemia e da fosfatemia. Essas ações incluem:

- No intestino: estímulo da absorção de cálcio no duodeno e de fósforo no jejuno e íleo.
- No osso: estímulo da ação dos osteoclastos, resultando em aumento da reabsorção óssea e, consequentemente, no aumento da passagem de cálcio e fósforo do osso para a circulação; essa ação da $1,25(OH)_2$ vitamina D é realizada em parceria com o PTH.
- No túbulo renal proximal: aumento da reabsorção de fósforo.
- No túbulo renal distal: aumento da reabsorção de cálcio, agindo também em parceria com o PTH.

Portanto, as ações clássicas da 1,25(OH)$_2$ vitamina D resultam em aumento da calcemia e da fosfatemia. Com o intuito de prevenir a elevação excessiva da calcemia, a 1,25(OH)$_2$ vitamina D atua em cooperação com o íon cálcio sobre as glândulas paratireoides, inibindo a proliferação celular e a síntese do PTH e modulando a resposta das paratireoides ao cálcio pela indução do gene do receptor sensível ao cálcio extracelular[1].

Nos últimos anos, tem havido interesse crescente a respeito das ações não calcêmicas da vitamina D. A possibilidade de a vitamina D exercer ações não calcêmicas foi suspeitada inicialmente pela identificação do receptor da 1,25(OH)$_2$ vitamina D em tecidos e células não envolvidos na manutenção da homeostase osteomineral, como pele, placenta, pâncreas, mama, próstata, colo e células T. No entanto, a importância biológica da expressão do receptor da vitamina D em diferentes tecidos não é totalmente compreendida, e suas ações não calcêmicas têm motivado amplo debate. A seguir, descrevemos os papéis da vitamina D nas doenças infecciosas, nas doenças autoimunes, no metabolismo da glicose, no risco cardiovascular e no câncer. É importante salientar que ainda é necessário melhor entendimento a respeito das ações não calcêmicas da vitamina D.

A importância da 1,25(OH)$_2$ vitamina D na imunidade inata e adaptativa está bem estabelecida[2]. Quanto à imunidade inata, sabe-se que os macrófagos possuem a enzima 1-alfa-hidroxilase (responsável pela ativação da 25(OH) vitamina D a 1,25(OH)$_2$ vitamina D) e o receptor da 1,25(OH)$_2$ vitamina D[2]. Nos macrófagos a ligação da 1,25(OH)$_2$ vitamina D ao seu receptor resulta em aumento da catelicidina, proteína com ação fundamental na destruição de patógenos englobados pelos fagossomos, entre eles o *Mycobacterium tuberculosis* e a *Shigella*[2]. Quanto à imunidade adaptativa, a 1,25(OH)$_2$ vitamina D originada nos macrófagos e nas células dendríticas tem papel imunomodulador por meio de ações sobre linfócitos B (redução da proliferação, da síntese de imunoglobulinas e da diferenciação em plasmócitos) e linfócitos T (diminuindo, nos linfócitos T *helper* 1, e aumentando, nos linfócitos T *helper* 2, a síntese de citocinas)[2]. Desse modo, a 1,25(OH)$_2$ vitamina D pode representar um dos fatores envolvidos na proteção e no melhor controle de doenças autoimunes (como o diabete melito tipo 1, a esclerose múltipla e a doença de Crohn) e de doenças atópicas (asma, por exemplo)[2,3].

Em relação ao metabolismo da glicose e à ação da insulina, o estudo identificou correlação negativa entre a glicemia de jejum e a concentração plasmática da 25(OH) vitamina D (também conhecida como calcidiol, considerado o marcador mais fidedigno da suficiência do organismo em vitamina D) em mulheres pós-menopausa e não diabéticas[4]. Nesse estudo, os maiores valores da glicemia de jejum foram observados nas mulheres com valores de 25(OH) vitamina D inferiores a 16 ng/mL[4]. De acordo com outro estudo, o tratamento com vitamina D melhora a secreção de insulina e diminui a resistência a ela em pacientes com diabete melito tipo 2[5]. No entanto, estudos randomizados controlados realizados mais recentemente têm colocado em dúvida esses efeitos da 1,25(OH)$_2$ vitamina D. Por exemplo, Muldowney et al. não encontraram efeito significativo do tratamento com vitamina D (com 200, 400 ou 600 UI/dia) na glicemia, na insulinemia ou no índice HOMA-IR em indivíduos não diabéticos[6]. Outro estudo, realizado em mulheres caucasianas pós-menopausa e deficientes em vitamina D, também relatou que o tratamento com 400 ou 1.000 UI/dia de vitamina D não alterou a glicemia, a insulinemia ou o índice HOMA-IR[7]. Com base na análise desses dois estudos, e de outros que relataram resultados semelhantes, os autores da revisão sobre os estudos randomizados, controlados e publicados até então concluíram que a suplementação de vitamina D em indivíduos não diabéticos não traz benefícios ao metabolismo da glicose, mesmo nos indivíduos deficientes em vitamina D[8]. Nessa revisão, os autores também concluíram que o tratamento com vitamina D não é capaz de modificar o metabolismo glicêmico em pacientes obesos ou pré-diabéticos[8]. Por outro lado, estudos em pacientes com diabete melito tipo 2 realizados no Irã mostraram que o tratamento com vitamina D pode melhorar de forma moderada o metabolismo da glicose[8]. Evidentemente, esses efeitos nos diabéticos deverão ser avaliados e confirmados em outras populações[8]. Além disso, em alguns desses estudos iranianos, a intervenção consistiu no fornecimento de vitamina D e cálcio, de forma que não foi possível precisar qual o papel da vitamina D e qual o papel do cálcio sobre o metabolismo glicêmico[8].

Quanto ao risco cardiovascular, estudos experimentais sugeriram efeito protetor da vitamina D contra aterosclerose e doenças cardíacas[9]. Desse modo, a deficiência da vitamina D passou a ser considerada um fator de risco independente para doença cardiovascular e para o aumento da aterogênese[10]. Estudos também identificaram elevada prevalência de deficiência da vitamina D em pacientes com doença coronariana e insuficiência cardíaca[10]. A proteção da vitamina D contra doença cardiovascular pode estar relacionada à sua ação sobre o sistema renina-angiotensina--aldosterona, a musculatura lisa vascular e o endotélio[10]. Essas ações resultam em redução das pressões sistólica e diastólica[10]. A redução da vitamina D plasmática também foi associada ao maior risco para acidente vascular cerebral fatal[10]. No entanto, um artigo de revisão publicado em 2013 destacou que estudos controlados e randomizados têm sido incapazes de identificar papel protetor da suplementação de vitamina D na população geral no que diz respeito às doenças cardiovasculares e seus fatores de risco[9]. Há interesse atualmente em estudos controlados e randomizados abordando os efeitos cardiovasculares do tratamento com vitamina D em indivíduos com deficiência grave dessa vitamina[9]. Portanto, as informações disponíveis até o momento indicam que a deficiência da vitamina D pode apenas ser considerada marcador de risco cardiovascular, já que sua suplementação com doses recomendadas para o tratamento da osteoporose não se mostrou benéfica ou prejudicial para as doenças cardiovasculares[9].

Estudos em culturas de células e em modelos animais de câncer têm evidenciado que a vitamina D é capaz de inibir o crescimento e a multiplicação de diversas células malignas[11]. As ações anticâncer da vitamina D incluem a interrupção do ciclo celular, o estímulo da apoptose, a inibição da capacidade celular de promover invasão, a inibição das metástases e da angiogênese e o estímulo da diferenciação celular[11,12]. Os mecanismos responsáveis por essas ações incluem vias relacionadas à sinalização do *hedgehog*, do IGFBP-3 e do TGF-beta, entre outras[12]. As ações antiproliferativas da vitamina D podem depender ou não de sua ligação ao receptor da vitamina D e parecem se relacionar principalmente ao adenocarcinoma intestinal e ao câncer de mama[10,12]. As ações da vitamina D contra o câncer de mama parecem ser especialmente significativas, destacando-se a redução da expressão do gene da aromatase (enzima responsável pela conversão de androstenediona e testosterona em estrona e estradiol, respectivamente) nas células do câncer de mama e no tecido adiposo que circunda esssas células[11]. A inibição da aromatase ocorre tanto por ação direta no gene da aromatase como por ação indireta, por meio da inibição, pela vitamina D, da síntese de prostaglandinas inflamatórias, as quais são importantes estimuladoras da transcrição do gene da aromatase[11]. A vitamina D também inibe a expressão do receptor estrogênico ERα nas células do câncer de mama, reduzindo assim a ação proliferativa do estrógeno sobre essas células[11]. Deve-se salientar que as células do câncer de mama possuem a enzima 1-alfa-hidroxilase, sendo capazes de converter a 25(OH) vitamina D na forma ativa da vitamina D [$1,25(OH)_2$ vitamina D][11]. No entanto, sabe-se que os dados epidemiológicos e os ensaios clínicos ainda são inconsistentes, e que estudos randomizados e controlados são necessários para melhor esclarecimento quanto ao papel da vitamina D na prevenção de doenças oncológicas[13]. Acredita-se que em seres humanos a ação anticâncer da vitamina D dependerá de seu uso em doses elevadas, que provavelmente resultará em hipercalcemia como efeito adverso[12]. De qualquer forma, à luz dos conhecimentos atuais, pode-se considerar que a prevenção da deficiência em vitamina D e sua suplementação podem representar uma forma econômica e segura de reduzir a prevalência de alguns tipos de câncer e de melhorar o prognóstico e a evolução de doenças oncológicas[13].

CONCLUSÕES

Embora a vitamina D possa exercer diversas ações não calcêmicas, o papel real e a aplicabilidade clínica dessas ações têm sido questionados em estudos de revisão que abordam o tema. Está claro que faltam estudos controlados e randomizados envolvendo número suficiente de pacientes para melhor elucidação dessas ações. Entre as diversas ações não calcêmicas da vitamina D, as ações sobre a imunidade inata e adaptativa parecem ser as mais consistentes.

REFERÊNCIAS

1. Dusso AS, Brown AJ, Slatopolsky E. Vitamin D. Am J Physiol Renal Physiol. 2005;289:F8-F28.
2. Adams JS, Hewison M. Unexpected actions of vitamin D: new perspectives on the regulation of innate and adaptative immunity. Nat Clin Pract Endocrinol Metob. 2008;4(2):80-90.
3. Gordon BR. Should vitamin D supplementation be a regular part of asthma care? Otolaryngol Clin North Am. 2014;47(1):97-108.
4. Need AG, O'Loughlin PD, Horowitz M, Nordin BE. Relationship between fasting serum glucose, age, body mass index and serum 25 hydroxyvitamin D in postmenopausal women. Clin Endocrinol (Oxf). 2005;62(6):738-41.
5. Borissova AM, Tankova T, Kirilov G, Dakovska L, Kovacheva R. The effect of vitamin D_3 on insulin secretion and peripheral insulin sensitivity in type 2 diabetes patients. Int J Clin Pract. 2003;57(4):258-61.
6. Muldowney S, Lucey AJ, Hill TR, Seamans KM, Taylor N, Wallace JM, et al. Incremental cholecalciferol supplementation up to 15 µg/d throughout winter at 51-55°N has no effect on biomarkers of cardiovascular risk in healthy young and older adults. J Nutr. 2012;142(8):1519-25.
7. Wood AD, Secombes KR, Thies F, Aucott L, Black AJ, Mavroeidi A, et al. Vitamin D3 Supplementation has no effect on conventional cardiovascular risk factors. A parallel-group, double-blind, placebo-controlled RCT. J Clin Endocrinol Metab. 2012;97(10):3557-68.
8. Pilz S, Kienreich K, Rutters F, de Jongh R, van Ballegooijen AJ, Grübler M, et al. Role of vitamin D in the development of insulin resistance and type 2 diabetes. Curr Diab Rep. 2013;13(2):261-70.
9. Pilz S, Gaksch M, O'Hartaigh B, Tomaschitz A, März W. The role of vitamin D deficiency in cardiovascular disease: where do we stand in 2013? Arch Toxicol. 2013;87(12):2083-103.
10. Makariou S, Liberopoulos EN, Elisaf M, Challa A. Novel roles of vitamin D in disease: what is new in 2011? Eur J Intern Med. 2011;22(4):355-62.
11. Krishnan AV, Swami S, Feldman D. The potential therapeutic benefits of vitamin D in the treatment of estrogen receptor positive breast cancer. Steroids. 2012;77(11):1107-12.
12. Chiang KC, Chen TC. The anti-cancer actions of vitamin D. Anticancer Agents Med Chem. 2013;13(1):126-39.
13. Feldman D, Krishnan AV, Swami S, Giovannucci E, Feldman BJ. The role of vitamin D in reducing cancer risk and progression. Nat Rev Cancer. 2014;14(5):342-57.

Recursos diagnósticos
em endocrinologia pediátrica

O laboratório em endocrinologia

21

José Gilberto Henriques Vieira

Após ler este capítulo, você estará apto a:

1. Avaliar as diferentes metodologias laboratoriais úteis em endocrinologia pediátrica.
2. Julgar a validade dos valores de referência disponíveis.
3. Solicitar a correta obtenção de amostras para dosagens hormonais.
4. Valorizar resultados anormais obtidos em pacientes pediátricos.
5. Comparar resultados obtidos com métodos diferentes.

INTRODUÇÃO

O diagnóstico completo, bem como o seguimento das diferentes patologias encontradas em endocrinologia pediátrica, são bastante dependentes do resultado obtido com testes laboratoriais. O objetivo de seu emprego é comprovar as alterações hormonais esperadas em função do quadro clínico e sua reversão em razão da terapêutica. A tecnologia disponível para essas dosagens tem evoluído de maneira contínua, permitindo que as principais doenças possam ser atualmente diagnosticadas e controladas com segurança. Esse processo não era possível há algumas décadas, e a modificação fundamental ocorreu nos anos 1960 e 1970 com a introdução das técnicas de radioimunoensaio (RIE), tanto para hormônios proteicos como para esteroides[1,2]. A constante evolução técnica, com a introdução de novos desenhos de ensaios, marcadores não radioativos, anticorpos monoclonais, processos de automação, processos cromatográficos de alta performance (HPLC) e leitura por espectrometria de massas, permitiu a disponibilidade atual de métodos de sensibilidade, precisão e acurácia bastante aceitáveis. Na realidade, a fronteira do conhecimento hoje em dia é mais limitada por uso e interpretação inadequados de métodos do que pelas limitações metodológicas *per se*.

Conforme descrito a seguir, diversas facetas peculiares à população pediátrica requerem análise especial. Entre elas, destacam-se o tipo de amostra, a condição de coleta e a correta adoção de valores de referência. Este último aspecto talvez seja o mais complexo, desde que a definição de tais valores para muitos analitos seja, além de dependente da metodologia, altamente ligada ao sexo, à idade e ao desenvolvimento puberal. Este último parâmetro, muitas vezes de definição complexa, é em geral desconhecido pelo laboratório. A avaliação clínica conduzida pelo pediatra é a peça-chave para a conclusão diagnóstica correta.

METODOLOGIAS DISPONÍVEIS

Os RIE, descritos há algumas décadas, continuam disponíveis e essenciais para algumas dosagens. Baseiam-se no princípio da competição entre uma preparação que contém quantidades limitadas de uma substância idêntica a ser medida, marcada com um traçador (iodo 125 ou trício, em geral substituídos por marcadores luminescentes ou fluorescentes atualmente), a amostra que contenha a substância a ser medida (analito), e uma quantidade fixa de anticorpo. Após a separação das fases ligadas ou não ao anticorpo, é feita a mensuração do sinal (luz, fluorescência, radioatividade). Quanto mais analito existir na amostra, menos substância marcada se ligará ao anticorpo. O resultado é comparado ao obtido empregando-se uma curva-padrão. Pelo seu princípio, são chamados de métodos competitivos, sendo sua sensibilidade e especificidade altamente dependentes do anticorpo empregado. A evolução dos ensaios competitivos se deu, basicamente, pela substituição dos traçadores radioativos por enzimas ou marcadores fluorescentes ou luminescentes e pela automação e padronização dos processos de separação.

Quando se discutem dosagens hormonais, a evolução metodológica pode ser dividida de acordo com o tamanho molecular da estrutura a ser medida. Moléculas ditas de baixo peso molecular, por exemplo, esteroides e tironinas, continuam dependentes de ensaios competitivos, como os descritos anteriormente. Já moléculas de peso molecular acima de 3 mil daltons, como os hormônios polipetídicos hipofisários, beneficiaram-se da evolução metodológica que foi a introdução dos ensaios imunométricos baseados em anticorpos monoclonais[3]. Esse tipo de ensaio veio revolucionar as medidas de hormônios como as gonadotrofinas hipofisárias (LH, FSH), o hormônio do crescimento (GH), a tirotrofina (TSH) e a insulina, entre tantos outros de interesse. Sua principal característica é o desenho não competitivo baseado em dois anticorpos (em geral monoclonais), um de captura e outro de revelação, o que permite ensaios mais estáveis, sensíveis e específicos. Eles são classificados de acordo com o tipo de gerador de sinal empregado no anticorpo de revelação; assim, por exemplo, se o revelador for uma substância fluorescente, trata-se de um ensaio imunofluorométrico. Na Figura 21.1, são representados esquematicamente um ensaio competitivo (A) e um imunométrico (B). A limitação dos ensaios imunométricos está na necessidade de a estrutura que será medida ser reconhecida por dois anticorpos simultaneamente, daí o limite de tamanho molecular que restringe seu emprego a moléculas com mais de 3 mil daltons, excluindo, consequentemente, esteroides e tironinas[4].

Uma alternativa aos ensaios competitivos e já em uso para hormônios esteroides são as técnicas baseadas em espectrometria de massas. Em algumas situações essa evolução técnica tem se tornado mandatória, uma vez que em crianças, por exemplo, dosagens de testosterona por outras metodologias estão se tornando inaceitáveis em função da falta de especificidade[4,5].

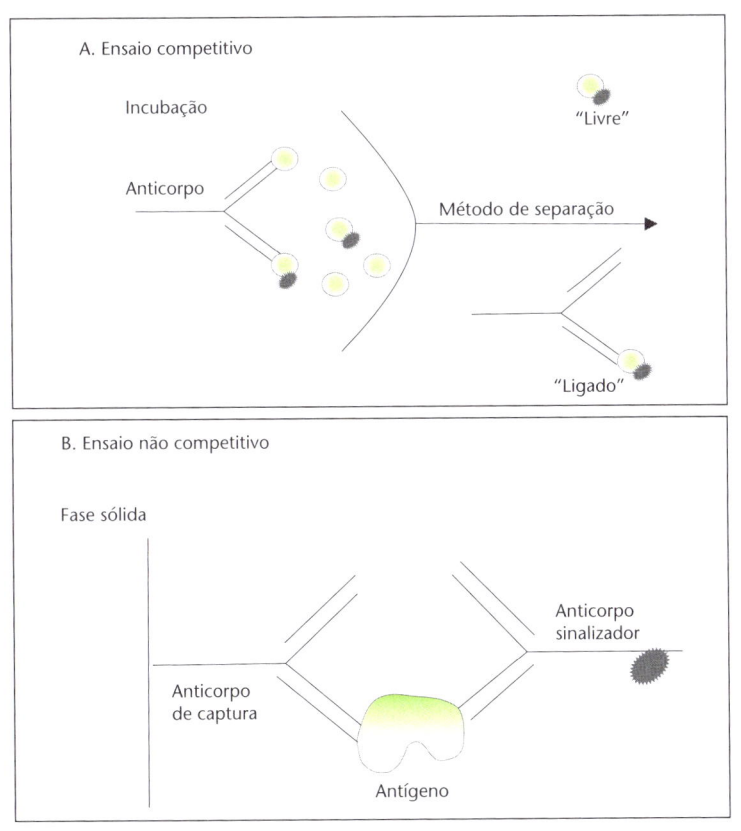

Figura 21.1 Representação esquemática dos principais métodos utilizados em dosagens hormonais. A: esquema representativo de um ensaio competitivo; B: esquema representativo de um ensaio imunométrico, não competitivo. Em ambos, o traçador pode ser de diferentes tipos, radioativo ou não radioativo.

PECULIARIDADES DA COLETA DE AMOSTRAS

Inúmeras são as condições pré-analíticas que podem causar problemas tanto técnicos como de interpretação de dosagens hormonais[6]. No caso de amostras pediátricas, essas condições são ainda mais marcantes e apresentam algumas peculiaridades, sendo as mais importantes comentadas na sequência.

No caso de dieta e necessidade de jejum, a população pediátrica, em especial crianças pré-púberes, deve ser encarada diferentemente de uma população adulta. A necessidade de jejum fica subordinada ao ritmo alimentar; já a obediência a ritmos circadianos (como no caso de dosagens de cortisol ou TSH) deve ser mantida dentro do possível. Uma regra básica é que a coleta seja feita sempre no mesmo período do dia, preferencialmente pela manhã, em especial se for necessário acompanhamento.

É preciso sempre levar em consideração as alterações dos hormônios de estresse induzidos pela condição de coleta de sangue. Dificuldades de punção venosa, ambiente estranho, contenção física e recordação de experiências traumáticas são circunstâncias muitas vezes inevitáveis. A documentação desse tipo de condição e sua transcrição em conjunto com o resultado podem ajudar o médico solicitante a interpretar os resultados, em especial nas dosagens de GH, cortisol, ACTH, catecolaminas e mesmo glicemia. Além disso, deve-se sempre ter em mente que condições clínicas não relacionadas à doença endócrina podem interferir nos resultados, como pacientes com insuficiência renal e outras condições clínicas graves, além do uso crônico de medicações como glicocorticosteroides.

No que se refere à amostra propriamente dita, a dificuldade de coleta pode muitas vezes trazer consigo problemas como presença de hemólise ou volume restrito. A hemólise resulta, em geral, da lentidão do fluxo e da consequente aplicação de pressão negativa excessiva. Algumas dosagens são particularmente sensíveis à presença de hemólise, destacando-se a de insulina, ACTH e PTH (paratormônio); hormônios polipeptídicos são mais sensíveis ao fenômeno que a maioria dos hormônios esteroides. Nunca é demais lembrar que o tubo utilizado na coleta deve ser compatível com as dosagens a serem realizadas.

DEFINIÇÃO DE VALORES NORMAIS E COMPARAÇÃO ENTRE MÉTODOS

A definição de valores de referência é, para muitos parâmetros, bastante complexa em uma população pediátrica. A aceitação de parâmetros de referência definidos para populações adultas é, na maioria das vezes, inaceitável. No entanto, poucos são os estudos que tentam definir valores para populações pediátricas. Essa raridade muito tem a ver com a dificuldade de coleta e a necessidade de grande número de indivíduos para definição de valores, e, muitas vezes, grupos etários muito próximos já apresentam diferenças significativas. Mesmo em crianças pré-púberes, diferenças relativas ao sexo já são evidentes[7,8]. Outro aspecto importante são as variações dos esteroides hormonais ao longo dos estádios puberais; nesse caso, somam-se variáveis relativas ao estádio puberal, ao sexo e ao ritmo secretório de alguns hormônios, como o LH. Nesse caso específico, a interpretação de um resultado deve considerar a possibilidade de resultados falsos-negativos ou falsos-positivos em razão da secreção episódica.

Um grupo de dosagens particularmente sensível à evolução da idade em crianças são os marcadores de metabolismo ósseo. Como esse tipo de dosagem apresenta interesse crescente, é importante lembrar a grande importância da definição correta de valores de referência, o que foi, em parte, preenchido por recente e extenso trabalho[9]. Outra condição difícil é a definição de valores de referência para esteroides gonadais nos primeiros meses de vida. A diferença entre sexos é marcante, valores decrescem significativamente ao longo do primeiro mês, e, em meninos normais, a atividade testicular leva a valores de testosterona acima dos valores pré-puberais entre o segundo e o sexto mês de vida[10,11].

Um fator adicional, muitas vezes esquecido, é o que se refere à comparação entre métodos. Embora diferentes métodos desenhados para a medida da mesma substância devessem resultar em valores comparáveis, isso nem sempre é verdade. Esse fato ocorre especialmente em metodologias baseadas em anticorpos (ensaios competitivos e não competitivos) e que medem hormônios de composição heterogênea em circulação, como os hormônios hipofisários. Apesar da automação, do emprego de padrões de referência internacionais e da uniformização das características dos anticorpos (em especial monoclonais), esse é um fenômeno que deve ser sempre levado em conta quando são comparados resultados obtidos com o emprego de diferentes metodologias. Alguns exemplos nos quais esse fenômeno é bastante claro são os ensaios para GH[12] e os ensaios para IGF-I, em que a metodologia empregada para dissociação da IGF-I das proteínas ligadoras é fator adicional de interferência[13].

ALGUMAS CONDIÇÕES ESPECÍFICAS

Disfunções Tireoidianas

É especialmente importante a correta observação de valores de referência para os testes de função tireoidiana em pediatria[7]. Particularmente os valores de T4 e T3 totais e livres diferem de forma significativa dos da população adulta, sendo esse fenômeno inversamente proporcional à idade. A normatização e disseminação dos programas de detecção neonatal de hipotireoidismo e a definição dos critérios de diagnóstico são fundamentalmente baseados em métodos laboratoriais de dosagem de T4 e TSH em papel de filtro. O acompanhamento das crianças diagnosticadas e tratadas foi objeto de consenso recente[14]. Outra condição peculiar, resultado de programas de detecção neonatal de hipotireoidismo, é o encontro de valores normais de TSH e valores baixos de T4 total. Esse quadro laboratorial sugere, *a priori*, hipotireoidismo secundário à deficiência de TSH; no entanto, pode decorrer em sua maior parte de deficiência congênita de globulina ligadora de hormônio tireoidiano (TBG), condição benigna que não necessita de tratamento[15]. Uma peculiaridade dessa condição é que, por ser herança ligada ao cromossomo X, é praticamente exclusiva do sexo masculino. Além disso, a dosagem de T4 livre deve ser normal, e de fato é, quando obtida por dosagem após diálise, o método de referência. Como detalhe adicional, em pacientes pediátricos, vale lembrar que a relação TSH/T4 livre é log/linear, ou seja, as variações de TSH induzidas por uma queda de T4 livre são potencialmente muito maiores, o que pode levar ao encontro de valores de TSH surpreendentemente elevados com níveis de T4 livre pouco alterados.

Puberdade Precoce

O laboratório ocupa um papel fundamental no diagnóstico e no seguimento da puberdade precoce. Os dados obtidos são importantíssimos na interpretação e na valorização de dados clínicos, e as metodologias utilizadas devem ser confiáveis. Os níveis de sensibilidade e especificidade das dosagens das gonadotrofinas hipofisárias e dos esteroides gonadais devem ser conhecidos e validados[16]. O encontro de resultados não compatíveis com a clínica, potencialmente falso-positivos ou falso--negativos, exige uma confirmação com nova coleta e repetição, de preferência em paralelo e/ou com metodologia diferente, antes que novas medidas, diagnósticas ou terapêuticas, sejam tomadas. Um aspecto que não pode ser esquecido no contexto pediátrico são as dificuldades com as metodologias de dosagem de estradiol sérico que, infelizmente, ainda têm muitas limitações, relacionadas a especificidade e sensibilidade analíticas, o que pode limitar sua aplicação na prática diária[17].

Déficit de Crescimento

Há bastante controvérsia quanto ao protocolo laboratorial a ser seguido na confirmação diagnóstica de deficiência de GH[15]. A padronização dos testes de estímulo para GH, e um amplo conhecimento de suas limitações e riscos, estão disponíveis, em especial no Brasil, onde o teste com clonidina tem sido amplamente utilizado[18-20]. No entanto, mais até que em outras áreas de endocrinologia pediátrica, a aplicação de raciocínio lógico, associado a medidas auxológicas corretas, deverá permitir a indicação de testes funcionais a poucos pacientes. As dosagens de IGF-I e sua proteína carreadora principal, a IGFBP-3, têm encontrado cada vez mais aplicação na complementação diagnóstica, desde que analisados levando-se em conta os valores normais para sexo e, principalmente, idade e estádio puberal[21].

Deficiências Enzimáticas Adrenais

Entre as deficiências enzimáticas adrenais destaca-se, pela frequência e importância clínica, a deficiência de 21-hidroxilase. Seu diagnóstico baseia-se na dosagem de 17-alfa-hidroxiprogesterona (17OHP), esteroide que se acumula na circulação por ser o principal substrato da atividade enzimática deficiente. Considerando o extenso espectro de apresentação da deficiência, o diagnóstico laboratorial pode se basear apenas na dosagem basal da 17OHP, ou pode ser necessário um teste de estímulo com ACTH.

As metodologias disponíveis na rotina, baseadas em ensaios competitivos diretos, são, em geral, aceitáveis para os casos típicos. No entanto, podem apresentar limitações em circunstâncias especiais, como em recém-nascidos, em especial prematuros, em que a presença de altos níveis de esteroides interferentes na circulação pode levar a resultados falsamente elevados. Em razão da utilização de ensaios diretos na maioria dos programas de detecção neonatal, existe o risco do encontro de casos falso-positivos ou limítrofes, em que a avaliação clínica cuidadosa, associada à repetição empregando metodologia de referência (preferencialmente baseada em cromatografia e leitura por espectrometria de massa), deve preceder o início de medicação substitutiva. A disponibilidade de ensaios com base em cromatografia líquida de alta *performance*, seguida de leitura por espectrometria de massa em tandem (LC-MS/MS), possibilita, além da dosagem precisa e sensível da 17OHP, a dosagem de outros esteroides, como o 11-desoxicortisol, e consequente diagnóstico de defeitos de síntese mais raros, como o da enzima 11-beta-hidroxilase. Na Figura 21.2, está representado um estudo realizado no laboratório da unidade de endocrinologia do Instituto da Criança do HC-FMUSP comparando os resultados de 17OHP entre duas metodologias: um radioimunoensaio (RIE) com amostra previamente purificada por cromatografia líquida de alta *performance* (HPLC-RIE) e cromatografia líquida seguida de LC-MS/MS. Apesar da correlação muito boa (r = 0,9687), é nítida a tendência a valores mais elevados com o RIE, apesar de os métodos preparativos serem equivalentes.

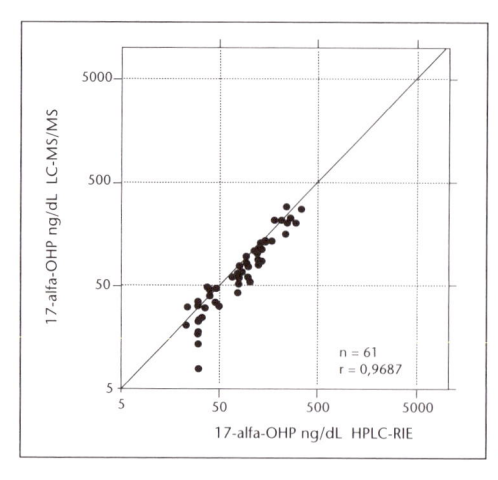

Figura 21.2 Estudo da correlação entre resultados obtidos na dosagem de 17-alfa-hidroxi-progesterona em 61 amostras de soro utilizando dois testes distintos, ambos empregando método preparativo baseado em extração e cromatografia. A leitura final em um caso foi realizada em espectrômetro de massa em tandem (LC-MS/MS) e, no outro, utilizando um radioimunoensaio clássico (HPLC-RIE). Nota-se a boa correlação, mas também a tendência à obtenção de valores mais elevados com a técnica de RIE.

CONCLUSÕES

O desenvolvimento metodológico na área de dosagens hormonais em endocrinologia pediátrica atualmente permite a complementação diagnóstica segura da grande maioria das situações clínicas. Algumas limitações importantes, no entanto, devem ser levadas em conta. Entre elas, destacam-se a coleta de amostras em condições adequadas, o uso de metodologias confiáveis e conhecidas e a correta definição dos valores de referência. A interpretação de resultados deve levar em consideração as variáveis induzidas por idade, sexo, estádio puberal, limitações metodológicas e outras condições clínicas. Em resumo, a utilização de recursos laboratoriais em endocrinologia pediátrica não é trivial, mas, uma vez bem conduzida, transforma-se em arma poderosa no diagnóstico e no seguimento das patologias endócrinas.

REFERÊNCIAS BIBLIOGRÁFICAS

1. Berson SA, Yalow RS, Glick SM, Roth J. Immunoassay of protein and peptide hormones. Metabolism. 1964;13(Suppl):1135-53.
2. Furuyama S, Mayes DM, Nugent CA. A radioimmunoassay for plasma testosterone. Steroids. 1970;16(4):415-28.
3. Vieira JGH, Lombardi MT, Nishida SK. Monoclonal antibody-based immunoenzymometric assay for human growth hormone. Brazi J Med Biol Res. 1990;23(3-4):293-6.
4. Rosner W, Auchus RJ, Azziz R, Sluss PM, Raff H. Position statement: utility, limitations, and pitfalls in measuring testosterone: an Endocrine Society Position Statement. J Clin Endocrinol Metab. 2007;92:405-413.
5. Vieira JGH, Nakamura OH, Ferrer CM, Tachibana TT, Endo MHK, Carvalho VM. Importância da metodologia na dosagem de testosterona sérica: comparação entre um imunoensaio direto e um método fundamentado em cromatografia líquida de alta performance e espectrometria de massa

em tandem (HPLC/MS-MS). Arq Bras Endocrinol Metab. 2008; 52:1050-1055.

6. Vieira JGH. Avaliação dos potenciais problemas pré-analíticos e metodológicos em dosagens hormonais. Arq Bras Endocrinol Metab. 2002;46(1):9-15.

7. Zurakowski D, Di Canzio J, Majzoub JA. Pediatric reference intervals for serum thyroxine, triiodothyronine, thyrotropin and free thyroxine. Clin Chem. 1999;45(7):1087-91.

8. Elmlinger MW, Kühnel W, Weber MM, Ranke MB. Refernce ranges for two automated chemiluminescent assays for serum insulin-like growth factor I (IGF-I) and IGF-binding protein 3 (IGFBP-3). Clin Chem Lab Med. 2004;42(6):654-64.

9. Rauchenzauner M, Schmid A, Heinz-Erian P, Kapelari K, Falkensammer G, Griesmacher A, et al. Sex- and age-specific reference curves for serum markers of bone turnover in healthy children from 2 months to 18 years. J Clin Endocrinol Metab. 2007;92(7):443-9.

10. Winter JS, Hughes IA, Reyes FI, Faiman C. Pituitary-gonadal relations in infancy: 2. Patterns of serum gonadal steroid concentration in man from birth to two years of age. J Clin Endocrinol Metab. 1976;42(4):679-86.

11. Bergadá I, Milani C, Bedecarrás P, Andreone L, Ropelato MG, Gottlieb S, et al. Time course of serum gonadotropin surge, inhibins, and anti-müllerian hormone in normal newborn males during the first month of life. J Clin Endocrinol Metab. 2006;91(10):4092-8.

12. Rakover Y, Lavi I, Masalah R, Issam T, Weiner E, Ben-Shlomo I. Comparison between four immunoassays for growth hormone (GH) measurement as guides to clinical decisions following GH provocative tests. J Pediatr Endocrinol Metab. 2000;13(6):637-43.

13. Khosravi J, Diamandi A, Bodani U, Khaja N, Krisna RG. Pitfalls of immunoassay and sample for IGF-I: comparison of different assay methodologies using various fresh and stored serum samples. Clin Biochem. 2005;38(7):659-66.

14. Maciel LMZ, Kimura ET, Nogueira CR, Mazeto GMS, Magalhães PKR, Nascimento ML, et al. Congenital hypothyroidism: recommendations of the Thyroid Department of the Brazilian Society of Endocrinology and Metabolism. Arq Bras Endocrinol Metab. 2013; 57:184-92.

15. Vieira JGH, Tachibana TT, Obara LH, Nishida SK, Lombardi MT, Maciel RMB. Desenvolvimento de ensaio imunofluorométrico para a medida da globulina ligadora de tiroxina (thyroxine-binding globulin, TBG) e sua aplicação em casos de deficiência da proteína. J Bras Patol Med Lab. 2002;38(4):225-60.

16. Brito VN, Batista MC, Borges MF, Latrônico AC, Kohek MBF, Thirone ACP, et al. Diagnostic value of fluorometric assays in the evaluation of precocious puberty. J Clin Endocrinol Metab. 1999;84(10):3539-44.

17. Rosner W, Hankinson SE, Sluss PM, Vesper HW, Wierman ME. Challenges to the measurement of estradiol: an endocrine society position statement. J Clin Endocrinol Metab. 2013; 98:1376-87.

18. Hintz RL. The role of auxologic and growth factor measurements in the diagnosis of growth hormone deficiency. Pediatrics. 1998;102(2Pt3):524-6.

19. Silva EGP, Slhessarenko N, Arnhold IJP, Batista MC, Stefan V, Osório MGF, et al. GH values after clonidine stimulation measured by immunofluorometric assay in normal prepubertal children and GH-deficient patients. Horm Res. 2003;59(5):229-33.

20. Marui S, Oliveira CHMC, Souza SACL, Berger K, Khawali C, Hauache OM, et al. Tolerância ao teste de clonidina em 180 pacientes: estudo da eficácia da expansão volêmica para o controle de hipotensão arterial. Arq Bras Endocrinol Metab. 2005;49(4):510-5.

21. Laron Z, Bidlingmaier M, Strasburger CJ. Indications, limitations and pitfalls in the determination of human growth hormone, IGF-I and their binding proteins. Pediatr Endocrinol Rev. 2007;5(Suppl 1):555-69.

22 Armadilhas laboratoriais em endocrinologia pediátrica

Durval Damiani
Hamilton Cabral de Menezes Filho
Guido de Paula Colares Neto

Após ler este capítulo, você estará apto a:

1. Detectar situações em que os valores obtidos no laboratório podem não corresponder ao que ocorre com o paciente.
2. Evitar tratamentos desnecessários baseando-se em resultados laboratoriais.
3. Ter visão crítica em alguns aspectos dos exames de triagem neonatal.
4. Considerar a possibilidade de algumas "armadilhas" laboratoriais que propiciam um diagnóstico errôneo, com todas as suas consequências.

INTRODUÇÃO

"Em Medicina, a clínica é soberana!". A esta afirmativa, algum endocrinologista contrapôs: "em endocrinologia, o laboratório é soberano". É claro que a clínica continua a ser o elemento fundamental que aporta dados para que se atinja um diagnóstico etiológico, orientando, inclusive, quais exames laboratoriais podem ser prioritátios para cada caso. No entanto, em endocrinologia, o laboratório pode desvendar segredos que a clínica não consegue atingir. Seria difícil, e até imprudente, tentar normalizar a glicemia dos pacientes diabéticos baseando-se apenas em dados clínicos, como seria difícil ajustar a dose de hormônio tireoidiano apoiando-se somente em sinais e sintomas clínicos.

Dessa forma, o laboratório assume um papel relevante para que se chegue a um diagnóstico ou para que se defina a dose adequada de determinada medicação. No entanto, problemas pré-analíticos, analíticos ou pós-analíticos podem comprometer os resultados de exames laboratoriais e impedir que se chegue a um diagnóstico correto. Uma amostra mal colhida, que não atendeu aos requisitos para aquela determinada dosagem hormonal, pode propiciar resultados errados e levar a conclusões inapropriadas. Por exemplo, uma coleta de sangue para glicemia que demore para ser processada pode gerar um resultado falsamente baixo.

Uma coleta bem feita, seguindo-se todas as recomendações técnicas, também não garante que o resultado reflita o que realmente está ocorrendo com o paciente e aí residem várias "armadilhas" para as quais deve-se estar muito atento. Neste capítulo, serão apontadas algumas dessas situações, para as quais o pediatra deverá estar atento, já que é o profissional que cuida dessas crianças e adolescentes e que, eventualmente, deverá encaminhar o seu paciente a um endocrinologista.

DEFICIÊNCIA DE HORMÔNIO DO CRESCIMENTO – CAUTELA NO USO DE TESTES DE ESTÍMULO

O diagnóstico de deficiência de hormônio do crescimento possui muitas armadilhas que devem ser analisadas antes de ser firmado. A secreção do hormônio do crescimento (GH) pelos somatotrofos da hipófise anterior é pulsátil com picos noturnos e variação de acordo com a idade e o estádio puberal. Portanto, é necessário o uso de testes provocativos para reproduzir a secreção fisiológica de GH. Os principais testes disponíveis atualmente são o teste da clonidina, o teste de tolerância à insulina (ITT), o teste da arginina e o teste do glucagon. Eles devem ser analisados com cautela, pois possuem diferentes metodologia, tempo de análise e acurácia[1,2].

A clonidina é um agonista alfa-adrenérgico, que estimula o hipotálamo para a secreção de GHRH. É administrado por via oral ($0,15$ mg/m^2) com coletas nos tempos 0, 30, 60 e 90 minutos após a ingestão. Seus principais efeitos colaterais são hipotensão e sonolência. É tão eficaz quanto o ITT em crianças[1].

O ITT é realizado através da infusão venosa em bolo de 0,05 a 0,1 U/kg de insulina regular, que gera hipoglicemia. Esta suprime a secreção de somatostatina e estimula os receptores alfa-adrenérgicos. É necessária uma redução de 40% da glicemia basal e sintomas de neuroglicopenia para uma resposta estimulatória adequada ao GH. A acurácia do teste varia de 100% (se o ponto de corte < 3 ng/mL) a 85% (se ponto de corte < 10 ng/mL)[1].

A arginina estimula a secreção de GH (e de insulina) por meio da redução do tônus de somatostatina. É administrada arginina endovenosa na dose de 0,5 g/kg (máximo 30 g) com coletas nos tempos 0, 30, 60, 90 e 120 minutos. O principal efeito colateral é a náusea. Sua acurácia varia de 86% (ponto de corte < 3 ng/mL) a 75% (ponto de corte 10 ng/mL)[1].

O teste do glucagon é indicado principalmente para as crianças menores, em razão do menor risco de efeitos colaterais que o ITT. Administra-se 0,03 mg/kg (máximo 1 mg) de glucagon intramuscular (IM) ou subcutâneo (SC) com coletas nos tempos 0, 30, 60, 90, 120, 150 e 180 minutos. Pode ocasionar náuseas e dor abdominal[1].

Atualmente, valores de pico no teste de estímulo abaixo de 3,3 ng/mL em ensaios com anticorpos monoclonais ou abaixo de 5 ng/mL em ensaios com anticorpos policlonais são sugestivos de deficiência de GH[3,4].

Apesar de serem extremamente úteis, os testes podem sofrer interferência de alguns fatores. O hipotireoidismo diminui os picos noturnos de GH, além da diminuição das concentrações de IGF-1. Níveis baixos de esteroides sexuais, como ocorre no retardo puberal, podem levar a níveis menores de GH e IGF-1. O excesso de corticosteroides pode levar a diagnósticos falso-positivos, pois o uso crônico aumenta a liberação hipotalâmica de somatostatina, inibindo a secreção de GH. Na obesidade, o hiperinsulinismo ativa receptores de IGF-1, levando a um *feedback* negativo para a produção hipofisária de GH[2,3].

Entre as reposições hormonais, o uso do *priming* ainda é controverso. Consiste na administração de 50 mg de testosterona IM 10 dias antes do teste ou uso de estrógenos 20 mg/dia por 4 a 7 dias antes do teste de estímulo. Com o intuito de aumentar a acurácia dos testes, o uso do *priming* seria indicado para pacientes com retardo puberal, síndrome de Turner e deficiência parcial de GH[1].

Portanto, antes da realização dos testes provocativos, é necessária a avaliação global do sistema endocrinológico com a correta reposição das deficiências hormonais[2].

17-HIDROXIPROGESTERONA

Um dos grande desafios para o pediatra é o diagnóstico da hiperplasia congênita de suprarrenais (HCSR). Por meio do *screening* neonatal pela dosagem de 17-hidroxiprogesterona (17OHP) em papel de filtro por radioimunoensaio direto, o diagnóstico tornou-se mais precoce. Com isso, houve uma redução da morbimortalidade, principalmente em pacientes do sexo masculino, que não apresentam ambiguidade genital, um possível norteador para o diagnóstico[5,6].

Por décadas, os imunoensaios foram o padrão-ouro para a mensuração dos hormônios esteroides. Em razão da inespecificidade dos anticorpos para a dosagem dos hormônios adrenais, há reatividade cruzada entre os diferentes andrógenos. Compostos como o cortisol e a de-hidroepiandrosterona (DHEA), presentes em maior concentração no plasma, podem interferir na dosagem de 17OHP, que está em menor quantidade[4,5]. Existe também uma reatividade cruzada com a pregnenolona, que pode estar aumentada por inibição da 3-beta-hidroxiesteroidedesidrogenase pelos estrógenos maternos[7]. Portanto, sem um processamento prévio (extração com solventes orgânicos e cromatografia com espectrometria de massa), a dosagem de 17OHP pode ter um resultado falso-positivo. Deve-se sempre observar os diferentes valores de referência por conta das várias técnicas laboratoriais utilizadas[4,5].

A coleta do sangue para a realização de imunoensaio deve ser realizada após as primeiras 24 horas de vida, mas muitas amostras são obtidas mais cedo, levando a resultados falsamente aumentados. Amostras de recém-nascidos (RN) gravemente enfermos, com estresse físico, prematuros ou com baixo peso para a idade gestacional tendem a ter concentrações aumentadas de 17OHP com resultados falso-positivos para HCSR devido à presença de hiperatividade e à hiperplasia da zonas adrenais[5,6].

Resultados falso-negativos também podem ocorrer. RN de mães tratadas com glicocorticoides durante a gestação podem apresentar supressão do eixo hipotálamo-hipófise-adrenal e, consequentemente, níveis baixos de 17OHP. Algumas formas de deficiência de 21-hidroxilase, forma mais comum de HCSR, podem ter níveis normais de 17OHP, assim como outras deficiências enzimáticas – (11-hidroxilase e 17-hidroxilase). Nesses casos, testes de estímulo com ACTH com dosagem dos hormônios adrenocorticais e análise molecular ajudam na elucidação do diagnóstico. Além disso, é mandatória a correlação da clínica com os resultados laboratoriais para um correto diagnóstico do paciente, evitando exames e tratamentos desnecessários[5,6,8].

ESTEROIDES GONADAIS

A testosterona é produzida pelas células de Leydig, mas uma fração é proveniente da conversão extraglandular de androstenediona gonadal e adrenal. Ela encontra-se predominantemente ligada a proteínas séricas, como a SHBG e a albumina. Sua forma livre é equivalente a 1 a 2% da testosterona circulante e responsável pelo desenvolvimento de caracteres sexuais secundários masculinos[9].

Geralmente, pré-púberes têm menores concentrações de testosterona sérica. No sexo masculino, durante os primeiros 3 a 5 meses de vida, níveis púberes de testosterona podem ser encontrados em secreção episódica. A partir do 5 anos, níveis elevados de testosterona são detectáveis durante a noite. Esse fenômeno ocorre em razão do início da secreção de hormônio luteinizante (LH) durante o sono e ao aumento da sensibilidade dos gonadotrofos hipofisários ao hormônio liberador de gonadotrofinas (GnRH). Durante o dia, os níveis de testosterona são detectáveis após o volume testicular atingir um tamanho superior a 4 mL. Durante a puberdade, ocorre um aumento progressivo da concentração sérica, principalmente entre os estágios 2 e 3 de Tanner (variação de 0,7 a 8 nmol/L)[9].

No sexo feminino, o estradiol é secretado predominantemente pelos ovários e apenas uma pequena fração provém da conversão extraglandular de testosterona e androstenediona. No sexo masculino, a conversão periférica é o principal mecanismo de produção de estradiol. Os estrógenos são responsáveis, primordialmente, pelas características sexuais secundárias femininas. No feto e no RN de termo, os níveis de estrógenos estão aumentados em decorrência da conversão placentária de esteroides C19 adrenais fetais e maternos. Os níveis caem desde os primeiros dias de vida até as 2 primeiras semanas. Após isso, há um período de estimulação prolongada de 4 a 6 meses de vida seguido de um período de repouso durante a infância. Na puberdade, ocorrem picos de estradiol pela manhã, 6 a 9 horas após o pico noturno de gonadotrofinas, por causa da perda de sensibilidade do gonadostato aos esteroides gonadais, atingindo níveis máximos durante o estirão pubertário[9].

Como nas crianças pré-púberes, os níveis de testosterona e estradiol são baixos e os ensaios utilizados para mensuração superestimam os valores séricos. Os principais fatores de interferência são a presença de outros compostos esteroidais e não esteroidais com estruturas semelhantes, os níveis de SHBG, a falta de especificidade dos anticorpos utilizados nos ensaios e a presença de anticorpos heterófilos do paciente. Apesar de alguns métodos, como a extração orgânica e a cromatografia liquída com espectrometria de massa, eliminarem alguns desses fatores de confusão, os ensaios para mensuração de esteroides gonadais permanecem pouco acurados[2,9].

É sempre importante avaliar o eixo como um todo, evitando possíveis erros diagnósticos. Por exemplo, valores baixos de esteroides gonadais associados a níveis aumentados de gonadotrofinas indicam insuficiência gonadal, enquanto a associação a níveis baixos de gonadotrofinas indica alterações hipofisárias[2,9].

GLOBULINA TRANSPORTADORA DE TIROXINA

Anormalidades na função tireoidiana estão entre os problemas endocrinológicos mais comuns na infância. Nesses casos, a dosagem de TSH e de hormônios tireoidianos (HT) são decisivos para que o diagnóstico e a conduta sejam corretos[10].

Os hormônios tireoidianos apresentam-se na circulação ligados a proteínas – 99,98% de tetraiodotironina (T4), sendo 60 a 75% ligado à globulina transportadora de tiroxina (TBG), 15 a 30% à pré-albumina carreadora de tiroxina (TBPA) e 5 a 10% à albumina. Aproximadamente 99,7% da tri-iodotironina (T3) está ligada a proteínas séricas, principalmente à TBG. As formas livres, metabolicamente ativas, estão em mínimas concentrações na circulação[11].

Numerosas situações, fisiológicas ou não, podem afetar as dosagens de T4 total sérico, sendo relevantes as alterações nas proteínas de ligação. Elevações da TBG por hiperestrogenismo (gestação ou reposição estrogênica), hepatites agudas ou hipertebegenemia congênita podem simular um quadro de hipertireoidismo[11,12].

Na hipertiroxinemia disalbuminêmica familiar, a albumina sérica tem uma maior afinidade à tiroxina. A quantidade de complexos albumina-T4 praticamente dobra, sem alterações nas quantidades de T4 ligadas à TBG e à TBPA. Portanto, o resultado é uma maior mensuração dos níveis de T4 total[11].

As doenças renais crônicas e a desnutrição proteicocalórica diminuem os níveis de TBG circulantes, assim como o uso de esteroides androgênicos e de glicocorticoides[11,12]. A deficiência congênita de TBG é uma doença hereditária ligada ao X, com prevalência de 1:1.200 a 1:12.000 nascidos vivos, predominando entre os japoneses[13]. Essas situações levam a um falso diagnóstico de hipotireoidismo por falsa dosagem de T4 total baixo. Dessa maneira, em casos com alterações nos níveis de TBG, a dosagem de T4 livre é esclarecedora, pois ela permanece estável[11].

Alterações nas dosagens de T4 livre também podem ocorrer. Medicações como salicilatos, fenitoína e diazepam ligam-se à TBG, deslocando os hormônios tireoidianos. A heparina, utilizada na coleta de amostras séricas, estimula a lipase lipoproteica, liberando ácidos graxos livres, que também deslocam os HT da TBG. Esses quadros simulam hipertireoidismo por aumento da fração livre de T4[11].

PROLACTINA – EFEITO HASTE, EFEITO GANCHO E MACROPROLACTINA

Em algumas situações, pode-se receber uma dosagem de prolactina sérica elevada e esse valor não reflete o que realmente está acontecendo com o paciente. A dosagem de prolactina (PRL) usualmente é solicitada quando há uma situação de irregularidade menstrual, de amenorreia secundária ou de galactorreia. Ocorre que, em algumas situações, a dosagem pode detectar macroprolactina, uma molécula biologicamente inativa que é detectada no ensaio laboratorial. Nesse caso, se a amostra for submetida à diálise, o resultado será normal e evita-se fazer um diagnóstico falso de excesso de produção de prolactina[14].

Por outro lado, como a PRL é tonicamente inibida pela dopamina, casos em que haja compressão da haste hipofisária podem liberar a hipófise para a síntese de PRL. Supondo um caso em que a PRL vem elevada e o paciente apresenta uma imagem adeno-hipofisária compatível com um microadenoma, questiona-se se esse microadenoma é o produtor de prolactina ou se trata de um efeito haste, onde uma pequena compressão de haste pode liberar prolactina. A saída para tal dúvida pode estar no uso de cabergolina em dose baixa: administra-se 0,25 a 0,5 mg de cabergolina e verifica-se o efeito da medicação sobre a PRL. Se é o efeito haste que ocorre, essa pequena dose trará as concentrações de PRL para o valor normal. Por outro lado, se houver produção de PRL por esse adenoma hipofisário, a dose de cabergolina (um agonista dopaminérgico) não trará os valores de PRL ao normal.

Por outro lado, pode se tratar de uma situação em que se suspeita de tumor hipofisário produtor de PRL, mas a dosagem laboratorial vem normal ou baixa. Se for feita uma diluição da amostra, pode-se obter o resultado normal, que será muito alto, e pode confirmar a suspeita diagnóstica de tumor hipofisário (prolactinoma). O que ocorre nesse caso é que, por causa dos níveis muito elevados de PRL, há um empacotamento das moléculas, fazendo com que o anticorpo utilizado para a dosagem capture apenas a PRL que está na superfície desse empacotamento. No momento em que a amostra é diluída, desaparece esse efeito e o resultado verdadeiro surge, demonstrando concentrações elevadas do hormônio[15].

CONCLUSÕES

A avaliação laboratorial de doenças endócrinas assume sempre um papel primordial no diagnóstico, porém deve-se reconhecer que há certas limitações que podem induzir a erro. A análise laboratorial sempre necessita de alguma correlação clínica, para que tenha significado e para que se possa propor uma correção. Em nenhuma hipótese, deve-se tratar o exame, mas sim tratar e se preocupar com o paciente. Conhecer os limites de cada exame solicitado e, acima de tudo, solicitá-los sabendo o motivo, e não simplesmente como um ato mecânico, pode significar a diferença entre o sucesso e o fracasso terapêutico.

REFERÊNCIAS BIBLIOGRÁFICAS

1. Laron Z, Bidlingmaier M, Strasburger CJ. Indications, limitations and pitfalls in the determination of human growth hormone, IGF-1 and their binding proteins. Pediatr Endocrinol Rev. 2007;5(Suppl 1):555-66.
2. Nakamoto J, Fuqua JS. Laboratory assays in pediatric endocrinology: common aspects. Pediatr Endocrinol Rev. 2007;5(Suppl 1):539-54.
3. Jorge AAL, Setian N. Baixa estatura por deficiência de hormônio do crescimento: diagnóstico. Projeto Diretrizes; 2004.
4. Damiani D. Deficiência de hormônio do crescimento: até onde confiar em testes de estímulo? Arq Bras Endocrinol Metab. 2005;49(4):477-8.
5. Speiser P. Interpretation of pediatric endocrine laboratory tests: pitfalls in steroid hormone measurements and genotyping. Pediatr Endocrinol Rev. 2007;5(Suppl 1):578-83.
6. White P. Neonatal screening for congenital adrenal hyperplasia. Nat Rev endocrinol. 2009;5(9):490-8.
7. Pass KA, Neto EC. Update: newborn screening for endocrinopathies. Endocrinol Metab Clin North Am. 2009;38(4):827-37.
8. Hindmarsh PC. Management of the child with congenital adrenal hyperplasia. Best Prat Res Clin Endocrinol metabol. 2009;23(2):193-208.
9. Albrecht L, Styne D. Laboratory testing of gonadal steroids in children. Pediatr Endocrinol Rev. 2007;5(Suppl 1):599-607.
10. Setian N. Hipotireoidismo na criança: diagnóstico e tratamento. J Pediatr (Rio J). 2007;83(5):S209--S216.

11. DeBouer MD, Lafranchi SH. Pediatric thyroid testing issues. Pediatr Endocrinol Rev. 2007;5(Suppl 1):570-7.
12. Lifshtiz F. Pediatric Endocrinology. 5th ed. New York: Informa Healthcare; 2007. Section III. p.391-401
13. Mannavola D, Vannucchi G, Fugazzola L, Cirello V, Campi L, Radetti G, et al. TBG deficiency: description of two novel mutations associated with complete TBG deficiency and review of the literature. J Mol Med. 2006;84(10):864-71.
14. Byrne B, O'Shea P, Barrett P, Tormey W. The Beckman Dx1800 prolactin array demonstrates superior specificity for monomeric prolactin. Clin Chem Lab Med. 2010;48(2):205-8.
15. Yener S, Comlekci A, Arda N, Men S, Yesil S. Misdiagnosis due to the hook effect in prolactin assay. Med Princ Pract. 2008;17(5):429-31.

23 Considerações sobre a semiologia diagnóstica por imagens em endocrinologia pediátrica

Marcelo Valente

Após ler este capítulo, você estará apto a:

1. Descrever os princípios básicos das diversas técnicas de imagem utilizadas na especialidade.
2. Considerar as peculiaridades metabólicas que cada glândula apresenta e que permitem que sua análise seja mais bem feita com determinadas técnicas do que com outras.
3. Indicar corretamente exames de imagem e evitar procedimentos que possam ser lesivos à glândula ou ao sistema que se pretende estudar.

INTRODUÇÃO

Fundamentalmente, o que não se pode esquecer ao se considerar a investigação clínica de uma criança é que toda e qualquer avaliação laboratorial, imaginológica ou funcional, é, e sempre será, complementar à investigação clínica.

Um segundo ponto de destaque é que, assim como na terapêutica, nenhum procedimento, por mais seguro, confiável e confortável que seja, é isento de riscos intrínsecos ou associados à sua realização.

E um terceiro fato, que nunca é demais destacar, é que a faixa etária pediátrica possui peculiaridades quanto à sua suscetibilidade e abordagem diagnóstica que deverão ser cuidadosamente consideradas para que a ânsia diagnóstica não acabe determinando pequenas situações adversas, que, embora possam não parecer tão graves de imediato, poderão ser motivo de preocupação no futuro.

Neste capítulo, são apresentadas duas vertentes distintas de considerações que servirão muito mais para orientar e direcionar a investigação diagnóstica a ilustrar um compêndio de doenças e suas descrições por imagem.

MÉTODOS DE ESTUDO DE DIAGNÓSTICO POR IMAGEM

A primeira estratégia diagnóstica a ser apresentada será baseada na peculiaridade de cada método de estudo, considerando seus riscos e benefícios, pontos fortes e fracos e sua metodologia. Serão abordadas, individualmente, a radiografia convencional (RX) e contrastada, a tomografia computadorizada (TC), a ultrassonografia (USG), a ressonância magnética (RM) e a medicina nuclear (MN).

Radiologia Convencional

A radiografia convencional (RX), consagrada por mais de um século de utilização, é o mais antigo de todos os métodos de diagnóstico por imagem. Esse método utiliza um tipo de radiação ionizante, o raio X, que corresponde a uma onda eletromagnética com amplitude e frequência suficientes para atravessar matéria, determinando alterações teciduais locais durante essa passagem. Ao atravessar a área de interesse e impressionar um filme (radiologia convencional) ou um dispositivo computacional (radiologia digital), uma imagem será gerada, permitindo sua interpretação. O conhecimento de seus riscos e sua aplicabilidade já estão bem estabelecidos.

A radiologia convencional, denominada por muitos anos radiologia, é o instrumento fundamental da semiologia diagnóstica por imagem. Habitualmente, corresponde ao ponto de partida das investigações por imagem, não apenas pela sua disponibilidade e pela grande relação custo-benefício, mas também pelo grande conhecimento agregado à sua larga utilização. Seu emprego é prioritariamente destacado na avaliação das doenças torácicas e ósseas e nos mais diversos quadros agudos e emergenciais, sendo realizada com facilidade em berçários, UTI, pronto-socorros e salas cirúrgicas, com aparelhos portáteis. Entre as aplicações práticas mais utilizadas no dia a dia da endocrinologia pediátrica, tem-se o estadiamento da maturação do desenvolvimento esquelético, conhecido como idade óssea (Figura 23.1), e a avaliação de toda e qualquer disfunção que afete o metabolismo mineral com repercussão direta ou indireta sobre o sistema ósseo. Condições traumáticas ou dismorfológicas dessas estruturas também podem ser avaliadas com excelência. Inegável também é o papel da radiografia convencional na investigação das doenças torácicas, especialmente associadas às vias aéreas[1,2].

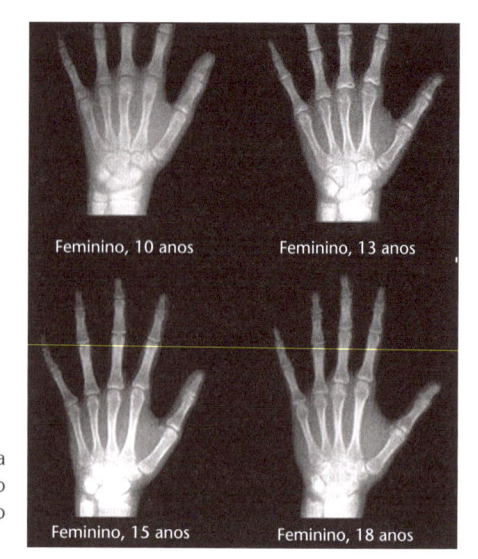

Femino, 10 anos

Feminino, 13 anos

Feminino, 15 anos

Feminino, 18 anos

Figura 23.1 Radiografia de punho para avaliação da idade óssea segundo Greulich-Pyle, exibindo quatro diferentes estágios da maturação óssea para o sexo feminino.

Radiologia Contrastada

A radiologia contrastada utiliza substâncias exógenas, chamadas de meios de contraste, que podem aumentar ou reduzir a diferença de atenuação entre a área de interesse e as áreas circunjacentes nas radiografias. A administração de meios de contraste pode ser realizada por diversas vias: oral, intravenosa, biliar, endocavitária ou tópica.

A aplicabilidade da radiologia contrastada depende da via de administração do meio de contraste. O meio de contraste administrado por via intravenosa destaca as estruturas vasculares e vascularizadas dos demais tecidos, sendo escolhidos para estudos do sistema circulatório (como as angiografias) e para a avaliação da vascularização de lesões neoplásicas e inflamatórias. Já os meios de contraste administrados por via oral avaliam a topografia, a morfologia, os contornos, o calibre, a permeabilidade e a motilidade de segmentos do trato digestório, bem como o envolvimento ou a exclusão desses segmentos em diversas doenças expansivas ou infiltrativas que se originam ou envolvem o trato digestório na face e no pescoço (cavidade oral, faringe e laringe), no tórax (esôfago) e no abdome (estômago e intestino).

Deve-se sempre considerar o aspecto da segurança em relação ao emprego da radiologia convencional e contrastada. Os estudos contrastados, especialmente aqueles que utilizam técnicas de fluoroscopia (técnica de imagem que permite visualização do paciente em tempo real), empregam doses mais elevadas de radiação ionizante e, portanto, devem ser utilizados muito criteriosamente na faixa etária pediátrica, particularmente nas idades mais precoces.

Tomografia Computadorizada

A TC é um procedimento diagnóstico por imagem que utiliza os mesmos princípios físicos da radiologia convencional e, portanto, considerações técnicas muito semelhantes, tanto nas suas potencialidades quanto nas suas restrições.

O desenvolvimento tecnológico dessa técnica nas últimas décadas permitiu que um dos principais obstáculos em relação à avaliação dos pacientes pediátricos fosse minimizado: o tempo de procedimento. Estudos que antes levavam até uma hora para serem realizados atualmente tiveram esse valor reduzido para frações de minutos[3]. Não obstante esses avanços, ainda pode ser necessário o emprego de técnicas acessórias comportamentais ou sedativas para obter-se imagens de qualidade satisfatória.

A TC também emprega grandes doses de radiação ionizante e, portanto, deve ser utilizada com parcimônia, considerando-se sempre questões de segurança e outros métodos alternativos de estudo menos deletérios para as situações preconizadas.

A TC, a exemplo das radiografias, é um excelente método diagnóstico para a avaliação do tórax e dos ossos. Vale ressaltar que foi o primeiro método de estudo a permitir a avaliação das estruturas intracranianas diretamente e de maneira não invasiva, sendo ainda o método mais utilizado para essa função, embora outros métodos já tenham superado sua resolução, sensibilidade e especificidade para o estudo do encéfalo[4]. Sua grande disponibilidade e acessibilidade, diante da RM, ainda garantem seu papel diagnóstico primordial na avaliação cotidiana do crânio e de estruturas adjacentes.

Com grande utilidade na avaliação do compartimento abdominal, especialmente na avaliação dos órgãos sólidos e de suas relações compartimentais, a TC permite estudar com grande precisão áreas e órgãos de difícil avaliação por outros métodos, como o RX ou a USG. Como exemplos podem ser citados a região das glândulas suprarrenais, o pâncreas e o restante do retroperitônio.

Equipamentos mais modernos permitem reconstruções volumétricas tomográficas bastante precisas, permitindo a realização das chamadas angiotomografias com um estudo vascular anatômico bastante preciso. Esses avanços abrem novas perspectivas de utilização para o método, atualmente muito importante nas avaliações cardíacas e nas navegações vasculares, brônquicas e colônicas, entre outras, que se apresentam como uma alternativa menos invasiva para os procedimentos diagnósticos[5].

Ultrassonografia

A USG é tida como um dos melhores métodos de avaliação para a faixa etária pediátrica por ser extremamente segura (não emprega radiação ionizante), amplamente difundida e de fácil acesso. Contudo, possui algumas críticas, como a necessidade de um operador bem treinado e a difícil interpretação de suas imagens por profissionais solicitantes pouco familiarizados com o método. Limites físicos e técnicos também dificultam seu maior emprego, por exemplo, áreas protegidas por osso ou interpostas por grandes quantidades de ar, que impedem o acesso das ondas sonoras a algumas regiões. Mesmo a despeito dessas observações, seria possível dizer que a USG é o método de estudo por imagem da pediatria. O equipamento é menos intimidador à criança, pode ser levado próximo ao leito, não causa nenhum desconforto para gerar a imagem diagnóstica e o esqueleto infantil e as dimensões do corpo de uma criança, menores quando comparadas às de um adulto, facilitam o acesso do método a regiões mais profundas.

Destaca-se, ainda, sua utilização na avaliação encefálica nos primeiros meses de vida, enquanto houver uma janela acústica pelas fontanelas bregmática e lambdoide e pela escama temporal[4]. Posteriormente, as fontanelas se fecham e a escama temporal fica mais espessa, tornando o estudo do encéfalo inacessível ao método.

O tórax também possui limitações anatômicas para estudo em razão da grande quantidade de ar no seu interior (pulmões), sendo restrita à pesquisa de fluidos pleurais e à loja tímica em neonatos.

A maior aplicabilidade da USG está no estudo da região cervical, do abdome e de partes moles superficiais, podendo avaliar a anatomia, distinguir estruturas sólidas de císticas e identificar pequenas modificações morfológicas na homogeneidade dos tecidos[3,6-8].

Estudos vasculares com o emprego da técnica Doppler são extremamente úteis e seguros, além de não serem invasivos, enriquecendo o método e permitindo uma confiável avaliação funcional das estruturas vasculares[3].

Ressonância Magnética

A RM é o método de diagnóstico por imagens de anatomia seccional com a maior gama de recursos e com uma excelente resolução espacial, permitindo acesso a distintas áreas anatômicas nos três planos anatômicos (axial, coronal e sagital), com abordagens muito precisas da situação anatômica do órgão-alvo e das estruturas adjacentes. Além dessa funcionalidade, a RM não emprega a radiação ionizante para gerar as imagens. Estas provêm de uma série de recursos baseados em princípios físicos completamente distintos que se baseiam na organização e na concentração dos átomos de hidrogênio dos tecidos e na sua interação com ondas de radiofrequência sob a influência de um forte campo magnético. O detalhamento anatômico e a sensibilidade na detecção de alterações são muito altos. Outro ponto forte do método é a capacidade de diferenciar o componente predominante das lesões, como gordura, sangue, líquido (água) e tecidos sólidos, de acordo com a intensidade de sinal apresentada nas diferentes aquisições de imagem em um mesmo exame[9].

A RM é utilizada principalmente na avaliação do sistema nervoso central (SNC) e das articulações e na pesquisa de alterações focais em órgãos parenquimatosos, como fígado, baço e rins. Sua alta resolução de imagem possibilita também o estudo de regiões muito pequenas, como a sela túrcica, sendo possível distinguir a adeno-hipófise da neuro-hipófise e identificar variações anatômicas ou lesões com precisão milimétrica[9].

Apesar dos avanços tecnológicos, a avaliação pulmonar e de vísceras ocas, devido ao conteúdo gasoso, ainda apresenta limitações técnicas.

Estudos angiográficos, funcionais do encéfalo e do coração e a análise química dos constituintes de alguns órgãos, como o SNC (espectroscopia) e o fígado (avaliação de depósito de gordura e de hemossiderina), também podem ser realizados com precisão por RM[4].

Medicina Nuclear

A MN é um método de exames de imagem que difere dos demais, principalmente por se relacionar intimamente com a função fisiológica dos tecidos acima da simples identificação anatômica que predomina nos demais métodos supracitados. Portanto, para que haja uma imagem em MN, é necessário que haja metabolismo e, consequentemente, o conhecimento e a customização do procedimento em relação a este.

A imagem é gerada após a administração de uma substância química ligada a um isótopo (radiofármaco), que deve ser selecionada de acordo com as características do metabolismo fisiológico do órgão em questão. Quando absorvido pelo tecido, o isótopo emite raios gama por uma fração de tempo e esses raios poderão ser captados por um aparelho que recebe as informações (gama-câmara).

As maiores indicações para o emprego da MN estão na avaliação funcional de alguns sistemas, como o renal e o biliar, na avaliação funcional do miocárdio, no rastreamento de lesões focais primárias (neoplásicas e/ou inflamatórias) da tireoide e do arcabouço ósseo e de lesões secundárias de todo o corpo com o PET (tomografia por emissão de pósitrons) e o PET-CT (associado com imagens de TC em um mesmo exame)[10].

ANATOMIA E TOPOGRAFIA DA ÁREA DE INTERESSE

Nesta segunda parte, será apresentada uma abordagem com enfoque no órgão ou na região anatômica a ser estudada e nos métodos de imagem mais adequados para cada uma delas. As áreas escolhidas de maior interesse para o endocrinologista são o eixo hipotálamo-hipofisário, a tireoide e a paratireoide, as glândulas suprarrenais, o pâncreas e as gônadas.

Eixo Hipotálamo-Hipofisário

O eixo hipotálamo-hipofisário é o principal foco de atenção quando a manifestação clínica é o hiperpituitarismo ou o hipopituitarismo, o déficit de crescimento, a síndrome diencefálica, a puberdade precoce ou atrasada, o diabetes insípido e a síndrome da secreção inadequada do hormônio antidiurético. A RM é o método de escolha para identificar tumores do eixo hipotálamo-hipofisário, qualquer que seja sua origem ou tamanho, possibilitando a identificação de macro ou microadenomas, até mesmo menores do que 3 mm. Contudo, deve-se atentar às alterações identificadas pelo exame que não têm relação com os sintomas do paciente. Estas estão presentes como pequenas alterações à RM de hipófise entre 5 e 25% dos indivíduos saudáveis submetidos ao estudo[4].

A TC também é capaz de identificar adenomas hipofisários, independentemente de sua funcionalidade, mas apenas quando eles são grandes. Portanto, sua utilização é menos frequente do que a da RM para essa finalidade, sendo guardada para os casos de contraindicação à RM, como algumas próteses metálicas (externas ou internas), marca-passo, tatuagens e claustrofobia, sendo as duas últimas relativas.

As síndromes neuroendócrinas são mais bem avaliadas pela RM com imagens de alta resolução espacial, preferencialmente nos planos coronal (Figura 23.2) e sagital (Figura 23.3) ponderadas em T1, antes e após a administração intravenosa de meio de contraste paramagnético[4]. Imagens adicionais nas ponderações T2 e FLAIR também podem ser úteis na avaliação.

Doenças congênitas ou do desenvolvimento do eixo hipotálamo-hipofisário incluem: hipoplasia ou ausência da glândula, ectopias, displasias, síndrome de Kallmann e síndrome da sela vazia.

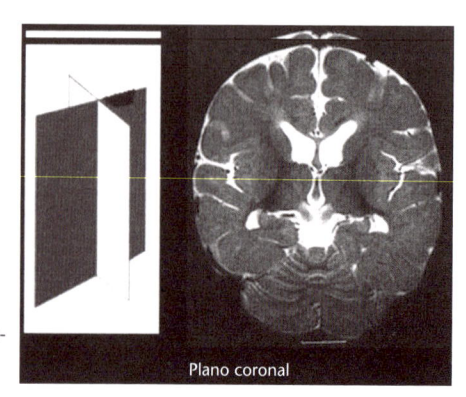

Figura 23.2 Ressonância nuclear magnética mostrando o cérebro em corte coronal.

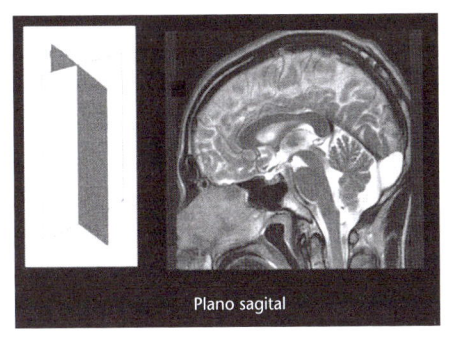

Plano sagital

Figura 23.3 Ressonância nuclear magnética mostrando o cérebro em corte sagital.

Doenças adquiridas tumorais incluem: gliomas hipotalâmicos ou quiasmáticos, craniofaringiomas, cistos da bolsa de Rathke, hamartoma hipotalâmico, adenomas, cisto aracnoide, germinoma, cistos dermoide e epidermoide e histiocitose das células de Langerhans.

Doenças infecciosas e inflamatórias incluem: hipofisites linfocíticas, tuberculose e sarcoidose. Tanto a TC quanto a RM podem demonstrar o aumento da glândula, o aumento do infundíbulo ou a massa pituitária, com ou sem envolvimento dos seios cavernosos. A avaliação de estruturas adjacentes também se faz necessária para o estadiamento da lesão e para a programação cirúrgica, que podem aparecer como complicação dessas condições infecciosas e inflamatórias.

Glândulas Suprarrenais

As lesões das glândulas suprarrenais podem ser pesquisadas por meio de duas vias de abordagem diagnóstica, sendo uma anatômica (TC, RM e USG) e outra metabólica (MN – cintilografia ou PET-FDG [tomografia por emissão de pósitrons – fluordeoxiglicose]). Nas crianças, o método inicial de investigação é a USG, pelo fácil acesso à loja adrenal e pela ausência de radiação (TC) ou necessidade de sedação (RM). Já no adulto, o método inicial é a TC. As lesões mais frequentes das suprarrenais são os adenomas. Os critérios atuais de imagem sugerem que os adenomas (benignos) possuem coeficientes de atenuação (expressos em unidades Hounsfield – UH) < 10 na TC sem contraste e < 30 na TC contrastada. Tumores com > 10 UH incluem adenomas pobres em gordura e lesões malignas, como feocromocitoma, metástases e carcinoma da adrenal[11]. Nessa situação, os pediatras devem se esforçar para identificar outros achados que possam diferenciar as lesões malignas de adenomas, como a presença de calcificações, sangramento, realce heterogêneo pelo meio de contraste e dimensões da lesão (> 3 cm). O prosseguimento da investigação radiológica com RM, da cintilografia com FDG e do PET-CT pode ser considerado.

Particularidades anatômicas e variações morfológicas na infância também podem ser estudadas, além de lesões originárias da cortical (como a hiperplasia), doenças de depósito (como a doença de Wolman), adenomas, carcinoma e outros tumores (como o feocromocitoma, o neuroblastoma e o ganglioneuroma)[11].

Pâncreas

O pâncreas na faixa etária pediátrica pode ser facilmente acessado pela USG por causa da menor distância entre a pele e o retroperitônio.

As principais indicações para o estudo do pâncreas na criança são pâncreas anular, traumas abdominais fechados e fibrose cística. Quadros de pancreatites agudas ou crônicas, com ou sem pseudocistos, também ocorrem em pacientes pediátricos[12].

Outras doenças mais infrequentes, como a síndrome de Beckwith-Wiedemann, a doença de von Hippel-Lindau, a doença renal policística autossômica dominante, a síndrome de Shwachman-Diamond (frequentemente com insuficiência pancreática), algumas neoplasias primárias originadas de células exócrinas (pancreatoblastoma e adenocarcinoma) ou das ilhotas (insulinomas, gastrinomas, VI-Poma [peptídio intestinal vasoativo] e glucagonoma) e raros tumores secundários, também podem estar presentes nas crianças. A TC está indicada na avaliação de complicações e no estadiamento oncológico dessas lesões[12].

Tireoide e Paratireoide

A glândula tireoide pode estar alterada na população pediátrica, sobretudo no sexo feminino, no qual é mais prevalente. Apesar de raras, quando as alterações tireoidianas estão presentes, a investigação por imagem faz-se necessária. Doenças congênitas da tireoide (ausência ou ectopia, bócio infantil, remanescentes do ducto tireoglosso), massas tireoidianas benignas (adenoma folicular, nódulos degenerativos e cistos coloides), massas malignas (carcinoma folicular, papilar ou medular) e doenças tireoidianas difusas (tireoidite aguda bacteriana, tireoidite de Hashimoto e doença de Graves) podem ser encontradas[3,13].

O comportamento biológico das lesões de tireoide é muito diferente na infância e na idade adulta, especialmente quando abaixo dos 10 anos de idade, já que nessa faixa etária o diagnóstico inaugural na infância é normalmente muito avançado. Contudo, a resposta ao tratamento é muito eficaz e o prognóstico é excelente, apesar das altas taxas de recorrência.

Estudos de USG para tireoide e paratireoide são muito difundidos devido ao fácil acesso à região cervical anterior. As informações obtidas pelo método são morfológicas, como tamanho e morfologia da glândula, e qualitativas quanto à textura do parênquima e à presença de alterações focais, como nódulos ou cistos[13]. Quadros inflamatórios como a tireoidite viral subaguda também podem ser facilmente avaliados pelo método. A USG também é extremamente útil para a monitoração do tamanho da glândula durante um determinado tratamento ou no direcionamento de uma agulha para a punção aspirativa por agulha fina (PAAF), determinando a natureza da lesão no momento do exame (nódulo ou cisto) e as características citológicas e histológicas da lesão durante uma biópsia. A TC e a RM são utilizadas no estadiamento cervical de lesões tireoidianas. A cintilografia está indicada na avaliação da função do parênquima tireoidiano[5,14,15].

Gônadas

A avaliação dos órgãos sexuais e das gônadas deve sempre considerar a altíssima radiossensibilidade gonadal à custa do alto poder mitótico do tecido desses órgãos. Esse fato exclui das primeiras opções a RX e a TC, ficando para a USG a primeira linha de investigação, tanto para o sexo masculino quanto para o feminino. Em um segundo momento, a ampliação diagnóstica poderá ser realizada por meio da RM na pesquisa da topografia do órgão (criptorquidia) e da natureza dos tecidos que compõem esses órgãos (p. ex., neoplasias)[2].

A investigação clinicorradiológica dos casos de genitália ambígua e de intersexo é extremamente difícil, necessitando do envolvimento de vários métodos de complementação diagnóstica e de informações laboratoriais. Em geral, a USG é utilizada como o primeiro exame na faixa pediátrica. Apesar de o estudo por RM ser o mais indicado pela resolução do método na região abdominopélvica, a necessidade de sedação a coloca em segundo plano. A USG pode identificar hiperplasia de adrenais como um achado fortuito durante o estudo dos rins e de vias urinárias. Deve-se identificar as estruturas derivadas dos ductos müllerianos, como o útero.

O genitograma, espécie de radiografia contrastada, é útil na identificação da anatomia ductal. No neonato com genitália ambígua, o cateter pode ser introduzido na porção distal do seio urogenital (uretra) com posterior administração do meio de contraste para delinear a anatomia ductal. Os achados podem identificar uma anatomia uretral normal, um utrículo aumentado, um remanescente mülleriano no sexo masculino, um seio urogenital comum ou uma área de confluência uretral e vaginal no sexo feminino. A TC é menos indicada e a RM pode contribuir.

Em resumo, a correta indicação e interpretação dos diferentes métodos de imagem pode ser um importante aliado na avaliação etiológica das mais diversas condições com que o endocrinologista pediátrico se depara. A partir da percepção adequada e do conhecimento técnico dos métodos, podem-se evitar condutas que podem ser lesivas à estrutura estudada, como é o caso de gônadas inadvertidamente expostas à radiação ionizante (RX ou TC), por exemplo.

CONCLUSÕES

A escolha do método de imagem adequado para cada caso é de fundamental importância. É também a maneira de se chegar mais facilmente a um diagnóstico, sem expor o paciente a riscos desnecessários com a realização de um exame mais indicado. Nem sempre o exame mais sofisticado é o melhor. Em situações de avaliação das glândulas suprarrenais, a ultrassonografia e a tomografia computadorizada fornecem mais informações que a ressonância nuclear magnética. Por outro lado, a RM é insuperável na detecção de lesões do sistema nervoso central.

REFERÊNCIAS BIBLIOGRÁFICAS

1. King DG, Steventon DM, O'Sullivan MP, Cook AM, Hornsby VP, Jefferson IG, et al. Reproducibility of bone ages when performed by radiology registrars: an audit of Tanner and Whitehouse II versus Greulich and Pyle methods. Br J Radiol. 1994;67(801):848-51.
2. Setian N, Kuperman H, Della Manna T, Damiani D, Dichtchekenian V. Análise crítica da previsão da altura final. Arq Bras Endocrinol Metab. 2003;47(6):695-700.
3. Babcock DS. Thyroid disease in the pediatric patient: emphasizing imaging with sonography. Pediatr Radiol. 2006;36(4):299-308.
4. Delman BN, Fatterpekar GM, Law M, Naidich TP. Neuroimaging for the pediatric endocrinologist. Pediatr Endocrinol Rev. 2008;5(Suppl 2):708-19.
5. Corrias A, Einaudi S, Chiorboli E, Weber G, Crinò A, Andreo M, et al. Accuracy of fine needle aspiration biopsy of thyroid nodules in detecting malignancy in childhood: comparison with conventional clinical, laboratory, and imaging approaches. J Clin Endocrinol Metab. 2001;86(10):4644-8.
6. Ilias I, Alesci S, Pacak K. Current views on imaging of adrenal tumors. Horm Metab Res. 2004;36(6):430-5.
7. Kreisner E, Camargo-Neto E, Maia CR, Gross JL. Accuracy of ultrasonography to establish the diagnosis and aetiology of permanent primary congenital hypothyroidism. Clin Endocrinol (Oxf). 2003;59(3):361-5.
8. Lyshchik A, Drozd V, Demidchik Y, Reiners C. Diagnosis of thyroid cancer in children: value of gray-scale and power doppler US. Radiology. 2005;235(2):604-13.
9. Hamilton J, Blaser S, Daneman D. MR imaging in idiopathic growth hormone deficiency. AJNR Am J Neuroradiol. 1998;19(9):1609-15.
10. Pacak K, Eisenhofer G, Carrasquillo JA, Chen CC, Whatley M, Golstein DS. Diagnostic localization of pheochromocytoma: the coming of age of positron emission tomography. Ann N Y Acad Sci. 2002;970:170-6.
11. Schteingart DE, Doherty GM, Gauger PG, Giordano TJ, Hammer GD, Korobkin M, et al. Management of patients with adrenal cancer: recommendations of an international consensus conference. Endocr Relat Cancer. 2005;12(3):667-80.
12. Nijs E, Callahan MJ, Taylor GA. Disorders of the pediatric pancreas: imaging features. Pediatr Radiol. 2005;35(4):358-73.
13. Damiani D, Aguiar CH, Crivellaro CE, Galvão JA, Dichtchekenian V, Setian N. Primary hyperparathyroidism in children: patient report and review of the literature. J Pediatr Endocrinol Metab. 1998;11(1):665-9.
14. Kreisner E, Camargo-Neto E, Maia CR, Gross JL. Accuracy of ultrasonography to establish the diagnosis and aetiology of permanent primary congenital hypothyroidism. Clin Endocrinol (Oxf). 2003;59(3):361-5.
15. Niedziela M. Pathogenesis, diagnosis and management of thyroid nodules in children. Endocr Relat Cancer. 2006;13(2):427-53.

Emergências em
endocrinologia pediátrica

Emergências em endocrinologia pediátrica

24

Durval Damiani
Vaê Dichtchekenian
Hamilton Cabral de Menezes Filho
Roberta Diaz Savoldelli

Após ler este capítulo, você estará apto a:

1. Descrever a fisiopatologia e as manifestações clínicas das emergências endocrinológicas.
2. Reconhecer as emergências endocrinológicas, sabendo abordá-las adequadamente do ponto de vista do diagnóstico e do tratamento.

INTRODUÇÃO

Embora as doenças endocrinológicas resultem normalmente em distúrbios crônicos, algumas alterações hormonais são responsáveis pela instalação aguda de sinais e sintomas, caracterizando situações de emergência. Além disso, podem manifestar-se inicialmente na forma de descompensação aguda. É importante, portanto, que os pediatras tenham conhecimento das principais causas de emergência endocrinológica, o que permite o diagnóstico em tempo adequado, o estabelecimento de medidas terapêuticas eficazes e um melhor prognóstico para o paciente. Neste capítulo, são abordadas as seguintes causas de emergência em endocrinologia: crises hiperglicêmicas (cetoacidose diabética e estado hiperosmolar hiperglicêmico), hipoglicemias, diabete insípido, síndrome da secreção inapropriada do hormônio antidiurético, insuficiência suprarrenal aguda, crise tireotóxica, coma mixedematoso e distúrbios do metabolismo do cálcio e do magnésio.

CETOACIDOSE DIABÉTICA

A cetoacidose diabética (CAD) é um distúrbio metabólico agudo e grave causado por deficiência insulínica absoluta ou relativa que, com o estado de resistência à ação da insulina nos tecidos-alvo, gera hiperglicemia, perdas hidroeletrolíticas graves, acidose metabólica, hiperosmolaridade plasmática e cetose. Quando não reconhecidas e tratadas em tempo hábil, essas alterações são capazes de levar ao óbito. Em termos laboratoriais, a CAD é definida a partir de[1]:

- Glicemia plasmática superior a 200 mg/dL.
- Acidose metabólica (pH < 7,3 e/ou bicarbonato sérico < 15 mmol/L) com elevação do ânion-gap.
- Cetonemia (cetonas séricas superiores a 3 mmol/L).
- Presença de cetonúria.

A CAD é considerada a principal causa de hospitalização e morbidade e mortalidade em crianças com diabete melito tipo 1 (DM1)[2]. A maioria dos casos ocorre em pacientes com diagnóstico prévio de diabete melito (DM). Acredita-se que cerca de 50% das admissões hospitalares por CAD poderiam ser evitadas com a melhora do tratamento ambulatorial e da adesão dos pacientes diabéticos ao tratamento[2]. A mortalidade em decorrência da CAD é de 1% ou menos em países da Europa e da América do Norte, aumentando em países com menor facilidade de acesso aos serviços de saúde[1]. A incidência da CAD na primodescompensação diabética varia entre 15 e 70%, correlacionando-se negativamente com a prevalência regional de DM1 (provavelmente por maior familiaridade da equipe médica com os sintomas iniciais da doença)[2]. Um estudo multicêntrico norte-americano recente demonstrou que a frequência de CAD ao diagnóstico de DM1 se manteve estável em 30% de 2002 a 2010, já a CAD ao diagnóstico de DM2, além de ser menos frequente, diminuiu ao longo dos últimos anos de 11,7% entre 2002 e 2003 para 5,7% entre 2008 e 2010, provavelmente por causa do diagnóstico mais precoce do DM[3]. No Brasil, um estudo de 2012 envolvendo 28 centros em 20 cidades e avaliando dados de 3.591 pacientes diagnosticados entre 1960 e 2010 mostrou que 42,3% dos diagnósticos de DM1 foram realizados durante um episódio de CAD, com maior risco relativo nos diagnósticos realizados antes do ano de 2004. Não há informações no Brasil a respeito da frequência de CAD ao diagnóstico de DM2. A CAD é mais comum em crianças menores de 5 anos e em pacientes com menor acesso aos serviços de saúde, e menos frequente nos pacientes com história familiar de DM1. Nos pacientes com diagnóstico prévio de DM1, a CAD geralmente é causada por omissão na administração de insulina ou por manejo inadequado nas situações de estresse (representadas em especial por quadros infecciosos)[1].

A fisiopatologia da CAD envolve a insulinopenia e a resistência à ação da insulina. A insulinopenia grave resulta em aumento da relação entre a glucagonemia e a insulinemia no sistema porta-hepático, levando ao aumento da produção hepática de glicose e à redução da captação de glicose pelos tecidos muscular e adiposo. O quadro é agravado pelo aumento concomitante da resistência à insulina promovido pelo incremento da secreção dos hormônios contrarreguladores da insulina (glucagon, catecolaminas, cortisol e hormônio do crescimento – GH) em resposta à situação de estresse (infecção, hipovolemia, choque). A deficiência insulínica e a elevação dos hormônios contrarreguladores são responsáveis pelo estímulo da lipólise, com aumento dos ácidos graxos livres na circulação, os quais, por meio da betaoxidação nas mitocôndrias hepáticas, dão origem aos corpos cetônicos (ácidos beta-hidroxibutírico e acetoacético). A hipercetonemia contribui para o aumento da resistência à insulina, estabelecendo-se um círculo vicioso. A hiperglicemia resulta em diurese osmótica levando à desidratação grave, à perda renal de eletrólitos (sódio, potássio, fósforo, magnésio) e à hipoperfusão tecidual. Esta é responsável pela acidose láctica, que agrava a acidose decorrente da elevação dos corpos cetônicos no plasma. Os vômitos, a hiperventilação (em resposta à acidose) e a febre pioram o déficit de água e de eletrólitos[5,6]. A Figura 24.1 apresenta as principais características da fisiopatologia da CAD.

Os principais sintomas da CAD incluem poliúria, polidipsia, noctúria, náuseas, vômitos e dor abdominal[7,8]. Quanto ao apetite, deve-se destacar que, apesar de a polifagia ser um importante sintoma no DM1 descompensado, o agravamento dos distúrbios metabólicos favorece a redução do apetite até a anorexia, especialmente em crianças e adolescentes. No exame físico, podem ser observadas desidratação, respiração de Kussmaul e deterioração progressiva do nível de consciência. Em termos laboratoriais, além das características da CAD citadas anteriormente, pode haver leucocitose com desvio à esquerda e elevação da amilase sérica[9].

O diagnóstico diferencial da CAD deve ser feito em condições clínicas, como gastroenterites agudas, apendicite aguda, outras causas de abdome agudo, infecções do sistema nervoso central, intoxicação por salicilatos ou teofilina e estado hiperosmolar hiperglicêmico.

Deve ser realizado exame físico detalhado com atenção para o estado circulatório (pulso, pressão arterial e perfusão periférica), a intensidade da desidratação, o nível de consciência, a presença de respiração acidótica e de hálito cetótico e evidências de quadros infecciosos associados. Na admissão, devem ser avaliadas a glicemia capilar e a cetonemia capilar (ou a cetonúria, por meio de fita urinária). Deve ser obtida amostra sanguínea para avaliação da glicemia, da gasometria venosa, do sódio, do potássio, do cloro, da ureia e da creatinina, que permitirá o cálculo da osmolalidade sérica e do ânion-gap (ambos aumentados na CAD). Nos pacientes parcialmente tratados, em jejum prolongado ou com vômitos frequentes, a elevação da glicemia pode ser discreta (cetoacidose euglicêmica).

De acordo com o grau de acidose, a CAD pode ser classificada em leve (pH venoso < 7,3 ou bicarbonato < 15 mmol/L), moderada (pH venoso < 7,2 ou bicarbonato < 10 mmol/L) e grave (pH venoso < 7,1 ou bicarbonato < 5 mmol/L)[9].

Os principais objetivos do tratamento da CAD são a correção gradual da desidratação, a gradativa normalização da glicemia e dos distúrbios hidroeletrolíticos e acidobásicos, a prevenção das complicações relacionadas ao tratamento e a identificação de fatores desencadeantes. Portanto, o tratamento divide-se em hidratação, insulinoterapia, reposição de potássio, correção da acidose metabólica e reposição de fosfato.

■ Hidratação: a hidratação parenteral deve ser iniciada antes da insulinoterapia, com o objetivo inicial de reparar o compartimento intravascular. O volume e a

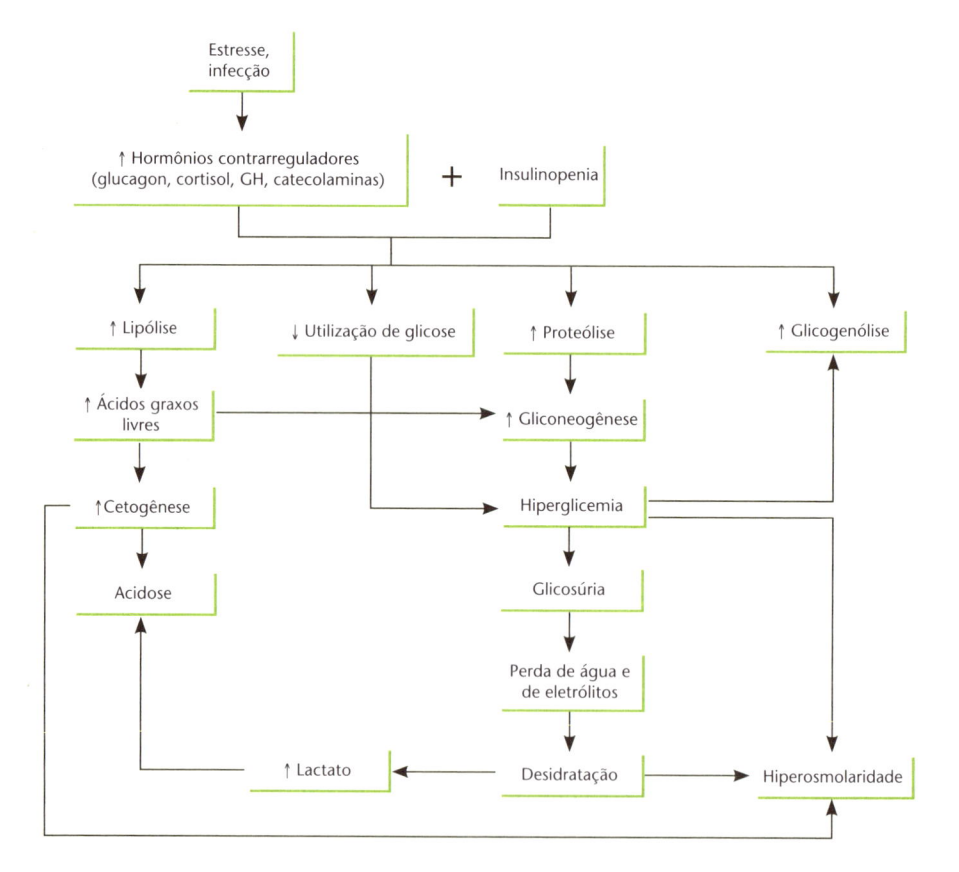

Figura 24.1 Fisiopatologia da cetoacidose diabética[9].

GH: hormônio do crescimento.

velocidade de infusão dependem do estado hemodinâmico do paciente. Os pacientes em choque devem ser tratados com soro fisiológico (SF) no volume de 20 mL/kg/hora, que pode ser repetido a cada 20 minutos até o desaparecimento dos sinais clínicos de choque, sem exceder 30 mL/kg/hora[1,7,8]. Após a fase de expansão, o paciente deve receber soro de manutenção e reposição das perdas (assumindo 5 a 10% do peso corporal), que deverá ser realizada nas 48 horas seguintes, considerando que devem ser subtraídos do volume total os fluidos oferecidos via oral quando houver melhora do paciente[10]. A adequação do volume do soro de reposição deve ser feita por meio da avaliação ponderal a cada 6 horas. Na unidade de endocrinologia do Instituto da Criança do HC-FMUSP tem sido utilizado rotineiramente, desde 2005, um protocolo alternativo com o objetivo de abreviar o tempo de infusão intravenosa de fluidos e simplificar o tratamento da CAD no serviço de emergências. Nesse protocolo, inicia-se a infusão de SF 0,9% a 20 mL/kg/hora (máximo de 1.000 mL/hora), e volumes adicionais de 10 mL/kg/hora podem ser necessários para restaurar a hidratação. Na presença de choque, 50 mL/kg podem ser infundidos na primeira hora (máximo de 1.000 mL/hora). Soro de manutenção com 100 mL/100 kcal/dia deve ser administrado até que haja boa aceitação via oral, sendo que o déficit total de fluidos não será compensado via endovenosa. Quando a glicemia atingir valores inferiores a 250 mg/dL, o soro glicosado a 5% deve ser acrescentado ao SF na proporção de 1:1, o que permitirá que a insulinoterapia seja mantida até a resolução da acidose com menores riscos de hipoglicemia. A oferta de líquidos por via oral deve ser estabelecida assim que o paciente apresentar melhora clínica e recuperação da integridade neurológica, reduzindo-se a infusão endovenosa, com suspensão da hidratação parenteral assim que possível.

- Insulinoterapia: é fundamental para restauração do metabolismo celular, supressão da lipólise e cetogênese e consequente normalização gradual da glicemia. Deve ser iniciada após a fase inicial de expansão volêmica, na forma de insulina regular administrada por via endovenosa contínua na dose de 0,1 U/kg/hora (deve-se misturar 50 U de insulina regular em 500 mL de SF, administrando-se 1 mL da mistura/kg/hora)[9]. A insulinoterapia endovenosa contínua deve permitir redução da glicemia de 60 a 90 mg/dL/hora (a dose deve ser reduzida para 0,05 U/kg/hora caso a queda seja superior a 90 mg/dL/hora), e será mantida até a resolução da acidose[1,9-11]. A transição para insulina de ação intermediária deve ser iniciada antes da suspensão da insulina regular endovenosa contínua para evitar hiperglicemia. De modo alternativo à insulina regular endovenosa contínua, os análogos de ação ultrarrápida podem ser utilizados por via subcutânea de forma intermitente[12-14]. Na unidade de endocrinologia do Instituto da Criança do HC-FMUSP, tem sido utilizada rotineiramente, desde 2005, a insulina ultrarrápida

(UR) por via subcutânea na dose de 0,15 U/kg a cada 2 horas, com início 1 a 2 horas após a introdução da hidratação parenteral. A dose da insulina UR deve ser reduzida para 0,1 U/kg caso a queda da glicemia seja superior a 100 mg/dL/hora. Após a resolução da acidose, a insulina UR será utilizada na dose de manutenção de 0,1 U/kg a cada 3 horas, sendo introduzida a insulina neutra protamina Hagedorn (NPH) na dose de 0,3 U/kg a cada 8 horas a partir de 12 horas após o início do tratamento intensivo com insulina UR. A dose de insulina NPH deve ser ajustada nos dias seguintes à sua introdução com base nos valores glicêmicos.

- Reposição de potássio: na CAD, há depleção do potássio corpóreo total em decorrência da diurese osmótica e da ativação do sistema renina-angiotensina-aldosterona[7,15]. Por outro lado, a acidose e a redução da função renal aumentam a concentração extracelular de potássio, de modo que os pacientes com CAD podem apresentar no momento da admissão níveis séricos de potássio normais ou mesmo elevados[1,7,8,15]. A insulinoterapia propicia a queda da concentração extracelular de potássio por deslocá-lo para o interior da célula e por reduzir a cetogênese e a acidose metabólica. Com isso, existe tendência à queda da calemia durante as horas iniciais de tratamento da CAD. A hipocalemia é considerada o distúrbio metabólico mais grave relacionado ao tratamento da CAD[15]. Desse modo, recomenda-se a reposição de potássio a partir da segunda hora de tratamento da CAD, desde que a função renal esteja preservada, o paciente tenha apresentado diurese e a calemia seja inferior a 6,5 mEq/L. O potássio deve ser reposto a partir da primeira hora de tratamento caso o paciente apresente hipocalemia. O potássio será acrescentado ao soro na dose de 20 a 40 mEq por litro de soro, respeitando-se o limite de 0,5 mEq/kg/hora[7,8,15]. Normalmente a administração de potássio é realizada na forma de KCl 19,1% (1 mL = 2,5 mEq de potássio). No entanto, quando se opta pela correção de fosfato, administra-se 2/3 de potássio na forma de KCl a 19,1% e 1/3 na forma de KH2PO4 a 25% (1 mL = 1,8 mEq de potássio)[8,15].

- Correção da acidose metabólica: a acidose metabólica grave pode levar à redução do débito cardíaco, da pressão arterial e do fluxo sanguíneo hepático e renal, além de diminuir o limiar para arritmias cardíacas, induzir o catabolismo proteico e reduzir o metabolismo cerebral (favorecendo a diminuição do nível de consciência e o coma)[16]. Por outro lado, durante o tratamento da CAD, a hidratação parenteral e a insulinoterapia revertem as principais alterações responsáveis pela acidose (redução da perfusão tecidual e cetogênese)[1,8]. Além disso, conforme observado em outras acidoses orgânicas, os cetoácidos acumulados podem regenerar os íons bicarbonato[1,8,16]. A essas observações deve-se somar o fato de que a reposição de bicarbonato tem sido considerada um dos fatores de risco para o edema cerebral na CAD por levar à ativação do transportador de Na+/H+ neuronal e ao consequente aumento da concentração intracelular de Na+, ocasionar acidose intracelular paradoxal do sistema nervoso central (SNC) e acarretar hipoxia cerebral por causa do aumento da afinidade da hemoglobina pelo oxigênio[1,7,8,15,17,18]. Diante disso, considera-se atualmente que não há indicação para a reposição de bicarbonato na CAD, exceto durante a ressuscitação com o intuito de preservar a ação da adrenalina[9]. Quando necessário, o bicarbonato deve ser usado na dose 1 a 2 mEq/kg, em 60 minutos.

- Reposição de fosfato: o fosfato é um íon predominantemente intracelular que durante a CAD e seu tratamento é afetado de modo semelhante ao potássio: a acidose promove o deslocamento do fosfato do intra para o extracelular (a fosfatemia na época da admissão pode estar normal ou elevada), a diurese osmótica aumenta a perda renal de fosfato (levando à redução do fosfato corporal total) e a insulinoterapia desloca o fosfato para o interior da célula (havendo tendência à queda da fosfatemia durante o tratamento da CAD)[1,7,8,15]. A hipofosfatemia induz hipoxia tecidual (por redução de 2,3-difosfoglicerato) e quando grave pode levar à depressão respiratória e miocárdica, fraqueza muscular, rabdomiólise, anemia hemolítica e alterações cardíacas. Apesar disso, não tem surgido evidências de que a reposição do fosfato no tratamento da CAD esteja associada a benefícios clínicos[1,15]. Os pacientes que podem se beneficiar da reposição de fosfato incluem aqueles com anemia, insuficiência cardíaca congestiva, pneumonia ou outras causas de hipoxia, ou aqueles com fraqueza muscular ou fosfatemia inferior a 1 mg/dL[10]. Nesses casos, o fosfato será reposto na forma de KH_2PO_4 a 25% (1 mL = 1,8 mEq de fosfato e 1,8 mEq de potássio), no volume necessário para fornecer 1/3 do potássio a ser reposto[8,15]. Nos pacientes em reposição de fosfato, deve-se estar atento para a ocorrência de hiperfosfatemia, hipocalcemia e hipomagnesemia[1,7,15].

As principais características do tratamento da CAD são apresentadas no Quadro 24.1.

Quadro 24.1 – Características do tratamento da cetoacidose diabética[10,12]

Hidratação

- SF na velocidade de 10 a 20 mL/kg em 1 a 2 horas para restabelecer a perfusão periférica, pode ser repetido, se necessário
- Reposição das perdas (em geral, 5 a 10% do peso) deve ser completada em 48 h
- Quando a glicemia estiver ≤ 250 mg/dL, deve ser acrescentado soro glicosado a 5% ao fisiológico (1:1) até a resolução da acidose
- Líquidos via oral devem ser introduzidos após melhora clínica substancial, com redução da infusão EV

Insulinoterapia

- Deve ser iniciada na segunda hora de tratamento da CAD
- Insulina regular EV contínua na dose de 0,1 U/kg/h (diluir 50 U de insulina regular em 500 mL de SF, de forma que 1 mL da mistura = 0,1 U de insulina regular). A dose deve ser mantida até resolução da acidose
- A glicemia deve cair em torno de 60 a 90 mg/dL/h. Caso a queda seja superior, deve-se reduzir a velocidade de infusão da insulina regular para 0,05 U/kg/h

(continua)

Quadro 24.1 – Características do tratamento da cetoacidose diabética[10,12] *(continuação)*

Insulinoterapia

- Ou insulina UR subcutânea na dose 0,15 U/kg a cada 2 h, iniciada 1 a 2 h após o início da reposição hídrica, sendo reduzida para 0,1 U/kg se a taxa de queda da glicemia exceder 100 mg/dL/h. Após resolução da acidose, inicia-se a fase de manutenção da insulina UR com 0,1 U/kg a cada 3 h

- A transição para insulina de ação intermediária deve ser iniciada antes da suspensão da infusão EV para evitar hiperglicemia

- Insulina NPH é introduzida na dose de 0,3 U/kg a cada 8 h após cerca de 12 h de tratamento intensivo com insulina regular contínua ou UR, e ajustada posteriormente de acordo com os controles glicêmicos

Reposição de eletrólitos

- Potássio: deve ser reposto na quantidade de 20 a 40 mEq por L de solução, respeitando-se velocidade máxima de 0,5 mEq/kg/h a partir da 2a h do tratamento, desde que o paciente esteja com função renal preservada, já tenha apresentado diurese e que a calemia seja inferior a 6,5 mEq/L (em caso de hipocalemia, a reposição de potássio deve ser iniciada na 1a h de tratamento)

- Fosfato: sua reposição pode beneficiar pacientes com anemia, insuficiência cardíaca congestiva, pneumonia ou outras causas de hipóxia, ou aqueles com fraqueza muscular ou com fosfatemia inferior a 1 mg/dL. O fosfato é reposto como KH_2PO_4 a 25% (1 mL = 1,8 mEq de fosfato e 1,8 mEq de potássio), no volume necessário para fornecer 1/3 do potássio a ser reposto.

SF: soro fisiológico; CAD: cetoacidose diabética; EV: endovenoso; NPH: insulina humana de ação intermediária, UR: ultrarrápida

As complicações da CAD relacionam-se à gravidade da descompensação e ao tratamento instituído. Em crianças e adolescentes com CAD, o edema cerebral representa a complicação mais grave, estando presente em cerca de 1% dos casos e associando-se à mortalidade de 21 a 24% deles[7,8,19-21]. O edema cerebral é responsável por 60 a 90% de todas as mortes por CAD, enquanto 10 a 25% dos sobreviventes apresentam sequelas significativas[9]. O edema cerebral é mais comum na primodescompensação diabética e em crianças menores[7,15,20,22,23]. Embora geralmente considerado complicação do tratamento da CAD, o edema cerebral pode estar presente no momento da admissão do paciente ao serviço de urgência[7,24]. A fisiopatologia do edema cerebral na CAD envolve:

- Redução da osmolalidade plasmática decorrente da redução da glicemia e da cetonemia.
- Presença dos osmóis idiogênicos (metabolizados lentamente e que aumentam o fluxo de água para o interior das células do SNC).
- Ativação do transportador de Na+/H+ neuronal pela insulina e pelo bicarbonato, levando ao aumento da concentração intracelular de Na+ e à alteração do pH celular.
- Reposição de bicarbonato (por induzir acidose paradoxal do SNC e hipoxia cerebral).
- Lesão isquêmica cerebral induzida pela hiperglicemia crônica e pelo aumento da demanda cerebral de oxigênio durante a CAD.
- Oclusão vascular.

- Efeito citotóxico de aminoácidos neuroexcitatórios.
- Aumento da secreção do hormônio antidiurético (HAD)[1,7,8,15,17-19,22,24-27].

A redução da pressão arterial de CO_2 e a elevação dos níveis plasmáticos de ureia à admissão do paciente podem predizer o risco de edema cerebral na CAD, uma vez que estão relacionadas à redução da perfusão cerebral por vasoconstrição cerebral e desidratação[19,28]. Na faixa etária pediátrica, a maneira mais eficaz de se prevenir o edema cerebral consiste no diagnóstico precoce da CAD, na individualização do plano terapêutico e na cautelosa correção da desidratação, da hiperglicemia, da cetonemia e da acidose[7,8,15,24]. Deve-se ter em mente que nos pacientes que se apresentam descompensados de forma mais intensa, provavelmente as alterações metabólicas evoluíram durante alguns dias e devem ser revertidas de maneira gradual.

Os principais fatores de risco para o desenvolvimento de edema cerebral em crianças e adolescentes em tratamento por CAD incluem idade inferior a 3 anos, administração de volume superior a 4 L/m^2 nas 24 horas iniciais de tratamento, administração de bicarbonato de sódio, hiperosmolaridade plasmática no momento da admissão (> 375 mOsm/kg), queda da osmolalidade plasmática para valores inferiores a 272 mOsm/kg durante a terapêutica (decorrente de hiper-hidratação e insulinoterapia excessiva), hiperglicemia acentuada (> 800 mg/dL) à admissão, hipernatremia relativa (Na corrigido > 145 mEq/L) à admissão, hiponatremia relativa (Na corrigido < 130 mEq/L), redução da pressão arterial de CO_2 e elevação da concentração plasmática de ureia à admissão[1,7,8,19,20,28]. Durante o tratamento de crianças e adolescentes com CAD é importante observar sinais e sintomas sugestivos de edema cerebral, como cefaleia, redução abrupta da frequência cardíaca (não relacionada à reidratação), hipertensão arterial (evolutivamente, a deterioração neurológica pode causar hipotensão arterial), vômitos, alterações do nível de consciência (desde sonolência até o coma), alucinações, alterações pupilares (anisocoria ou pupilas médio-fixas) e papiledema[7]. O edema cerebral pode resultar em secreção inapropriada do HAD, caracterizada por oligúria e edema. Diversos pacientes apresentam edema cerebral oligossintomático ou mesmo subclínico. O diagnóstico clínico do edema cerebral pode ser feito com base nas características apresentadas no Quadro 24.2, de forma que a presença de um critério diagnóstico ou dois critérios maiores, ou um maior e dois menores, tem sensibilidade de 92% e especificidade de 96%[9]. Sempre que possível, o edema cerebral deve ser confirmado por meio de tomografia computadorizada (TC), sua realização, no entanto, não deve postergar o início do tratamento[7].

Os pacientes com edema cerebral devem ser mantidos em jejum, com sonda nasogástrica e em decúbito elevado, evitando-se a broncoaspiração. Devem ser instaladas oxigenoterapia e monitorização cardíaca; a pressão arterial e a frequência cardíaca devem ser controladas a cada hora. O tratamento do edema cerebral deve ser realizado da seguinte forma:

Quadro 24.2 – Critérios para o diagnóstico clínico de edema cerebral[9]

Critérios diagnósticos	Critérios maiores	Critérios menores
■ Resposta motora ou verbal inadequada à dor	■ Alteração do nível de consciência	■ Vômitos
■ Decorticação ou descerebração	■ Desaceleração sustentada da FC (diminuição maior que 20 bpm), não atribuível ao sono	■ Cefaleia
■ Paralisia de nervo craniano	■ Incontinência urinária inapropriada para a idade	■ Letargia
■ Padrão respiratório neurogênico anormal		■ Pressão diastólica > 90 mmHg
		■ Idade < 5 anos

FC: Frequência cardíaca.

- Administração de manitol: os benefícios do manitol relacionam-se à redução da viscosidade sanguínea e melhora do fluxo sanguíneo intracerebral[24]. O manitol deve ser administrado precocemente na dose de 0,2 a 1 g/kg por via endovenosa em infusão por 30 minutos. De acordo com a resposta clínica, a dose pode ser repetida a cada hora[7].
- Solução hipertônica de cloreto de sódio a 3%: pode ser uma alternativa ao manitol, devendo ser infundida na dose de 5 a 10 mL/kg, em 30 minutos[1,29].
- Reavaliação da hidratação endovenosa, e sua redução criteriosa, se necessário[7].
- Nos casos mais graves, o paciente deve ser mantido em ventilação mecânica com o intuito de se estabelecer pressão arterial de CO_2 em torno de 35 mmHg (reduções maiores nos níveis plasmáticos de CO_2 relacionam-se à redução da perfusão cerebral e ao pior prognóstico)[1,19,28].

A furosemida e a dexametasona não têm eficácia comprovada no tratamento do edema cerebral[1,7]. Após o início do tratamento, deve-se realizar TC de crânio para excluir suspeita de trombose ou hemorragia cerebral.

Outras complicações relacionadas ao tratamento da CAD incluem acidose hiperclorêmica (por perda urinária de ânions cetoácidos e administração excessiva de fluidos ricos em cloreto), hipoglicemia, hipocalemia, hipofosfatemia, insuficiência cardíaca congestiva (por sobrecarga hídrica), arritmia cardíaca e trombose venosa e arterial (facilitada pela desidratação e pelo aumento da viscosidade sanguínea)[8,15,30].

A ocorrência de novos episódios de CAD deve ser prevenida. As causas mais comuns de recorrência da CAD são omissão da insulina ou manejo inadequado em situações de estresse[2], de maneira que os pacientes e familiares devem ser informados e treinados para a monitorização intensiva do DM e para a detecção de cetonemia ou cetonúria, de forma a aumentarem as doses de insulina de ação rápida durante doenças agudas. Raramente um quadro infeccioso não associado a vômitos resulta em CAD desde que o manejo do quadro seja adequado. A omissão de doses de insulina deve ser reduzida por meio da sua administração por um adulto responsável e da avaliação e do apoio psicológico para o paciente diabético e seus familiares, quando necessário.

ESTADO HIPEROSMOLAR HIPERGLICÊMICO (EHH)

O EHH é menos frequente que a CAD na população pediátrica, no entanto, com o aumento da incidência de diabete melito tipo 2 (DM2) em adolescentes, mais casos têm sido relatados nos últimos anos, e o pediatra deve estar atento quanto a essa hipótese diagnóstica.

Pouquíssimos dados estão disponíveis a respeito da frequência do EHH em crianças e adolescentes, mas um estudo norte-americano realizado num período de 5 anos evidenciou que o diagnóstico de DM2 ocorreu durante um episódio de EHH em 3,7% dos pacientes[31]. Outro levantamento mostrou o relato de 65 casos no período de 2001 a 2008, enquanto nos 35 anos anteriores haviam sido relatados 26 casos[32]. Pacientes com DM1 também podem apresentar EHH.

O EHH é caracterizado por elevações extremas de glicemia e osmolaridade plasmática, porém sem cetose significativa. Sua fisiopatologia sobrepõe-se em parte à da CAD, com diminuição da ação da insulina, aumento de contrarreguladores (glucagon, GH, cortisol e catecolaminas), que estimulam a produção hepática de glicose e diminuem sua utilização periférica, no entanto, ao contrário da CAD, a ação da insulina, apesar de insuficiente para garantir a utilização adequada de glicose pelos tecidos-alvo, é capaz de impedir a lipólise e a cetogênese.

Sendo assim, os sintomas típicos da CAD como vômitos, dor abdominal e respiração acidótica estão ausentes, muitas vezes retardando a procura do serviço de saúde, prolongando o tempo de poliúria e polidipsia e agravando a desidratação e as perdas eletrolíticas. A hiperosmolaridade associada à obesidade frequentemente presente nesses pacientes dificultam a avaliação da desidratação. Acidose leve principalmente pelo aumento de lactato pode estar presente em decorrência da hipoperfusão tecidual em caso de depleção volêmica grave. Alterações como letargia, confusão mental, alterações de comportamento e até coma estão ou podem estar presentes[32,33].

Os critérios laboratoriais para o diagnóstico de EHH são:

- Glicemia > 600mg/dL.
- Osmolaridade plasmática > 330 mOsm/kg.
- Ausência de cetose e acidose significativas (bicarbonato > 15mEq/L; concentração de cetonas na urina < 15mg/dL, cetonúria negativa ou "traços" na fita urinária)[33].

O tratamento deve ser realizado onde equipe médica e enfermagem especializadas, monitorização e avaliação laboratorial frequente estejam disponíveis e consiste basicamente em reposição volêmica, reposição eletrolítica e insulinoterapia.

O tratamento aqui proposto segue as recomendações atuais da Lawson Wilkins Pediatric Endocrine Society e está de acordo com as próximas recomendações a serem publicadas em breve pela International Society for Pediatric and Adolescent Diabetes (ISPAD).

- Reposição volêmica: tem como principal objetivo restaurar o volume intra e extracelular e a perfusão renal. As perdas estimadas são de 12 a 15% do peso corporal, e a reposição deve ocorrer de forma mais intensa que na CAD. Um bólus inicial de pelo menos 20 mL/kg de NaCl 0,9% deve ser administrado, podendo ser repetido se necessário para restaurar a perfusão periférica. Posteriormente, deve-se utilizar solução salina com concentração 0,45 a 0,75% para restaurar o restante do volume do déficit calculado nas próximas 24 a 48 horas, além das necessidades basais, objetivando a redução gradativa do sódio sérico e da osmolaridade plasmática. Ao contrário da CAD, as perdas urinárias devem ser consideradas e adicionadas à reposição na forma de solução salina 0,45%. A redução da glicemia de 75 a 100 mg/dL/hora é esperada com hidratação adequada, sendo que pode ser mais intensa nas primeiras horas de tratamento com a melhora da perfusão renal[32,33].

- Reposição eletrolítica: as perdas eletrolíticas são mais intensas que na CAD, principalmente envolvendo potássio, fósforo e magnésio. A reposição de potássio deve ser iniciada com 40 mEq/L desde que a dosagem de potássio sérico não esteja elevada e a função renal esteja restaurada; pode ser necessária a reposição de concentrações mais elevadas e é recomendada a monitorização cardíaca. O uso de solução 1:1 de cloreto de potássio e fosfato de potássio em geral é suficiente também para a reposição do déficit de fosfato sem aumentar o risco de hipocalcemia. A reposição de magnésio deve ser considerada em pacientes que apresentam simultaneamente hipocalcemia, utilizando-se 25 a 50 mg/kg/dose em 3 a 4 doses com intervalos de 4 a 6 horas, com infusão máxima de 150 mg/minuto[33].

- Insulinoterapia: ao contrário da CAD, a cetose no EHH é mínima, em geral, a restauração volêmica é suficiente para um declínio importante da hiperglicemia pelo efeito dilucional, melhora da perfusão renal e melhora da utilização da glicose com a reperfusão tecidual. Assim, a administração de insulina precocemente não só é desnecessária, como pode ser prejudicial pois o declínio rápido da glicemia pode levar à piora circulatória, uma vez que a hiperosmolaridade em pacientes extremamente desidratados contribui para a manutenção da volemia, e o fluxo rápido de potássio do extra para o intracelular pode levar a arritmias. O início da insulinoterapia deve ocorrer quando a glicemia não estiver mais declinando em ritmo adequado (< 50 mg/dL/hora) com a reposição volêmica e deve ser iniciada na dose 0,025 a 0,05 U/kg/hora de insulina regular endovenosa contínua, com ajuste se necessário para manter a queda de glicemia de 50 a 75 mg/dL/hora[33].

A monitorização do paciente em EHH deve ocorrer de maneira intensiva, com monitorização cardíaca contínua, reavaliação clínica, sinais vitais, glicemia a cada hora, dosagens de eletrólitos, função renal, osmolaridade, CPK e balanço hídrico a cada 2 a 3 horas, e dosagem de cálcio, magnésio e fósforo a cada 3 a 4 horas[33].

O edema cerebral ocorre raramente no EHH, e as principais complicações são a trombose venosa profunda e a rabdomiólise, pode ocorrer também hipertermia maligna de causa ainda não esclarecida[33].

HIPOGLICEMIAS

No organismo normal, o balanço entre a produção e o consumo de glicose é capaz de manter níveis normais de glicemia tanto durante o jejum como no período pós-prandial. A hipoglicemia manifesta-se nas situações em que o consumo de glicose é maior do que a sua produção. A necessidade de glicose é maior nos recém--nascidos e lactentes que nas crianças maiores e nos adultos, em virtude da maior proporção entre o cérebro e a superfície corpórea. A necessidade de glicose nos prematuros, nos recém-nascidos a termo e nos adultos é de 5 a 6, 3 a 5 e 2 a 3 mg/kg/minuto, respectivamente. O metabolismo cerebral exerce importante papel no controle da glicemia, uma vez que o cérebro caracteriza-se por elevado requerimento energético e reduzida reserva energética. A glicose representa 90% da fonte energética cerebral, enquanto outros substratos (principalmente as cetonas) são utilizados como fontes alternativas quando necessário (p. ex., no jejum prolongado). O cérebro é responsável por cerca de 50% do consumo corporal de glicose. Durante a hipoglicemia aguda, o cérebro é incapaz de utilizar outra fonte energética que não a glicose. Isso, associado ao fato de que o cérebro é incapaz de sintetizar glicose e que as suas reservas de glicose podem ser consumidas em poucos minutos, torna evidente que a função cerebral depende do contínuo aporte de glicose pela circulação arterial. O transporte de glicose para as células cerebrais independe de insulina, mas requer a ação de proteínas facilitadoras do transporte de glicose (conhecidas como GLUT). O GLUT1 é responsável pelo transporte de glicose dos capilares para o interstício cerebral, ao passo que os GLUT1 e 3 transportam a glicose do interstício cerebral para as células da glia e os neurônios, respectivamente[34].

O sistema de contrarregulação da hipoglicemia envolve os sensores de hipo-glicemia e as células beta das ilhotas pancreáticas. No pâncreas, a hipoglicemia suprime a secreção de insulina pelas células beta (considerada a primeira resposta da contrarregulação da hipoglicemia) e estimula a secreção de glucagon pelas células alfa. Além disso, o estímulo dos sensores de hipoglicemia promove no SNC (núcleo ventromedial hipotalâmico) o aumento da secreção do GH e do cortisol, na medula suprarrenal e nas terminações adrenérgicas aumento da secreção das catecolaminas, e no fígado, autorregulação da produção hepática de glicose[35]. Durante o jejum, a supressão da secreção de insulina reduz o consumo de glicose, enquanto o aumento da secreção dos hormônios contrarreguladores da insulina (glucagon, catecolaminas, GH e cortisol) tem como objetivo aumentar a produção de glicose (por meio da neoglicogênese e da glicogenólise), aumentar a produção de fonte alternativa de energia (corpos cetônicos) e reduzir o consumo tecidual de glicose[37]. As adaptações hormonais durante o jejum resultam em:

- Estímulo da glicogenólise hepática e muscular.
- Estímulo da proteólise e da lipólise.
- Estímulo da neoglicogênese com base nos substratos lactato e piruvato (provenientes da degradação proteica) e do glicerol (proveniente da degradação da gordura).
- Estímulo da cetogênese nas mitocôndrias hepáticas baseado nos ácidos graxos livres (a cetogênese depende do aumento da ação do glucagon e da supressão da ação da insulina).
- Aumento da resistência à insulina, causado tanto pela elevação dos hormônios contrarreguladores da insulina como pela cetonemia[37].

Assim que a glicemia plasmática se aproxima de 75 mg/dL, observa-se supressão da secreção de insulina, que representa o primeiro mecanismo contrarregulador da hipoglicemia[36]. Valores de glicemia plasmática próximos de 65 mg/dL estimulam a secreção dos hormônios contrarreguladores da insulina[36]. Os sintomas iniciais relacionados à hipoglicemia manifestam-se a partir de glicemia plasmática em torno de 55 mg/dL, enquanto as alterações cognitivas poderão ser observadas diante de glicemia plasmática inferior ou igual a 45 mg/dL[36]. Desse modo, a hipoglicemia pode ser definida com base em valores de glicemia plasmática inferiores a 75 mg/dL[35]. É preciso lembrar que o nível de glicose no sangue total (avaliado, por exemplo, por meio de glicemia capilar) é cerca de 15% inferior à glicemia plasmática.

Durante a hipoglicemia aguda, predominam ações que resultam em aumento da produção de glicose, por meio da elevação no plasma do glucagon e das catecolaminas. O glucagon estimula a glicogenólise, enquanto as catecolaminas estimulam a produção hepática e renal de glicose, além de suprimir a secreção de insulina. Na hipoglicemia prolongada, as ações desencadeadas levam tanto ao aumento da produção de glicose como à redução da sua utilização periférica[35]; nessa condição são importantes, além do glucagon e das catecolaminas, o GH e o cortisol. Os hormônios contrarreguladores exercem as seguintes ações nesse tipo de hipoglicemia:

- GH: estímulo da lipólise e aumento da resistência à insulina.
- Cortisol: estímulo da lipólise e da proteólise e aumento da resistência à insulina.
- Glucagon: estímulo da neoglicogênese.
- Catecolaminas: estímulo da lipólise e da neoglicogênese e aumento da resistência à insulina.

É importante destacar que a deficiência de um hormônio de ação rápida não pode ser compensada por outro hormônio de ação rápida ou pelos de ação prolongada, assim como a deficiência de um hormônio de ação prolongada não pode ser compensada por outro hormônio de ação prolongada ou pelos de ação rápida[35,37].

A secreção de insulina pelas células beta pancreáticas depende de diversas etapas. A glicose é transportada ao citoplasma das células-beta por meio do GLUT2. No citoplasma, a glicose é transformada em glicose-6-fosfato pela ação da glicoquinase. Aminoácidos como a leucina estimulam nas células-beta a oxidação do glutamato em alfacetoglutarato pela enzima glutamato desidrogenase. A metabolização da glicose-6-fosfato e do alfacetoglutarato resulta em aumento da produção intracelular de adenosina trifosfato (ATP) e consequente aumento da relação ATP/ADP. O aumento da relação adenosina trifosfato/adenosina difosfato (ATP/ADP) leva ao fechamento de canais de potássio sensíveis ao ATP. Esses canais são formados por duas subunidades proteicas: o Kir6.2 e o receptor da sulfonilureia (SUR1). Essas proteínas formam um complexo octamérico, com 4 unidades do Kir6.2 (responsáveis pela retificação do canal e pela manutenção da sua porosidade) e 4 unidades do SUR1. No estado de repouso, os canais de potássio sensíveis ao ATP são mantidos abertos, permitindo a manutenção da polarização através da membrana plasmática. A elevação da relação ATP/ADP inibe a atividade do Kir6.2, levando ao fechamento dos canais de potássio sensíveis ao ATP, ao aumento do efluxo celular de potássio, à despolarização da membrana plasmática e à abertura de canais de cálcio voltagem-dependentes. O influxo de cálcio para o meio intracelular permite a liberação da insulina armazenada em grânulos citoplasmáticos para fora da célula (exocitose da insulina). Mutações inativadoras do SUR1 ou do Kir6.2, além de mutações ativadoras da glicoquinase ou da glutamato desidrogenase, levam ao fechamento dos canais de potássio sensíveis ao ATP e, consequentemente, ao hiperinsulinismo[38]. A Figura 24.2 ilustra o mecanismo de secreção de insulina e as ações do diazóxido e do octreotide (utilizados no tratamento do hiperinsulinismo) e da tolbutamida (agente hipoglicemiante oral)[38].

Os sintomas relacionados à hipoglicemia são inespecíficos, podendo ser divididos em neuroglicopênicos e neurogênicos (ou autonômicos)[37]. Os sintomas neuroglicopênicos resultam da deprivação neuronal de glicose, incluindo dificuldade de raciocínio, alterações no comportamento, confusão mental, sensações de calor, fraqueza, fadiga, alterações comportamentais e quadros mais graves, como convulsões e perda de consciência[37]. Os sintomas neurogênicos relacionam-se à ativação do sistema nervoso autônomo pela hipoglicemia, com palpitações, tremores e ansiedade (relacionados à ativação do sistema nervoso simpático) e sudorese, fome e parestesias (relacionados à ativação do parassimpático). Quanto à sintomatologia, deve-se lembrar que episódios frequentes de hipoglicemia (nos diabéticos rigidamente controlados ou no hiperinsulinismo congênito, por exemplo) podem levar à ativação do GLUT1 e ao aumento do transporte de glicose dos capilares para o interstício cerebral. Essa resposta, embora represente um mecanismo de defesa contra a hipoglicemia crônica, pode colocar a vida do paciente em risco por reduzir o intervalo entre a percepção da hipoglicemia pelo paciente e a ocorrência de hipoglicemia grave[36]. A reversão da falta de percepção da hipoglicemia é obtida por meio da prevenção de episódios hipoglicêmicos[34].

As causas de hipoglicemia incluem[38,39]:

- Hiperinsulinismo:
  - Transitório (recém-nascido pequeno para a idade gestacional, asfixia perinatal, filho de mãe diabética, isoimunização, síndrome de Beckwith-Wiedemann).

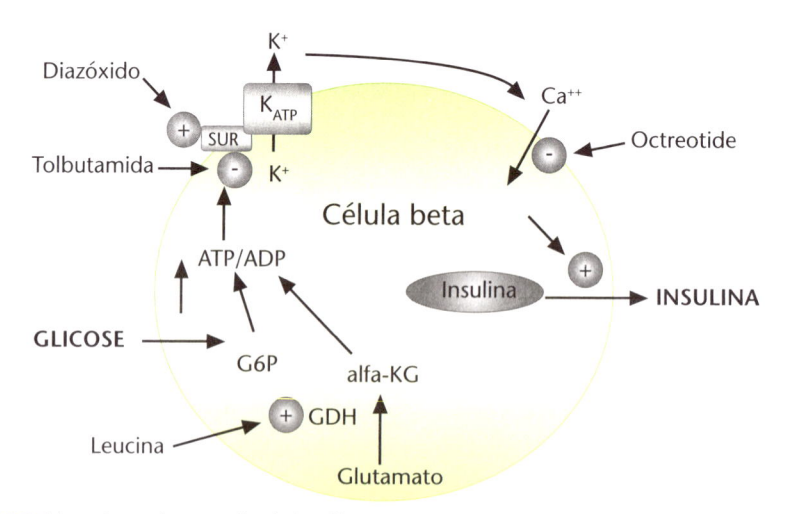

Figura 24.2 Mecanismo de secreção de insulina.
KATP: canal de K sensível ao ATP; SUR: receptor da sulfonilureia; GDH: glutamato desidrogenase; alfa--KG: alfacetoglutarato.

— Persistente (mutações recessivas inativadoras do SUR1 ou do Kir6.2, mutações dominantes ativadoras da glicocinase ou do glutamato desidrogenase).

— Induzido por drogas (insulina, hipoglicemiantes orais).

- Hipoglicemia cetótica: considerada a causa mais comum de hipoglicemia na infância, com maior prevalência entre 18 meses e 5 anos de idade e com tendência à resolução espontânea até a idade de 8 a 9 anos. Os episódios hipoglicêmicos são desencadeados por jejum de mais de 12 horas, geralmente associados a doenças agudas (capazes de reduzir a ingestão e aumentar o consumo energético) e são acompanhados por cetonemia e cetonúria. Do ponto de vista fisiopatológico, acredita-se que possa decorrer de imaturidade do sistema nervoso autônomo, com redução da ação e/ou secreção de adrenalina.

- Deficiência dos hormônios contrarreguladores: deficiência de GH e/ou de cortisol. Essas deficiências podem ocorrer isoladamente ou associadas a outras deficiências hormonais (a presença de duas ou mais deficiências hormonais caracteriza o pan-hipopituitarismo). Algumas características do pan-hipopituitarismo durante o período neonatal e os primeiros meses de vida incluem a redução da velocidade de crescimento, presença de micropênis, presença de alterações decorrentes de anomalias do desenvolvimento de estruturas derivadas da linha média (como fenda palatina e lábio leporino), icterícia neonatal prolongada e colestase neonatal (com hepatomegalia). Deve-se lembrar que a hiperplasia congênita das suprarrenais, discutida adiante neste capítulo, pode manifestar-se também com hipoglicemia.

- Redução das reservas de glicogênio e/ou de tecido adiposo: prematuridade, retardo de crescimento intrauterino (recém-nascidos pequenos para a idade gestacional), desnutrição.

- Aumento do consumo de glicose por infecções ou estresse de outra natureza.

- Glicogenoses.

- Galactosemia (por redução da glicogenólise decorrente da elevação da galactose plasmática).

- Frutosemia (por redução da neoglicogênese e da glicogenólise).

- Distúrbios da oxidação dos ácidos graxos: por deficiência da l-carnitina ou de outras enzimas responsáveis pela betaoxidação dos ácidos graxos (acil-coenzima A desidrogenase de cadeia muito longa, longa ou média). Os episódios hipoglicêmicos manifestam-se durante doenças agudas e não são acompanhados por acidose (ou por cetonemia e/ou cetonúria). Clinicamente pode haver amplo espectro de manifestações, desde quadros mais leves até quadros graves caracterizados por acometimento do fígado, do SNC e da musculatura esquelética e cardíaca.

- Distúrbios do metabolismo dos aminoácidos.

O diagnóstico de hipoglicemia é estabelecido com base na tríade de Whipple, que consiste em:

- Presença de sintomas sugestivos de hipoglicemia.
- Detecção concomitante de redução da glicose plasmática (valores ≤ 45 mg/dL).
- Remissão dos sintomas assim que é obtida normalização da glicose plasmática[40].

A elucidação etiológica depende de anamnese e exame físico cuidadosos que devem incluir a idade de início dos sintomas, os fatores desencadeantes, a presença de alterações sugestivas de ação aumentada da insulina (aumento do peso e do comprimento ao nascer, hipoglicemia nas primeiras horas de vida, hipoglicemia após curto período em jejum, ganho pôndero-estatural acima da média) e de redução da ação dos hormônios contrarreguladores (GH e cortisol), como micropênis e redução da velocidade de crescimento. A avaliação laboratorial é fundamental para o diagnóstico etiológico, a qual deve ser realizada em vigência de hipoglicemia (glicose plasmática inferior a 40 mg/dL). Essa é uma observação muito importante, uma vez que a avaliação laboratorial realizada diante de valores plasmáticos de glicose superiores a 40 mg/dL não fornecerá dados suficientes para o diagnóstico, de modo que o paciente será submetido à coleta de sangue para ampla investigação laboratorial desnecessariamente. Alguns pacientes, inclusive, devem ser mantidos em jejum em ambiente adequado (internados, se necessário), até que ocorra hipoglicemia. Devem ser avaliadas concomitantemente as concentrações plasmáticas de glicose, insulina, cortisol, GH, lactato, ácidos graxos livres e gasometria venosa, além de se obter amostra urinária para caracterização da presença de corpos cetônicos. No hiperinsulinismo, chama a atenção a ausência de supressão da secreção de insulina durante a hipoglicemia. O hiperinsulinismo pode ser caracterizado em termos laboratoriais por:

- Ausência de supressão de insulina durante a hipoglicemia.
- Relação glicemia (em mg/dL)/insulinemia (em mU/L) superior a 0,3 em vigência de hipoglicemia.
- Elevação da glicemia superior a 30 mg/dL, 30 minutos após administração de glucagon por via endovenosa (0,03 mg/kg, até 1 mg) em vigência de hipoglicemia.
- Ausência de acidose metabólica e de cetonemia e/ou cetonúria durante a hipoglicemia.
- Ausência de elevação dos ácidos graxos livres no plasma durante a hipoglicemia.

Na deficiência dos contrarreguladores (deficiência de GH e/ou cortisol), as alterações laboratoriais incluem presença de acidose (por aumento da cetogênese em razão dos ácidos graxos livres liberados pela lipólise) com presença de corpos cetônicos na análise urinária, além da supressão da secreção de insulina (com insulinemia indetectável ou muito reduzida) e redução da resposta do GH e/ou do cortisol séricos (na deficiência do GH e/ou do cortisol, respectivamente) à hipoglicemia. No entanto, no pan-hipopituitarismo neonatal, a investigação laboratorial pode sugerir hiperinsulinismo, uma vez que a imaturidade enzimática nessa faixa etária pode evitar a formação dos cetoácidos e a ocorrência de acidose metabólica. Os defeitos da oxidação dos ácidos graxos podem ser diagnosticados com base na pesquisa de ácidos orgânicos em urina.

De acordo com a presença ou não de acidemia (ou acidose) e com os níveis de lactato, ácidos graxos livres e corpos cetônicos plasmáticos, a etiologia da hipoglicemia pode ser assim considerada:

- Acidemia por elevação dos corpos cetônicos: observada em crianças normais, na hipoglicemia cetótica e na deficiência dos contrarreguladores da insulina (GH e/ou cortisol).
- Acidemia por elevação do lactato: sugere alteração na neoglicogênese hepática, observada na glicogenose tipo I ou em recém-nascidos normais no primeiro dia de vida.
- Ausência de acidemia, com supressão tanto de ácidos graxos como de corpos cetônicos: observada no hiperinsulinismo e no pan-hipopituitarismo neonatal.
- Ausência de acidemia, com supressão dos corpos cetônicos e elevação dos ácidos graxos livres: observada nos defeitos da oxidação dos ácidos graxos livres e defeitos na cetogênese.

O tratamento da hipoglicemia tem como objetivo a normalização da glicemia por meio do adequado fornecimento de glicose por via oral ou parenteral. Os episódios de hipoglicemia grave (com perda de consciência ou crise convulsiva) devem ser tratados por meio da infusão endovenosa de soro glicosado a 10% (SG10%) no volume de 1 a 2 mL/kg, durante 10 minutos. Essa conduta é válida tanto para os recém-nascidos como para as demais faixas etárias[41,42]. Deve ser lembrado que cada mL de SG10% contém 100 mg de glicose, portanto, a infusão de 2 mL/kg de SG10% em 10 minutos corresponde à velocidade de infusão de glicose (VIG) de 20 mg/kg/min, não se recomendando o uso de soro com maiores concentrações de glicose. Quando o paciente estiver em condições clínicas para receber glicose por via oral, devem ser oferecidos 30 g de carboidrato, verificando-se a glicemia capilar após 20 minutos e repetindo-se o procedimento se a glicemia for inferior a 40 mg/dL. Correspondem a 15 g de carboidrato as seguintes quantidades dos alimentos: 150 mL de suco de laranja (sem açúcar), 150 mL de refrigerante normal ou 1 colher de sopa rasa de açúcar. Após a correção do episódio hipoglicêmico, deve ser instalado soro de manutenção com VIG de 5 a 8 e de 3 a 5 mg/kg/min em recém-nascidos e nas demais faixas etárias infantis, respectivamente[41,42]. Se o paciente já vinha recebendo soro de manutenção, a VIG deverá ser aumentada. No hiperinsulinismo, é necessário o fornecimento parenteral de quantidade elevada de glicose (com VIG geralmente superior a 10 e com frequência superior a 15 mg/kg/min), devendo-se obter acesso venoso compatível. Além disso, é importante o fornecimento de carboidratos a cada 3 horas. Algumas formas de hiperinsulinismo, especialmente aquelas nas quais não há comprometimento do canal de potássio sensível ao ATP, respondem bem ao tratamento com diazóxido por via oral na dose de 5 a 15 mg/kg/dia, 2 a 3 vezes ao dia[40]. Nas formas mais graves de hiperinsulinismo, geralmente decorrentes de mutações recessivas que afetam o Kir6.2 ou o SUR1, a melhor alternativa terapêutica é a somatostatina administrada na dose de 10 a 40 mcg/kg/dia por via subcutânea, 3 a 4 vezes ao dia[40]. Nos diabéticos, a hipoglicemia deve ser tratada por meio da oferta de carboidratos por via oral (15 g quando a glicemia capilar for inferior a 60 mg/dL e 30 g quando inferior a 40 mg/dL), devendo-se checar a glicemia capilar após 20 minutos, repetindo-se a conduta se necessário. Episódios hipoglicêmicos graves em pacientes com hiperinsulinismo ou em diabéticos podem ser revertidos de imediato por meio de glucagon por via intramuscular na dose de 0,03 mg/kg (até 1 mg). Na hipoglicemia cetótica, é importante a orientação dos responsáveis a respeito da necessidade de se avaliar a cetonúria ou a cetonemia quando a criança estiver diante de episódio agudo de natureza infecciosa ou de outra origem, devendo-se, nesses casos, aumentar a ingestão de alimentos ricos em carboidratos não rapidamente absorvíveis (devem ser ofertados a cada 3 horas aproximadamente). Nos distúrbios da oxidação dos ácidos graxos, o tratamento consiste na administração de carnitina (100 mg/kg/dia) e na orientação dos responsáveis para que se evite jejum prolongado e para que o consumo de carboidratos de absorção lenta seja aumentado diante das situações de estresse[42].

O prognóstico da hipoglicemia depende da etiologia e da frequência, da época de início e da intensidade dos episódios hipoglicêmicos, variando de pacientes sem nenhuma alteração cognitiva a pacientes com grave acometimento neurológico. Desse modo, é fundamental que todos os esforços sejam feitos para que a etiologia da hipoglicemia seja conhecida e adequadamente tratada.

DIABETE INSÍPIDO E SÍNDROME DE SECREÇÃO INAPROPRIADA DO HORMÔNIO ANTIDIURÉTICO

A regulação de volume circulatório no ser humano é de primordial importância para garantir o suprimento de oxigênio e nutrientes nos diversos órgãos do organismo. O hormônio antidiurético (HAD), secretado no hipotálamo (núcleos paraventricular e supraóptico) e armazenado na neuro-hipófise, atua nos túbulos renais (coletor e porção espessa ascendente da alça de Henle), tornando-os permeáveis à água e permitindo o equilíbrio da urina hipotônica com o insterstício medular renal, onde a osmolalidade é bastante alta. A atuação do HAD é feita em receptores V2 em cuja estimulação ativam-se as aquaporinas (ou canais de água) que permitem a passagem de água para o interstício medular renal, concentrando a urina. Quando se perde esse mecanismo, a ausência do HAD leva à perda renal de enormes quantidades de água, que será reposta por meio de aumento da sede (polidipsia). O diabete insípido (DI) pode ser de causa central, com falta de produção de HAD ou nefrogênico, fazendo com que os rins não consigam concentrar a urina. Em algumas situações, ocorre a polidipsia psicogênica, em que o paciente passa a ingerir grandes quantidades de água, que acaba por "lavar" os rins, tirando o gradiente corticomedular para reabsorção de água. Nesses casos, há poliúria porque o paciente ingere muita água e não porque não consegue concentrar a urina.

Já na situação oposta, a síndrome de secreção inapropriada de HAD (SSIHAD), há reabsorção de grande quantidade de líquidos e diluição do compartimento intravascular, com hiponatremia. A separação entre essas duas situações é simples, já que no DI há diurese abundante, concentração do fluido intravascular com hipernatremia e baixa eliminação urinária de sódio, enquanto na SSIHAD há diurese baixa com diluição intravascular e hiponatremia. Uma terceira situação ocorre quando há secreção de fator natriurético (atrial ou cerebral), que promove a perda renal de sódio (com diurese abundante e contração do volume extracelular) e hiponatremia.

Em situações de neurocirurgia, é relativamente comum ocorrer DI, pelo menos de forma temporária. Portanto, a vigilância do paciente no pós-operatório é fundamental para a detecção e, eventualmente, para o tratamento. Em condições de trauma de crânio, de neurocirurgia ou de tumor cerebral, pode ocorrer um desvio do "osmostato" que passa a liberar HAD somente se a osmolalidade sérica for mais alta (por exemplo, 320 mOsm/kg). Nesse caso, a urina só se concentra normalmente após ser atingido esse novo platô de osmolalidade sérica.

No diagnóstico diferencial da hiponatremia, caracterizada por natremia inferior a 130 mEq/L), deve-se considerar que ela usualmente está associada a distúrbios sistêmicos graves. A SSIHAD é causa incomum de hiponatremia, exceto quando houve administração excessiva de vasopressina em paciente com DI. Na hiponatremia secundária a perdas extrarrenais de sódio, deve-se avaliar o grau de hidratação do paciente e verificar se está hipovolêmico: do ponto de vista clínico, observa-se redução de peso, alteração de turgor de tecido subcutâneo, diminuição da pressão venosa central; laboratorialmente, tem-se ureia, renina, aldosterona e ácido úrico elevados. Com a redução da filtração glomerular, ocorre reabsorção de sódio, de modo que a urina terá concentrações de sódio inferiores a 10 mEq/L. Pacientes com hiponatremia e insuficiência cardíaca, cirrose, síndrome nefrótica ou doença pulmonar terão um quadro laboratorial semelhante, mas associado a sinais clínicos indicativos da doença de base e aumento da volemia sistêmica. Quando está presente o fator natriurético (que pode ser de origem cerebral, especialmente em lesões do SNC), ao quadro de hipovolemia associa-se natriúria importante. Na SSIHAD também ocorre hiponatremia, mas a urina é concentrada de forma inapropriada para a concentração sérica de sódio. O ácido úrico é baixo em pacientes com SSIHAD, enquanto fica elevado nas hiponatremias causadas por desidratações ou outras causas de redução de volume intravascular.

A avaliação laboratorial diante de quadro de poliúria, de polidipsia e de hipernatremia deve envolver a osmolalidade sérica, a glicemia, a calcemia, a ureia plasmática e um exame de urina com osmolalidade, densidade e concentração de glicose. Na impossibilidade de se obter a osmolalidade sérica, ela pode ser aferida pelo seguinte cálculo:

$$2 \times \text{Na plasmático (mEq/L)} + \frac{\text{Ureia plasmática (mg/dL)}}{6} + \frac{\text{Glicemia (mg/dL)}}{18}$$

Osmolalidade sérica maior que 300 mOsm/kg com osmolalidade urinária menor que 300 mOsm/kg estabelece o diagnóstico de DI. Já osmolalidade sérica menor que 270 mOsm/kg com osmolalidade urinária maior que 600 mOsm/kg deixa improvável o diagnóstico de DI. Quando a osmolalidade sérica estiver entre 270 e 300 mOsm/kg e houver história confirmada de poliúria/polidipsia, o teste de restrição hídrica torna-se necessário. Nesse teste, deixa-se o paciente sem água para que se eleve a osmolalidade sérica e ocorra a liberação de HAD. Normalmente, quando a osmolalidade sérica atinge 283 mOsm/kg, inicia-se a liberação de HAD. Já quando a osmolalidade chega ao redor de 295 a 300 mOsm/kg, ocorre a sensação de sede. No DI, não ocorre a liberação de HAD e a osmolalidade sérica se eleva sem que a urina se concentre. O teste é considerado normal quando em alguma amostra urinária atinge-se osmolidade de 1.000 mOsm/kg ou quando ocorre um platô em 600 mOsm/kg. A contraprova é feita com a administração intranasal de 8 deamino--D-arginina vasopressina (dDAVP), que faz com que a osmolalidade urinária, ao menos, dobre de valor e o volume urinário caia. Quando o DI é nefrogênico, não ocorre resposta à vasopressina[43].

O paciente no qual o centro da sede está preservado é capaz de ingerir a quantidade de água suficiente para manter-se equilibrado. Apesar do desconforto de ingestões muito volumosas de líquido, o paciente não corre risco por ter DI e, eventualmente, não estar sendo medicado. O problema surge quando esse indivíduo perde sua sensação de sede, por trauma craniano, por perda de consciência ou por estar sendo anestesiado e não se saber que ele é portador de DI. Nesse caso, o paciente, que não tem mais a capacidade de ingerir água à vontade, corre risco de morte. Se a equipe médica não se der conta disso e não oferecer volume de líquido suficiente, ele poderá apresentar uma grave hipovolemia, com hipernatremia e todas as consequências decorrentes desse quadro clínico.

O tratamento do DI central ou verdadeiro é com dDAVP, que apresenta ação em receptor V2, com menor atividade que a arginina vasopressiva (AVP), mas com duração de efeito mais prolongada. O seu efeito antidiurético é prolongado (6 a 24 horas), com atividade pressórica mínima. Na Unidade de Endocrinologia Pediátrica do Instituto da Criança do HC-FMUSP, tem-se utilizado o dDAVP intranasal (1 mL = 100 mcg), iniciando com uma dose pequena de 2,5 mcg (0,025 mL) e chegando, em geral, a uma dose de 5 a 25 mcg, dividida em duas administrações. É importante que sempre antes da administração da próxima dose tenha ocorrido aumento de diurese, mostrando que o efeito da dose anterior já terminou. O dDAVP nunca deve ser administrado em horários fixos, pois as doses podem se acumular e provocar intoxicação hídrica. Alternativamente, pode-se utilizar o dDAVP via oral (comprimidos de 0,1 e 0,2 mg); 0,1 mg por via oral equivale a uma dose intranasal de 5 mcg (0,05 mL).

No DI nefrogênico, se adquirido por doença renal, o tratamento primário desta pode reverter o quadro. Quando é genético, o tratamento é "paliativo" e se consegue apenas reduzir a diurese, sem, no entanto, normalizá-la. Em alguns casos, apenas a reposição hídrica é suficiente. No entanto, quando a diurese é abundante, o uso de diuréticos tiazídicos – que interfere no transporte distal de sódio (1 a 3 mg/kg/dia, 2 vezes ao dia) – ou de indometacina (1,5 a 2,5 mg/kg/dia, 3 vezes ao dia) – que reduz a taxa de filtração glomerular – é indicado[44]. Deve-se evitar a sobrecarga de solutos, que devem ser oferecidos em quantidade suficiente para garantir o adequado ganho pôndero-estatural e evitar perda renal excessiva de água[44]. No DI psicogênico, um seguimento psicológico/psiquiátrico é importante e a restrição hídrica refaz o gradiente renal, possibilitando a volta à capacidade de concentração urinária normal. Há uma forma de DI dipsogênico em que se altera o limiar de sede e o indivíduo passa a ingerir muita água quando a osmolalidade sérica não está tão elevada. Lesões orgânicas como histiocitose, disgerminoma e meningite tuberculosa podem ser a causa do processo[45]. A SSIHAD deve ser tratada por meio de restrição hídrica, limitada a 1.000 mL/m^2/dia. Em pacientes pós-cirúrgicos, limita-se a reposição de volume a 2/3 das necessidades calculadas. Nos casos de edema cerebral decorrente da hiponatremia, a infusão de NaCl a 3%, com cautela, é necessária. É preciso muito cuidado para que não se eleve rapidamente a osmolalidade sérica (mais de 20 mOsm/kg/24 h), pois pode-se provocar um quadro de mielinólise pontina central, potencialmente letal ou capaz de deixar sequelas neurológicas. Pode-se associar ao uso de NaCl a 3% um diurético de alça (furosemida), com o objetivo de eliminar água. Recentemente, o conivaptan, um antagonista de receptor V1a e V2, passou a ser uma droga disponível para induzir aquarese, administrada por via endovenosa, que pode ser um auxiliar útil nessas situações de retenção hídrica[46-48].

INSUFICIÊNCIA SUPRARRENAL AGUDA

A insuficiência suprarrenal (ISR) se caracteriza pela produção e secreção inadequadas dos hormônios do córtex suprarrenal e tem como causa três situações distintas:

- ISR primária: o comprometimento está na própria glândula.
- ISR secundária: produção inadequada de hormônio adrenocorticotrófico (ACTH) pela hipófise.
- ISR terciária: relacionada a anormalidades do hipotálamo.

Nas condições de ISR secundária e terciária, a produção de mineralocorticosteroide não está prejudicada, pois é independente do ACTH e regulada pelo sistema renina-angiotensina. A classificação etiológica da ISR está referida no Capítulo 12 (Doenças do córtex suprarrenal).

A insuficiência suprarrenal aguda (ISRA) caracteriza-se por choque e colapso vascular com cianose e má perfusão periférica, pele marmórea, hipotermia, taquipneia e taquicardia. Quando o quadro é de instalação mais insidiosa ou crônica, os sinais e sintomas mais frequentes estão relacionados com queixas inespecíficas, como anorexia, perda de peso, dor abdominal por vezes acompanhada de náuseas, vômitos ou diarreia, queda da velocidade de crescimento e hipoglicemia. Entretanto, existe uma característica clínica típica que é o escurecimento da pele, difícil de ser notado em pacientes negros, que pode direcionar para o diagnóstico de ISR. As características da deficiência de glico e mineralocorticosteroides e os principais sinais e sintomas relacionados à ISR estão referidos no Capítulo 12 (Doenças do córtex suprarrenal).

A ISRA pode ocorrer nos pacientes já em tratamento ou como uma manifestação inicial, principalmente no período neonatal. Hiponatremia e hipercalemia associadas ou não a hipoglicemia são fortes indícios dessa condição. Um procedimento muito importante é sempre colher os exames hormonais basais, quando o diagnóstico não existe, antes do início da terapêutica específica com corticosteroides. O tratamento deve ser instituído rapidamente, a fim de reverter do estado de choque hipovolêmico. Prescreve-se uma fase rápida de hidratação intravenosa com soro fisiológico na dose de 20 mL/kg, em infusão rápida. Dependendo do resultado dessa primeira infusão, a mesma dose poderá ser repetida após 20 minutos, com nova avaliação, com volume total de 50 mL/kg e com uma velocidade de infusão de 25 mL/kg/hora[47]. Após a hidratação inicial, instala-se o soro de manutenção e prescreve-se, em bolo intravenoso, 5 a 10 mg/kg de succinato de hidrocortisona sódica, seguidos de 5 a 10 mg/kg colocados no soro de manutenção para correr nas primeiras 24 horas[49]. Por vezes, há necessidade de repetir o bolo inicial a cada 6 ou 8 horas. Após a estabilização do quadro, diminui-se a dose em 1/4 a cada dia até alcançar a dose de manutenção por via intravenosa, cerca de 6 a 7 mg/m²/dia, dividida em 3 doses[49]. A reposição de mineralocorticosteroide faz-se concomitantemente com o 9-alfa-flúor-hidrocortisona (Florinef®) por via oral ou por sonda nasogástrica na dose de 100 a 200 mcg/dia em dose única diária.

A manutenção de glicocorticosteroide é feita com acetato de cortisona ou hidrocortisona por via oral na dose de 10 a 15 mg/m²/dia dividida em três vezes, que se acredita ser a dose ideal para suprimir o ACTH, repor a necessidade diária e promover um crescimento adequado[49]. Nessa fase, a dose do 9-alfa-flúor-hidrocortisona é de 50 a 100 mcg/dia.

Observações clínicas periódicas deverão ser feitas rigorosamente, sempre levando em consideração os sinais e os sintomas relacionados com a superdosagem, como hipertensão arterial, taquicardia, queda da velocidade de crescimento e ganho de peso excessivo, ou com a subdosagem, como perda de peso, desidratação, hipotensão e escurecimento da pele.

Em casos de cirurgia eletiva, dois dias antes prescreve-se 15 mg/m²/dia do succinato de hidrocortisona sódica por via intravenosa dividida em três doses, ou dobra-se a dose, por via oral, que o paciente vinha recebendo. No dia da cirurgia, mantém-se essa dose e acrescenta-se ao soro, na sala cirúrgica, 10 mg/kg para correr gota a gota. A dose de manutenção por via oral é recomeçada no 3º dia pós-cirurgia.

Nos casos de cirurgia de emergência, prescreve-se 10 mg/kg em bolo e em seguida a mesma dose colocada em soro para correr na sala cirúrgica. Quando necessário, a dose em bolo pode ser repetida. Após esse procedimento, a conduta será a mesma das cirurgias eletivas. Fica claro que toda criança sob corticoterapia deve transportar um cartão de identificação informando que, em casos de acidentes ou perda de consciência, deve receber cortisona como parte do tratamento emergencial.

CRISE TIREOTÓXICA

A crise tireotóxica (CT) é a exacerbação aguda do estado hipertireoidiano e representa o grau máximo de expressão clínica da tireotoxicose. É uma condição rara e fatal se não for diagnosticada, caracterizada por um conjunto de sinais e sintomas secundários à secreção exacerbada e aguda de hormônios tireoidianos. Apresenta altas taxas de mortalidade, chegando a 30% mesmo quando tratada prontamente. Estima-se que apenas 1% dos casos de tireotoxicose evolua para CT[50-52].

A CT acomete pacientes com hipertireoidismo de longa data e frequentemente associa-se a evento agudo. É mais comum em indivíduos do sexo feminino com doença de Graves e muito rara na infância. Pode estar associada também à ablação cirúrgica e à radiação da tireoide. Alguns fatores predisponentes de CT são:

- Infecção.
- Trauma.
- Procedimentos cirúrgicos.
- Sobrecarga aguda de iodo.
- Uso de drogas anticolinérgicas e adrenérgicas.
- Ingestão de hormônio tireoidiano.
- Suspensão da medicação antitireoidiana.
- Hipoglicemia.
- Cetoacidose diabética.
- Cardiopatia.
- Eventos tromboembólicos[53].

As manifestações clínicas da CT estão associadas a estado hipermetabólico grave e resposta adrenérgica excessiva. No entanto, os mecanismos responsáveis pela descompensação tireoidiana até o estado de CT não estão completamente estabelecidos. Algumas teorias são propostas:

- Elevação rápida das concentrações dos hormônios tireoidianos livres, decorrente de alterações nas concentrações de proteínas carregadoras desses hormônios ou da produção de inibidores de ligação dos hormônios tireoidianos a essas proteínas. Outra possibilidade é a liberação rápida dos hormônios associada à manipulação cirúrgica.
- Elevação súbita das catecolaminas séricas com a redução da depuração renal e hepática de hormônios tireoidianos[50].

Na anamnese, destacam-se história de hipertireoidismo não tratado ou tratado de forma incorreta. Com frequência há um binômio hipertireoidismo/fator desencadeante. As manifestações clínicas mais comuns decorrem do estado exacerbado de tireotoxicose. O quadro clínico caracteriza-se por hipertermia, alterações do sistema cardiovascular (taquicardia, aumento da pressão sistólica e redução da diastólica induzidos pela taquicardia e pela redução da resistência periférica, respectivamente), alterações gastrointestinais (náuseas, vômitos e diarreia) e do SNC (confusão mental, delírio, letargia, convulsão e coma). O paciente pode apresentar bócio, oftalmopatia infiltrativa e dermopatia (mixedema pré-tibial, muito raro em pacientes pediátricos). A maioria das crianças apresenta-se com labilidade emocional, hiperatividade, nervosismo, taquicardia, insônia e tremores.

O diagnóstico é fundamentalmente clínico e pode ser auxiliado pelo uso da Tabela 24.1, na qual estão relacionadas as principais características clínicas da CT e sua importância relativa. Esses aspectos recebem uma pontuação cuja soma pode facilitar o diagnóstico da CT. Aqueles sugestivos ou indicativos de crise devem mo-

Tabela 24.1 – Índice diagnóstico para a crise tireotóxica com pontuação[54]

1. Disfunção termorregulatória	
▪ Temperatura	
– Afebril	0
– Até 39ºC	20
– Mais que 39,1ºC	30
2. Efeitos no sistema nervoso central	
▪ Ausentes	0
▪ Agitação	10
▪ Delírio, psicose	20
▪ Convulsões, coma	30
3. Disfunções gastrointestinais	
▪ Ausentes	0
▪ Diarreia, vômitos	10
▪ Icterícia	20
4. Disfunção cardiovascular	
▪ Taquicardia (pulso)	
– 90 a 109	5
– 110 a 119	10
– 120 a 129	15
– 130 a 139	20
– > 140	25
▪ Insuficiência cardíaca congestiva	
– Ausente	0
– Edema pedal	10
– Edema pulmonar	15
– Fibrilação atrial	10
5. Fatores predisponentes	
▪ Ausentes	0
▪ Presentes e documentados	10

tivar o tratamento imediato[54]. Os pontos devem ser somados e o total superior a 45 é indicativo de crise tireotóxica. Valores entre 25 e 44 são sugestivos de possível crise tireotóxica iminente. Valores abaixo de 25 indicam crise tireotóxica improvável. Como o diagnóstico da CT é clínico, não existem testes laboratoriais específicos. Os principais exames utilizados na investigação diagnóstica são mostrados no Quadro 24.3. TC de crânio deverá ser realizada após a estabilização inicial do paciente para excluir outras causas neurológicas.

O tratamento deve ser iniciado imediatamente após a suspeita clínica, independentemente dos resultados laboratoriais, com o objetivo de manter as condições gerais e tratar os fatores desencadeantes. O suporte em UTI é essencial, com monitorização contínua e suporte ventilatório. As medidas gerais envolvem ventilação mecânica (em caso de hipoxemia e/ou hipercapnia importantes), correção da hipertermia (deve-se preferir o uso de acetaminofeno) e dos distúrbios hidroeletrolíticos e tratamento da infecção associada ou dos fatores desencadeantes[50]. O tratamento medicamentoso envolve:

- Betabloqueadores: controlam os sintomas induzidos pelo aumento do tônus adrenérgico com normalização da frequência cardíaca e da função cardíaca global. O propranolol pode ser usado por via endovenosa (0,01 a 0,1 mg/kg/dose, até 1 mg/dose) ou por via oral (0,5 a 1 mg/kg/dia divididos a cada 6 horas ou a cada 8 horas, até dose máxima de 60 mg/dia)[55].
- Tionamidas: bloqueiam a síntese dos hormônios tireoidianos de 1 a 2 horas após a sua administração. Não têm efeito na liberação dos hormônios pré-formados pela glândula. O propiltiouracil também bloqueia a conversão periférica de T4 em T3. O propiltiouracil é usado na dose de 5 a 10 mg/kg/dia por via oral, divi-

Quadro 24.3 – Exames complementares na crise tireotóxica[56]

TSH sérico	Suprimido. TSH pode ser normal ou elevado se a etiologia for tumor hipofisário secretor de TSH
T4 livre sérico	Elevado
T3 total sérico	Elevado
Eletrólitos séricos	Hipercalcemia
Transaminases, desidrogenase láctica e bilirrubinas séricas	Aumentadas em decorrência de disfunção hepática
Glicose	Hiperglicemia
Hemograma	Leucocitose com desvio à esquerda
Cortisol sérico	Hipercortisolemia
Eletrocardiograma	Taquicardia, fibrilação atrial
Raio X de tórax	Cardiomegalia, congestão pulmonar

TSH: hormônio tireotrófico; T4: tiroxina; T3: tri-iodotironina.

dida em 3 vezes ao dia (a cada 8 horas). O metimazol é usado na dose de 0,5 a 1 mg/kg/dia por via oral, dividida em 2 vezes ao dia (a cada 12 horas)[55].

- Soluções iodadas: são poderosos inibidores da conversão periférica de T4 em T3, devendo ser administradas pelo menos 1 hora após a administração das tionamidas. Pode-se usar a solução de lugol por via oral na dose de 3 gotas a cada 8 horas.
- Glicocorticosteroides: reduzem a conversão periférica de T4 em T3, podendo ser utilizada a hidrocortisona endovenosa (50 a 100 mg/m^2/dia, divididos a cada 8 horas) ou a prednisona oral (1 mg/kg/dia, em dose única diária).

As complicações relacionadas à CT incluem arritmias cardíacas, taquicardia, insuficiência cardíaca, convulsões, coma e comprometimento das funções renal e hepática. Os fatores de mau prognóstico são temperatura corporal acima de 40ºC, coma, taquicardia persistente, icterícia e sepse.

COMA MIXEDEMATOSO

O coma mixedematoso (CM) é uma doença rara que se manifesta em pacientes com hipotireoidismo primário ou secundário de longa duração, não tratados ou não diagnosticados. É uma complicação aguda presente em 1% dos casos de hipotireoidismo. Trata-se de uma emergência metabólica que, quando não diagnosticada precocemente e tratada de maneira adequada, está associada a mortalidade superior a 50%. É uma forma de hipotireoidismo descompensado, na qual os mecanismos de adaptação não são suficientes e todo o organismo é acometido[56].

O CM é 4 a 8 vezes mais frequente no sexo feminino, com pico de incidência no início da puberdade, sendo muito raro antes dos 4 anos. O quadro pode ser precipitado por exposição ao frio, infecção, trauma, hipoglicemia e drogas (sedativos, analgésicos, anestésicos, amiodarona, fenitoína)[56].

A patogênese do CM não está relacionada apenas ao hipotireoidismo, mas também à intensa depressão de todas as atividades metabólicas produzidas pela doença. Em resumo, são encontrados os seguintes eventos patogênicos:

- Diminuição do estímulo da bomba Na-K-ATPase na membrana celular com diminuição do metabolismo basal e do consumo de oxigênio, o que leva à vasoconstrição periférica na tentativa de manter a temperatura corporal central.
- Diminuição da ventilação com hipoventilação alveolar levando à retenção de dióxido de carbono e à hipoxemia.
- Redução do número de receptores beta-adrenérgicos, levando à bradicardia, à diminuição do volume sistólico e ao desequilíbrio beta e alfa-adrenérgico, o que acarreta aumento da resistência vascular periférica e vasoconstrição com hipertensão diastólica e redução da volemia[57].

Na avaliação clínica, destacam-se na anamnese o hipotireoidismo de longa duração, com cansaço, sonolência, intolerância ao frio, pele seca, cabelos quebradiços, constipação intestinal, ganho de peso e queda do rendimento escolar, além de alterações cognitivas de progressão lenta. No entanto, pode haver rápida evolução para o coma[56]. Ao exame físico são observados sinais do hipotireoidismo e manifestações das causas desencadeantes (Quadro 24.4). A hipotermia constitui a principal manifestação clínica para o diagnóstico. A hipotermia grave pode não ser diagnosticada, uma vez que a maioria dos termômetros não registra temperaturas abaixo de 34°C. A temperatura normal na vigência de CM sugere a presença de uma infecção grave[58].

O diagnóstico do CM é eminentemente clínico e nenhum exame é patognomônico. Na avaliação laboratorial, as principais alterações são as apresentadas no Quadro 24.5[56].

O tratamento do CM deve ser iniciado assim que o diagnóstico for estabelecido e antes da confirmação laboratorial, já que a doença representa risco à vida do paciente, que deve ser estabilizado na UTI; as primeiras 48 horas são consideradas críticas[56]. O tratamento de suporte envolve ventilação mecânica em caso de hipoxemia e/ou hipercapnia importantes, aquecimento do paciente (por meio de cobertores e sala aquecida), correção da hiponatremia se o sódio plasmático for menor que 120 mEq/L, correção da hipoglicemia (SG10% por via endovenosa), tratamento

Quadro 24.4 – Sinais clínicos no coma mixedematoso[56]

Temperatura	Hipotermia
Pulsos	Frequência e amplitudes reduzidas
Pressão arterial	Sistólica normal e diastólica elevada
Cabelos	Finos e ralos
Fácies	Grotesco, com edema facial ou periorbitário, macroglossia
Tireoide	Volume aumentado ou não palpável
Pulmões	Bradipneia, sinais de congestão pulmonar, derrame pleural
Coração	Bradicardia, bulhas cardíacas hipofonéticas, derrame pericárdico
Abdome	Íleo paralítico, ascite, constipação, atonia vesical com retenção urinária, diminuição dos ruídos hidroaéreos (RHA)
Extremidades	Frias, com edema não depressível em mãos e pés
Pele e unhas	Pele espessada, seca, amarelada e descamativa. Unhas quebradiças
Sistema nervoso central	Obnubilação, letargia ou delírio, estupor e coma. Crises convulsivas e crises psicóticas

Quadro 24.5 – Exames complementares no coma mixedematoso[56]

TSH	Elevado no hipotireoidismo primário e normal ou baixo no hipotireoidismo secundário ou terciário
T4 livre	Baixo ou indetectável
T3 total	Normal ou baixo
Eletrólitos	Hiponatremia
Osmolalidade sérica	Baixa
Creatinina sérica	Elevada em decorrência da má perfusão renal
Transaminases	TGO (AST) aumentada
Glicose	Hipoglicemia
Gasometria arterial	Hipercapnia e hipoxemia
Hemograma	Anemia normocrômica e normocítica e leucocitose
Colesterol	Hipercolesterolemia
Cortisol	Hipocortisolemia
Eletrocardiograma	Bradicardia sinusal, QRS de baixa amplitude, QT prolongado, ondas T
Raio X de tórax	Cardiomegalia, derrame pleural

TSH: hormônio tireotrófico; T4: tiroxina; T3: tri-iodotironina; TGO: transaminase oxalacética; AST: aspartato aminotransferase.

da hipotensão (solução salina) e tratamento da infecção associada ou dos fatores desencadeantes[59]. O tratamento medicamentoso é realizado por meio de:

■ Reposição hormonal: deve ser iniciada imediatamente com levotiroxina (L-T4) por via endovenosa na dose de 5 a 10 mcg/kg (dose máxima de 200 a 300 mcg/dia), seguida de doses diárias endovenosas de 4 a 8 mcg/kg (dose máxima de 50 a 100 mcg/dia). Quando o paciente apresentar estabilidade clínica e estiver com dieta liberada, a L-T4 passará a ser administrada por via oral na dose de 3 a 7 mcg/kg (dose máxima de 50 a 100 mcg/dia)60. A conversão periférica de T4 em T3 está prejudicada, portanto a administração de tri-iodotironina é recomendada para os pacientes com função miocárdica íntegra, pois o T3 pode provocar arritmias. A dose recomendada da tri-iodotironina para pacientes com baixo risco cardiovascular é de 10 mcg a cada 4 horas ou 25 mcg a cada 8 horas, por via endovenosa.
■ Glicocorticosteroide: hidrocortisona na dose de 50 a 100 mg/m^2/dia, por via endovenosa, dividida cada 8 horas[61].

As complicações do CM incluem arritmia, insuficiência cardíaca, redução da ventilação, comprometimento da função renal e diminuição da motilidade gastrointestinal. São considerados fatores de mau prognóstico: temperatura corporal abaixo de 34ºC, hipotermia persistente, bradicardia, sepse e hipotensão arterial[56].

HIPOCALCEMIA

A concentração sérica do íon cálcio é mantida pelo organismo dentro de valores bastante rígidos. O cálcio extracelular atua na coagulação, na manutenção da integridade do esqueleto, na adesão intercelular e na regulação da excitabilidade neuromuscular. O controle dos níveis séricos dos íons cálcio depende de um complexo sistema regulatório, que envolve as concentrações plasmáticas de fósforo e de magnésio, a vitamina D, o paratormônio (PTH) e o receptor-sensor de cálcio[62]. O cálcio ionizado reflete com maior acurácia a calcemia, especialmente em pacientes com hipoalbuminemia (nos quais pode haver redução do cálcio sérico total). A fisiologia osteomineral é discutida detalhadamente no Capítulo 19 (Metabolismo de cálcio e raquitismos).

O cálcio ionizado sérico normal varia de 1,12 a 1,23 mmol/L (2,24 a 2,46 mEq/L ou 4,48 a 4,92 mg/dL)[63]. A hipocalcemia é definida com base nos seguintes valores séricos[64-66]:

- Recém-nascidos pré-termo: cálcio total < 7 mg/dL ou cálcio iônico < 3 mg/dL.
- Recém-nascidos a termo: cálcio total < 7,5 mg/dL ou cálcio iônico < 3 mg/dL.
- Demais crianças: cálcio total < 9 mg/dL ou cálcio iônico < 3,5 mg/dL.

A hipocalcemia é considerada grave quando o cálcio ionizado sérico for inferior a 2 mg/dL.

A hipocalcemia grave é ocorrência pouco comum, mas, quando presente, associa-se a elevado índice de morbidade e mortalidade. Na literatura, há poucos dados sobre a incidência e a prevalência desse distúrbio na faixa etária pediátrica. Sua prevalência pode ser elevada no período neonatal, com predomínio no sexo masculino[63]. O Quadro 24.6 apresenta as principais causas de hipocalcemia na infância[62].

Os sintomas relacionados à hipocalcemia dependem da sua intensidade, da sua velocidade de instalação e da idade do paciente. Valores de cálcio total ou de cálcio iônico séricos inferiores a 7 e 2,5 mg/dL, respectivamente, associam-se à presença dos sintomas. A hipocalcemia é responsável por manifestações neurológicas precoces (adormecimento perioral e parestesia em extremidades) e pelo aumento da excitabilidade neuromuscular. Este último leva à hiper-reflexia, aos espasmos musculares, à hipertonia e ao aparecimento dos sinais de Trousseau e de Chvostek. O sinal de Trousseau consiste na contração generalizada da musculatura do antebraço, do carpo e do metacarpo, com flexão do punho e extensão das articulações inter-falângicas, observados ao se manter o manguito insuflado em pressão 20 mmHg acima da pressão sistólica durante três minutos no mínimo. O sinal de Chvostek consiste na contração da musculatura facial em resposta à percussão do nervo facial na região próxima do lobo anterior da orelha, com miofasciculações labiais e desvio

Quadro 24.6 – Principais causas de hipocalcemia na infância[62]

Hipoparatireoidismo

1. Defeito do desenvolvimento das paratireoides

- Isolado: ligado ao cromossomo X ou de herança autossômica recessiva
- Síndrome de diGeorge
- Defeitos de genes mitocondriais

2. Destruição das paratireoides

- Doença autoimune
– Acometimento isolado das paratireoides (esporádico)
– Síndrome poliglandular tipo 1 (herança autossômica recessiva)
- Ablação cirúrgica
- Lesão actínica: radioterapia em região cervical, tratamento de hipertireoidismo com iodo radioativo
- Infiltração das paratireoides:
– Metais: hemocromatose (ferro), doença de Wilson (cobre)
– Doenças granulomatosas
– Doenças neoplásicas

3. Alteração da regulação

- Primária
– Mutação ativadora do receptor-sensor de cálcio (herança autossômica dominante)
– Mutação do gene do paratormônio (herança autossômica dominante ou recessiva)
- Secundária
– Hiperparatireoidismo materno
– Hipomagnesemia

4. Diminuição da ação do paratormônio

- Hipomagnesemia
- Pseudo-hipoparatireoidismo

Hipocalcemia por alterações da vitamina D

- Exposição solar deficiente
- Ingestão deficiente de vitamina D
- Síndrome de má absorção
- Alteração do metabolismo da vitamina D: insuficiência hepática, insuficiência renal, uso crônico de anticonvulsivantes, acidose sistêmica
- Causas genéticas: raquitismo dependente da vitamina D tipo 1 (deficiência da 1 alfa-hidroxilase) e tipo 2 (defeito no receptor da vitamina D)

Outras causas

- Neonatal
- Ingestão deficiente de cálcio
- Síndrome de má absorção
- Hipocalcemia factícia
- Hiperfosfatemia: administração exógena de fosfato, absorção excessiva de fosfato, intoxicação, lesão tecidual, lesão celular, insuficiência renal

(continua)

Quadro 24.6 – Principais causas de hipocalcemia na infância[62] *(continuação)*

Outras causas

- Distúrbios do magnésio: hipomagnesemia e hipermagnesemia
- Pancreatite
- Aceleração da mineralização óssea: "síndrome do osso faminto", após paratireoidectomia (tratamento de hiper-paratireoidismo primário) ou após tireoidectomia (tratamento de hipertireoidismo); metástases osteoblásticas
- Associada às doenças agudas: sepse por bacilos gram-negativos, síndrome do choque tóxico
- Induzida por drogas e toxinas: calcitonina, bisfosfonatos, fosfatos, anticonvulsivantes, citrato (presente em hemoderivados), meios de contraste com ácido etilenodiaminotetracético (EDTA), fluoretos, 5-fluoruracil e leucovorina, cisplatina, foscarnet

do lábio em direção ao ponto estimulado. O sinal de Trousseau é mais específico que o sinal de Chvostek, uma vez que este pode ser positivo em até 10% dos indivíduos normais[65]. Por outro lado, esses sinais podem não ser observados mesmo nas hipocalcemias significativas. A tetania representa o extremo da gravidade da hiperexcitabilidade neuromuscular, manifestando-se por meio de contrações musculares incontroláveis acometendo a musculatura dos membros. A contração da musculatura laríngea pode levar ao laringoespasmo, capaz de colocar em risco a vida do paciente. A excitabilidade aumentada do sistema nervoso pode causar crises convulsivas. A hipocalcemia pode levar a alterações cardiovasculares (hipotensão, bradicardia, redução da contratilidade miocárdica, arritmias e insuficiência cardíaca congestiva) e eletrocardiográficas (retardo da despolarização ventricular, com prolongamento dos intervalos QT e ST e bloqueio atrioventricular)[67]. As alterações cardíacas e pressóricas são refratárias às medidas clínicas usuais, até que a calcemia tenha sido corrigida[60]. Podem estar presentes também alterações mentais como irritabilidade, depressão e ansiedade. Em crianças e adolescentes, é comum a hipocalcemia manifestar-se de forma oligossintomática. Por outro lado, recém-nascidos e lactentes jovens podem apresentar manifestações inespecíficas, como cianose, tremores, vômitos, irritabilidade e sucção deficiente. Nessa faixa etária, hipertonia e crises convulsivas frequentemente são desencadeadas por episódios de hipocalcemia[62].

A investigação laboratorial da hipocalcemia deve incluir avaliação dos níveis séricos de cálcio iônico, fósforo, magnésio e do PTH. É importante, também, a avaliação da função renal e da calciúria[62]. No hipoparatireoidismo, chamam a atenção, além da hipocalcemia e da hiperfosfatemia, os níveis séricos de PTH dentro da faixa de normalidade ou no limite inferior da normalidade, quando na realidade deveriam estar aumentados para compensar a hipocalcemia concomitante[62]. No pseudo-hipoparatireoidismo destacam-se os elevados níveis de PTH, que sugerem um processo de resistência hormonal. A hipercalciúria em vigência de hipocalcemia sugere tubulopatia ou mutações ativadoras do receptor-sensor de cálcio (ver

Capítulo 19). Vale lembrar que na hipoalbuminemia o cálcio sérico total encontra-se diminuído, ao passo que o cálcio iônico é normal. No hipoparatireoidismo há elevação da fosfatemia, enquanto na deficiência da vitamina D ou nas doenças que afetam o metabolismo da vitamina D a fosfatemia é normal ou reduzida[62]. A hipomagnesemia pode interferir na secreção do PTH ou na sua ação[62]. O ECG pode evidenciar as seguintes alterações: prolongamento dos intervalos QT e ST, bloqueio atrioventricular, ondas T grandes e pontiagudas e arritmias[66,67].

A hipocalcemia aguda representa situação de urgência, devendo ser tratada de imediato. O objetivo do tratamento consiste inicialmente na remissão dos sintomas e depois na normalização da calcemia[62]. A reposição de cálcio deve ser feita por via endovenosa, em bolo, utilizando-se o gluconato de cálcio a 10% na dose de 1 a 2 mL/kg (1 mL = 9,3 mg de cálcio elementar). O gluconato de cálcio deve ser infundido lentamente, na velocidade de 0,5 mL/kg/min, sob monitorização da frequência cardíaca[67]. Os pacientes digitalizados necessitam de cuidado maior na administração endovenosa de cálcio, já que a hipercalcemia predispõe à intoxicação digitálica. A infusão deve ser interrompida temporariamente caso a frequência cardíaca caia para menos de 80 bpm[67]. A infusão deve ser repetida diante da recorrência dos sintomas de tetania. Após a administração em bólus, o gluconato de cálcio a 10% deverá ser infundido de maneira contínua na dose de 4 a 8 mL/kg/dia (ou 35 a 70 mg de cálcio elementar/kg/dia), diluindo-se o gluconato de cálcio no soro de manutenção[67]. Diante da incapacidade de normalização da calcemia ou de sua manutenção em níveis normais, deve-se pensar na possibilidade de deficiência de magnésio concomitante. Se presente, a hipomagnesemia deverá ser adequadamente tratada. O cloreto de cálcio a 10% (1 mL = 27 mg de cálcio elementar) pode ser utilizado como alternativa ao gluconato de cálcio a 10%[63]. No hipoparatireoidismo, a falta de ação do PTH impede a formação da vitamina D na sua forma ativa (calcitriol), de forma que o calcitriol deve ser administrado por via oral na dose de 25 a 50 ng/kg/dia, 1 a 2 vezes ao dia. No hipoparatireoidismo a não reposição do calcitriol resultará em novas crises hipocalcêmicas. Apesar de o hipoparatireoidismo cursar com hiperfosfatemia, o tratamento com calcitriol não agrava a hiperfosfatemia, uma vez que o calcitriol possibilita a normalização do cálcio intracelular e o aumento da excreção renal de fosfato. No raquitismo por deficiência da vitamina D e no raquitismo dependente da vitamina D (tipos 1 e 2), a manutenção da calcemia dependerá do tratamento com a vitamina D3 e o calcitriol, respectivamente (ver Capítulo 19).

HIPERCALCEMIA

As principais causas de hipercalcemia na infância são apresentadas no Quadro 24.7[62].

Quadro 24.7 – Principais causas de hipercalcemia na infância[62]

Hipercalcemia com PTH não suprimido

Hiperparatireoidismo primário

1. Esporádico

- Adenoma
- Hiperplasia
- Carcinoma

2. Familial

- Neoplasia endócrina múltipla (NEM): tipo 1 e 2A
- Hiperparatireoidismo isolado
- Aumento da produção extrarrenal de 1,25(OH)2 vitamina D: doenças granulomatosas (sarcoidose, tuberculose, infecções fúngicas sistêmicas, granulomatose de Wegener, nocardiose), doença da arranhadura do gato
- Aumento da secreção do PTHrP: neoplasias
- Mutações inativadoras do receptor-sensor de cálcio
- – Hiperparatireoidismo neonatal grave
- – Hipercalcemia hipocalciúrica familial benigna

Hipercalcemia com PTH suprimido

- Intoxicação pela vitamina D
- Aumento da produção extrarrenal de 1,25(OH)2 vitamina D: doenças granulomatosas (sarcoidose, tuberculose, infecções fúngicas sistêmicas, granulomatose de Wegener, nocardiose), doença da arranhadura do gato
- Aumento da secreção do PTHrP: neoplasias

Outras causas

- Tireotoxicose
- Insuficiência adrenocortical
- Imobilização prolongada
- Síndrome de Williams-Beuren
- Síndrome de Milk-Alkali
- Intoxicação pela vitamina A
- Lítio
- Diuréticos tiazídicos
- Insuficiência renal crônica

PTHrP: peptídio relacionado ao paratormônio; PTH: paratormônio.

Os sinais e sintomas mais frequentemente associados à hipercalcemia incluem anorexia, polidipsia, poliúria, obstipação intestinal, irritabilidade, fadiga, ganho ponderal inadequado, náuseas, cefaleia e alterações do humor e do comportamento[68,69]. Pode haver litíase renal, nefrocalcinose (inclusive com perda de função renal) e calcificação metastática (pele, túnica média das artérias, tecido subcutâneo, cérebro, miocárdio, mucosa gástrica, cristalino e conjuntiva)[69]. Quando grave, a hipercalcemia pode levar ao aumento da contratilidade da musculatura lisa vascular e à hipertensão arterial[69].

A investigação laboratorial da hipercalcemia envolve a avaliação da fosfatemia, da magnesemia, da função renal, do PTH sérico e da calciúria. No hiperparatireoidismo primário, o PTH sérico está aumentado, a fosfatemia e a magnesemia diminuídas e a calciúria aumentada. Nas mutações inativadoras do receptor-sensor de cálcio, o PTH sérico situa-se dentro dos limites de normalidade (ou está pouco aumentado), enquanto a magnesemia está elevada (ou no limite superior do normal) e a calciúria está diminuída (fração de excreção de cálcio inferior a 1%)[62].

A hipercalcemia é considerada grave quando o cálcio sérico total é superior a 14 mg/dL; desse modo, medidas terapêuticas deverão ser instituídas, como:

- Hidratação endovenosa: inicialmente com expansão com SF (20 mL/kg) em 1 hora, seguida pela instalação de soro de manutenção.
- Aumento da excreção renal de cálcio: furosemida na dose de 1 a 2 mg/kg/dia.
- Redução da absorção intestinal de cálcio: prednisona por via oral na dose de 1 mg/kg/dia.
- Redução da reabsorção óssea: bisfosfonato pamidronato de sódio por via endovenosa na dose de 0,5 a 1,0 mg/kg/dia (dose máxima de 60 mg/dia), por 1 a 3 dias, diluído em SF (10 mL de SF para cada 1 mg de pamidronato de sódio) e infundido em 4 horas62.

HIPOMAGNESEMIA

O magnésio é o quarto cátion mais abundante do organismo e o segundo mais prevalente no interior da célula. Estão presentes no tecido ósseo 50 a 60% do magnésio corporal do adulto[70]. O conteúdo extracelular de magnésio representa cerca de 1% do magnésio corpóreo total. A maior parte do magnésio sérico encontra-se na forma iônica, e o restante está ligado às proteínas plasmáticas, principalmente à albumina. O rim é o principal órgão responsável pela regulação da homeostase do magnésio, e a excreção renal de magnésio varia de acordo com a sua concentração sérica[70]. O magnésio é absorvido nos intestinos delgado e grosso e, principalmente, no íleo e no jejuno[70]. O papel do PTH na fisiologia do magnésio não está bem esclarecido[70].

A incidência de hipomagnesemia tem aumentado principalmente porque seus níveis séricos têm sido avaliados com mais frequência. A deficiência do magnésio decorre, em geral, de perdas aumentadas por meio do trato gastrointestinal ou dos rins. A depleção gastrointestinal ocorre por vômitos, drenagem nasogástrica prolongada, diarreia aguda ou crônica, doença de Crohn, retocolite ulcerativa, fístulas intestinais e biliares, esteatorreia e pancreatite aguda[70]. A perda renal aumentada de magnésio está associada a:

- Fluidoterapia parenteral crônica.
- Diurese osmótica (diabete melito, uso de manitol).
- Redução da reabsorção de magnésio no túbulo proximal ou na alça de Henle, induzida pela hipercalcemia.
- Uso de diuréticos com ação no túbulo proximal (como os inibidores da anidrase carbônica) ou na alça de Henle (como o furosemida e o ácido etacrínico).
- Nefrotoxicidade por aminoglicosídios, anfotericina B, cisplatina e ciclosporina.
- Acidose metabólica (aguda ou crônica).
- Doenças renais tubulares, glomerulares ou intersticiais[70].

A hipomagnesemia pode ser causada também por doenças endócrinas, principalmente o diabete melito (em que a diurese osmótica, a acidose metabólica e a insulinoterapia contribuem para a hipomagnesemia), a hipofosfatemia, o hiperparatireoidismo primário, a tireotoxicose e o hiperaldosteronismo primário[70].

A hipomagnesemia leva à hiperexcitabilidade neuromuscular, manifestando-se por meio de tremores, fasciculações, espasmos musculares, presença dos sinais de Chvostek e de Trousseau, crises convulsivas e tetania. Podem também ser observados fraqueza, vertigem, ataxia, nistagmo, movimentos atetoides e coreicos, quadros psiquiátricos e arritmias cardíacas[70].

Laboratorialmente, a hipomagnesemia é caracterizada por valores de magnésio sérico inferiores a 1,5 mg/dL. A hipomagnesemia pode vir acompanhada por hipocalcemia, hipocalemia e redução do PTH plasmático. Diversas alterações eletrocardiográficas podem ser observadas na hipomagnesemia: aumento dos intervalos PR e QT, arritmias supraventriculares (contrações atriais prematuras, taquicardia atrial, fibrilação atrial e arritmias juncionais) e arritmias mais graves (contrações ventriculares prematuras, taquicardia ventricular e fibrilação ventricular). Desse modo, deve-se considerar a redução do magnésio intracelular na etiologia de arritmias, mesmo diante de níveis séricos de magnésio normais. A hipocalemia concomitante à hipomagnesemia pode contribuir para as arritmias cardíacas[70].

A hipomagnesemia sintomática moderada a grave deve ser tratada por meio da administração endovenosa lenta de sulfato de magnésio a 50%, na dose de 100 mg/kg. Essa dose pode ser repetida a cada 6 horas, até a remissão dos sintomas[70]. O sulfato de magnésio pode também ser empregado por via intramuscular, na dose de 50 mg/kg a cada 6 horas. No entanto, essa forma de administração é dolorosa. O aumento da secreção do PTH ocorre pouco depois do início do tratamento. Todavia, a calcemia pode se normalizar somente após 3 a 7 dias. O tratamento deve ser mantido até que os sintomas tenham desaparecido e as alterações laboratoriais, inclusive a hipocalemia, tenham sido corrigidas[70]. Quando for necessário tratamento de manutenção decorrente da presença de condição clínica crônica que favoreça novos episódios agudos de hipomagnesemia, o magnésio deverá ser reposto por via oral por meio do uso de sais de magnésio na dose de 6 a 12 mg/kg/dose a cada 6 horas. Nos pacientes com déficit de função renal, devem ser utilizadas doses menores de magnésio por causa do risco de hipermagnesemia iatrogênica, e a monitorização laboratorial deve ser realizada com frequência.

HIPERMAGNESEMIA

A hipermagnesemia sintomática decorre quase sempre da ingestão ou da administração excessiva dos sais de magnésio. Esses sais, além de serem utilizados no tratamento da hipomagnesemia, são também utilizados no tratamento da obstipação intestinal (efeito laxativo, sendo administrados por via oral ou na forma de enema) ou como antiácido. A maioria dos pacientes com hipermagnesemia tem insuficiência renal concomitante. A rabdomiólise pode causar insuficiência renal aguda e hipermagnesemia. O tratamento da pré-eclâmpsia ou da eclâmpsia com sulfato de magnésio pode levar à hipermagnesemia na mãe ou no recém-nascido. Discreta elevação dos níveis séricos de magnésio pode ser observada nas mutações inativadoras do receptor-sensor de cálcio (hipercalcemia hipocalciúrica familial), no tratamento com lítio e na contração do compartimento intravascular[70].

A intoxicação pelo magnésio manifesta-se geralmente por meio de sintomas neuromusculares, sendo uma das alterações mais precoces o desaparecimento dos reflexos tendinosos profundos, presentes quando a magnesemia é superior a 4 mEq/L. Valores superiores a 3 mEq/L podem causar sonolência, e quando superiores a 8 mEq/L, podem estar associados à depressão respiratória e à apneia. Outras alterações presentes são hipotensão arterial de intensidade leve a grave e cardiotoxicidade (com prolongamento dos intervalos PR, QRS e QT). Concentrações acima de 15 mEq/L podem causar bloqueio atrioventricular completo e parada cardíaca[62]. Podem ocorrer também náuseas, vômitos e rubor cutâneo.

A hipermagnesemia reduz a secreção do PTH e pode causar resistência à ação do PTH nos órgãos-alvo, e assim levar à hipocalcemia. Pode haver um efeito direto da hipermagnesemia em relação à redução da calcemia.

A prevenção da hipermagnesemia é importante nos pacientes com insuficiência renal crônica em tratamento com magnésio, e é feita por meio da monitorização laboratorial frequente. O tratamento inicialmente inclui a suspensão da droga. Nos casos graves, deve ser utilizado o cálcio por via endovenosa, que irá antagonizar os efeitos do excesso de magnésio. Os efeitos do cálcio são imediatos, mas de curta duração. Deve ser utilizado gluconato de cálcio a 10% na dose de 1 a 2 mL/kg, em infusão lenta (0,5 mL/kg/min)[62]. Pode-se também tentar aumentar a excreção renal de magnésio com o uso de furosemida (1 a 2 mg/kg/dia) e hidratação parenteral[62].

A diálise peritoneal ou a hemodiálise devem ser empregadas nos pacientes com insuficiência renal.

CONCLUSÕES

Como exposto, diversas doenças endocrinológicas manifestam-se agudamente na forma de situações clínicas de emergência.

A CAD representa a principal causa de morbidade e mortalidade em crianças e adolescentes com diabete melito tipo 1, de forma que o pediatra deve saber diagnosticar precocemente o distúrbio, bem como conduzir adequadamente cada aspecto da terapêutica (hidratação, insulinoterapia, correção de distúrbios hidroeletrolíticos). É importante também a identificação de complicações relacionadas à CAD e ao seu tratamento, especialmente o edema cerebral.

A frequência do EHH em adolescentes tem aumentado nos últimos anos e seu diagnóstico é fundamental em decorrência das particularidades terapêuticas que apresenta diferenças importantes em relação ao tratamento da CAD, principalmente em relação à reposição volêmica, que deve ser mais intensiva, e à insulinoterapia, que tem seu início mais tardio e em doses mais baixas.

Quanto à hipoglicemia, destacam-se a premência do seu tratamento e da elaboração de estratégia investigativa eficiente, fundamentais para a prevenção de novos episódios hipoglicêmicos e para que a integridade cognitiva seja preservada. O pediatra deve estar consciente, acima de tudo, de que a hipoglicemia pode não apresentar por si só um diagnóstico, mas que pode tratar-se de manifestação clínica de alguma doença que deverá ser elucidada de forma mais rápida possível.

Doenças que afetam a secreção e a ação do HAD poderão resultar em situações de emergência. O diabete insípido pode cursar com hipernatremia acentuada (a qual deverá ser cuidadosamente revertida, evitando-se assim a ocorrência de edema cerebral) e desidratação (destacando-se que na hipernatremia os sinais clínicos de desidratação podem não ser proeminentes). Além disso, a hipernatremia pode estar associada à presença de febre, de modo que deve ser sempre investigada em pacientes com febre de origem indeterminada. Por outro lado, a SSIHAD pode complicar outras situações agudas, como meningite, traumatismo craniano ou pacientes com ventilação mecânica. Especialmente nesses casos, o pediatra deve estar atento para as alterações clínico-laboratoriais da SSIHAD (oligúria, edema, aumento ponderal, hiponatremia e aumento da concentração urinária de sódio), bem como para a adequada intervenção terapêutica, consistindo principalmente em restrição hídrica.

A insuficiência suprarrenal aguda é outra causa endocrinológica de emergência, devendo ser suspeitada em paciente sob risco (pacientes que receberam corticoterapia prolongada e/ou submetidos a doses suprafisiológicas de glicocorticoide frequentemente, pacientes com diagnóstico prévio de insuficiência suprarrenal crônica e pacientes com quadro séptico) apresentando-se com dor abdominal, vômitos, diarreia, desidratação, choque hipovolêmico e/ou cardiogênico, hiponatremia, hipercalcemia, hipoglicemia, lembrando que, com frequência, a descompensação suprarrenal está associada a quadro infeccioso agudo. O pediatra, assim que suspeitar dessa condição clínica, deve proceder à coleta de exames investigativos e iniciar em seguida o tratamento (correção da desidratação, tratamento de choque, corticoterapia; o mineralocorticoide deverá ser utilizado nos casos de insuficiência suprarrenal aguda primária).

Os distúrbios da tireoide também motivam situação de emergência, pois podem representar desafio para os pediatras, em decorrência da sua raridade e da necessidade de serem diagnosticados em tempo hábil com o propósito de se garantir aos pacientes possibilidade de sobrevida. Podem auxiliar no diagnóstico da crise tireotóxica a história prévia de emagrecimento, irritabilidade, insônia e aumento do ritmo intestinal; no exame físico, a taquicardia, o alargamento da distância entre a pressão sistólica (aumentada) e a diastólica (diminuída) e a presença de bócio. A crise tireotóxica pode cursar com febre e hiperglicemia. O tratamento será iniciado de imediato, após coleta de exames investigativos da função tireoidiana, devendo incluir a monitorização cardiovascular e o uso de betabloqueadores, drogas antitireoidianas (tionamidas), solução iodada e glicocorticoides. Ainda menos frequente na faixa etária pediátrica, o coma mixedematoso instala-se de maneira lenta em paciente com hipotireoidismo previamente diagnosticado ou não. O paciente apresentará pele seca e infiltrada, bradicardia, pinçamento da pressão arterial, podendo ser observadas também hipotermia e hiponatremia. Após a coleta dos hormônios tireoidianos, o tratamento com levotiroxina endovenosa deverá ser iniciado, sob monitoração cardiovascular e respiratória.

Finalmente, os distúrbios do cálcio e do magnésio podem levar a situações de emergência. O quadro clínico da hipocalcemia aguda envolve desde a parestesia até a tetania com laringoespasmo, hipotensão, bradicardia e arritmias cardíacas. A positividade dos sinais de Chvostek e/ou Trousseau auxilia o diagnóstico. A hipomagnesemia manifesta-se clinicamente de modo semelhante à hipocalcemia. Ambas deverão ser investigadas em paciente com quadro de tetania ou diante do primeiro quadro convulsivo, uma vez que a remissão dos sintomas dependerá não de terapia anticonvulsivante, mas da correção da hipocalcemia e/ou hipomagnesemia. A investigação laboratorial, sempre que possível, deverá incluir a dosagem de PTH sérico e a avaliação da calciúria (relação cálcio/creatinina em amostra urinária isolada). A hipercalcemia deve ser suspeitada em paciente com quadro de hipotonia, anorexia, obstipação intestinal, poliúria, polidipsia, irritabilidade, cefaleia e hipertensão arterial, entre outras manifestações. A hipercalcemia grave (cálcio sérico total superior a 14 mg/dL) representa situação emergencial, e o seu tratamento envolve medidas como hidratação endovenosa, diurético de alça, glicorticoide e bifosfonatos. Quanto à hipermagnesemia, deve ser investigada em paciente com sintomas neuromusculares (destacando-se a abolição dos reflexos tendinosos profundos), depressão respiratória, hipotensão arterial e alterações eletrocardiográficas, especialmente naqueles em tratamento com sais de magnésio ou que os tenham ingerido em quantidade excessiva.

Sendo assim, apesar de geralmente raras, as emergências endocrinológicas são graves, apresentando elevadas morbidade e mortalidade, de modo que o pediatra deve ser capaz tanto de diagnosticá-las rapidamente como de instituir as medidas terapêuticas iniciais.

REFERÊNCIAS BIBLIOGRÁFICAS

1. Dunger DB, Sperling MA, Acerini CL, Bohn DJ, Daneman D, Danne TPA, et al. European Society for Paediatric Endocrinology/Lawson Wilkins Pediatric Endocrine Society consensus statement on diabetic ketoacidosis in children and adolescents. Arch Dis Child. 2004;89(2):188-94.
2. Bismuth L, Laffel L. Can we prevent diabetic ketoacidosis in children? Pediatr Diabetes. 2007;8(Suppl 6):24-33.
3. Dabelea D, Rewers A, Stafford JM, Standiford DA, Lawrence JM, Saydah S, et al. Trends in the prevalence of ketoacidosis at diabetes diagnosis: the SEARCH for diabetes in youth study. Pediatrics. 2014;133(4):e938–45.
4. Negrato CA, Cobas RA, Gomes MB. Temporal changes in the diagnosis of type 1 diabetes by diabetic ketoacidosis in Brazil: a nationwide survey. Diabet Med. 2012;29(9):1142–7.
5. Edge JA, Matyka K. Acute complications of diabetes. In: Court S, Lamb B (eds.). Childhood and adolescent diabetes. Chichester: John Wiley and Sons; 1997.
6. Rosenbloom AL, Hanas R. Diabetic ketoacidosis (DKA): treatment guidelines. Clin Pediatr. 1996;35(5):261-6.
7. White NH. Diabetic ketoacidosis in children. Endocrinol Metab Clin North Am. 2000;29:657-82.
8. Della Manna T, Damiani D, Dichtchekenian V, Setian N. *Diabetes mellitus* na infância e adolescência. In: Setian N. Endocrinologia pediátrica. Aspectos físicos e metabólicos do recém-nascido ao adolescente. 2.ed. São Paulo: Sarvier; 2002. p.195-229.
9. Wolfsdorf J, Craig ME, Daneman D, Dunger D, Edge J, Lee WRW, et al. Diabetic ketoacidosis. Pediatr Diabetes. 2007;8(1):28-42.
10. Wolfsdorf J, Craig ME, Daneman D, Dunger D, Edge JA, Lee W, et al. ISPAD Clinical Practice Consensus Guidelines 2009 Compendium – Diabetic ketoacidosis in children and adolescents with diabetes. Pediatr Diabetes. 2009;10(Suppl 12):118-33.
11. Harris GD, Fiordalisi I. Physiologic management of diabetic ketoacidemia. Arch Pediatr Adolesc Med. 1994;148(10):1046-52.
12. Della Manna T, Steinmetz L, Campos PR, Farhat SCL, Schvartsman C, Kuperman H, et al. Subcutaneous use of a fast-acting insulin analog: an alternative treatment for pediatric patients with diabetic ketoacidosis. Diabetes Care. 2005;28(8):1856-61.
13. Umpierrez GE, Latif K, Stoever J, Cuervo R, Park L, Freire AX, et al. Efficacy of subcutaneous insulin lispro versus continuous intravenous regular insulin for the treatment of patients with diabetic ketoacidosis. Am J Med. 2004;117(5):291-6.
14. Mazer M, Chen E. Is subcutaneous administration of rapid-acting insulin as effective as intravenous insulin for treating diabetic ketoacidosis? Ann Emerg Med. 2009;53:259-63.

15. Kitabchi AE, Wall BM. Diabetic ketoacidosis. Med Clin North Am. 1995;79(1):9-37.

16. Adrogué HJ, Madias NE. Management of life-threatening acid-base disorders. N Engl J Med. 1998;338(1):26-34.

17. Viallon A, Zeni F, Lafond P, Venet C, Tardy B, Page Y, et al. Does bicarbonate therapy improve the management of severe diabetic ketoacidosis? Crit Care Med. 1999;27(12):2690-3.

18. Bureau MA, Bégin R, Berthiaume Y, Shapcott D, Khoury K, Gagnon N. Cerebral hypoxia from bicarbonate infusion in diabetic acidosis. J Pediatr. 1980;96(6):968-73.

19. Glaser N, Barnett P, McCaslin I, Nelson D, Trainor J, Louie J, et al. Risk factors for cerebral edema in children with diabetic ketoacidosis. N Engl J Med. 2001;344(4):264-9.

20. Edge JA, Hawkins MM, Winter DL, Dunger DB. The risk and outcome of cerebral oedema developing during diabetic ketoacidosis. Arch Dis Child. 2001;85(1):16-22.

21. Daneman D. Diabetes-related mortality: a pediatrician's view. Diabetes Care. 2001;24:801-2.

22. Bohn D, Daneman D. Diabetic ketoacidosis and cerebral edema. Curr Opin Pediatr. 2002;14(3):287-91.

23. Sperling MA. No gold at the ends of the glycemic rainbow. J Pediatr. 2002;141(6):754-6.

24. Rosenbloom AL, Schatz DA, Krischer JP, Skyler JS, Becker DJ, Laporte RE, et al. Therapeutic controversy. Prevention and treatment of diabetes in children. J Clin Endocrinol Metab. 2000;85(2):494-522.

25. Inward CD, Chambers TL. Fluid management in diabetic ketoacidosis. Arch Dis Child. 2002;86(6):443-5.

26. Puliyel JM, Bhambhani V. Ketoacid levels may alter osmotonicity in diabetic ketoacidosis and precipitate cerebral edema. Arch Dis Child. 2003;88(4):366-7.

27. Kannan, CR. Bicarbonate therapy in the management of severe diabetic ketoacidosis. Crit Care Med. 1999;27(12):2833-4.

28. Marcin JP, Glaser N, Barnett P, McCaslin I, Nelson D, Trainor J, et al. Factors associated with adverse outcomes in children with diabetic ketoacidosis-related cerebral edema. J Pediatr. 2002;141(6):793-7.

29. Kamat P, Vats A, Gross M, Checchia PA. Use of hypertonic saline for the treatment of altered mental status associated with diabetes ketoacidosis. Pediatr Crit Care Med. 2003;4(2):239-42.

30. Rewers A, Chase HP, Mackenzie T, Walravens P, Roback M, Rewers M, et al. Predictors of acute complications in children with type 1 diabetes. JAMA. 2002;287(19):2511-8.

31. Fourtner SH, Weinzimer SA, Levitt Katz LE. Hyperglycemic hyperosmolar non-ketotic syndrome in children with type 2 diabetes. Pediatr Diabetes. 2005;6(3):129-35.

32. Rosenbloom AL. Hyperglycemic hyperosmolar state: an emerging pediatric problem. J Pediatr. 2010;156(2):180-4.

33. Zeitler P, Haqq A, Rosenbloom A, Glaser N. Hyperglycemic hyperosmolar syndrome in children: pathophysiological considerations and suggested guidelines for treatment. J Pediatr. 2011;158(1):9-14.

34. Haymond MW, Sunehag A. Controlling the sugar bowl. Endocrinol Metab Clin North Am. 1999;28(4):663-94.

35. Bolli GB, Fanelli CG. Physiology of glucose counterregulation to hypoglycemia. Endocrinol Metab Clin North Am. 1999;28(3):467-93.

36. Cryer PE. Symptoms of hypoglycemia, thresholds for their occurrence, and hypoglycemia unawareness. Endocrinol Metab Clin North Am. 1999;28(3):495-500.

37. Cryer PE. Glucose homeostasis and hypoglycemia. In: Larsen PR, Kronenberg HM, Melmed S, Polonsky KM. Williams textbook of endocrinology. 10th ed. Philadelphia: Saunders; 2003. p.1585-618.

38. Giurgia I, Bellanné-Chantelot C, Ribeiro M, Hubert L, Sempoux C, Robert J, et al. Molecular mechanisms of neonatal hyperinsulinism. Horm Res. 2006;66(6):289-96.

39. Lteif AN, Schwenk WF. Hypoglycemia in infants and children. Endocrinol Metab Clin North Am. 1999;28(3):619-46.

40. Masharani U, Gitelman SE. Hypoglycemic disorders. In: Gardner DG, Shoback D. Greenspan's basic and clinical endocrinology. 8th ed. New York: McGraw-Hill; 2007. p.748-69.

41. Falcão MC, Ramos JLA. Hipoglicemia e hiperglicemia no período neonatal. In: Setian N. Endocrinologia pediátrica. Aspectos físicos e metabólicos do recém-nascido ao adolescente. 2.ed. São Paulo: Sarvier; 2002. p.173-80.
42. Setian N. Hipoglicemias na infância e na adolescência. In: Setian N. Endocrinologia pediátrica: aspectos físicos e metabólicos do recém-nascido ao adolescente. 2.ed. São Paulo: Sarvier; 2002. p.181-9.
43. Muglia LJ, Majzoub JA. Disorders of the posterior pituitary. In: Sperling MA. Pediatric endocrinology. 2nd ed. Philadelphia: WB Saunders; 2002. p.289-322.
44. Linshaw MA. Congenital nephrogenic diabetes insipidus. Pediatr Rev. 2007;28(10):372-80.
45. Chagas AJ, Silva ACS, Ferreira BESN, Cunha CF. Diabetes insipidus e secreção inadequada de hormônio antidiurético. In: Setian N. Endocrinologia pediátrica. Aspectos físicos e metabólicos do recém-nascido ao adolescente. 2.ed. São Paulo: Sarvier; 2002. p.93-102.
46. Tang WH, Bhavnani S, Francis GS. Vasopressin receptor antagonists in the management of acute heart failure. Expert Opin Investig Drugs. 2005;14(5):593-600.
47. Tahara A, Tsukada J, Tomura Y, Kusayama T, Wada K, Ishii N, et al. Effects of YM218, a nonpeptide vasopressin V1A receptor-selective antagonist, on human vasopressin and oxytocin receptors. Pharmacol Res. 2005;51(3):275-81.
48. Fernandez-Varo G, Ros J, Cejudo-Martin P, Cano C, Arroyo V, Rivera F, et al. Effect of the V1a/V2--AVP receptor antagonist, Conivaptan, on renal water metabolism and systemic hemodynamics in rats with cirrhosis and ascites. J Hepatol. 2003;38(6):755-61.
49. Simm PJ, McDonnell CM, Zacharin MR. Primary adrenal insufficiency in childhood and adolescence: advances in diagnosis and management. J Paediatr Child Health. 2004;40(11):596-9.
50. Maciel LMZ. Simpósio de urgências e emergências endócrinas, metabólicas e nutricionais. Crise tireotóxica. Medicine (Ribeirão Preto). 2003. p.380-3.
51. Ingbar SH. Management of emergencies. IX. Thyrotoxic storm. N Engl J Med. 1996;274(22):1252-4.
52. Burch HB, Wartofsky L. Life-threating thyrotoxicosis. Thyroid storm. Endocrinol Metab Clin North Am. 1993;22(2):263-77.
53. Maia FFR, Araújo LR. Crise tireotóxica. Manejo diagnóstico e terapêutico. Rev Med Minas Gerais. 2004;14:202-4.
54. Knobel M. Crise tireotóxica. Available at: http://medicina.fm.usp.br/endoresidentes/protocolo/prot_tireoide.php (2003).
55. Robertson J, Shilkofski N, Lee C. Drug formulary: methimazole, propylthiouracil. In: Robertson J, Shilkofski N. The harriet lane handbook. 17th ed. Philadelphia: Elsevier; 2005. p.877-8 e 944.
56. Maciel LMZ. Simpósio de urgências e emergências endócrinas, metabólicas e nutricionais. Coma mixedematoso. Medicina (Ribeirão Preto). 2003. p.384-8.
57. Wartosky L. Myxedema coma. In: Werner SC, Ingbar SC, Braverman LE, Utiger RD. The thyroid: a fundamental and clinical textbook. 7th ed. Philadelphia: Lippincott Williams & Wilkins; 2000. p.871-7.
58. Woeber KA. Update on the management of hyperthyroidism and hypothyroidism. Arch Intern Med. 2000;160(8):1067-71.
59. Ringel MD. Management of hypothyroidism and hyperthyroidism in the intensive care unit. Crit Care Clin. 2001;17(1):59-74.
60. Robertson J, Shilkofski N, Lee C. Drug formulary levothyroxine. In: Robertson J, Shilkofski N. The harriet lane handbook. 17th ed. Philadelphia: Elsevier Mosby; 2005. p.859-60.
61. Alshanti M. Myxedema coma overview. Last Editorial Review: 12/30/2005. Available at: http://www.emedicinehealth.com/myxedema_coma/article_em.htm.
62. Menezes Filho HC. Metabolismo osteomineral. In: Setian N. Endocrinologia pediátrica. Aspectos físicos e metabólicos do recém-nascido ao adolescente. 2.ed. São Paulo: Sarvier; 2002. p.323-47.
63. Guimarães MM, Guimarães AA. Doenças do metabolismo mineral. In: Guimarães MM, Bordalo MAN, Cunha EF et al. Endocrinologia pediátrica – Guia prático. 2.ed. Rio de Janeiro: Rubio; 2006. p.181-4.

64. Kuhl PG, Spranger S. Neonatologia. Distúrbios do equilíbrio eletrolítico. Hipocalcemia. In: Illing S, Spranger S. Manual de pediatria clínica –emergência e diagnóstico. 2.ed. São Paulo: Santos; 1998. p.174-5.
65. Carvalho ABRC, Brito ASJ, Bagatin AC et al. Hipocalcemia. In: Manual de atendimento ao recém--nascido de risco. Curitiba: Secretaria de Estado da Saúde do Paraná; 2002. p. 84-5.
66. Henriques LS, Sá FRN. Distúrbios hidroeletrolíticos. Hipocalcemia. In: Diniz EMA, Okay Y, Tobaldini R, Vaz FAC. Manual do médico residente de pediatria HC-FMUSP. São Paulo: Atheneu; 2004. p.297-8.
67. Tohme JF, Bilezikian JP. Hypocalcemic emergencies. Endocrinol Metab Clin North Am. 1993;22(2):363-75.
68. Nishiyama S. Hypercalcemia in children: an overview. Acta Paediatr Jpn. 1997;39(4):479-84.
69. Nussbaum SR. Pathophysiology and management of severe hypercalcemia. Endocrinol Metab Clin North Am. 1993;22(2):343-62.
70. Rude RK. Magnesium metabolism and deficiency. Endocrinol Metab Clin North Am. 1993;22(2):377-95.

25

Corticoterapia em pediatria

Hilton Kuperman
Marina Ybarra
Camila Garcia Ferrari
Michele Gatti Carballo

Após ler este capítulo, você estará apto a:

1. Compreender a utilização e as limitações do uso de glicocorticoides.
2. Alertar para os efeitos de retirada inadequada de corticosteroides.
3. Atentar para a enorme quantidade de efeitos colaterais dos glicocorticoi-des.
4. Propiciar uma base para o uso judicioso de corticosteroides.

INTRODUÇÃO

Os glicocorticoides apresentam uma ampla variedade de aplicações clínicas, por causa, principalmente, das suas propriedades anti-inflamatórias e imunossu-pressoras. Os corticosteroides têm seu uso indicado já em condições intrauterinas, como no tratamento da imaturidade pulmonar, estendendo-se a sua utilização para diversas doenças nas quais estejam envolvidos esses processos. Atualmente, estão em desenvolvimento tanto agonistas seletivos do receptor dos glicocorticoides, poten-cializando sua ação terapêutica e minimizando seus efeitos adversos, quanto drogas cronoterápicas, em que a predinisona é de longa duração e consegue minimizar os sintomas de doenças inflamatórias que obedecem o ciclo circadiano[1,2]. No entanto, é importante lembrar que, à exceção da insuficiência suprarrenal, os corticosteroi-des não têm ação curativa.

ESTRUTURA, MECANISMO DE AÇÃO E METABOLISMO

O cortisol é um hormônio esteroide que contém 21 carbonos com um núcleo básico derivado do colesterol, o ciclopentanoperidrofenantreno. Após sua produção no córtex suprarrenal, ele distribui-se no sangue de forma que 75 a 80% é transportado pela globulina transportadora de cortisol (CBG ou transcortina), 10 a 15% é ligado à albumina e a fração livre é que vai atuar nos tecidos[1].

Mecanismo de Ação

Tanto seus efeitos desejados como seus efeitos adversos são mediados por mecanismos de ação genômicos e não genômicos[1,2]. São dois os mecanismos de ação genômica (intranucleares). No mecanismo de ação tipo 1, os glicocorticoides atravessam a membrana lipoproteica das células e ligam-se a um receptor localizado no citoplasma das células-alvo, através de sua porção carboxiterminal. O receptor de glicocorticoide (RG) inativado está ligado a um complexo proteico que inclui duas proteínas sensíveis ao calor de 90 kDa (hsp90), uma imunofilina de 59 kDa e várias outras proteínas. Após a ligação entre o RG e o glicocorticoide, ocorre a dissociação das hsp90, expondo dois sinais de localização nuclear e permitindo ao complexo ativado mover-se rapidamente ao núcleo e ligar-se ao DNA. Dentro do núcleo, os receptores de glicocorticoides formam um dímero que se acopla a sítios de ligação do DNA chamados elementos de resposta de glicocorticoides (GRE) (Figura 25.1)[3,4].

A ligação do esteroide ao GRE costuma levar à indução na transcrição de vários genes, como lipocortina, vasocortina, endonuclease, ribonucleases, endopeptidases, somatostatina, fator inibidor de migração, receptores para hormônios e citoquinas (IL-1, RII). No entanto, pode ocorrer também uma inibição da transcrição gênica.

No mecanismo de ação tipo 2, não há ligação com os GRE e a ação ocorre por interação proteína-proteína. Os glicocorticoides ativam a proteína ativadora-1 (AP-1), um fator de transcrição composto de dímeros da família de proteínas Jun e Fos. Isso leva mais frequentemente à inibição da transcrição de vários genes envolvidos nas respostas inflamatória e/ou imune, como citoquinas, sintetase do óxido nítrico, ciclo-oxigenase, fosfolipase A-2, elastase, colagenase e ativador de plasminogênio. A interação com outros fatores de transcrição pode ser também de importância na determinação diferencial da resposta do esteroide em diferentes tipos celulares. Como os glicocorticoides são responsáveis pela síntese de macromoléculas, pode levar de algumas horas a dias para que os seus efeitos se façam presentes. Por outro lado, a duração das ações dos glicocorticoides pode se prolongar até algum tempo após a queda de suas concentrações plasmáticas[5-7]. A ligação do GC a receptores com diferentes capacidades de interação, seja com proteínas ou com o próprio DNA, responde pelas diferentes potências das várias preparações esteroides. Durante décadas, acreditou-se que os efeitos adversos provenientes dos corticosteroides fossem decorrentes do mecanismo de ação tipo 1, no entanto pesquisas recentes desafiaram este dogma demonstrando claramente que o mecanismo tipo 2 é essencial para o efeito anti-inflamatório dos corticosteroides[1,2] (Figura 25.1).

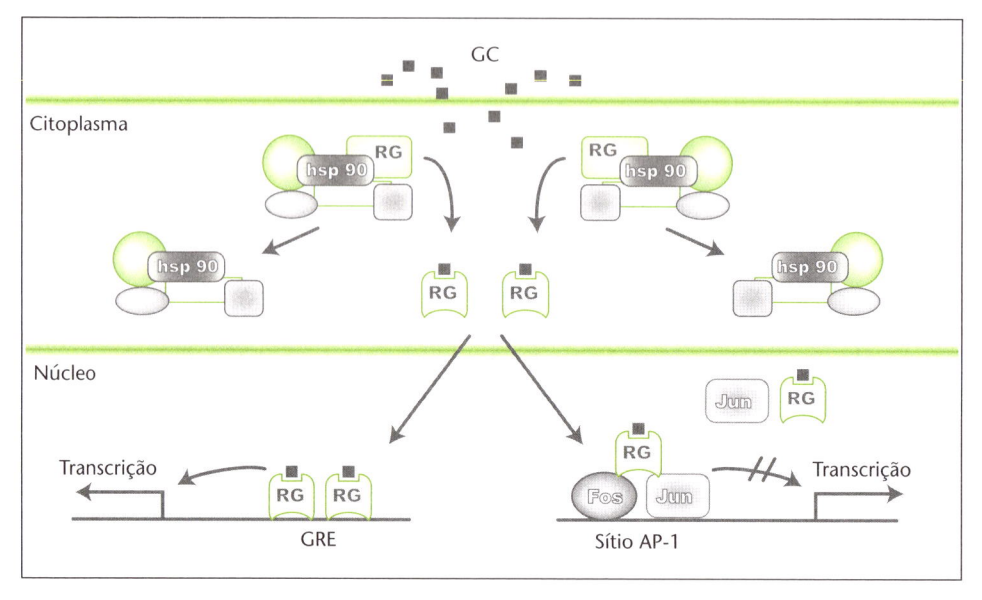

Figura 25.1 Mecanismo de ação transcricional tipo 1 (à esquerda) e tipo 2 (à direita) dos glicocorticoides. No tipo 1, ocorre estimulação e, menos frequentemente, inibição da transcrição. No tipo 2, ocorre inibição da transcrição.
GC: glicocorticoide; GRE: elementos de resposta de glicocorticoide; RG: receptor de glicocorticoide.

PRODUÇÃO DE CORTISOL

As suprarrenais (zona fasciculada) produzem aproximadamente 7,5 mg/m²/dia de cortisol em crianças acima de 7 anos, sendo maior em crianças menores, principalmente recém-nascidos)[7]. Sua síntese está sob o comando do ACTH (adeno-hipófise), que, por sua vez, é controlado pelo CRH (hipotálamo). Sua secreção apresenta ritmo cicardiano: pico às 8 horas, 50% desse nível às 16 horas e nadir à meia-noite. Até o primeiro ano de vida, não há padrão circadiano[1].

A sua metabolização ocorre no fígado e seus metabólitos são excretados pelo rim. A meia-vida do cortisol é de aproximadamente 1 hora e 30 minutos, sendo maior no período neonatal e em pacientes com doenças hepáticas.

AÇÕES E FARMACOLOGIA

Modificações na estrutura básica do cortisol levaram ao aumento ou à diminuição das atividades glico e/ou mineralocorticoides (Figura 25.2).

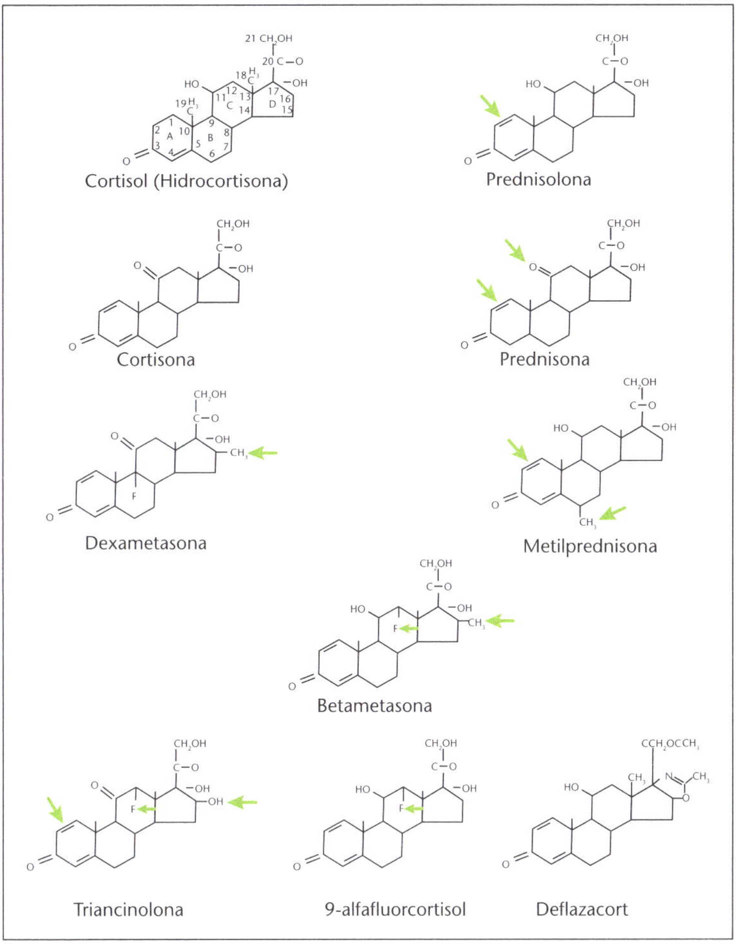

Figura 25.2 Estrutura química dos corticosteroides mais comumente usados na prática clínica.

O grupo hidroxila no carbono 11 é fundamental para a atividade biológica do glicocorticoide. Daí, para exercerem sua ação, a cortisona e a prednisona são hidroxiladas no fígado, respectivamente, à hidrocortisona e à prednisolona[1].

A meia-vida biológica de corticosteroide é definida pelo tempo que o eixo hipotalámo-hipófise-suprarrenal fica suprimido após a ingestão oral de uma dose de corticosteroide. Com base na meia-vida biológica, os corticosteroides foram divididos em: curta duração, com meia-vida biológica de 8 a 12 horas (cortisol e cortisona); ação intermediária, com meia-vida biológica de 12 a 36 horas (prednisona, prednisolona, metilprednisolona e deflazacort); e ação prolongada, com meia-vida biológica de 36 a 54 horas (dexametasona e betametasona). Os corticosteroides com ação prolongada não são recomendados em esquemas de dias alternados[8] (Tabela 25.1).

Tabela 25.1 – Meia-vida plasmática e biológica, potência anti-inflamatória, retentora de sal e capacidade de retardo de crescimento nas várias preparações de glicocorticoides e suas doses equivalentes[9]

Corticosteroide	Meia-vida plasmática (min)	Meia-vida biológica (h)	Potência anti-infla-matória	Potência retento-ra de sal	Potência re-tardante do crescimento	Dose equi-valente (mg)
Cortisol	90	8 a 12	1	1	1	20
Cortisona	30	8 a 12	0,8	0,8	0,8	25
Prednisona	60	12 a 36	4	0,8	5	5
Prednisolona	200	12 a 36	4	0,8	5	5
Metilprednisolona	200	12 a 36	5	0,8	7,5	4
Triancinolona	200	8 a 12	5	0,5	—	4
9-alfafluor-hi-drocortisona	—	8 a 12	10	125	—	—
Dexametasona	300	36 a 54	25	Zero	—	0,75
Betametasona	300	36 a 54	30	Zero	80	0,6
Deflazacort	90 a 120	12 a 36	3,5	—	—	6

EFEITOS

Os corticosteroides possuem os seguintes efeitos sistêmicos:

1. Efeitos no metabolismo de carboidratos e de proteínas: promovem neoglicogênese periférica e hepática. A neoglicogênese ocorre perifericamente por meio da redução da síntese proteica e da mobilização de aminoácidos de vários tecidos (ação catabólica). Os aminoácidos mobilizados chegam ao fígado, servindo de substrato para enzimas envolvidas na produção de glicose e de glicogênio. Esse processo leva algumas horas e os corticosteroides não são os primeiros hormônios a serem usados na neoglicogênese, porém, contribuem para manter níveis adequados de glicose em período de jejum prolongado. Em doses elevadas, podem tender a aumentar os níveis de glicemia, induzindo a um padrão de resistência periférica à insulina[1].

2. Efeitos no metabolismo de lipídios: os corticosteroides são responsáveis pela redistribuição de gordura no organismo, levando a acúmulo de tecido adiposo na parte posterior do pescoço, na região supraclavicular e na face (em lua cheia), e pela redução de gordura nas extremidades, levando a um aspecto *cushingoide*. Outro efeito é provocar a degradação de triglicérides do tecido adiposo[1].

3. Efeitos no balanço de água e eletrólitos: por meio da ação no túbulo distal renal, os corticosteroides promovem reabsorção de sódio e excreção de potássio e de hidrogênio. Esta é mais intensa com mineralocorticoides (9-alfafluorcortisona e desoxicorticosterona), menor com glicocorticoides naturais (hidrocortisona) e praticamente ausente com os glicocorticoides sintéticos (prednisona, prednisolona e dexametasona), enquanto alguns glicocorticoides promovem excreção de sódio (triancinolona, betametasona e metilprednisolona). Os mineralocorticoides promovem a retenção de água, mas os glicocorticoides aumentam o *clearance* de água livre por ação direta no túbulo distal e indireta por inibição da liberação do hormônio antidiurético.

4. Efeitos nos componentes do sistema hematopoiético: tendem a aumentar os níveis de hemoglobina e o número de hemácias circulantes. Porém, na série branca, observa-se neutrofilia, eosinopenia, linfopenia e monocitopenia[1].

5. Efeitos no sistema nervoso central: aumentam a excitabilidade do córtex, sendo que, em dose excessiva, levam ao quadro de pseudotumor cerebral. A maioria dos glicocorticoides, principalmente a dexametasona, aumentam o apetite.

6. Efeitos anti-inflamatórios e antialérgicos: a resposta anti-infamatória ocorre por ação local, tanto na fase precoce (edema, dilatação capilar, migração de leucócitos e atividade fagocitária), quanto na fase tardia do processo inflamatório (proliferação capilar e de fibroblastos, deposição de colágeno e cicatrização). Alguns mecanismos explicam a inibição desse processo:
   – Redução da exsudação dos leucócitos e de outros constituintes celulares do plasma, reduzindo assim o edema.
   – Manutenção da membrana celular, evitando edema intracelular com consequente destruição da célula.
   – Estabilidade dos lisossomos, evitando a liberação de enzimas que digerem os constituintes celulares e prolongando a resposta anti-inflamatória[1].
   – Inibição da transcrição de várias citoquinas [IL-1, IL-2, IL-3, IL-4 (crítico para a síntese de IgE), e IL-5. GM-CSF (importantes na sobrevivência de eosinófilos) IL-6, Il-11, TNF-alfa], e quimoquinas que atraem as células inflamatórias ao local de inflamação (incluindo IL-8, RANTES, MCP-1, MCP-3, MCP-4, MIP-1 e eotaxina).
   – Inibição da indução do gene codificador do COX-2 em monócitos e da transcrição da fosfolipase A2.

7. Efeitos no tecido linfoide e na resposta imune: os corticosteroides diminuem o tecido linfoide e provocam linfocitopenia (principalmente de linfócitos T), fato que leva a uma grande aplicação no tratamento de neoplasias e de doenças autoimunes[9]. A resposta humoral é pouco prejudicada, a não ser quando os corticosteroides são administrados em altas doses.

8. Efeitos no crescimento: doses farmacológicas de corticosteroides diminuem ou interrompem o crescimento. Os corticosteroides interferem com a retenção mineral e de nitrogênio e inibem a secreção endógena de hormônio de crescimento (GH), a síntese endógena de colágeno, a mitose do condrócito, a ligação do receptor de GH e a atividade da IGF-1[10].

USO DOS CORTICOSTEROIDES

O uso dos corticosteroides está baseado em alguns princípios gerais, de modo a evitar ao máximo possível os efeitos colaterais desses hormônios[11,12]:

- A corticoterapia deve ser usada somente quando o diagnóstico foi estabelecido e quando outras formas de terapia ao paciente foram utilizadas sem sucesso.
- Considerar o prognóstico e determinar a gravidade da doença.
- Pesar a relação risco/benefício da corticoterapia.
- Usar a menor dose desejada para que se obtenha um máximo efeito terapêutico.
- Uma única dose de corticosteroide, mesmo em elevada quantidade, não acarreta prejuízo ao paciente (importante em situações de emergências).
- Corticoterapia aplicada por poucos dias (até 2 semanas), geralmente, é isenta de complicações.
- Excetuando-se a insuficiência suprarrenal, a administração de corticosteroides não é curativa, nem visa à etiologia do processo, mas é apenas paliativa devido aos seus efeitos anti-inflamatórios, não se recomendando fazer teste terapêutico.
- Quando a corticoterapia se prolonga por semanas ou meses, e a dose administrada excede a recomendada na terapêutica de substituição, pode ocorrer supressão do eixo hipotálamo-hipófise-suprarrenal.
- Sempre que possível, utilizar corticosteroides em dias alternados.

Escolha da droga

Sempre deve-se escolher uma preparação que produza o menor número de efeitos colaterais quando em uso prolongado. Assim, a prednisona e a prednisolona são preferíveis ao cortisol e à cortisona, pois causam menos efeitos colaterais com doses equivalentes anti-inflamatórias, tendo meia-vida biológica maior e podendo ser usada em dose única, de preferência pela manhã, a fim de se manter o ritmo circadiano. Em hepatopatias, recomenda-se o uso de corticosteroides com hidroxilação no carbono 11, como a hidrocortisona e a prednisolona (Figura 25.2). A dexametasona e a betametasona em doses equivalentes anti-inflamatórias produzem efeitos cushingoides mais intensos do que a prednisona e a prednisolona. A prednisona, com meia-vida biológica intermediária (18 a 36 horas), tem sido utilizada em dose única diária. A dexametasona é a droga de escolha em edema cerebral e em situações nas quais a retenção de sal deva ser evitada, como hipertensão, insuficiência cardíaca congestiva e outras condições que retenham sal[11].

A triancinolona, embora não produza tanto o efeito cushingoide, pode produzir hipertricose e perda muscular[12].

Via de administração

Via endovenosa

É usada nas situações em que há risco de vida ao paciente ou quando se deseja um efeito mais rápido da droga. Geralmente, a droga de escolha para essas situações é a hidrocortisona (succinato ou acetato) com início de ação em 15 minutos, tempo de ação média de 90 a 120 minutos e pode ser usada a cada 2 a 4 horas[12].

Via intramuscular

É usada na terapêutica de manutenção de pacientes enfermos que foram inicialmente tratados com corticosteroides por via endovenosa, em situações de estresse temporário de pacientes que são tratados de forma crônica por via oral, e em pacientes que, em situações de estresse, não tenham a necessidade de utilizar a droga por via endovenosa. A droga de preferência para uso intramuscular é o acetato de hidrocortisona, cujas características principais são atingir concentrações séricas adequadas e apresentar um efeito de depósito, quando administrada a cada 12 horas.

Via oral

A droga de escolha para tratamento crônico é a prednisona ou a prednisolona, por não apresentarem efeitos colaterais como o aumento do apetite (observado com dexametasona) ou quadro semelhante à dermatomiosite (observado com triancinolona), sendo também a droga de escolha para dias alternados. Na terapêutica de substituição, quando possível, recomenda-se o uso de acetato de hidrocortisona.

Via tópica

As drogas mais usadas são hidrocortisona, triancinolona e betametasona, além da mometasona. Os corticosteroides fluorados (triancinolona e betametasona) têm maior absorção pela pele. É importante lembrar que os pacientes pediátricos têm maior suscetibilidade aos corticosteroides tópicos com mais probabilidade de supressão do eixo hipotálamo-hipófise-suprarrenal ou de síndrome de *Cushing*, pois têm uma maior área corpórea em relação ao peso, comparados aos adultos. Drogas como mometasona e betamametasona podem ser usadas uma vez ao dia, com menor efeito colateral.

Outras vias como a ocular e a sinovial, além da tópica, podem levar à absorção do corticosteroide, principalmente se usadas cronicamente, com efeitos colaterais indesejáveis.

Via inalatória

O uso crônico de glicocorticoides inalatórios tem sido preconizado como importante terapêutica no controle da asma e da rinite. A farmacocinética dos corticoides inalatórios determinam a proporção de droga inalada que atinge as células alvo nas vias aéreas bem como a fração que atinge a circulação sistêmica que possa provocar efeitos colaterais. De 10 a 20% dos corticoides inalados atingem o trato respiratório sendo disponíveis para absorção na circulação sistêmica, contribuindo em pequena proporção para os efeitos colaterais. Os 80 a 90% restantes são depositados na orofaringe e deglutidos. O uso de espaçadores diminui estes efeitos, por diminuir a absorção de partículas grandes[13].

DOSAGEM

A dosagem do corticosteroide a ser empregado é variável de doença para doença e de indivíduo para indivíduo, e somente a experiência clínica indicará qual dose deve ser utilizada.

Cabe aqui a conceituação de dose fisiológica. Lembrando que as suprarrenais produzem aproximadamente 7,5 mg/m²/dia de cortisol e que isso corresponderia a 15 mg/m²/dia de hidrocortisona administrado por via oral, a dose fisiológica é igual ou menor àquela que, dada oralmente, equivaleria à produção fisiológica de cortisol, sem causar efeitos colaterais. A dose farmacológica é qualquer dose maior do que a fisiológica, podendo ou não causar efeitos colaterais.

Do ponto de vista prático, a dose anti-inflamatória inicial usualmente empregada de hidrocortisona, por via oral, é de 2,5 a 10 mg/kg/dia ou de 75 a 300 mg/m²/dia, dividida em 3 a 4 doses, sendo que a dose parenteral é de 1/2 a 1/3 da dose oral. Para os outros corticosteroides, utiliza-se a tabela de doses equivalentes, conforme a Tabela 25.1.

Uso em doenças endócrinas

Os corticosteroides são utilizados na terapêutica de substituição em situações de insuficiência suprarrenal, cujas causas podem ser agudas como na hiperplasia congênita das suprarrenais, hemorragia suprarrenal bilateral do recém-nascido, crise de insuficiência suprarrenal após suspensão de tratamento crônico com corticosteroide, crise aguda após adrenalectomia ou crônicas (como na doença de Addison).

O objetivo é utilizar glico e mineralocorticoides, de modo a repor as necessidades fisiológicas em situações de estresse. O esquema a seguir mostra o uso dos corticosteroides nas situações aguda e crônica.

Crise aguda

a. Hidratação com soro glicosado a 5%: soro fisiológico (1:1) na quantidade calculada para a perda de peso, com volume total de 50 mL/kg e com velocidade de infusão de 25 mL/kg/h[13]. A seguir, prescrever soro de manutenção.

b. Drogas: hidrocortisona sódica, 5 a 10 mg/kg, via endovenosa (EV), em *bolus* seguido por 5 a 10 mg/kg EV colocado no soro de manutenção para correr nas primeiras 24 horas. Se necessário, repetir o *bolus* inicial a cada 6 a 8 horas. Após estabilização do quadro, diminuir a dose em 1/4 a cada dia, até alcançar a dose de manutenção EV, cerca de 6 a 7 mg/m^2/dia, dividida em três doses.

Fase de manutenção

Glicocorticoides

1. Hidrocortisona: 10 a 15 mg/m^2/dia, via oral em três tomadas divididas em 50%, 25 e 25% da dose total ou

2. Prednisona ou prednisolona: 2,5 a 4 mg/m^2/dia, via oral, uma vez ao dia.
   - Mineralocorticoides.

3. 9-alfafluorcortisol: 0,05 a 0,2 mg/dia via oral ou sonda nasogástrica (na fase aguda) em dose única pela manhã.

O paciente em uso de corticosteroide na terapêutica de substituição deve utilizar um cartão de identificação com o nome e a dosagem da droga utilizada, bem como mudança da dosagem em situações de estresse, conforme mostrado no modelo a seguir.

CARTÃO DE CORTICOTERAPIA
Nome _____ Recebe _____
na dose de _____(droga)

Em situações de estresse, aumentar as doses:

1. Extração dentária única, processos febris simples, trauma leve: dobrar a dose.
2. Cirurgias sob anestesia local, extrações dentárias múltiplas: aplicar 50 mg de hidrocortisona, IM, 2 horas antes. Dobrar a dose oral de glicocorticoide no dia da cirurgia.
3. Infecções sistêmicas, traumas severos: 50 a 100 mg de hidrocortisona intramuscular (IM) ou EV a cada 6 horas.
4. Cirurgias sob anestesia geral:
   – 50 mg de hidrocortisona, IM, 2 horas antes.
   – 100 mg de hidrocortisona, EV, gota a gota.
   – 250 mL de soro glicosado a 5% durante o ato cirúrgico.
   – Após a cirurgia, nos 2 primeiros dias, usar o triplo da dose usual, IM ou EV.
   – No terceiro dia, usar o dobro da dose IM ou EV.
   – No quarto dia, passar à dose habitual por via oral.
5. Cirurgia de urgência: aplicar 100 mg de hidrocortisona, EV, e manter 100 mg de hidrocortisona diluídos em soro glicosado a 5% durante o ato cirúrgico. Após a cirurgia, vide item anterior.
6. Em casos de vômitos frequentes: aplicar 50 mg de hidrocortisona IM.

Uso em doenças não endócrinas

Os corticosteroides, pelas suas características gerais e, principalmente, pela sua atividade anti-inflamatória, têm sua aplicação clínica em várias doenças.

Em doenças infecciosas e inflamatórias: os corticosteroides são usados em doenças do colágeno (como lúpus eritematoso sistêmico, dermatomiosite, poliarterite nodosa e artrite reumatoide), na fase aguda da cardite reumática e em doenças gastrointestinais (como colite ulcerativa e ileíte regional).

Utilizam-se corticosteroides no edema cerebral, na encefalomielite aguda, na síndrome de Guillain-Barré, nas meningites em que há risco de sequela grave após fibrose pós-inflamatória (como na meningite tuberculosa e pneumocócica), nas pneumonites não infecciosas, nas tiroidites subagudas e nas hepatites crônicas ativas.

Nas doenças alérgicas e autoimunes: os corticosteroides são usados tanto na fase aguda quanto na crônica, caso outras medidas terapêuticas não sejam eficazes.

Os glicocorticoides têm sido usados na forma oral, inalatória ou tópica no tratamento e no controle da asma e da bronquite.

Usam-se os corticoides em processos hematológicos, como leucemias, linfossarcomas, anemia aplástica, púrpuras trombocitopênicas idiopática e trombótica, entre outras.

Nas oftalmopatias, os corticosteroides são aplicados no tratamento da uveíte, das úlceras de córneas marginais, da neurite retrobulbar e das afecções do segmento anterior do olho, como na irite.

Dentre as afecções renais, a síndrome nefrótica corticossensível é tratada utilizando-se prednisona.

Outras aplicações incluem hipoglicemia nos estados de insuficiência adrenal, no choque endotóxico, na prevenção da membrana hialina e na prevenção da rejeição de transplantes.

COMPLICAÇÕES DA CORTICOTERAPIA

As complicações estão ligadas ao tempo de uso, à dose, ao horário de administração e ao tipo de corticosteroide empregado, aliadas a uma suscetibilidade individual. São menos comuns em tratamento de menor duração (2 semanas); porém, alterações do sono, irritação gástrica e distúrbio de comportamento são descritos[14].

As complicações mais comuns são[14-16]:

Complicações oftalmológicas

Aumento de pressão intraocular, infecções bacterianas e fúngicas do olho e exacerbação da queratite herpética[17].

Complicações no sistema nervoso central e psiquiátricas

A mais comum é o pseudotumor cerebral. A presença de papiledema deve levar à suspeita O tratamento consiste em substituir o corticosteroide. Outras manifestações descritas, embora raras em crianças, incluem convulsões, distúrbios do comportamento e psíquicos, como insônia, nervosismo e euforia[17].

Complicações hematológicas

Observam-se leucocitose e neutrofilia agudas e uma diminuição do número de monócitos, linfócitos e eosinófilos, sendo que a eosinopenia se deve ao sequestro reversível do sistema reticuloendotelial e de uma diminuição da liberação pela medula óssea[1]. A neutrofilia diminui quando o corticosteroide é usado em dias alternados.

Complicações gastrointestinais

São raras em crianças. Pode ocorrer gastrite, úlcera péptica, sangramento gastrointestinal, pancreatite e hepatomegalia, além do aumento do apetite, principalmente com o uso da dexametasona. Outra alteração é a diminuiçãoo da absorção intestinal de cálcio[16,18].

Complicações osteomusculares

Os efeitos colaterais mais comuns são miopatia, osteoporose e fraturas secundárias ao uso crônico e osteonecrose secundária a altas doses administradas agudamente[1,14].

Complicações renais

As mais comuns são nefrocalcinose, nefrolitíase e uricosúria.

Complicações cardiovasculares

A mais comum é a hipertensão, podendo estar presente em 20% dos pacientes que recebem corticosteroide. No esquema de dias alternados, há uma diminuição dos níveis pressóricos. Ocorre com o uso de grandes doses de corticosteroides e na fase inicial do tratamento. Recomenda-se o controle frequente da pressão arterial e, caso haja alteração, faz-se uso de drogas anti-hipertensivas, quando o paciente já é hipertenso há frequentemente necessidade de mudança do esquema de drogas[1]. Outras complicações citadas são o infarto agudo do miocárdio e o acidente vascular cerebral, secundárias a doença aterosclerótica precoce.

Alterações na distribuição de gordura e de pele

A presença de atrofia da pele e equimoses são complicações mais comuns do uso de corticosteroides, mesmo em baixas doses[1]. Os corticosteroides são responsáveis pelo aspecto cushingoide, observando-se obesidade no tronco, gibosidade e fácies arredondada. A pele torna-se eritematosa, afinada com formação de estrias, principalmente no abdome, nos flancos, nas coxas, nos bustos, nos ombros e nos braços. Nota-se o aparecimento de acne na face, no pescoço e na porção superior do tórax, além de hirsutismo. Os corticosteroides tópicos podem levar à atrofia da pele e outros efeitos locais. Embora o corticosteroide tópico diminua o processo inflamatório local, pode facilitar a instalação e a proliferação de um processo infeccioso[8].

Suscetibilidade a infecções

A suscetibilidade a infecções está ligada ao tempo de tratamento, à dose, ao horário e à terapia imunossupressora associada à doença de base do paciente (leucemias e linfomas, doenças neurológicas e renais, lúpus eritematoso sistêmico). Quando associada ao uso de medicações biológicas, seu risco aumenta[1]. Febre geralmente está diminuída ou ausente. Com o objetivo de diminuir esse efeito colateral dos glicocorticoides, algumas recomendações são sugeridas: PPD, se a terapia for de longa duração; raio X de tórax; pesquisa de estrongiloidíase; precaução de dieta (evitar alimentos mal cozidos); evitar vacinas de vírus vivo atenuado (pólio, febre amarela) e BCG; e observar sinais não específicos para risco de infecção[19].

Complicações endócrinas e metabólicas

Notam-se edema e retenção de sódio em pacientes que usam cortisona e hidrocortisona e, às vezes, prednisona. Porém, pode ocorrer perda de sódio em pacientes que usam triancinolona e betametasona. A terapia por tempo prolongado pode levar à depleção de potássio, com alcalose hipocalêmica, além de hipocalcemia, como já foi visto anteriormente. Outras complicações são: resistência insulínica, glicemia de jejum alterada, teste de tolerância à glicose anormal (que piora com o aumento da dose, podendo chegar ao diabetes) e hiperlipidemia (com aumento do nível sérico de colesterol).

Alterações no crescimento

A mais importante complicação do uso de corticosteroides em crianças é a diminuição da velocidade do crescimento, principalmente quando há o uso de doses elevadas por tempo prolongado. Em doses altas, podem diminuir a secreção espontânea de hormônio de crescimento (GH) ou causar sua resistência, além da diminuição da atividade da IGF-1[18].

Insuficiência suprarrenal

É a mais séria complicação do uso dos corticosteroides. Após a sua retirada, quatro situações podem ocorrer[14]:

1. Supressão do eixo hipotálamo-hipófise-suprarrenal em pacientes que receberam corticosteroides por tempo prolongado.
2. Reagudização dos sintomas ligados à doença de base, sendo essa recidiva variável com a doença e com o indivíduo.
3. Síndrome de retirada do corticosteroide – não tem uma etiologia definida e caracteriza-se por dor de cabeça, anorexia, náuseas, vômitos, fraqueza, mal-estar, fadiga, prostração, mialgia, artralgia, descamação de pele, febre baixa, perda de

peso, irritabilidade, depressão e insônia. Ocorre de 1 a 5 dias após a suspensão de terapia e não está ligada à doença de base.

4. Uma dependência psicológica não ligada à doença de base[20].

Complicações de corticosteroides inalatórios

Os efeitos colaterais podem ser locais (como disfonia, candidíase orofaríngea, tosse reflexa) ou sistêmicos (como alterações do crescimento, alterações ósseas e a supressão do eixo HHSR). Estes efeitos sistêmicos observados com o uso de corticosteroides orais parecem ocorrer de forma menos intensa nos corticoides inalatórios e intranasais[13,21-23].

RECUPERAÇÃO DO EIXO E ESQUEMA DE SUPRESSÃO

Pacientes que tomaram corticosteroides por 2 semanas ou menos podem suspender a terapia abruptamente. Após esse período, com o intuito de promover uma recuperação lenta e paulatina do eixo, é feita uma retirada gradual da administração do corticosteroide. Vários esquemas de retirada são utilizados, entre eles, o descrito na Tabela 25.2.

Esquema mais detalhado consiste em diminuições graduais de 2,5 a 5 mg de prednisona a cada 3 a 7 dias, se a doença permitir. Quando o paciente chegar à dose fisiológica de corticosteroide (10 a 15 mg/m^2/dia de hidrocortisona ou 2,5 a 4 mg/m^2/dia de prednisona) e não apresentar sintomas de síndrome de retirada de corticosteroide ou insuficiência suprarrenal, é possível realizar um teste de ACTH endovenoso após 2 semanas. Após a administração de 250 µg de ACTH em bolo, colhe-se cortisol nos tempos zero e 60 minutos. Se o valor de cortisol basal for de 6 µg/dL com elevação de 7 µg/dL acima do basal com pico de cortisol de pelo menos 18 µg/dL, pode-se inferir que o paciente apresenta recuperação adequada do eixo HHSR, podendo-se fazer a retirada total do corticosteroide administrado[7,24].

Se não for possível realizar o teste citado, pode-se medir o cortisol basal pela manhã. Se este estiver acima de 10 µg/dL, pode ser realizada a suspensão do glicocorticosteroide.

Tabela 25.2 – Esquema de retirada de glicocorticoide a partir da dose inicial de prednisona

Dose de prednisona (ou equivalente)	Retirada
≥ 20 mg/dia	1/4 da dose inicial a cada 4 dias
10 a 20 mg/dia	2,5 mg/semana
< 10 mg/dia	2,5 mg/2 semanas

Caso o paciente apresente sintomas da doença de base durante a retirada, deve--se apenas observar e manter a dose, se esses sintomas forem leves; se os sintomas forem mais intensos, recomenda-se retornar à dose anteriormente administrada.

Em situações de estresse, nas quais há suspeita de insuficiência adrenal, ou na prevenção de insuficiência suprarrenal, deve-se repor o corticosteroide conforme esquema já apresentado (vide cartão de corticoterapia).

CONSIDERAÇÕES FINAIS

Os corticosteroides constituem-se, especialmente pelo seu potente efeito anti--inflamatório, numa arma muito importante em medicina, e seu uso tem envolvido as mais diferentes especialidades médicas. No entanto, sua utilização criteriosa pode evitar danos importantes ao paciente. Sempre que possível, é melhor utilizar a menor dose eficaz e monitorar os efeitos colaterais, especialmente aqueles referentes ao crescimento de crianças e adolescentes. Quando possível, é preferível utilizar-se de doses em dias alternados, que reduzem os efeitos colaterais. Na retirada dos corticosteroides, seguir os esquemas de retirada, evitando-se, assim, complicações metabólicas que podem ser sérias. Se por um lado, reconhece-se a importância do uso de glicocorticosteroides em certas doenças, deve-se ficar atento aos efeitos colaterais e envidar todos os esforços para minimizá-los.

REFERÊNCIAS BIBLIOGRÁFICAS

1. Schimmer, BP, Parker KL. Adrenocorticotropic hormone: adrenocortical steroids and their synthetic analogs; inibitors of the siythesis and actions of adrenocortical hormones. In Hardman JG, Lembird LE, Molinoff PB, Rudden RW, Goodman AG. Eds. The Pharmacological basis of therapeutics 9th ed. New York: McGraw Hill; 1996. p.1459-85.
2. Buttgereit F. A fresh look at glucocorticoids how to use an old ally more effectively. Bull NYU Hosp Jt Dis. 2012;70 Suppl 1:26-9.
3. Barnes PJ. Anti-inflammatory actions of glucocorticoids: molecular mechanisms. Clin Sci (London). 1998;94(6):557-72.
4. Kountz DS, Clark CL. Safely withdrawing patients from chronic glucocorticoid therapy. Am Fam Physician. 1997;55(2):521-5, 9-30.
5. Bamberger CM, Schulte HM, Chrousos GP. Molecular determinants of glucocorticoid receptor function and tissue sensitivity to glucocorticoids. Endocr Rev. 1996;17(3):245-61.
6. Baxter JD. Minimizing the side effects of glucocorticoid therapy. Adv Int Med. 1990;35:173-93.
7. Linder BL, Esteban NV, Yergey AL, Winterer JC, Loriaux DL, Cassorla F. Cortisol production rate in childhood and adolescence. J Pediatr. 1990;117(6):892-6.
8. Baxter JD. Advances in glucocorticoid therapy. Adv Int Med. 2000;45:317-49.
9. Pallardy M, Biola A. Induction of apoptosis in lymphocytes by glucocorticoids: between physiology and pharmacology. C R Seances Soc Biol Fil. 1998;192(6):1051-63.
10. Allen DB. Influence of inhaled corticosteroids on growth: a pediatric endocrinologist's perspective. Acta Paediatr. 1998;87(2):123-9.

11. Collins TR, Byyny RL. The clinical use of glucocorticoids. Compr Ther. 1980;6(11):63-72.
12. Streeten DH. Corticosteroid therapy. I. Pharmacological properties and principles of corticosteroid use. JAMA. 1975;232(9):944-7.
13. Barnes PJ. Inhaled glucocorticoids for asthma. N Engl J Med. 1995;332(13):868-75.
14. Streeten DH. Corticosteroid therapy. II. Complications and therapeutic indications. JAMA. 1975;232(10):1046-9.
15. Magiakou MA, Chrousos GP. Corticosteroid therapy, nonendocrine disease, and corticosteroid withdrawal. Curr Ther Endocrinol Metab. 1997;6:138-42.
16. Rimsza ME. Complications of corticosteroid therapy. Am J Dis Child. 1978;132(8):806-10.
17. Dujovne CA, Azarnoff DL. Clinical complications of corticosteroid therapy. A selected review. Med Clin North Am. 1973;57(5):1331-42.
18. Donatti TL, Koch VH, Takayama L, Pereira RM. Effects of glucocorticoids on growth and bone mineralization. J Pediatr (Rio J). 2011;87(1):4-12.
19. Aucott JN. Glucocorticoids and infection. Endocrinol Metab Clin North Am. 1994;23(3):655-70.
20. Cook DM. Safe use of glucocorticoids. How to monitor patients taking these potent agents. Postgrad Med. 1992;91(3):145-9, 52-4.
21. Allen DB, Mullen M, Mullen B. A meta-analysis of the effect of oral and inhaled corticosteroids on growth. J Allergy Clin Immunol. 1994;93(6):967-76.
22. Sastre J, Mosges R. Local and systemic safety of intranasal corticosteroids. J Invest Allergol Clin Immunol. 2012;22(1):1-12.
23. Schwartz RH, Neacsu O, Ascher DP, Alpan O. Moderate dose inhaled corticosteroid-induced symptomatic adrenal suppression: case report and review of the literature. Clin Pediatr. 2012;51(12):1184-90.
24. Greig WR, Maxwell JD, Boyle JA, Lindsay RM, Browning MC. Criteria for distinguishing normal from subnormal adrenocortical function using the Synacthen test. Postgrad Med J. 1969;45(523):307-13.

Índice remissivo

17-hidroxiprogesterona 354

A

Ação da insulina 45, 337
Ações não calcêmicas da vitamina D 337
Acromegalia 293
Adenoma produtor de hormônio adreno-
corticotrófico (ACTH) 293
Adenomas hipofisários 292, 293, 294, 295
Adenomas produtores de TSH 285
Adiponectina 103
Alimentos bociogênicos 276
Alteração na secreção de gonadotrofinas
304
Alterações da tireoide 305
Alterações metabólicas 116
Ambiguidade genital 139, 142
Aminas 5
Análogos da insulina 241
Anatomia da região hipotálamo-hipofisária
291
Andrógenos 165
Anemia perniciosa 161
Anomalia da diferenciação sexual 139,
143-146, 150, 151
Anomalias do crescimento 52

Anormalidades do sistema nervoso central
225
Apetite 94
Arginina 353
Astrocitomas 297
Ativação da resposta inflamatória 132
Atividade física 84
Atraso puberal 221, 223
Atrofia da pele 429
Automonitoração 247

B

Baixa estatura 48, 52, 57, 69
causas 53
diagnóstico 53
tratamento 55
Bócio 267, 285
Bolsa de Rathke 50
Brigada contra a Obesidade na Infância e Adolescência 85
Butirato 134

C

Calcemia 318
Carreadores de glicose 43
Cartilagem de crescimento 15-17, 23, 26

Cartilagem epifisária 15
Cérebro cognitivo 94
Cérebro metabólico 94
Cetoacidose diabética (CAD) 373, 374
Circunferência abdominal 112, 113, 116
Cisto Folicular Ovariano
    Autônomo 217
Clonidina 353
Coleta 353
Coma mixedematoso 400
Córtex 95
Córtex suprarrenal 162
Corticosteroides 417, 419, 420, 421, 423,
    429
  doenças não endócrinas 427
  dosagem 425
  estrutura química 420
Corticoterapia 417, 423, 428, 434
  complicações cardiovasculares 429
  complicações gastrointestinais 428
  complicações hematológicas 428
  complicações no sistema nervoso central
    428
  complicações oftalmológicas 428
  complicações osteomusculares 429
  complicações renais 429
Cortisol 418
Craniofaringioma 299
Crescimento 14, 48
Crescimento fetal 17
Crescimento ósseo 24
Crescimento pós-natal 18
Crescimento pré-natal 16
Crise tireotóxica (CT) 396
Critério do NCEP-ATPIII 113

D

Defeitos de síntese de
    testosterona 145
Defeitos do gene SHOX 72
Defeitos do receptor androgênico 145
Defeitos genéticos da célula beta 250

Defeitos genéticos na ação da insulina 252
Deficiência da vitamina D 338
Deficiência de aldosterona 184
Deficiência de hormônio
    adenocorticotrófico 304
Deficiência de hormônio de crescimento
    304
Deficiência de hormônio tireoestimulante
    304
Deficiência de iodo 275
Deficiência familial de
    glicocorticoide 183
Deficiências enzimáticas
    adrenais 349
Deficiências hormonais 12
Déficit de crescimento 348
Definição de valores de
    referência 346
Definições de síndrome
    metabólica 114
Desnutrição 48
Desordens da glicemia 237
Determinação gonadal 140
Diabete 238, 254
Diabete insípido 391
Diabete melito 111, 236, 237
Diabete melito tipo 1 238, 241, 251
  insulinoterapia 240
  terapêutica 240
Diabete melito tipo 2 122, 125, 129, 248,
    251
  diagnóstico 248
  tratamento 125, 249
Diabete mitocondrial 252
Diabete neonatal 251
Diagnóstico por imagens 360, 361
  radiologia contrastada 362
  radiologia convencional 361
Diagnóstico 352
Diagnóstico diferencial da
    puberdade precoce 214
Diagnóstico diferencial de HH 230

Diferenciação da genitália externa 141
Diferenciação sexual 140, 141
Disfunção gonadal 228
Disfunções tireoidianas 347
Disgenesia gonadal mista 146
Disgenesia gonadal parcial 144
Disgenesias tireoidianas 267
Dislipidemia 120
Disormonogênese tireoidianas 267
Distúrbios do crescimento 49
Doença cardiovascular 121
Doença de Addison 161, 184
Doença de Cushing 293
Doença de Graves 280
Doença de graves neonatal 283
Doença de plummer (adenoma tóxico) 285
Doenças do pâncreas exógeno 252
Doenças endócrinas 12, 358
Doenças endocrinológicas 372
Doenças granulomatosas 185
Drogas antitireoidianas (DAT) 281
Drogas cronoterápicas 417

E

Educação alimentar 83, 86
Efeitos colaterais dos glicocorticoides 417
Efeito Wolff-ChaiKoff 261
Eixo hipotalâmico-hipofisário-suprarrenal 166
Eixo hipotálamo-hipofisário 366
Eixo hipotálamo-hipófise-córtex suprarrenal 165
Emergência endocrinológica 372
Endocrinologia pediátrica 343
Endocrinopatias 253
Endotoxinas 132
Ependimomas 298
Equimoses 429
Espectrometria de massas 345
Esquemas de insulinização 244
Estádios puberais 208
Estado hiperosmolar hiperglicêmico (EHH) 382
Estágios puberais 209
Esteatose hepática 122
Esteroides 5
Esteroides gonadais 355
Esteroides sexuais 25
Esteroidogênese 162, 163
Estímulo com gonadotrofina coriônica humana 151
Exames laboratoriais 352

F

Fator de crescimento dos fibroblastos-23 320
Fatores de crescimento semelhante à insulina 16
Fatores liberadores hipotalâmicos 4
Fatores neuroendócrinos 49
Fisiopatologia da CAD 374
Fisiopatologia da cetoacidose diabética 375
Flora intestinal 131, 134
Formação dos Órgãos Comuns aos Dois Sexos 140
Função tireoidiana 356

G

Genitália externa 142
Germinomas e tumores da região pineal 299
Ghrelina 101
Glândula 161
Glândula hipofisária 51
Glândula pineal 292
Glândulas endócrinas 48
Glândulas suprarrenais 162, 367
Glândula tireóidea 258, 259
Glicemia 39
Glicocorticoides 24, 164, 165, 417, 418, 419, 421, 426, 427, 431
    Hidrocortisona 426
    Prednisona 426

Glicose 45
Gliomas 297
Gliomas de nervo óptico 298
Gliomas de tronco 297
Globulina transportadora de tiroxina 356
GnRH 220
Gônadas 369

H

Hamartomas hipotalâmicos 212
HAS 120
HC 267, 273
Hermafrodita verdadeiro 145
Hidrólise 42
Hipercalcemia 406
Hiperfunção do córtex
    suprarrenal 188
Hipermagnesemia 410
Hiperparatireoidismo
    secundário 332, 333
Hiperparatireoidismo terciário 332
Hiperplasia adrenal congênita 175, 218
Hiperplasia congênita de suprarrenal 139,
    144, 169
Hipertireoidismo 258, 261, 279, 282
Hipertireoidismo induzido pelo iodo 284
Hipertirotropinemia 270
Hipertirox PRofessor titular de clínica
    médica da fcm unicamp. inemia
    disalbuminêmica familiar 357
Hipocalcemia 403
Hipófise 4, 50, 290, 291
Hipoglicemia 384, 387, 391
Hipogonadismo hipergonadotrófico 221, 224,
    226, 230
Hipomagnesemia 408
Hiponatremia 392
Hipopituitarismo idiopático 225
Hipotálamo 49, 95, 96, 99, 103, 105, 290
Hipotireoidismo 278, 354
Hipotireoidismo adquirido 275, 277
Hipotireoidismo central 264

Hipotireoidismo congênito (HC) 263, 267
Hipotireoidismo iatrogênico 276
Hipotireoidismo primário 217
Hipotireoidismo secundário 263
Homeostase do organismo 3
Homeostase glicêmica 40
Homeostasia mineral 308
Hormônio 4
Hormônio da paratireoide 316, 318
Hormônio do crescimento (GH) 16, 18, 20,
    51, 57, 58, 293, 353, 430
Hormônio liberador da corticotrofina 50
Hormônio liberador das gonadotrofinas
    50, 220
Hormônio liberador da tireotrofina (TRH)
    49, 258
Hormônio liberador do hormônio de cresci-
    mento 49
Hormônio luteinizante (LH) 33
Hormônios 5
Hormônios estimuladores 49
Hormônios tireoidianos 25, 258, 260, 356
Hormônio tireotrófico 258

I

Imunoensaio 354, 355
Índice de massa corpórea (IMC) 77
Ingestão alimentar 95, 96, 108
Ingestão de hormônios tireoidianos 284
Ingestão diária de cálcio 324
Insensibilidade ao ACTH 183
Insuficiência gonadal primária 305
Insuficiência renal crônica (IRC) 61
Insuficiência suprarrenal 167, 168, 169, 187
Insuficiência suprarrenal aguda 184
Insuficiência suprarrenal aguda (ISRA) 161
Insuficiência suprarrenal (ISR) 395
Insulina 101
International Diabetes Federation (IDF)
    114
Iodo 261
ITT 353

L

Laboratório 352
Leptina 101, 102
LHX-3 51

M

Maturity Onset Diabetes of The Youth 250
Mecanismo de secreção de insulina 387
Medicina nuclear 365
Meduloblastomas 299
Metabolismo da glicose 337
Metabolismo de cálcio 308
Metabolismo do iodo e síntese dos HT 262
Metabolismo osteomineral 315
Metas glicêmicas 247
Metimazol (MMZ) 281
Microbiota intestinal 130, 131, 134
Mineralocorticoide 164, 166

N

National Cholesterol Education 117
Nefrocalcinose 333
Neoplasias sólidas 296
Neurofibromatose 300
Nutrientes 96, 101

O

Obesidade 77-80, 83, 84, 88, 95, 98, 99, 105,
        107, 108, 111, 119, 129, 130, 132
  infantil 91, 129
  medicamentos 88
  obesidade exógena 95
  tratamento medicamentoso 88
  risco cardiovascular 305
Orientação alimentar 85
Osso endocondral 15

P

Pâncreas 368
Paratireoide 368
Patogênese do raquitismo 320

Peptídios e proteínas 5
Pesquisa de Orçamentos Familiares 78
PIT-1 51
POTX1 e 2 50
POU1F1 51
Precocidade sexual 208
Predinisona 417
Pregnenolona 164
Priming 354
Processos cromatográficos de alta perfor-
        mance (HPLC) 343
Produção de cortisol 419
Programa Nacional de Triagem Neonatal
        (PNTN) 269
Prolactina 357
PROP-1 51
Propiltiouracil (PTU) 281
Proteína ativadora da acetilação (ASP) 102
Proteína G 316
Ptx 1 e 2 50
Pubarca precoce isolada 210
Puberdade 32, 35, 208, 210, 221
  atrasada 220, 221
  feminina 33, 232
  masculina 34
  normal 209
  precoce 208, 348
Puberdade precoce dependente de gonadotrofi-
        nas 211, 212
Puberdade precoce independente de gonado-
        trofinas 216

R

Radioterapia 303
Raquitismo 308, 310, 311, 322-324, 326,
        328-330, 332
  hipofosfatêmico 311, 321, 325, 327
Rastreamento neonatal 268, 269, 271
Receptores de hormônios
        tireoidianos (RHT) 262
Receptores de membrana 10
Receptores nucleares 7, 9

Receptor-sensor de cálcio (RSCa) 318, 319
Recomendações nutricionais da American
        Heart Association 83
Redução do fosfato extracelular 323
Região perisselar 291
Resistência à insulina 99, 112, 119
Resistências hormonais 12
Ressonância magnética 364
Ressonância nuclear magnética 366, 367
Restrição do crescimento intrauterino 66
Retinoblastoma 300
rhGH
    efeitos adversos 59
RIE 344
Rpx (Rathke pouch homeobox) 50

S

Saciedade 94
Secreção hormonal 101
Sela túrcica 291
Sexo genético 140
SICI – bomba de infusão de insulina 246
Sinalizadores do apetite 106
Síndrome da doença eutireoidiana (SDE)
        263
Síndrome da resistência insulínica 111
Síndrome de Bardet-Biedl 226
Síndrome de Down 263
Síndrome de Klinefelter 227
Síndrome de Laurence-Moon (SLM) 226
Síndrome de Li-Fraumeni 300
Síndrome de McCune-Albright 216, 284
Síndrome de Noonan 73, 227
Síndrome de Prader-Willi 64, 79, 109, 225
Síndrome de resistência aos HT 284
Síndrome de Turner 58, 63, 226, 227
Síndrome de Von-Hippel-Lindau 300
Síndrome metabólica (SM) 111, 115, 236
Síndrome poliglandular autoimune 185
Síndrome X 111
Síntese e metabolismo da vitamina D 313
Sintomas da CAD 374

Sistema córtico-límbico 96
Sistema digestório 94
Sistema endocanabinoide 106
Sistema endócrino 3, 4, 6, 48, 292
Sistema nervoso central (SNC) 48, 220,
        290, 291
Sistema neuroendócrino 4, 48, 49
SM 112, 113, 114, 117, 118, 121

T

Tecido adiposo 78, 98
Técnicas de radioimunoensaio (RIE) 343
Telarca precoce isolada 210
Tempos de ação das insulinas 243
Teste da arginina 353
Teste da clonidina 353
Teste de tolerância à insulina (ITT) 353
Teste do glucagon 353
Testes de estímulo 353
Testosterona 355
Testotoxicose 217
Tireoide 259, 260, 265, 368
Tireoidectomia total 282
Tireoidite autoimune (Hashimoto) 276,
        278
Tireotoxicose 279
Tomografia computadorizada 363
Transportadores de glicose 42, 43
Tratamento com rhGH 59
Tratamento da resistência à insulina 125
Tratamento das dislipidemias 124
Tratamento da SM 123
Tratamento – MODY 251
Trato intestinal do feto 131
Tronco encefálico 95, 96
TSH 272
Tubo digestivo 97
Tumores 290
Tumores adrenais 218
Tumores cerebrais 300
Tumores das regiões selar 290
Tumores hipofisários 292, 301, 302, 303

Tumores não hipofisários 296, 297, 302, 303
Tumores ovarianos 217
Tumores pituitários 292, 293
Tumores produtores de hCG 217
Tumores secretores de GH 293
Tumores suprasselares 296, 297
Tumores testiculares 217
Tumor neuroectodérmico primitivo (PNET) 298

U

Ultrassonografia 363

V

Vida média dos hormônios 5
Visfatina 99
Vitamina D 25, 309, 323, 336, 337

Encarte – imagens coloridas

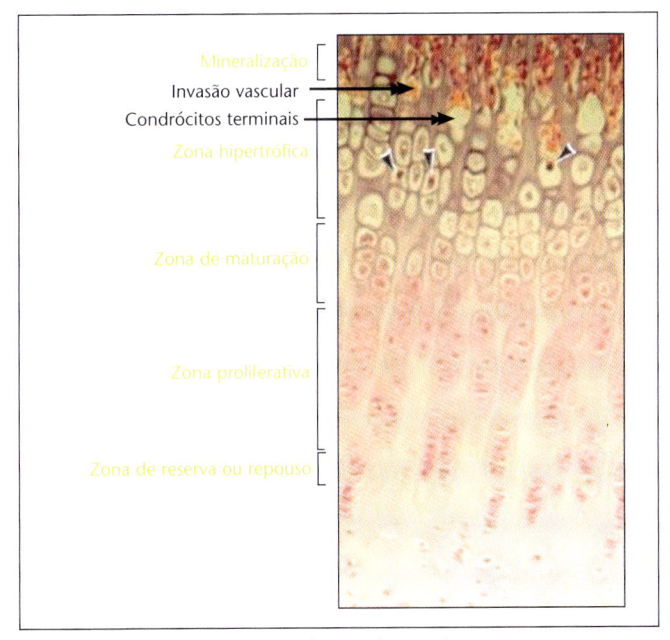

Mineralização
Invasão vascular
Condrócitos terminais
Zona hipertrófica

Zona de maturação

Zona proliferativa

Zona de reserva ou repouso

Figura 2.1 Organização da cartilagem de crescimento.

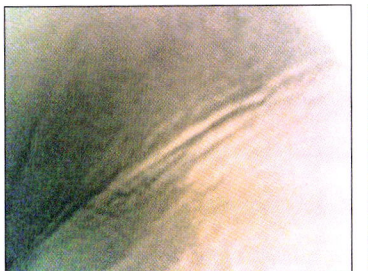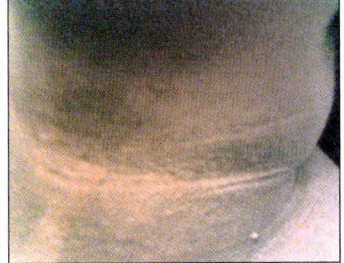

Figura 7.4 *Acantose nigricans* em pescoço de adolescente obesa com resistência à insulina. Nota-se o aspecto hiperqueratótico da pele, o que dá a impressão de "pele suja". Tentativas de "limpar" essa pele levam a escoriações e ferimentos, sem, contudo, resolver o problema estético.

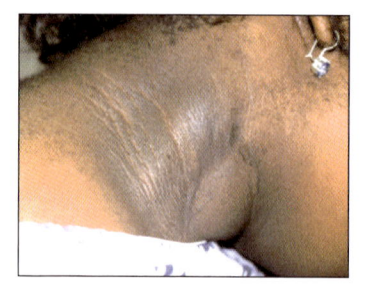

Figura 9.1 Aspecto de uma adolescente com obesidade e resistência à insulina, cuja expressão clínica é a *acantose nigricans*.

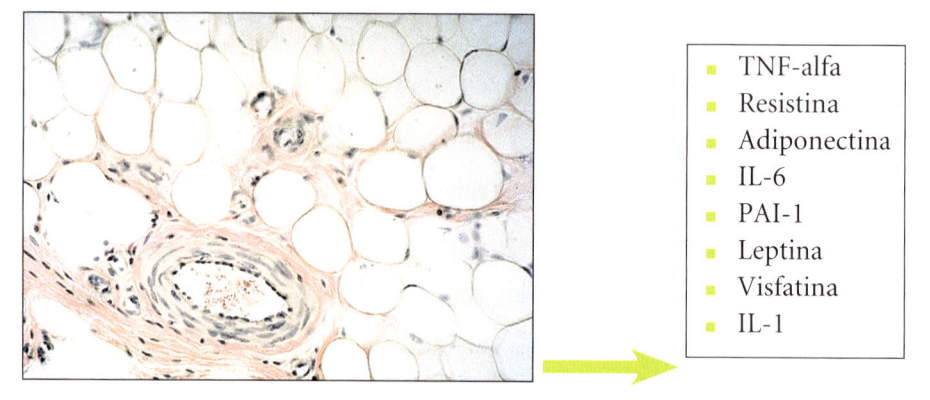

- TNF-alfa
- Resistina
- Adiponectina
- IL-6
- PAI-1
- Leptina
- Visfatina
- IL-1

Figura 9.2 Aspecto geral do tecido adiposo mostrando, além do adipócito, seus vários componentes. Tal tecido secreta grande quantidade de adipocitocinas, bem como expressa receptores para vários hormônios. PAI-1: fator inibidor do ativador de plasmogênio; TNF-alfa: fator de necrose tumoral alfa; IL-6: interleucina 6; IL-1: interleucina 1.